古典と現代医学の視点から正しく理解

改訂版

いちばんわかる！東洋医学のきほん帳

北里大学客員教授
北里大学北里研究所病院漢方鍼灸治療センター
伊藤 剛

Gakken

はじめに

東洋医学が分かりづらい理由は、その専門的な用語と西洋医学と異なる概念にあると思われます。それらの用語や概念が現代用語では表しにくいため、どうしても説明は曖昧になり、それが東洋医学を理解する上で大きな妨げになってしまうからです。もう一つは、現在日本の東洋医学の中に、日本古来の伝統的な漢方医学と、現代中国の中医学が混在していることもあります。ともに古代中国医学を基に発達したものですが、長い歴史の中で多少違いを生じたためです。

私の所属する北里大学東洋医学総合研究所（現在は北里大学北里研究所病院漢方鍼灸治療センター）は日本の伝統医学を研究・診療する施設として１９７２年に、我が国で最初に設立された施設です。そこでこの本では、分かりにくい東洋医学というものを、日本の伝統的な漢方医学を中心に、基礎的なことから高度なことまで、歴史を踏まえ、科学的・現代医学的に基本から解説し、初心者から知識のある方まで、分かりやすく正しく理解していただけるよう、タイトルも「東洋医学のきほん帳」としました。

内容も、漢方薬では現代医学的視点による診断法の解説に加え、医療用漢方製剤だけでなくあまり知られていない一般用漢方製剤にも触れ、私の専門でもある「冷え症」や漢方診療を受ける際のメリットとデメリットなども詳しく解説いたしました。また鍼灸《しんきゅう》では、WHOに準拠した正確な経穴《けいけつ》部位の経穴マップを私自身が作り、セルフケアにも役立つ奇穴《きけつ》マップと経筋《けいきん》ストレッチも加えました。

私は消化器が専門の内科医ですが、学生時代から東洋医学に関心を持ち西洋医学の専門とともに湯液《とうえき》と鍼灸の研究と診療において研鑽してきました。この本には、自分の中で西洋医学と東洋医学を共存させるために、47年以上思考を重ねてたどり着いたエッセンスが詰まっています。特に第6章の「2つの脳、2つの医学」では東西医学の根本的な違いの秘密を脳科学的に解説しました。しかし何分、私の能力の限界やこの本の制約などがあり、不適切または不十分な所も多々あるかと思われます。ご容赦いただきますようお願い申し上げるとともに、ご指摘いただければ幸いです。

今回、初版から10年が過ぎ、出版社のご協力により本書の改訂版を出す運びとなりました。

人間の身体に起こる病気に取り組んできた東西医学の叡智を、この拙著により少しでもご理解いただき、今後もさらに皆様のお役に立てることを願っております。

伊藤　剛

目次

第2章 漢方医学の診察と診断

第3章 漢方薬の基本

第4章 鍼灸《しんきゅう》の診察と治療

第7章 症状別にみる原因と対処

プロローグ

心と身体の両面から病気をとらえる
今、東洋医学が注目されている

これまで、漢方薬や鍼灸《しんきゅう》などの医療は西洋医学に比べて劣った医療、怪しい医療と思われていた時代がありました。今もそのように思われている方もいらっしゃるかもしれません。

しかし、現代医薬品の重篤《じゅうとく》な副作用が明らかになると、その反動から東洋医学が見直されるようになってきました。現在では、西洋医学でも天然物を利用した薬品や治療法が注目されています。

改善しにくい病気も治療

現代の解剖学・病理学・細菌学などは、分析的診断をもとに発達し、精神と肉体は別ととらえる心身二元論により専門分科が進んできました。そのため、病人の治療ではなく病気の治療に重点が置かれており、症状があっても検査に異常のない患者は、治療の対象にならず放置されるといった問題が起きてしまいました。

一方、そうした患者に、古代より心身一如《しんしんいちにょ》として精神と身体を不可分と考える東洋医学的診断を行うと、明らかな異常を認めることもよくあります。そのため、病人の治療として、患者を心身両面から統合的・全人的に診る東洋医学の重要性ならびに必要性が認識されるようになってきたのです。しかも東洋医学は、三千年以上の医学的経験に基づく人体実験を積み重ねてきた医療です。数十年と、ごく限られた年月の人体実験に基づいて構築されている現代医学とは、安全性の上でも大きな差があるのです。

現代の多様な病気に有効

新型コロナウイルスなどのように、現代医学でも対応する治療薬がない疾患や治療が難しい疾患、またその後遺症に、漢方薬や鍼灸が奏功する場合があり、注目を集めています。その背景には、東洋医学の臨床研究や基礎研究が進歩したことにより、改めてその価値が再認識されるようになったことがあります。

また、生活習慣病や慢性疾患、機能性疾患、心身症など、原因が一様でなく複雑な疾患が増え、病気の質も昔と変わってきました。こうした疾患に西洋薬を用いると、多種類の薬が必要になってしまい、それらの副作用のためにさらに薬が増えることもあります。漢方薬処方は多成分系薬剤のため、症状を緩和する生薬《しょうやく》だけでなく、胃腸を整える生薬など様々な成分が入っています。そのため、医療経済学的な立場からも、より安価で効果的な医療として、漢方治療の重要性が指摘されているのです。

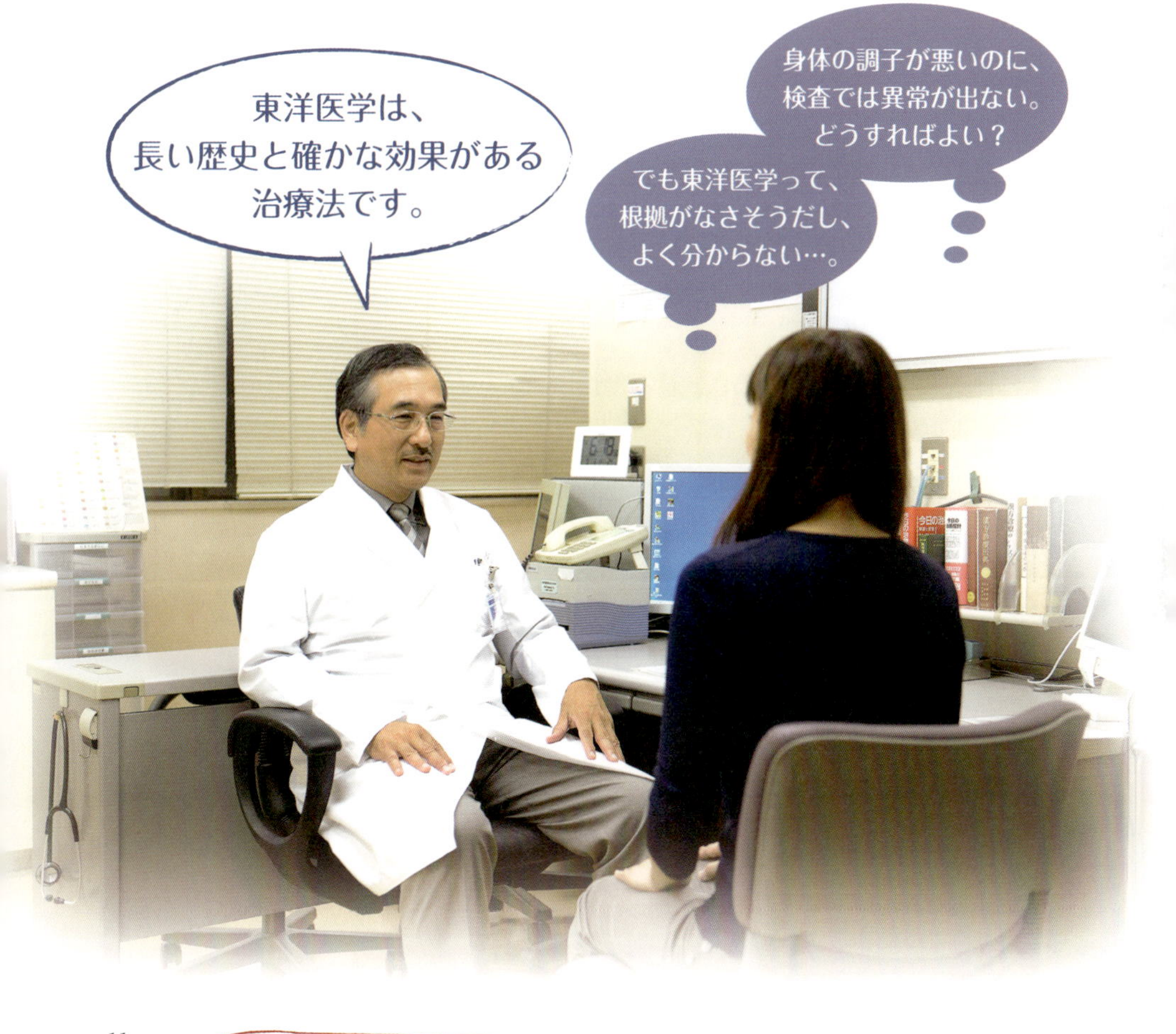
身体の調子が悪いのに、
検査では異常が出ない。
どうすればよい？
でも東洋医学って、
根拠がなさそうだし、
よく分からない…。
東洋医学は、
長い歴史と確かな効果がある
治療法です。

東洋医学の診療の流れ

実際の東洋医学の診療は、どのように行われているのでしょうか。ここでは、漢方鍼灸治療センターで私が行っている漢方薬と鍼灸《しんきゅう》の外来診療の流れを紹介します。

五感を使って診る

東洋医学の診察は、現代医学のような検査機器に頼らない分、西洋医学よりも重要です。症状や脈、腹壁《ふくへき》の状態などを調べ、患者の心身全体の状態を読み取ります。五感を使って詳細な診察を行うため、検査値などのデータだけでは分からない、身体に現れた細かい異常を読み取るこ

受診するときこれはNG!

東洋医学では、身体の状態を細かく診るため、自然な状態で診察を受けるのがよい。

- □ **濃い化粧は控える** ▶ 顔色が分かるよう、なるべく素顔に近い状態で。
- □ **舌苔《ぜったい》はとらない** ▶ 舌の状態も診断材料の１つになる。また、色がつくような食べ物は避ける。
- □ **香水はつけない** ▶ 体臭や口臭も調べるので、強い香りのものは使わない。
- □ **直前の食事は避ける** ▶ 腹壁の状態が分かりにくくなるため、直前に食べ物はとらない。腹部の圧力に関係するので、トイレは事前に済ませておく。

とができるのです。

治療は、異常な部分だけでなく、身体全体の流れを整えるために行います。方法は大きく分けて、生薬《しょうやく》を用いる「漢方薬」と、鍼《はり》や灸《きゅう》で身体の調子を整える「鍼灸」があります。

病気に応じて使い分ける

西洋医学とは異なる考え方でアプローチするため、今まで治らなかった症状が、東洋医学の治療で改善する例も多くみられます。逆に現代医学が得意とする治療もあるので、病気に応じて使い分けています。

この施設では、鍼灸と漢方の両方の診察・治療を行っていますが、場合によっては漢方薬治療のみ、鍼灸治療のみを行うこともあります。手順や方法なども、医師や鍼灸師によって多少異なる場合もあります。

診察に入る前

1 問診票

診察を受ける前に、問診票の質問に答える。気になる症状に加えて、生活の状況や体質なども細かく記入する。

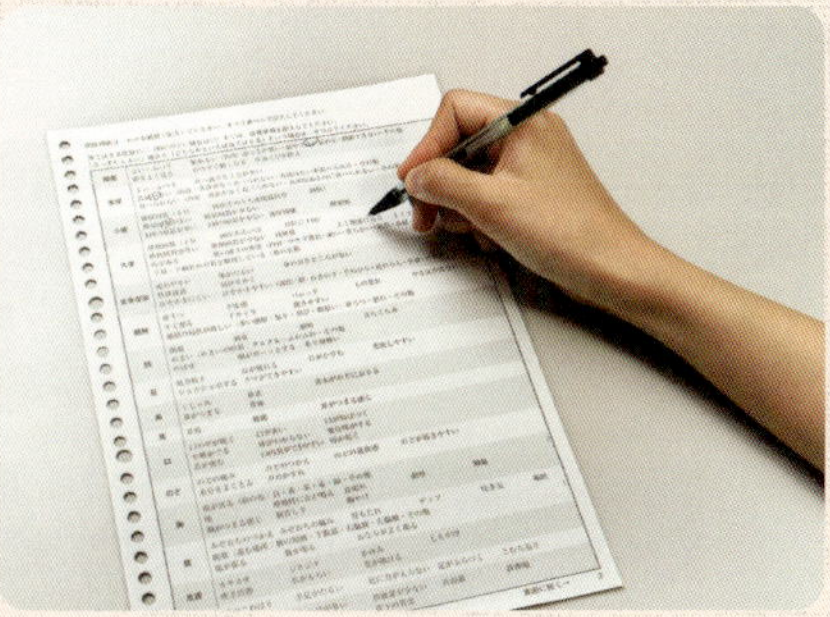

診察室へ

2 望診《ぼうしん》
(→78P)

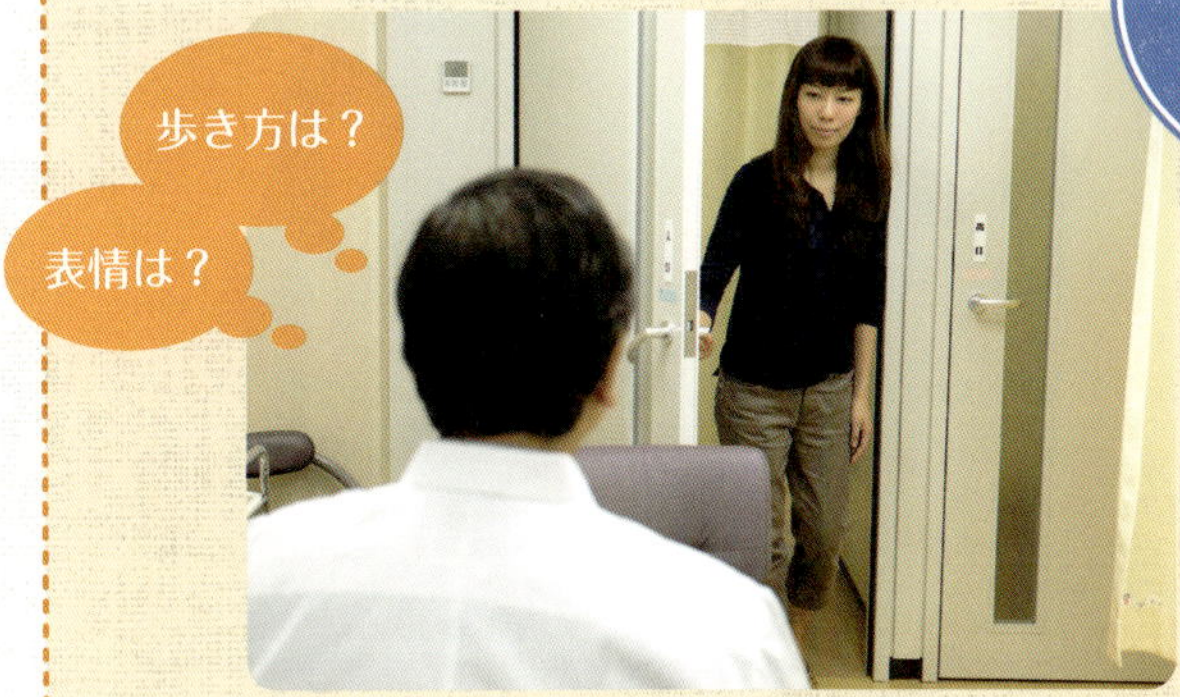

診察室に入るところから診察が始まる。患者の全体を観察して情報を集める。

診察

3 問診・望診《ぼうしん》・聞診《ぶんしん》
(→78・86・88P)

会話をしながら症状や身体の状態を確認する。顔色や、口臭・体臭などのにおいもチェックする。

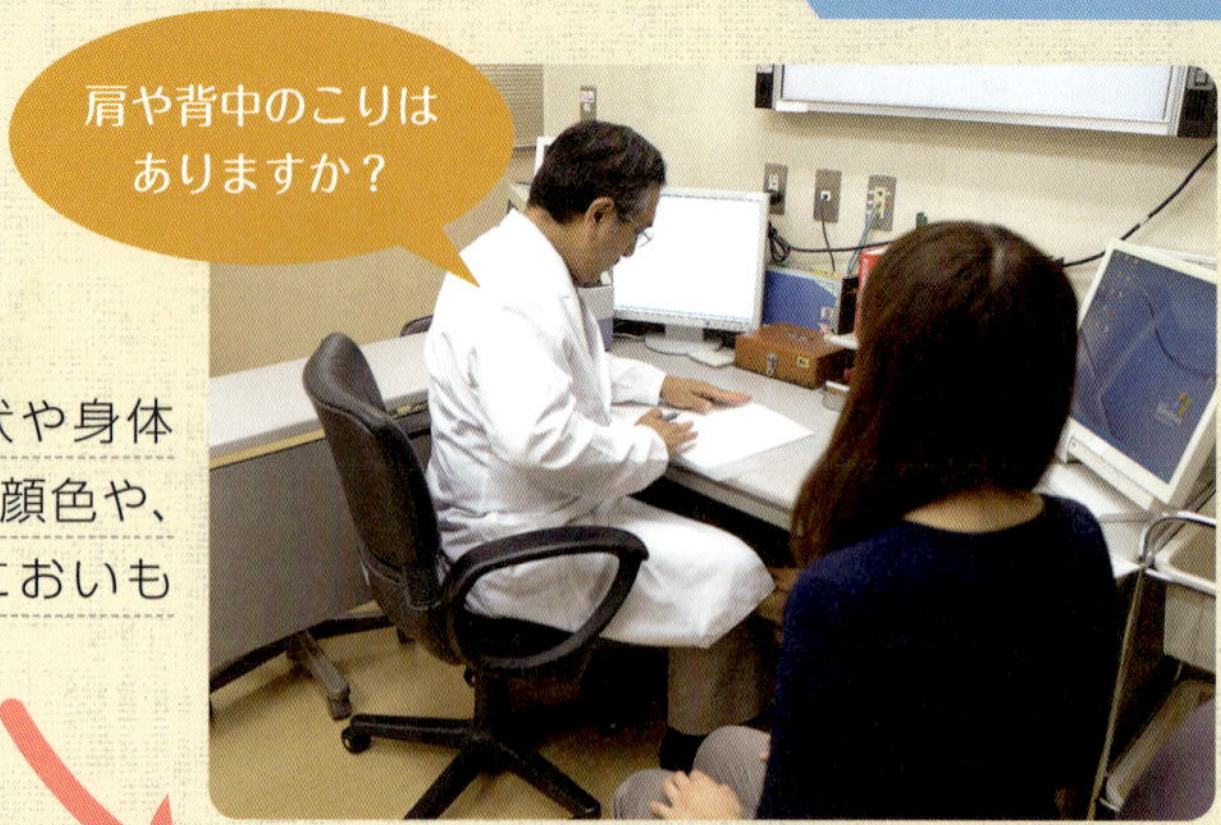
肩や背中のこりはありますか？

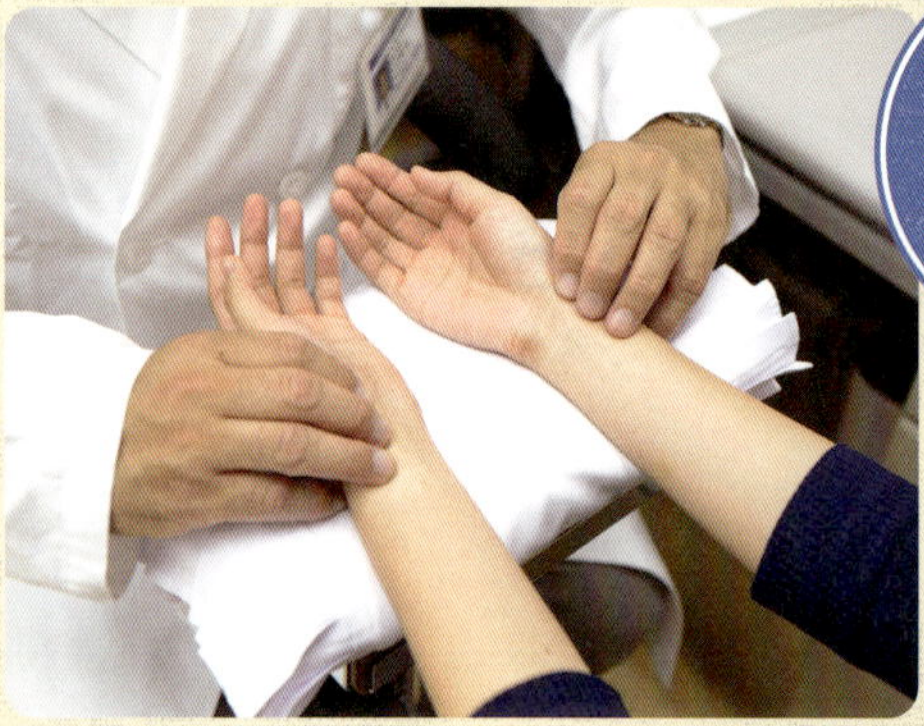

4 脈診《みゃくしん》
(→92・126P)

脈の速さ・強さ・深さなどから、身体の中の状態を知ることができる。鍼灸《しんきゅう》の診療で用いる脈診法は、漢方薬診療で用いる脈診とは異なる。

5 舌診《ぜっしん》
(→80P)

舌の色や形、苔《こけ》の質や量などをチェックする。舌からは身体の状態だけでなく、病気の進行段階や食生活の状況なども読み取ることができる。

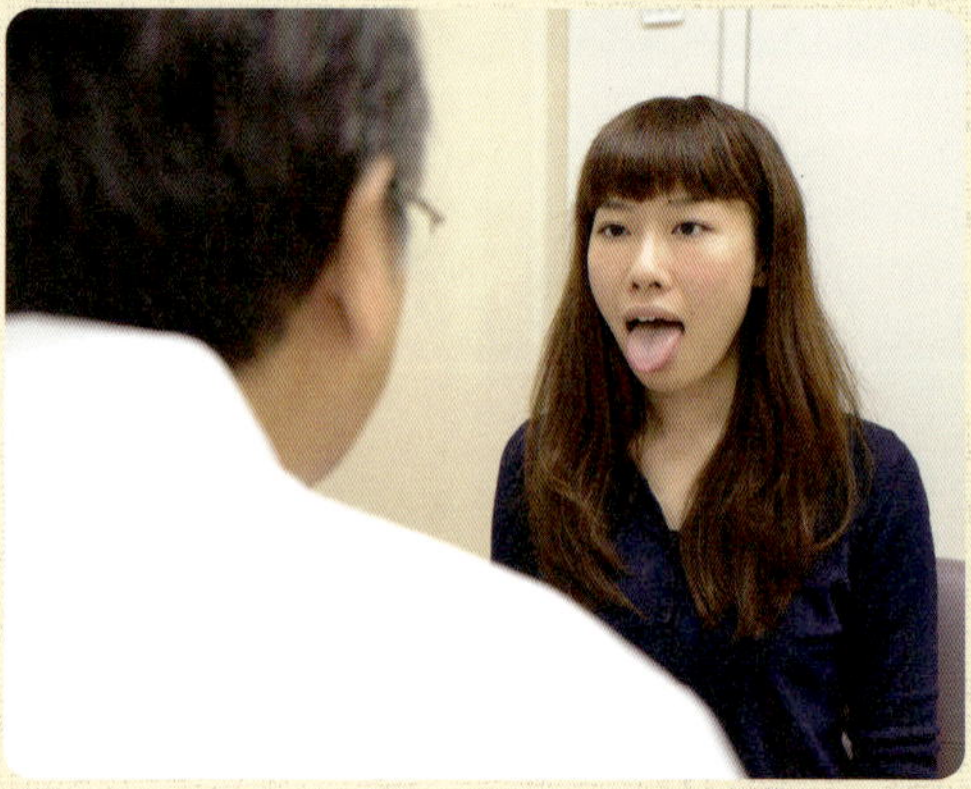

6 腹診《ふくしん》

(→96P)

腹壁《ふくへき》の状態を診る診察。肌の色やお腹の中の動き、軽く叩いたり押したりしたときの音や硬さ、押して痛むところ、しこりの有無などを調べる。

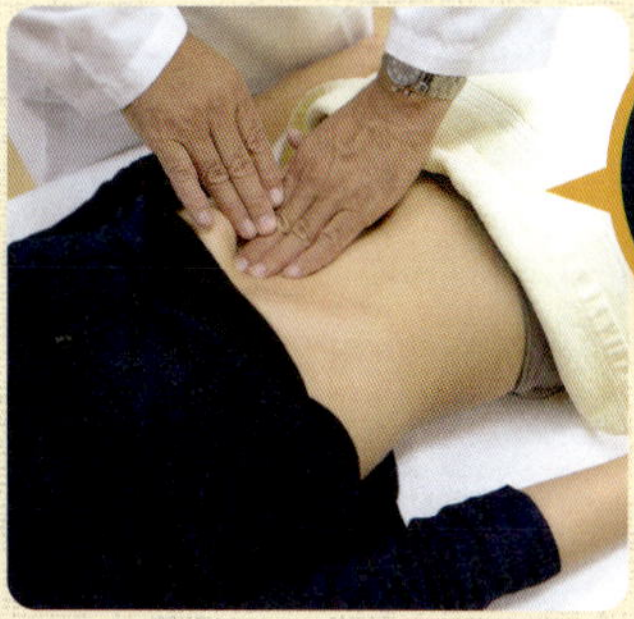

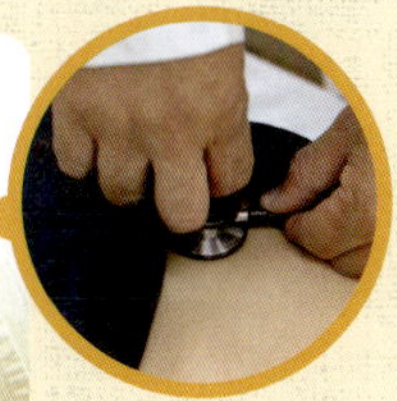

手による診察に加え、現代医学的に聴診器で心臓や腹部の音を細かく調べる。

7 背診《はいしん》

(→128P)

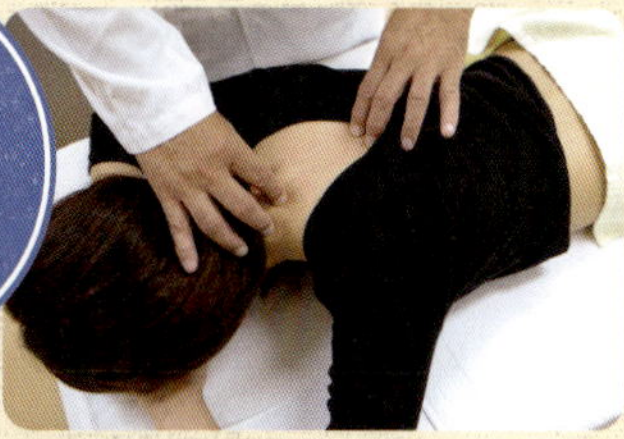

背骨のずれや背骨の周りの筋肉の状態を、後頭部から足まで診察する。背中のツボ（経穴《けいけつ》）は、内臓の異常を反映する。

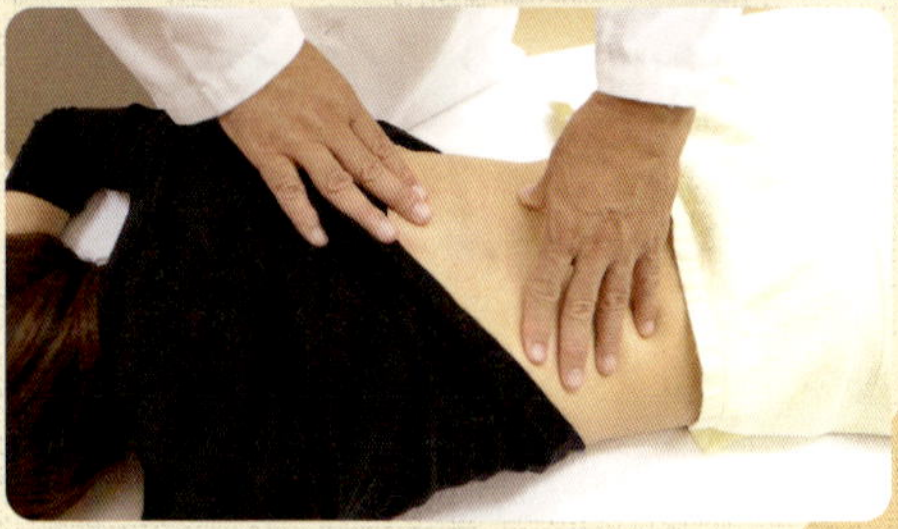

足からはこりや冷えの状態、ツボの異常を診る。

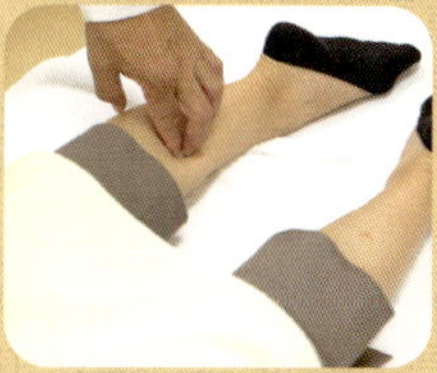

証《しょう》（治療方針）の決定

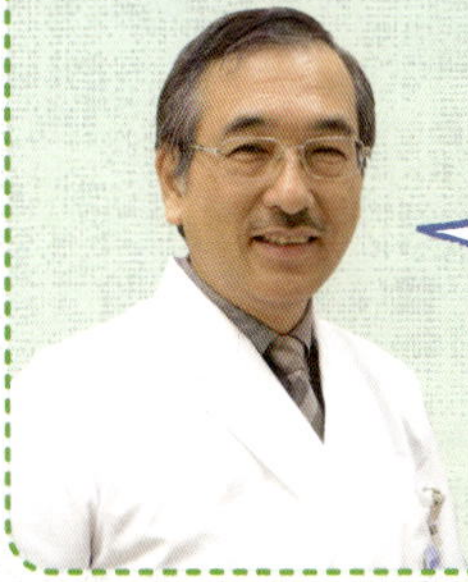

1～7のような診療を行ったあと、治療方針である証（→60P）を決定します。漢方薬治療では処方、鍼灸治療では施術を、証に基づいて行います。

漢方薬治療

漢方薬の調剤
(→106P)

漢方外来で治療方針が決定したら、そのための漢方薬をつくる。施設内の薬局では、薬剤師が漢方薬の基本となる煎じ薬を調剤する。

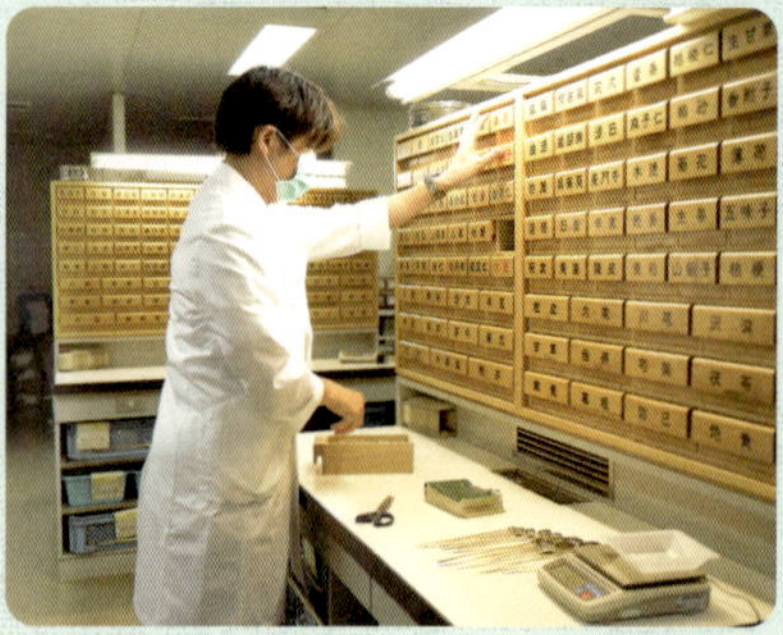

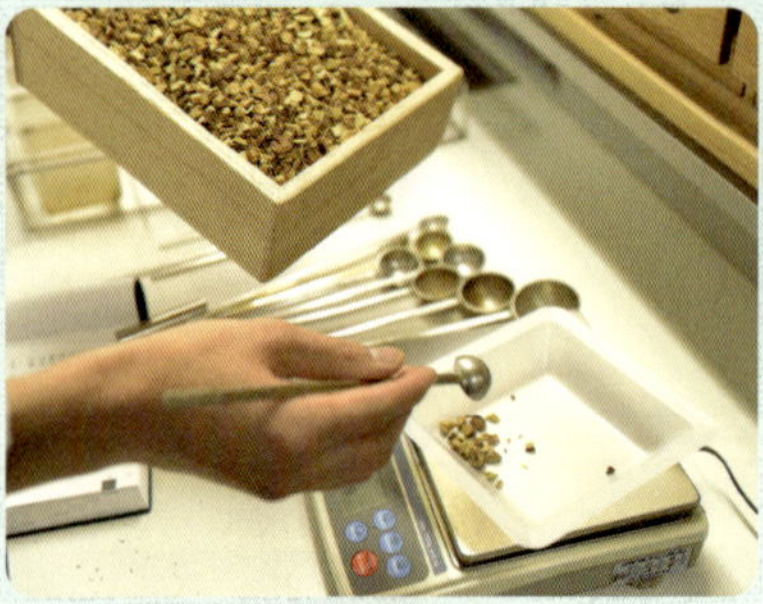

漢方薬は生薬《しょうやく》の組み合わせでできているので、それぞれの量を計量し確認しながら混ぜていく。

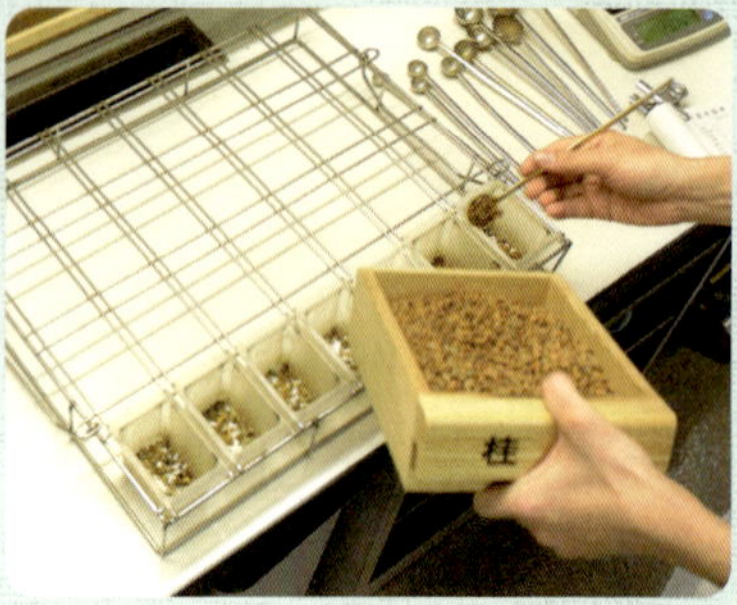

煎じ薬は、1日分を1つのまとまりで処方する。

家で行う治療

医師による診察が終わったあとは、処方された漢方薬を飲んで様子をみていく。最近では、簡易的な灸《きゅう》も販売されているので、ツボ押しや灸治療を自宅で行うこともできる。病気の症状が出てからではなく、その前の予防として行うことも大切。

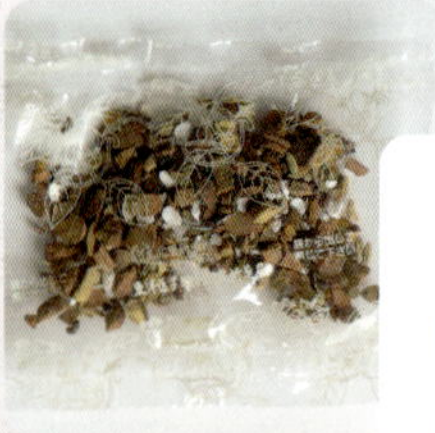

処方された漢方薬は、自宅で煎じて服用する(→112P)。

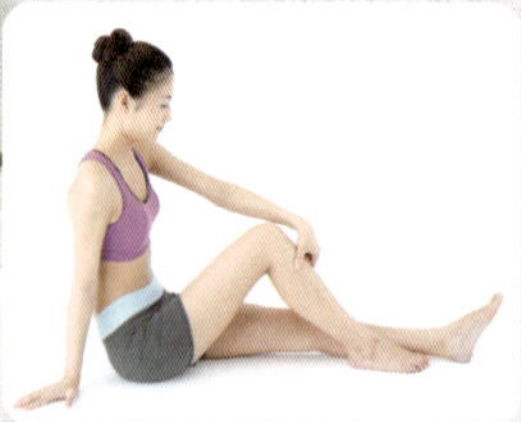

それぞれの症状に効くツボは、202～227P、246～251Pを参照。

鍼灸《しんきゅう》治療

鍼灸治療では火を用いるため、燃えにくい素材の治療衣に着替えて行う。通常、鍼灸は鍼灸師が行うが、ここでは鍼灸師以外にも、数人の医師が鍼灸治療を行っている。

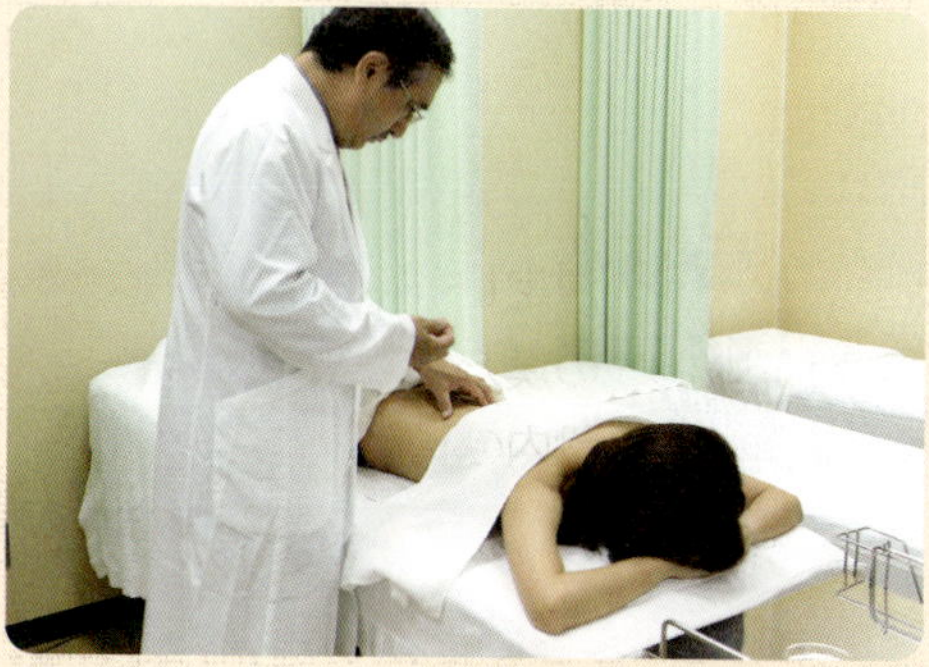

鍼《はり》治療

(→132～139P)

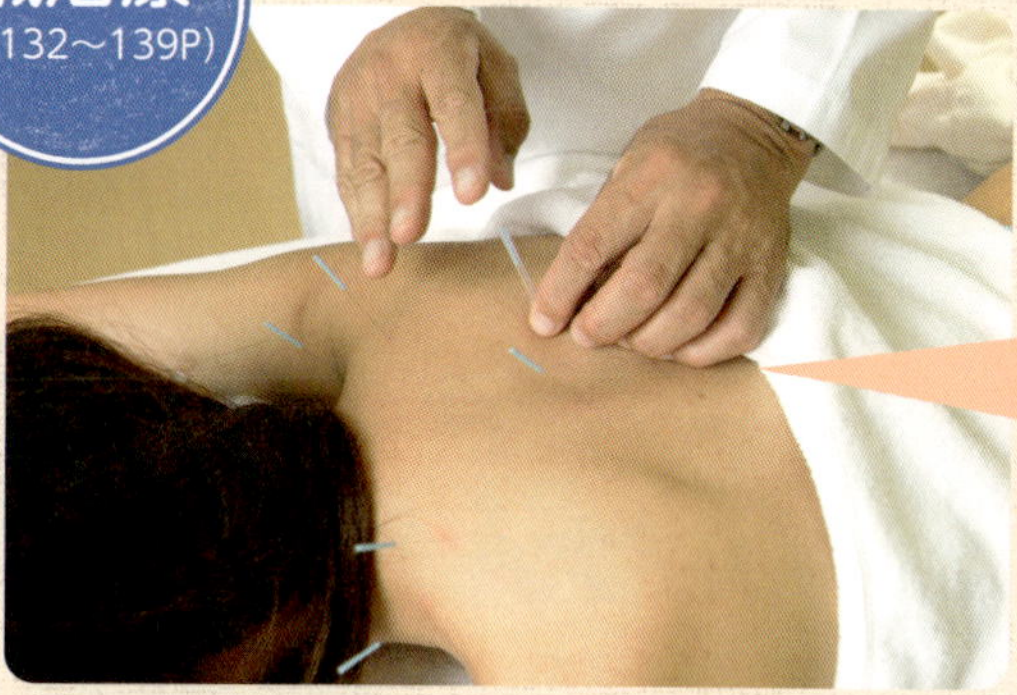

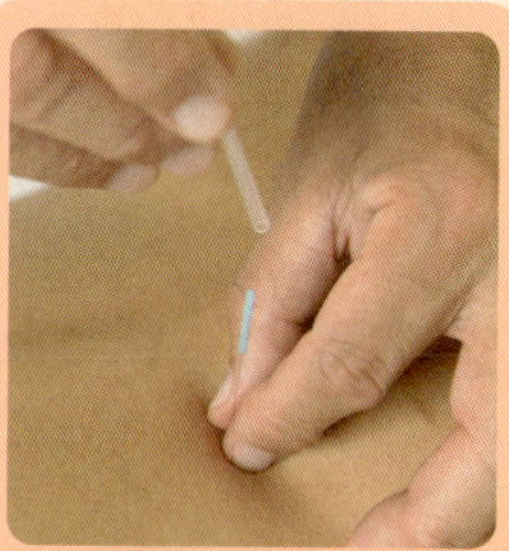

日本の鍼治療では、筒（鍼管《しんかん》）に鍼を入れて刺入する。

ツボを鍼で刺激することで、身体の痛みを減らしたり、内臓の働きを活発にしたりする。刺す深さは治療によって異なるが、通常は浅く刺し、とても細い鍼を使用するため、痛みは少ない。

灸治療

(→140P)

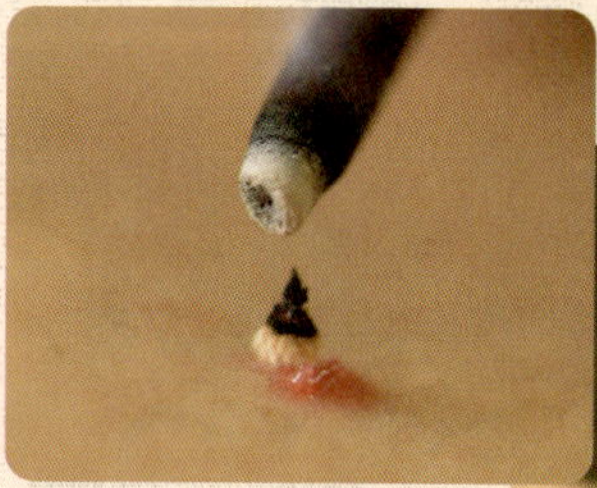

直接肌の上で燃やす直接灸（上）が基本だが、放射する輻射熱で治療する灸頭鍼《きゅうとうしん》（右）など様々な種類がある。

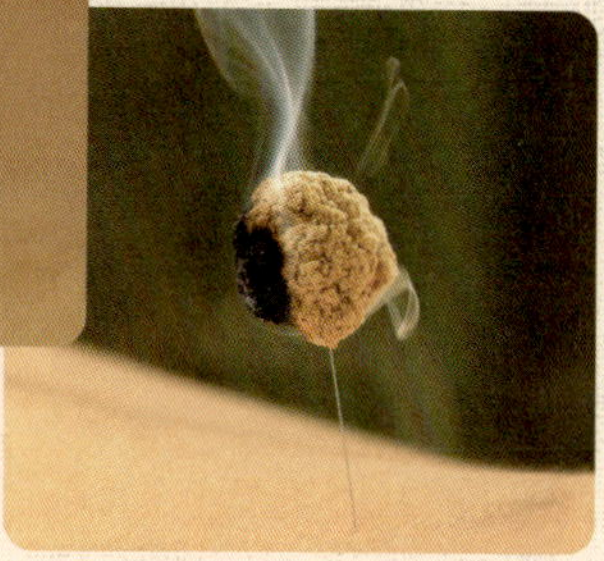

ヨモギの葉からできる艾《もぐさ》を丸め、燃やす治療方法。ゆっくりと燃えて、その熱でツボを刺激する。

東洋医学Q&A

Q 鍼灸治療《しんきゅう》を受けたあと、運動や入浴をしても大丈夫ですか?

A 運動は控えたほうがよいでしょう。入浴して身体を温めるのは効果的です

鍼灸の治療後は全身の血行がよくなるので、運動すると疲労感が強く出てしまうことがあります。また、治療後に痛みなどが軽減すると、いつもより身体を動かしすぎて、あとで強い痛みが出ることもあります。このような場合、本来の治療効果が得られないので、治療後の運動は控えたほうがよいでしょう。

入浴については問題ありません。一般的に、鍼灸治療後に入浴して身体を温めると効果があるといわれます。ただし、いわゆる「鍼《はり》・灸《きゅう》あたり」をしたときは注意が必要です。鍼・灸あたりとは、鍼灸の治療後に気分が悪くなることです。一時的なもので、時間が経つと自然に回復しますが、この症状があるときの入浴は避けたほうがよいでしょう。

Q 葛根湯《かっこんとう》や安中散《あんちゅうさん》など、「湯」「散」という漢字がつく漢方薬が多いですが、どんな意味があるのですか?

A 「湯」はスープ、「散」はパウダーと考えると分かりやすいでしょう

○○湯という漢方薬の「湯」は、もとはスープという意味です。料理のスープは食材や調味料などの組み合わせによって独特の味わいや風味が生み出されます。これと同じように、「湯」は煎じることによって様々な生薬《しょうやく》の「ブレンドの妙味」が引き出されます。

一方、○○散という漢方薬の「散」は、パウダーと考えると分かりやすいと思います。漢方薬の中には、煎じると薬効を持つ香りの成分が失われてしまうものがあります。こうした漢方薬は、薬研《やげん》というすり鉢のような道具で生薬を細かく挽《ひ》き、パウダー状にするのです。

湯と散のもともとの意味分けは、湯は身体の内部にあるものを洗い流す剤型、散は急病を退散させる頓服薬といわれます。

第1章

東洋医学の基本理論

歴史が古く、聞き慣れない専門用語も多いため、難しいと思われがちな東洋医学。しかし、基本的な考え方が分かれば、案外身近に感じることができます。

東洋医学とは
1

東洋医学はどんな医学？

東洋で生まれた伝統医療で、病気の治療・予防を目指す。

東洋医学と漢方医学

東洋医学とは、古代のインドや中国で生まれ、東洋（アジア）で広く発達した伝統医学の総称ですが、日本では主に漢方薬と鍼灸《しんきゅう》による治療医学を指します。

古代中国の医学は日本にも伝わり、**日本人の体質や日本の文化・風土などに合わせ、独自の発展を遂げました。これを現代では「漢方医学」といいます。**

一般的に漢方＝漢方薬治療と思われていますが、実は間違いです。日本では、「漢方と鍼灸」というように、漢方が漢方薬治療のみを指す言葉として用いられることが多かったことから、いまだに混乱がみられるのです。

漢方医学の治療と予防

そもそも漢方や漢方医学の中には、**漢方薬で治療する「湯液《とうえき》」以外に、鍼《はり》や灸《きゅう》で経穴《けいけつ》（ツボ）を用いて治療する「鍼灸」、体操療法の「導引《どういん》」、マッサージ療法の「あん摩」、長生きするための健康法「養生」**（↓178Ｐ）などが含まれているのです。

これら治療・予防方法の確立には、陰陽論（↓26Ｐ）や五行説（↓30Ｐ）など、古代哲学の考え方が、取り入れられています。

漢方医学を含む東洋医学では病気になってからの治療だけでなく、病気にならないための予防も重視しています。**自分の生活習慣や食生活を整えて身体の抵抗力・治癒力を高めることも**、東洋医学の目的の1つです。医師や専門の施術者に治療を受ける以前に、自分で日常的に行うセルフケアも大切です。

漢方医学の治療法

自然由来の漢方薬を飲む　湯液

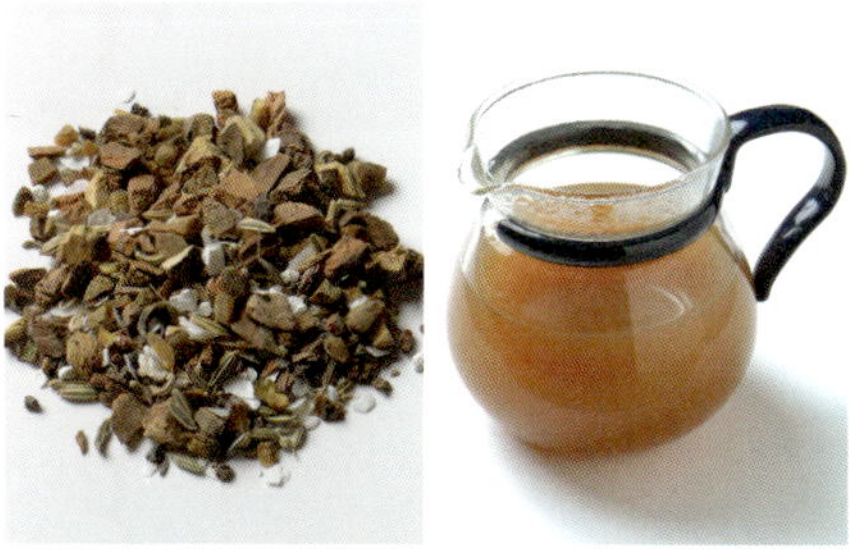

植物や動物、鉱物などを原料とする漢方薬(生薬《しょうやく》)を煎じて飲み、病気を治す。

病気を予防し健康を守る　養生

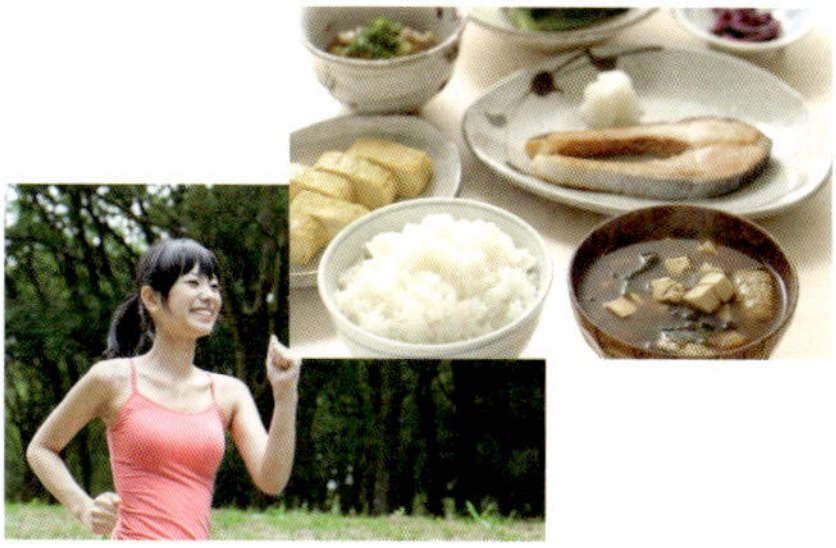

食事や運動で病気の予防や健康増進を図る。

身体のツボを鍼や灸で刺激する　鍼灸

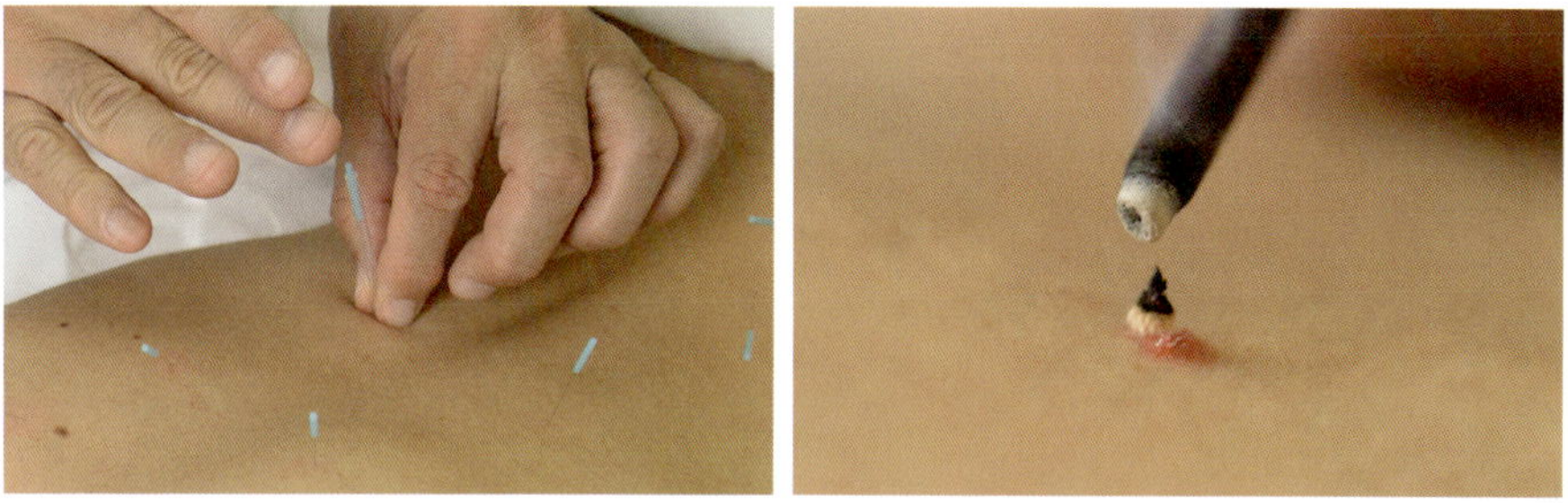

ツボ(経穴)に鍼や灸で刺激を与え、気や血の巡りをよくし、体調を整える。

手技で身体を刺激する　あん摩・指圧

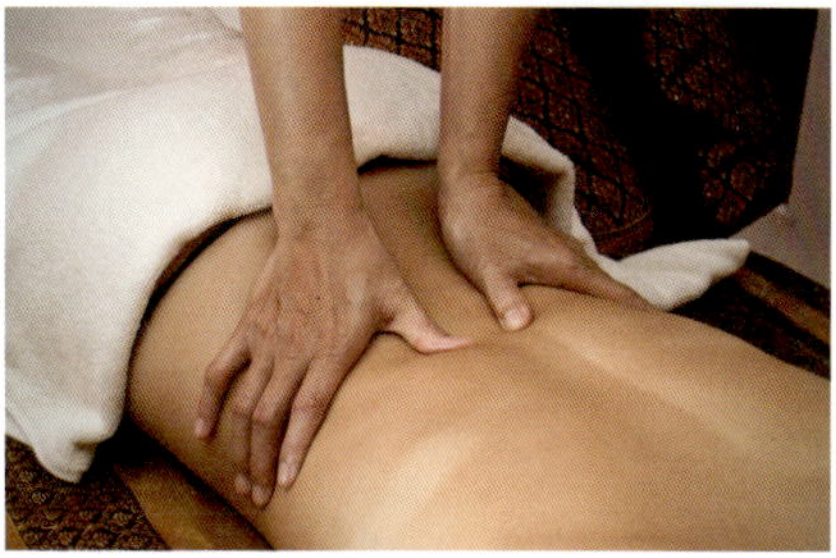

道具を使わず、素手でマッサージや指圧を行い、身体のバランスを整える。

健康になるための　導引(体操療法)

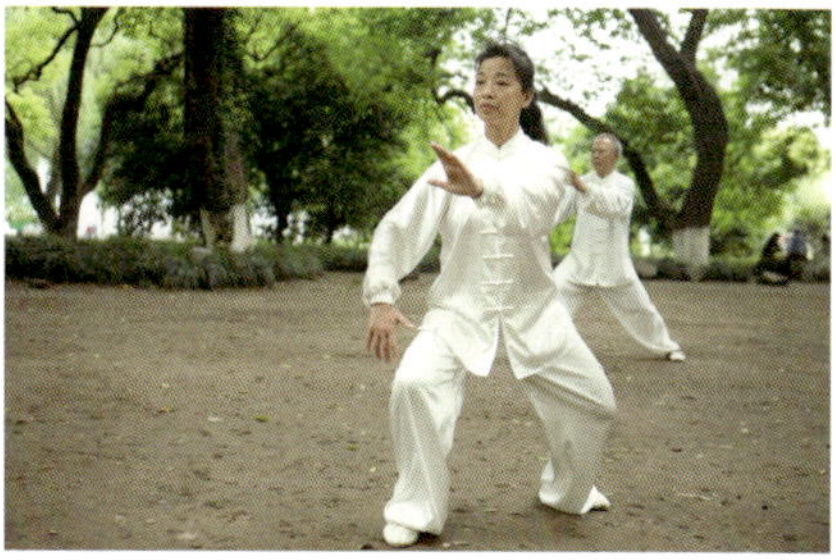

太極拳など体を動かすことで呼吸や姿勢を整えながら、身体のバランスを回復させる。

東洋医学とは
2

中医学と漢方医学の違い

中国の伝統医学をもとに、日本で独自に発達した医学を「漢方医学」と呼ぶ。

2つの医学ができるまで

現代に行われている中国の伝統医学のことを中医学と呼びます。漢方医学は中医学と同じものだと誤解されたり、日本の漢方薬と中国の中薬が混同されたりする傾向がありますが、2つは同じものではありません。

古代の中国では、伝統的な中国の医学を否定する王朝もありましたが、その伝統が絶えることはありませんでした。しかし1911年の辛《しん》亥《がい》革命で、日本の明治政府が西洋医学を国の医学と決定したのと同様、中国でも西洋医学を国の医療としたため、中国伝統医学はその伝統が一時断たれてしまったのです。

その後、1949年に中華人民共和国が成立し、鍼灸《しんきゅう》や中医薬医療が復興され、現在の中医学がつくられたのです。そのため現代の中医学は伝統的中国医学が発展して新たに築きあげられた医学といえます。

論理的な中医学 具体的な漢方医学

漢方医学の特徴は、具体的・実用的なところです。江戸時代の漢方医学の主流であった古方派《こほうは》は、中医学の根本理論「陰陽五行論」を観念的であると批判し排除しました。そのため現代でも漢方医学では病気になるしくみの理論以上に、実際の証《しょう》（治療方針→60P）を重視して古典に記載された処方を用います。

診断法は、脈診《みゃくしん》（→92・126P）を重視し腹診《ふくしん》（→96P）が廃れた中医学に対し、漢方医学では腹診を重んじています。また使われる生薬《しょうやく》の量は、中国に比べ大幅に少なくなっています。漢方医学の歴史については24Pで紹介しています。

中医学と漢方医学の特徴

中医学、漢方医学ともに、中国の伝統医学がもとになっている。

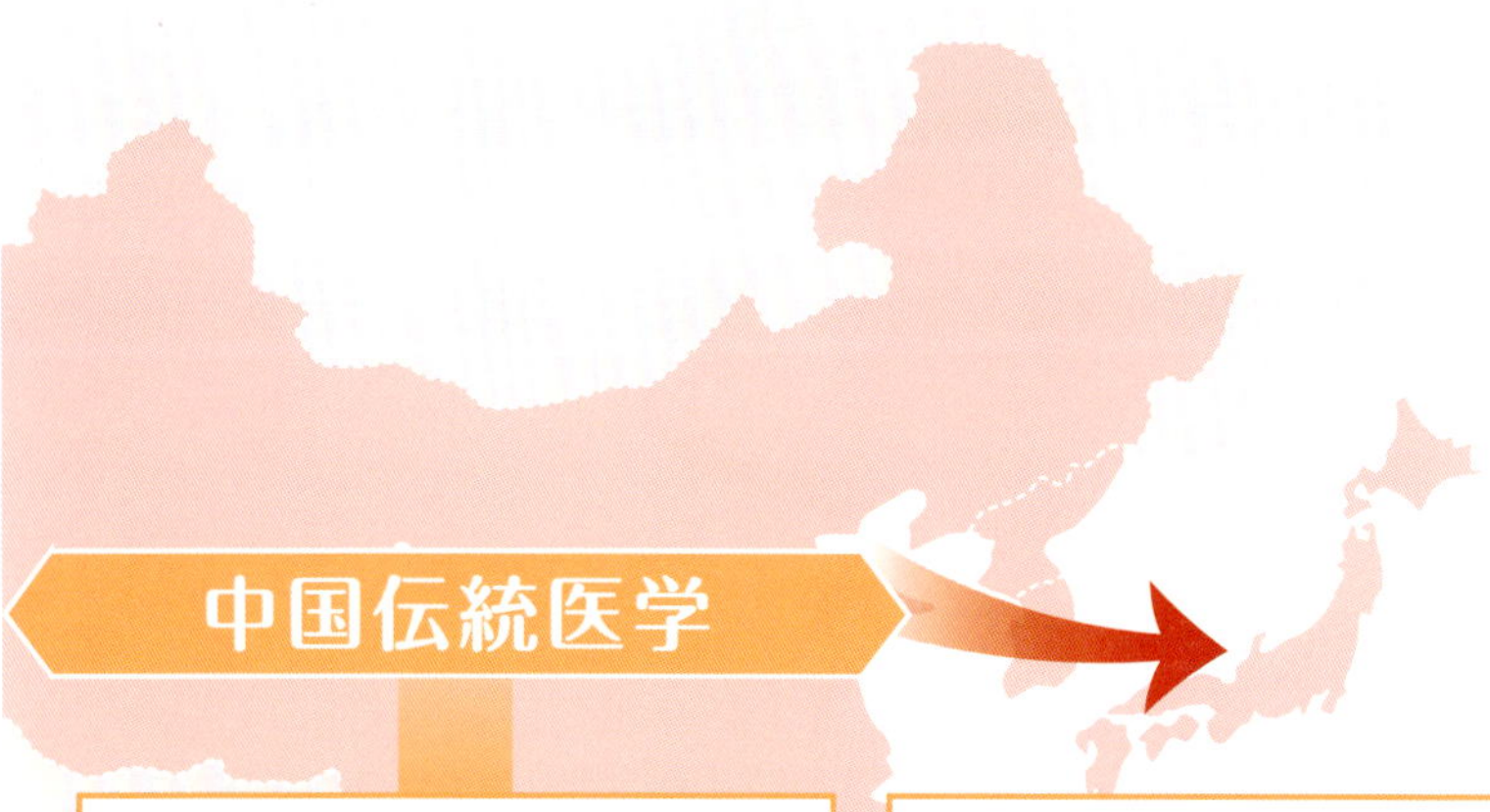

中国伝統医学

辛亥革命と文化大革命で一時伝統医学は断たれてしまったが、復興され、医学体系が整理された。

明治時代、国の医学を西洋医学としたため日本の伝統医学は断たれてしまったが、昭和時代に入り復興した。

中医学

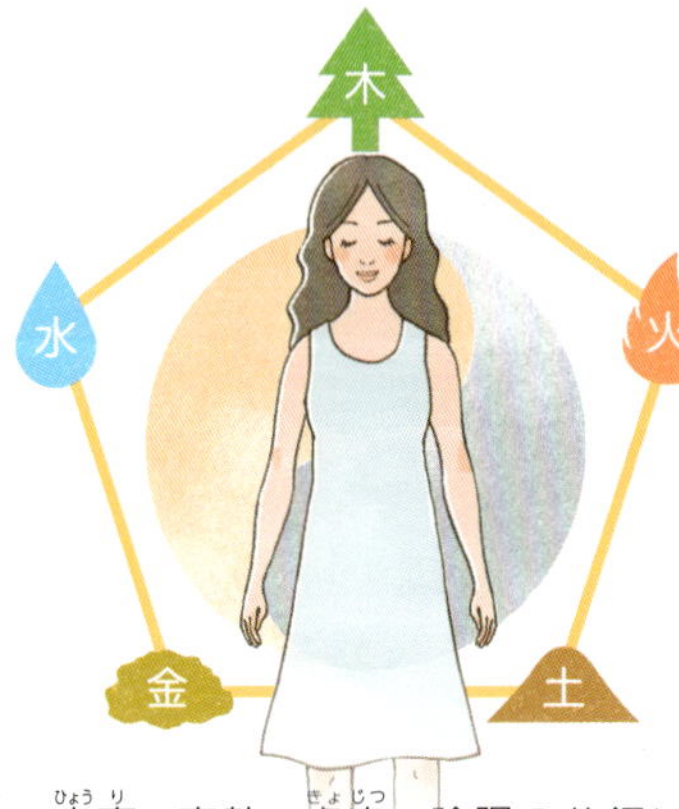

表裏《ひょうり》・寒熱・虚実《きょじつ》・陰陽の八鋼により病気が起こる、そのメカニズムを論理的に推考する八鋼弁証《はっこうべんしょう》により、身体の状態や病因を説明する。

漢方医学

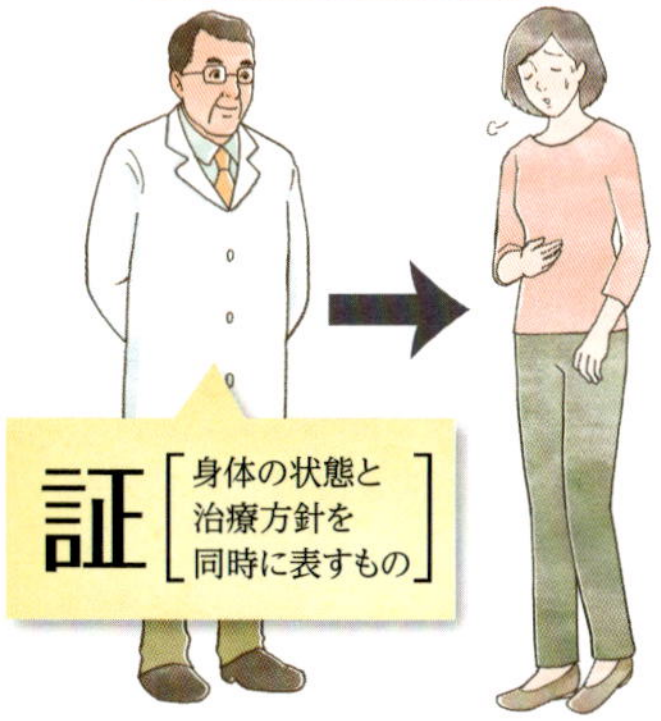

証［身体の状態と治療方針を同時に表すもの］

具体的・実用的な特徴を持ち、実際に行う治療とその判断を重視する。そのため、診断結果である証はそのまま治療の方法を示すようになっている(→60P)。

漢方医学（湯液《とうえき》・鍼灸《しんきゅう》）の歩み

現代では西洋医学が主流となっていますが、昔からそうだったわけではありません。
漢方医学は約1500年前に日本に伝わり、発展してきた確かな医学です。
私たちが受ける漢方治療がどのような歴史をたどってきたか、その変遷をみていきましょう。

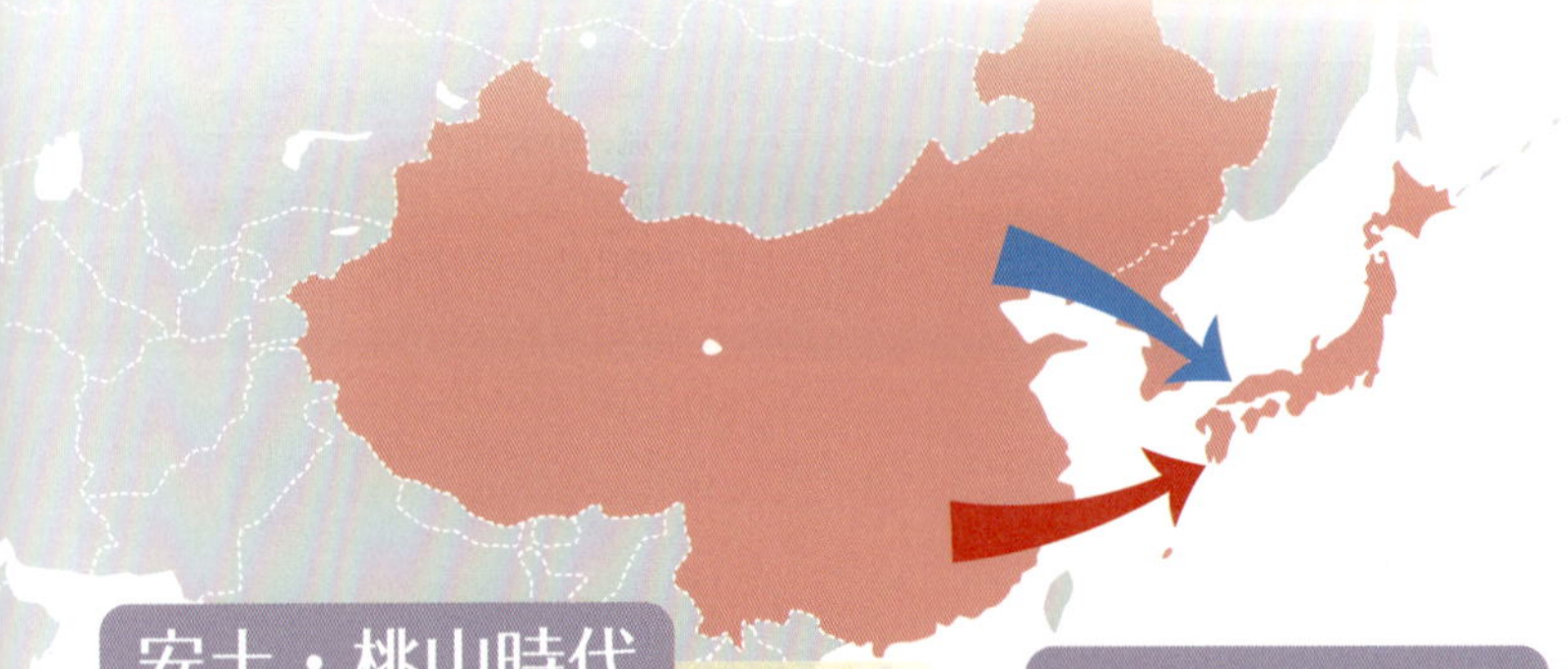

飛鳥時代以前

鍼灸が日本に伝わる

514年頃、南北朝・北魏時代の**中国の鍼灸医術が、**朝鮮半島を経由して日本に伝わったとされる。

また、552年に朝鮮半島の百済《くだら》より、欽明《きんめい》天皇に『鍼経《しんきょう》』（『黄帝内経霊枢《こうていだいけいれいすう》』）が贈呈されたと『日本書紀』に記載されている。

飛鳥・奈良時代

湯液と鍼《はり》が国の医療に

飛鳥時代には、遣隋使により中国との交流が増え、中国の伝統医学が取り入れられた。奈良時代には「大宝律令《たいほうりつりょう》」で**湯液治療や鍼治療などが国の医療として定められた。**753年、鑑真《がんじん》が中国から渡日し、薬物療法や鍼術を伝えた。

平安時代

本格的な医書が編纂《へんさん》される

丹波康頼《たんばやすより》により、日本最古の湯液や鍼灸を含む本格的医書『医心方《いしんぼう》』が編纂された。

鎌倉時代

灸《きゅう》が庶民に広まる

宋に渡った僧医により、中国の医学が紹介され、また僧医による灸治療が盛んに行われ、庶民の間にお灸が広まった。

室町時代

湯液治療が浸透する

中国の金・元時代、新たに台頭した「李朱《りしゅ》医学《いがく》」は、田代三喜《たしろさんき》により日本に持ち込まれ、湯液治療が盛んになった。また、明代の医学が日本へ大きな影響をもたらした。

安土・桃山時代

日本の漢方医学の確立へ

曲直瀬道三《まなせどうさん》は李朱医学を推進し、後に中国の陰陽五行理論を継承する「後世方《ごせいほう》」と呼ばれる日本の漢方の潮流を築いただけでなく、**灸の効用も説いた。**

また、鍼灸では禅僧、夢分斎《むぶんさい》が金鍼、銀鍼で夢分流打鍼術《だしんじゅつ》を考案。御薗意斎《みそのいさい》は、鍼を小槌で叩いて刺激する日本独自の「打《だ》鍼術《しんじゅつ》」を広めた。

江戸時代

日本独自の漢方医学が完成

「後世方」に加え、新たに「古方派《こほうは》」と呼ばれる医学が台頭する。これは、名古屋玄医《なごやげんい》が先駆け、後藤艮山《ごとうこんざん》、吉益東洞《よしますとうどう》らにより完成される。一方、江戸中期に盛んになったオランダなどの西洋医学を「蘭方《らんぽう》」と呼び、明治時代になると**従来の日本の医学を「漢方」と呼んで区別するようになる。**

また江戸後期には和田東郭《わだとうかく》や**世界で初めて全身麻酔を用いて乳がん手術を成功させた**華岡青洲《はなおかせいしゅう》など、後世方派と古方派、または蘭方を折衷する「折衷派」と呼ばれる漢方家が現れた。

鍼術では曲直瀬流、御薗流、入江流、吉田流などの様々な流派が起こり、鍼灸は再び盛んになり、中でも杉山和一《すぎやまわいち》は「管鍼法《かんしんほう》」という**管を用いた日本独自の鍼技術を完成させ**、現在の日本の鍼術の礎を築いた。

江戸時代後期にはオランダ医学の輸入により、鍼灸治療は漢方医家から離れていった。

明治時代

日本の医学が西洋医学に

末期に明治政府は**日本の医学を西洋医学に決定し**、「鍼術灸術営業者取締規則」を公布。漢方排斥および西医優遇政策により、漢方薬や鍼灸による医療は伝統を断たれた。

これに対し、明治43年、和田啓十郎《わだけいじゅうろう》は『医界之鉄椎《てっつい》』という書で西洋医学批判と東洋医学の復興を唱えた。鍼では明治39年東京大学の三浦謹之助《みうらきんのすけ》教授が鍼の麻酔作用を指摘。

大正時代

鍼灸が医学的に認識され始める

京都大学の石川日出鶴丸《ひでつるまる》教授や後藤道雄《ごとうみちお》博士らが鍼による自律神経系作用の研究を始め、**鍼灸は一部ではあるが医学的にも認識される**ようになっていった。漢方では漢方医の湯本求真《ゆもときゅうしん》が『皇漢医学《こうかんいがく》』を執筆し漢方復興の基礎を築いた。

昭和時代

漢方復興運動が起こる

漢方では昭和９年、大塚敬節《おおつかよしのり》・矢数道明《やかずどうめい》らにより伝統医学を再興する漢方復興運動が起こった。鍼灸では昭和２年、柳谷素霊《やなぎやそれい》が鍼灸術は「古典に還れ」をスローガンに、**日本の伝統的鍼灸を復興させた。**また、弟子の岡部素道《おかべそどう》らは古典に基づき**「経絡《けいらく》治療」を築いた。**その後、昭和25年に日本東洋医学会が設立された。

基本理論
1

すべては陰と陽で構成されている

陰と陽はまったく別のものではなく、常に変化している。

易《えき》と陰陽思想

東洋医学の基本的な考え方の1つに、陰陽思想というものがあります。これは、**自然界（宇宙万物）の根元である太極《たいきょく》から陰と陽の2つの気が生じ、また太極に統合されるという古代中国の思想**です。

この陰陽思想はもともと『易経《えききょう》』という古代中国の占いの書物に書かれた基本概念です。ここでは「天地がいまだ分かれざるの前、元気混じて一となる」状態を太極としています。

また、自然界ならびに人間界の一切の事物は、その時処位《じしょい》に応じて、すべてこの陰陽の2つに配されているとしています。たとえば天・日・父・男・上・前・明・昼・福などは陽であり、それらに対する地・月・母・女・下・後・暗・夜・禍《わざわい》などは陰です。

易ではこの陰と陽はさらに老陰・少陽と少陰・老陽の合計4つ（四象）に分かれ、さらに2つずつ分かれ、全体で8つに分かれます。これが、易占いの「当たるも八卦《はっけ》、当たらぬも八卦」で知られている「八卦《はっか》（はっけともいう）」なのです。

陰は陽に、陽は陰に変化する

陰陽といっても、それらは決して固定されたものではなく、**陰が極まれば陽となり、また陽が極まれば陰**となります。陰中に陽があったり、陽中に陰があったりすることもあります。たとえば、同じ空でも晴れれば陽であり、曇れば陰となるように、その場その時の状況に応じて陰陽は変化します。このように、**陰陽論はものの性質とともに、無限の変化を意味している**のです。

自然界の「陰」と「陽」

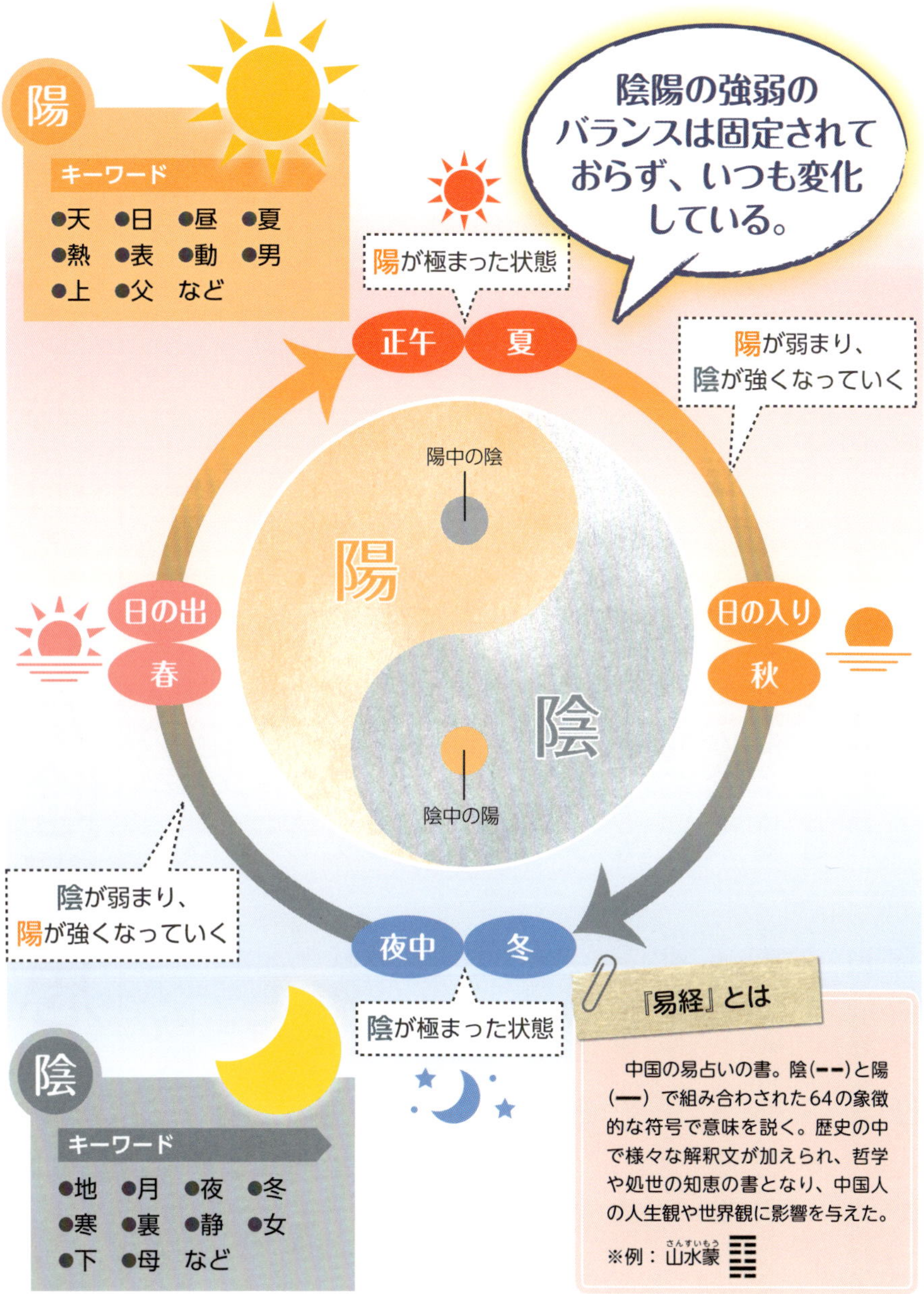

『易経』とは

中国の易占いの書。陰(╌)と陽(━)で組み合わされた64の象徴的な符号で意味を説く。歴史の中で様々な解釈文が加えられ、哲学や処世の知恵の書となり、中国人の人生観や世界観に影響を与えた。

※例：山水蒙《さんすいもう》 ䷃

陰陽理論は後世においての、「ものには二面性が必ずある」といった相対理論など、様々な理論にも共通する。陰陽論は古代の概念ではなく、現代にも通じるものがある。

基本理論 2

医学にも応用された陰陽思想

人間にも陰と陽があり、そのバランスがとれている状態が健康。

陰と陽の対立と調和は人体でも重要

陰と陽の対立と調和を基本原理とする陰陽思想は、その後医学などにも応用されていきました。

この陰陽理論は、中国医学のもととなる古典『黄帝内経《こうていだいけい》』の根幹となる考えになっています。『黄帝内経』では、人体は大自然の縮図であるという考え（天人合一説）から、陰と陽の対立と調和が宇宙万物の本体だとする陰陽思想を、人体の生体現象に当てはめて医学に応用したのです。つまり自然界だけでなく、人体にも陰と陽があり、その陰陽のバランスが崩れることが不調や病気につながると考えたのです。

東洋医学における陰陽説

医学における陰と陽の関係は、一般的に病気の性質を示していると考えられています。臨床的には陰とは身体の新陳代謝が低下した状態をいいます。病気に対する反応と生体機能全般の低下を示します。顔色は悪く、冷えがあり、あまり発汗せず、動作が緩慢で元気がない状態です。

また、炎症反応が弱く、低血圧、甲状腺機能低下などの症状を伴う場合などが考えられます。一方、陽とは新陳代謝が盛んな状態をいいます。病気に対する反応は亢進《こうしん》し、赤ら顔、暑がり、汗かき、活動的で陽気、炎症反応が強く現れやすくなります。また、高血圧、甲状腺機能亢進などの症状を伴うことがあります。

身体の状態を表す寒熱（↓62・64P）は、寒は陰、熱は陽と分けられています。また、臓（↓34P）は陰で腑は陽など、身体の部分にも陰陽は当てはめられています。

人体にも陰陽を当てはめる

人の身体での陰と陽

陰
- 寒
- 臟（肝・心・脾《ひ》・肺・腎・心包《しんぽう》）
- 下半身、右
- 腹部
- 体内部（裏）　など

陽
- 熱
- 腑（胆・小腸・胃・大腸・膀胱《ぼうこう》・三焦《さんしょう》）
- 上半身、左
- 背部
- 体表面（表）　など

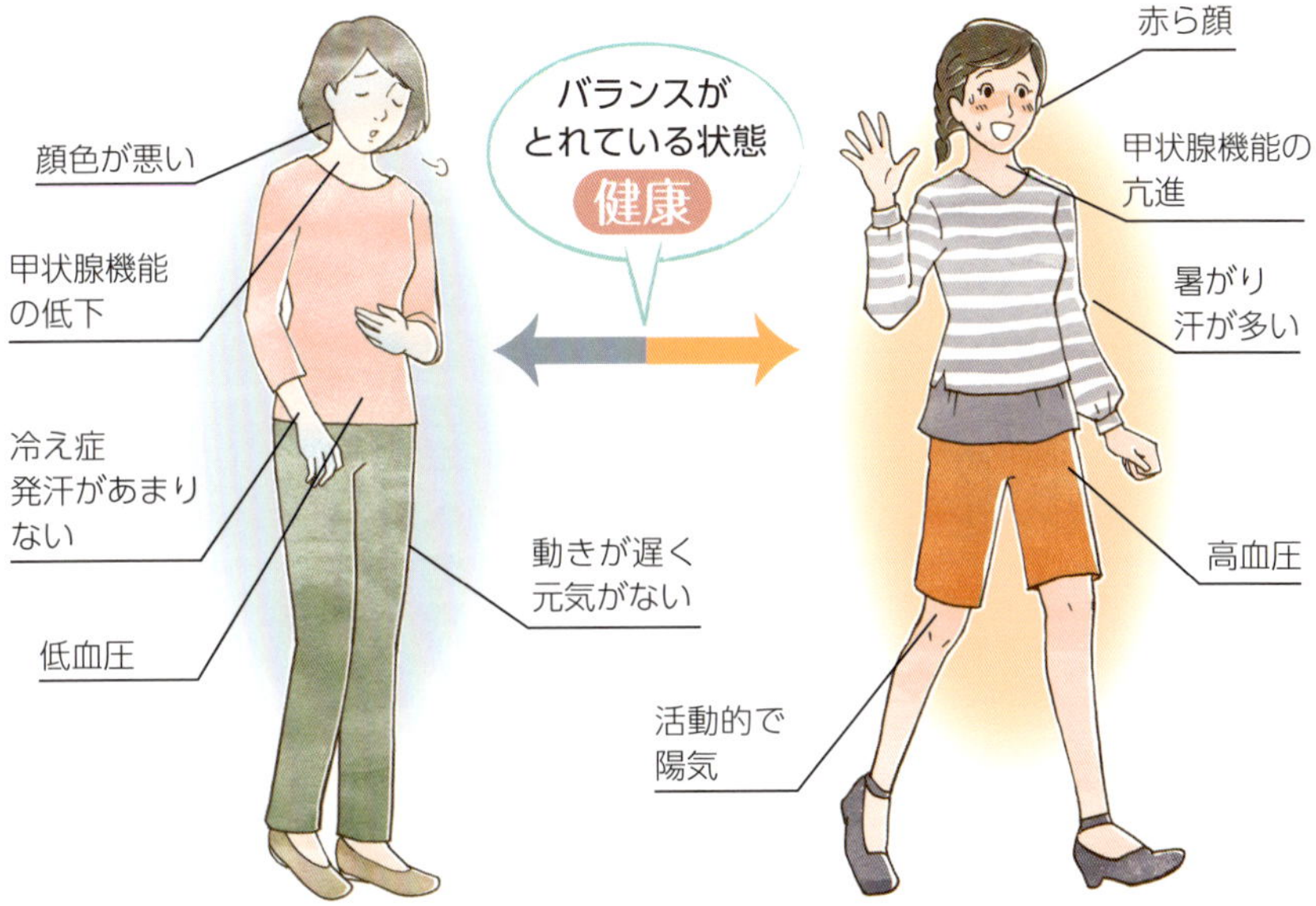
顔色が悪い
甲状腺機能の低下
冷え症
発汗があまりない
低血圧
動きが遅く
元気がない
バランスがとれている状態
健康
赤ら顔
甲状腺機能の亢進
暑がり
汗が多い
高血圧
活動的で
陽気

黄帝内経とは？

古代中国の戦国時代から漢にかけて完成したとされる、医学理論や鍼灸《しんきゅう》療法などをまとめた古典。「素問《そもん》」と「霊枢《れいすう》」という書物に分かれて伝わっており、黄帝と師の岐伯《きはく》との問答の形で進められる。

この『黄帝内経』に代表される古代中国医学の医学理論は、鍼灸・湯液《とうえき》に関わらず、およそ3000年前から今日まで、中国をはじめ、朝鮮、日本などの東アジア文化圏で実際に治療に用いられてきた。

基本理論 3

万物を5つの要素に分ける五行説《ごぎょうせつ》

自然界の五要素を、人体の臓腑や組織などに当てはめる。

四元素と四体液説

紀元前5世紀、古代ギリシャでは、自然哲学者であり医師でもあるエムペドクレスが、気・火・水・土を宇宙の四元素と考える四元素説を唱えました。ここでいう気は、空気や風の意味です。紀元前4~5世紀、ヒッポクラテスは四元素説の影響を受け、体液には血液・粘液・黄胆汁・黒胆汁があり、この4種の均衡の乱れが疾病の原因とした四体液説を唱えました。古代インドにも同様の四大説があります。

五行説と医学への導入

一方、紀元前4世紀頃、春秋戦国時代の古代中国では、四元素説と同じように万物が木《もく》・火《か》・土《ど》・金《きん》・水《すい》の5つの要素（五行）から構成されると考える五行説という思想が成立していました。5つの要素は、それぞれ自然界の物質の性質を表しています。そして五行には、各特性とその関係を説明した、相生《そうじょう》と相剋《そうこく》という関係があります。

相生関係とは、1つの要素が次の要素を生み出す母子関係のことです。たとえば、木は火を生み、その火は土（灰）を生み出します。相剋関係とは、1つの要素が別の要素を打ち負かして抑制する関係を示します。たとえば木は土を崩しますが、木は金属により切られてしまいます。

五行思想は陰陽思想と同様に、その後医学にも取り入れられていきます。中国戦国時代に編纂《へんさん》された『黄《こう》帝内経《ていだいけい》』では人体の臓腑《ぞうふ》、組織、器官などに五行を配当しました。たとえば、五臓（→34P）は肝（木）・心（火）・脾《ひ》（土）・肺（金）・腎（水）といった具合です。

五行の要素

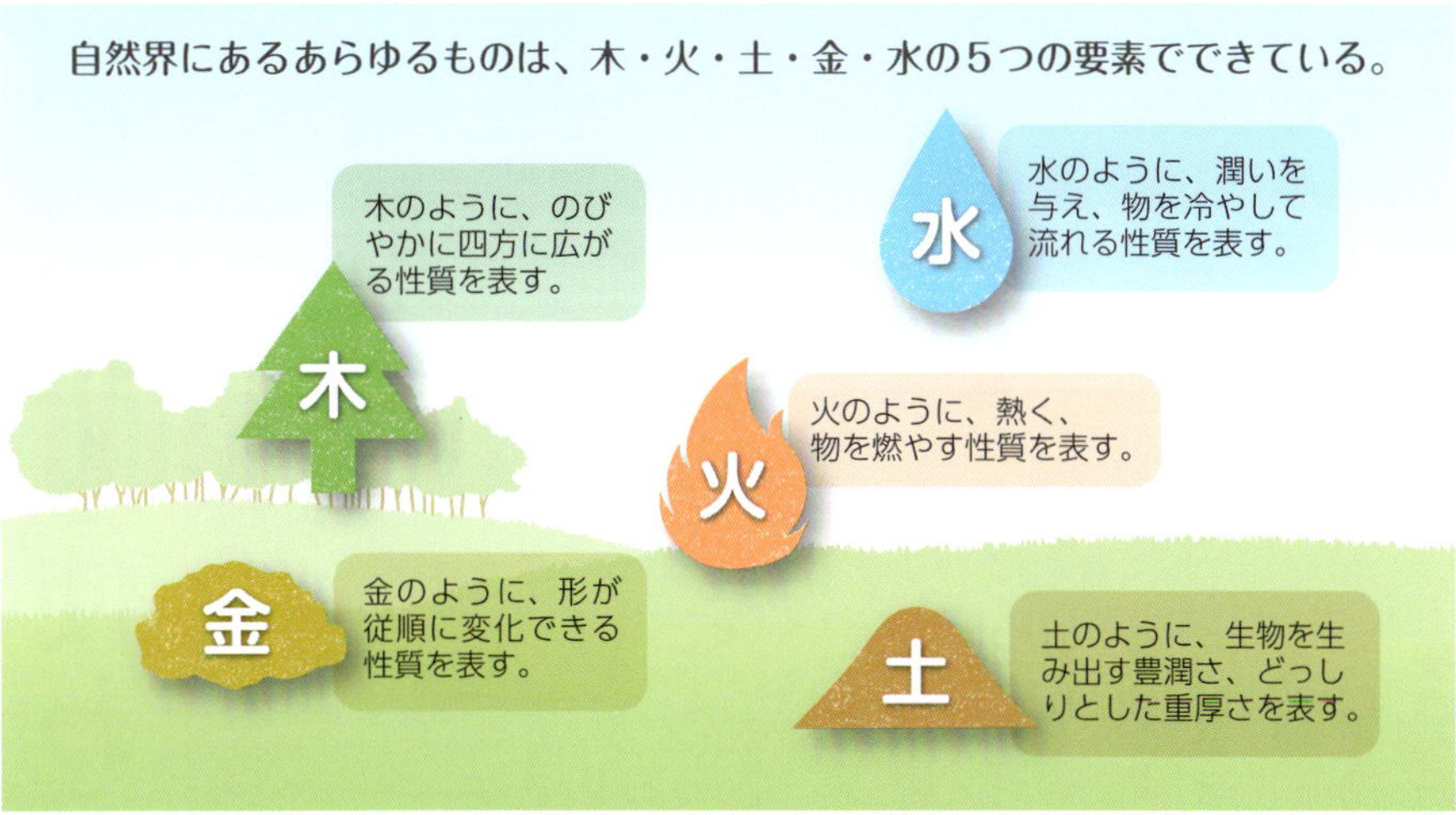

自然界にあるあらゆるものは、木・火・土・金・水の５つの要素でできている。

五行の相生関係と相剋関係

五行の５つの要素は、それぞれ影響し合い、バランスをとっている。

相生関係

１つの要素が他の要素を生み出す関係

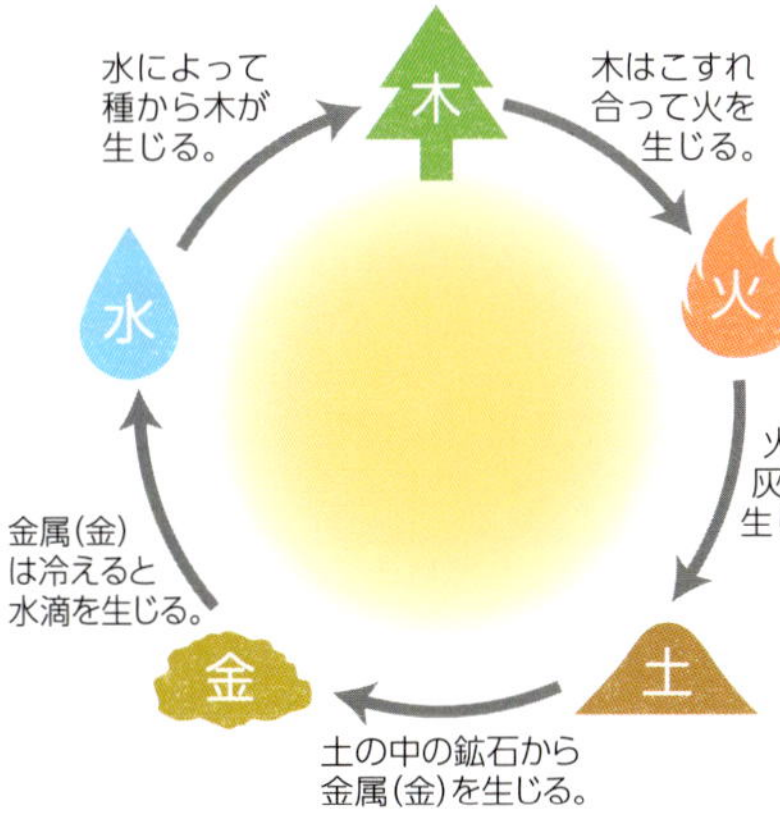

相剋関係

１つの要素が他の要素を抑制する関係

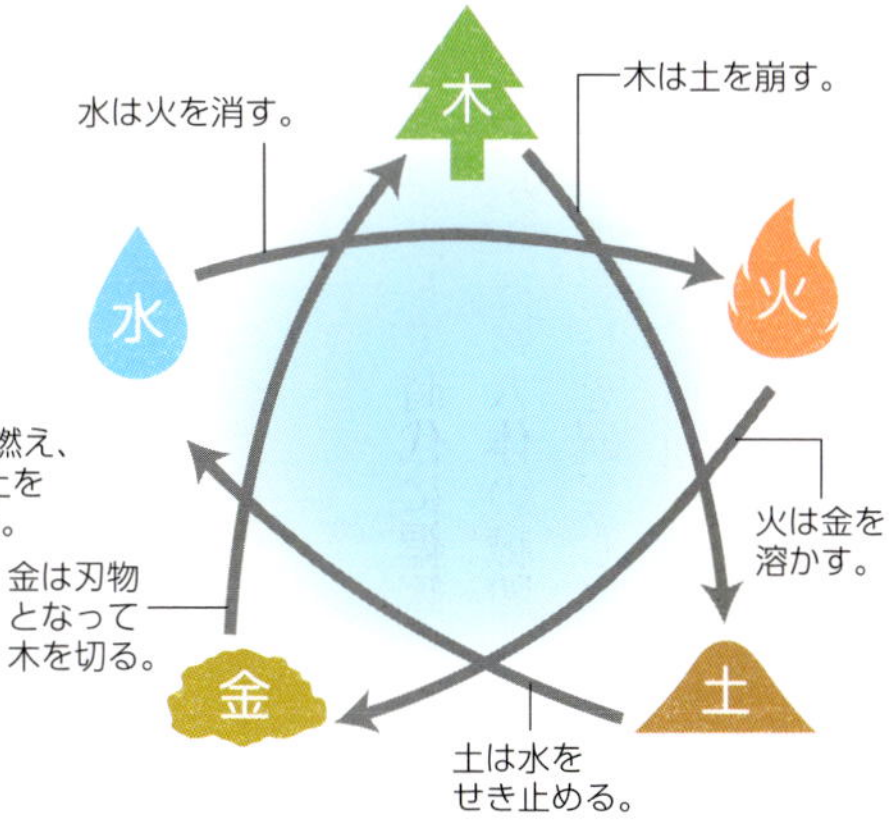

基本理論 4

治療にも使われる陰陽と五行《ごぎょう》

陰陽論と五行説を組み合わせ、診察・治療に応用する。

陰陽五行説の医学への応用

『黄帝内経《こうていだいけい》』では、身体の状態や機能を説明する陰陽論と五行説を組み合わせ、陰陽五行説として治療に応用していきました。そして、陰陽とともに五行に配当された臓腑《ぞうふ》などのバランスを一定に保つことが健康を維持する上で重要と考えました。

しかし、五行説自体は、5つの要素に集約した理論にすぎず、陰陽理論と比べると普遍的な価値は低いため、長い歴史の中では行きすぎた理論を生み出す元凶ともなりました。

体内では、臓腑がお互いに影響し合って、身体の環境調節や異常の修復を行っています。

陰陽五行説は、この臓腑を五行という一定の形式に当てはめ、それぞれの臓腑の異常を相生《そうじょう》関係と相剋《そうこく》関係（↓30Ｐ）を用いて表しました。

たとえば、肝（↓36Ｐ）は心（↓37Ｐ）を養う働きがあるため、肝に異常が出ると、心にも影響が出てしまいます。それぞれの関係を図式化し、診察に応用することで、治療でも効果を上げてきたのです。

現代医学への応用

陰陽五行説は医学的治療システムとしての完成度が高く、現代でも治療に役立つことが多くあります。

陰陽五行説の相生関係は、現代医学ではFeed Forward《フィードフォワード》（※1）、相剋関係はNegative Feed Back《ネガティブフィードバック》（※2）を表しており、身体の生理反応や、ホルモンの分泌を抑制する働きなどを説明しています。

現在でも、五行の相生・相剋関係は、鍼灸《しんきゅう》における脈診《みゃくしん》（↓126Ｐ）と治療決定にも使われています。

※1　身体の中で生理反応が起きたときに、連鎖的に次の反応が起こること。またその2つの相互依存関係。
※2　ある生理反応が別の働きなどを抑制すること。またその2つの相互抑制関係。

五行と五臓の関係

身体の機能である五臓(→34P)の関係を、陰陽五行を用いて説明している。

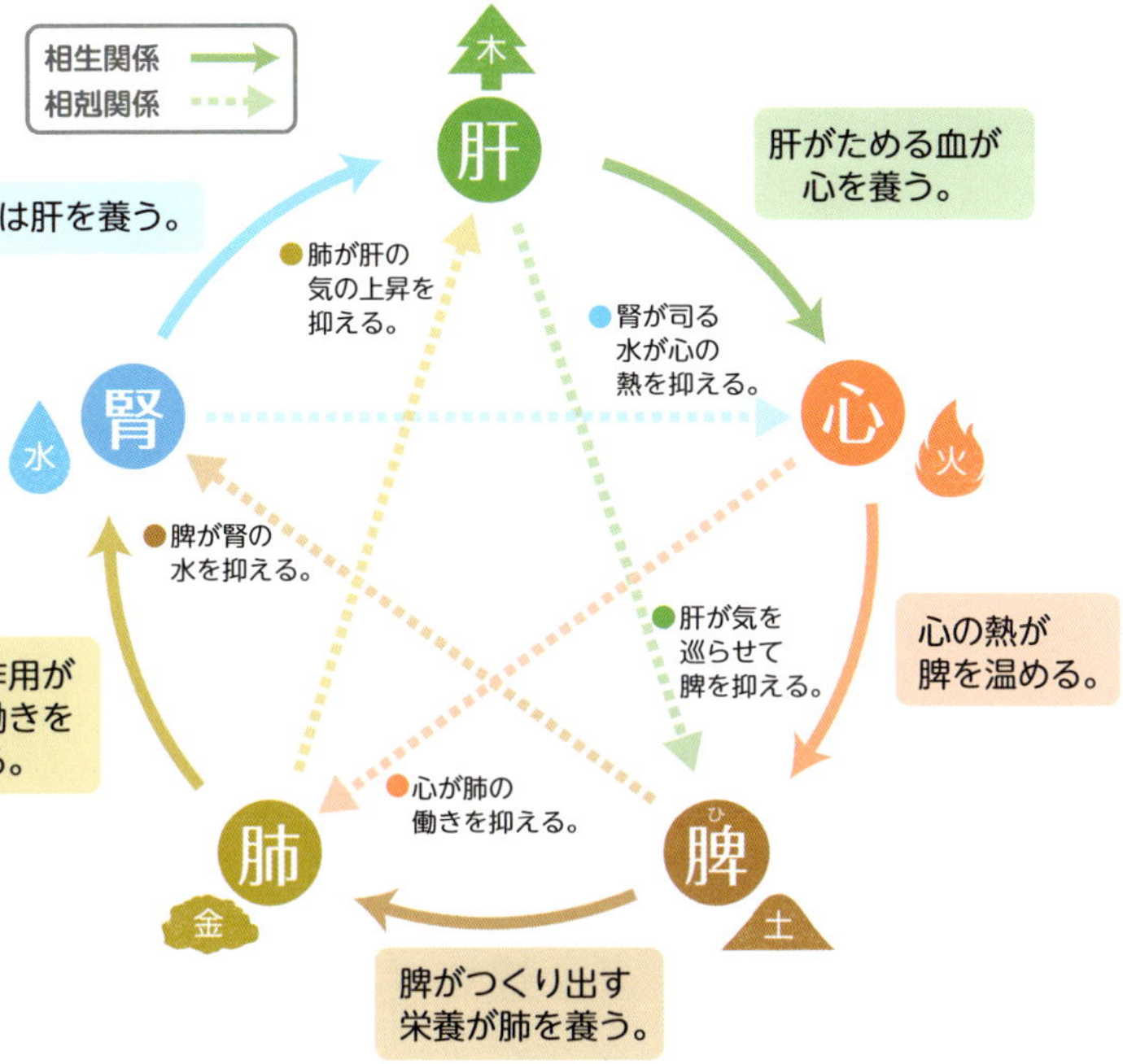

五行色体表

五行色体表とは、季節から人体まで、自然界のあらゆるものを五行に当てはめ、まとめたもの。様々なものを５つの要素に当てはめているので、形骸化している部分もある。

	五行		木	火	土	金	水
身体	五臓	臓	肝	心	脾	肺	腎
	五腑	腑	胆	小腸	胃	大腸	膀胱《ぼうこう》
	五神	精神	魂(精神を司る気)	神	意	魄《はく》(肉体を司る気)	志
	五色	皮膚の色	青	赤	黄	白	黒
	五志	感情	怒	喜	思	憂	恐
	五臭	体臭・口臭	臊《そう》(あぶら臭い)	焦《しょう》(焦げ臭い)	香《こう》(香ばしい)	腥《せい》(生臭い)	腐《ふ》(腐臭)
	五味	味	酸	苦	甘	辛	鹹《かん》(塩辛い)
	五声	声・音	呼(怒鳴る・叫ぶ)	笑(力なく笑う)	歌(小声で歌う)	哭《こく》(泣く)	呻《しん》(うなる)
自然	五季	季節	春	夏	土用	秋	冬
	五気	気候	風	熱	湿	燥	寒
	五方	方位	東	南	中央	西	北

基本理論 5

身体の機能を表す五臓五腑《ごぞうごふ》

5つの臓と5つの腑は互いに影響し合いながら機能する。

五臓五腑

陰陽五行説により、臓器の機能を5つの臓と5つの腑に分けることは前に説明しました。五臓とは肝《かん》、心《しん》、脾《ひ》、肺《はい》、腎《じん》の実質臓器（中身の詰まった臓器）とその機能を指します。五腑とは胆《たん》、小腸、胃、大腸、膀胱《ぼうこう》など中が中空な5つの臓器（管腔臓器）とその機能を指します。

ただ、五臓の働きはそれぞれ肝臓や心臓などの1つの内臓の働きに対応するわけではなく、より広義に、機能や生じる現象を表しているのです。たとえば、心には血液を循環させる心臓の機能に加え、精神を正常に保つ働きも含まれます。

五臓六腑《ろっぷ》との違いは？

ご存じのように、昔から内臓機能を表す言葉としては五臓六腑という言葉が用いられていました。

また鍼灸《しんきゅう》などで用いられる十二経《けい》脈《みゃく》の名前には六臓六腑の名前が当てられています。この六臓とは五臓に心包《しんぽう》を加え、六腑は五腑に三焦《さんしょう》（↓52P）を加えたものです。

心包は膻中《だんちゅう》とも呼ばれることから、心嚢《しんのう》や胸膜《きょうまく》の一部のようなもの、三焦は膵臓《すいぞう》機能などと内分泌機能を合わせたものと推測されています。心包も三焦も、心臓や小腸と同様、火に属します。しかしどちらも現実にある内臓をはっきりと特定できるものではなく、ある意味では数を「六」にするためにつくられた機能を表す用語とも考えられます。

ちなみに、中国の古典に膵臓という用語はありません。江戸時代に『解体新書』を翻訳する際、膵臓に当たる用語が存在しなかったため、新たにつくった和製漢字だからです。

五臓五腑の機能

五臓五腑はそれぞれ五行の木・火・土・金・水に対応し、同じ行の臓と腑どうしは深く関連している。身体の中で「木」の働きをする肝で不調が起こると、胆も連動して調子を崩してしまう。

	木	火	土	金	水
五臓	肝	心	脾	肺	腎
五腑	胆	小腸	胃	大腸	膀胱

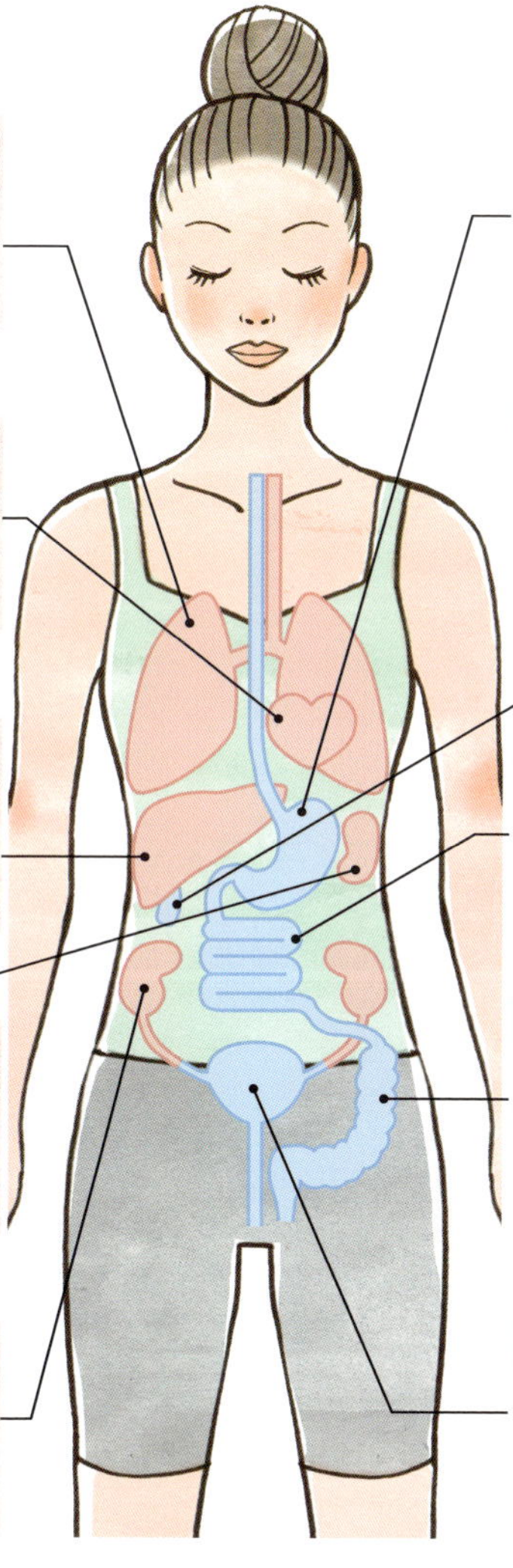

五臓

肺

呼吸を調整する機能を持つ。全身の気の流れを調節している。

心

血液を循環させる。睡眠のリズムを調節し、意識や精神を保つ機能も持つ。

肝

自律神経や血液の循環を調節する。運動や身体の平衡を制御する機能もある。

脾

消化・吸収機能を持つ。その他、血流の調節や免疫機能も含まれる。

腎

水の代謝の調節をする。成長や生殖能力など生命力に関わる機能を持つ。

五腑

胃

身体に入ってきた食べ物・飲み物を消化する。

胆

胆汁の蓄積・放出など、主として胆嚢《たんのう》が担っている機能を持つ。

小腸

主として水分の吸収機能を持つ。

大腸

水分以外の食べ物および飲み物を吸収、排泄する機能を持つ。

膀胱

膀胱が持っている機能に加え、泌尿器系機能などの各種機能を含む。

肝《かん》

血液と自律神経を調節する

肝の大きな機能として、**血液の貯蔵と、血液循環・自律神経の調節**があります。その他に、精神活動の安定化、栄養素の代謝と解毒、骨格筋の調節、運動や平衡の制御など**身体全体に関わる機能**を持ちます。

感情面では「怒りや驚き」と関係があります。精神面では積極性や攻撃性、緊張などと関係があります。

機能が広範囲であるため、異常に対して現れる症状も様々で、神経過敏、イライラ、じんましん、黄疸《おうだん》、月経異常、貧血、頭痛、肩こり、めまい、筋肉の痙攣《けいれん》、腹直筋のひきつけ、みぞおちの腫れ、痛みなどと関連性があるとされています。

肝の機能とそれによる不調

主な機能

血液を身体の中にため、適切な量を循環させる

精神を安定させる

自律神経の調節
内臓活動の促進・抑制の調節、精神状態の調節など、全身に関係する。

肝に異常が起こると…

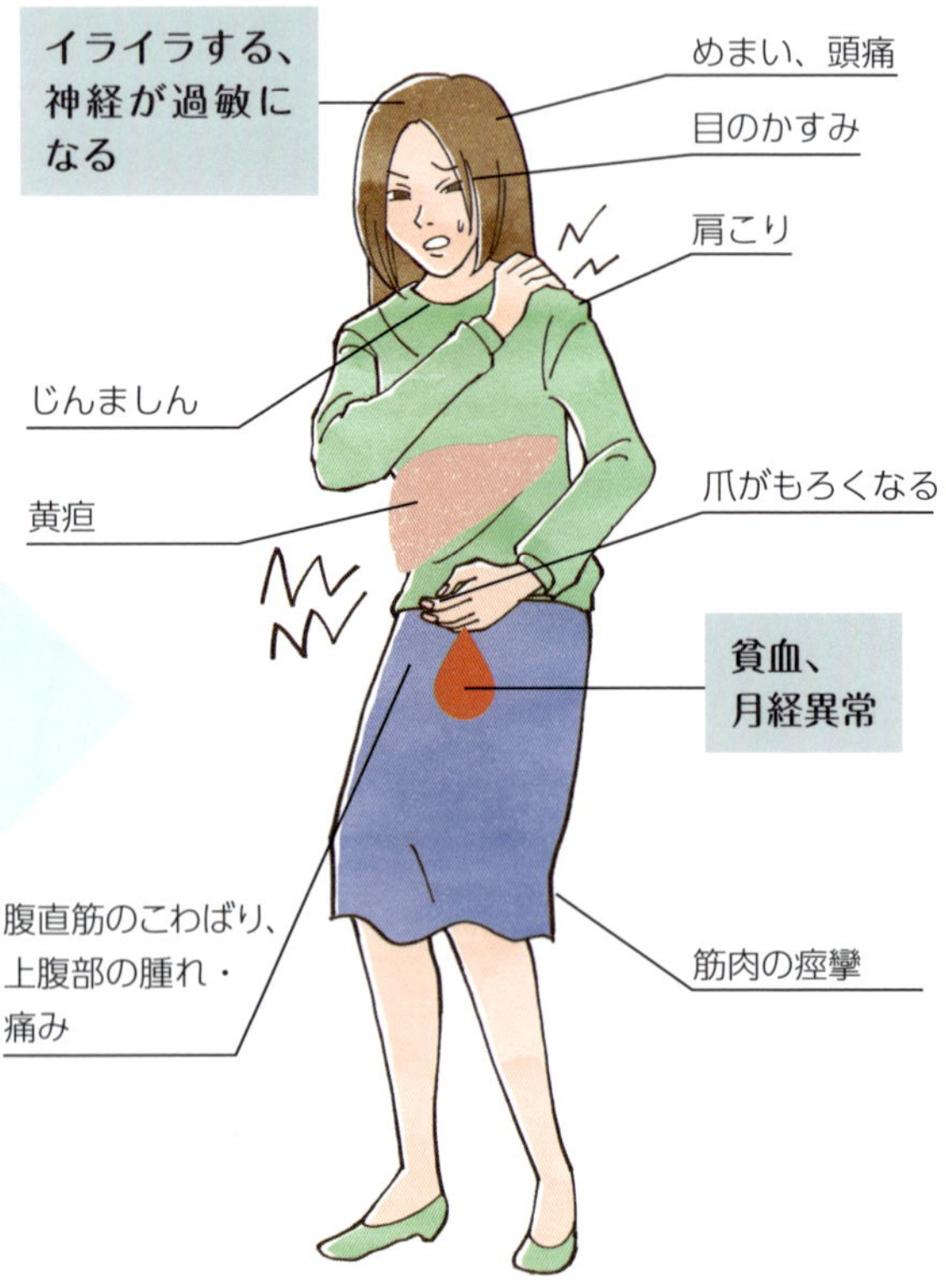

イライラする、神経が過敏になる
めまい、頭痛
目のかすみ
肩こり
じんましん
黄疸
爪がもろくなる
貧血、月経異常
腹直筋のこわばり、上腹部の腫れ・痛み
筋肉の痙攣

心《しん》

血液を巡らせ、意識的活動をコントロールする

心は、血液を循環させる心臓の機能に加え、覚醒・睡眠リズム調節といった睡眠に関わる機能、意識レベルの維持や意識的活動の統括など、意識に関わる機能も持っています。体温調節なども心の機能とされます。

感情面では「喜びや笑い」と関係があります。精神面では高揚《こうよう》や興奮、楽観的な傾向と関係があります。

異常がある場合には、不眠や眠りが浅くなる、すぐに眠ってしまう（嗜眠《しみん》）、多くの夢を見る（多夢《たむ》）など、睡眠に関する症状が起こります。他にも、焦燥感、集中力低下、動《どう》悸《き》、息切れなどの症状も心に関連します。

心の機能とそれによる不調

主な機能

- 血液を全身に巡らせる
- 睡眠や意識、思考をコントロールする
- 体温・汗の量を調節する

心に異常が起こると…

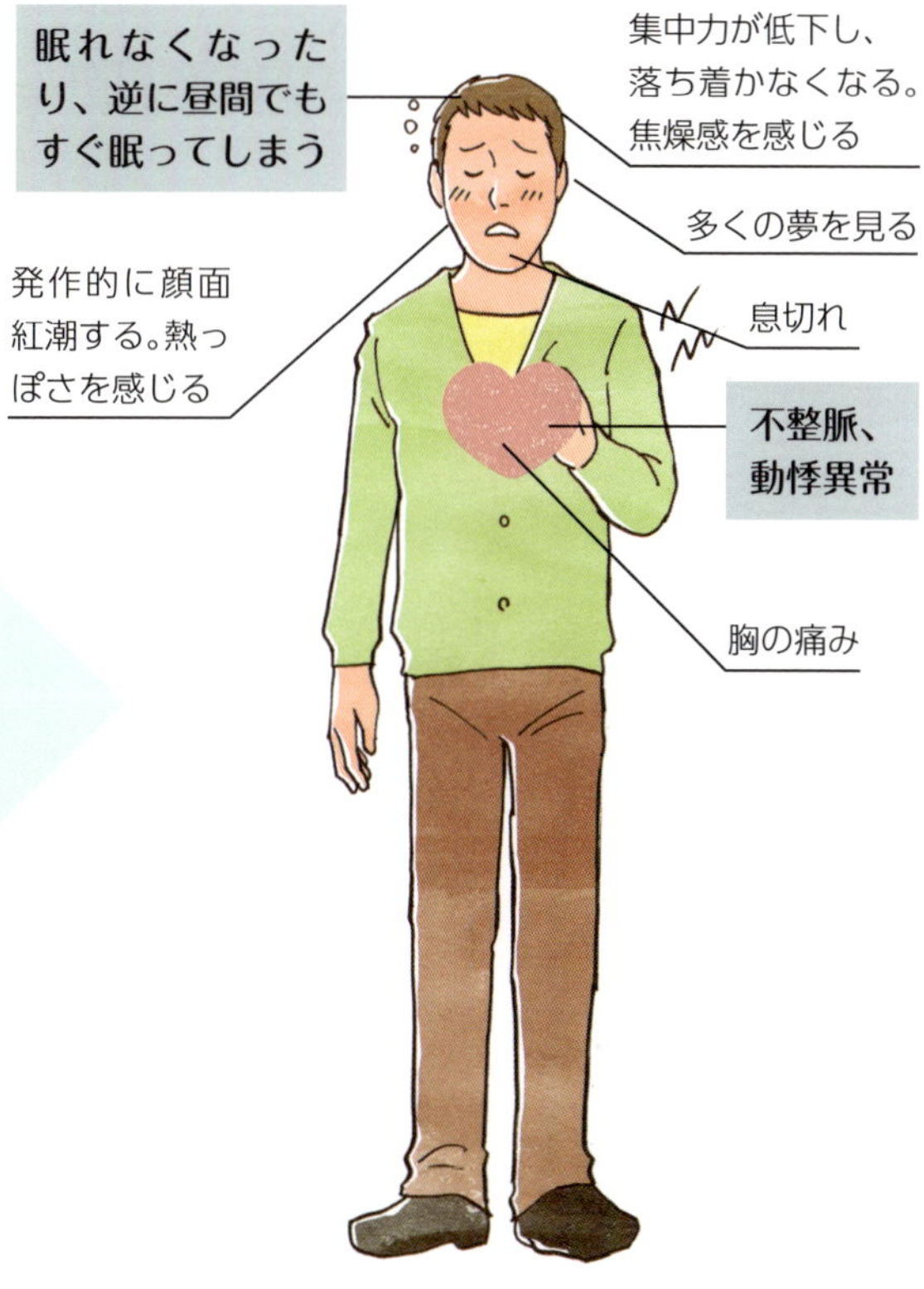

眠れなくなったり、逆に昼間でもすぐ眠ってしまう
集中力が低下し、落ち着かなくなる。焦燥感を感じる
多くの夢を見る
発作的に顔面紅潮する。熱っぽさを感じる
息切れ
不整脈、動悸異常
胸の痛み

脾《ひ》

飲食物を消化・吸収し、全身に栄養を送る

摂取した食べ物・飲み物を消化分解して、エネルギーと水に替え、身体全体に送る働きがあるため、消化吸収機能、胃腸機能をはじめ、免疫機能なども含まれます。また、血液が血管から漏れないように調節するのも、脾の働きの一つです。

感情面では「思い」と関係があり、精神面では思慮、思考、判断、執着的、知的などと関係があります。

異常があると、食欲低下や消化不良、おう吐、胃もたれ、腹部膨満、腹痛、下痢などの症状が現れます。ほかに皮下出血、脱力感、四肢の倦《けん》怠感《たいかん》、筋肉の萎縮、抑うつなどとも関連性があるとされています。

脾の機能とそれによる不調

主な機能

飲食物を消化・吸収し、**エネルギー**と**水**を全身に送る

血液が血管から**漏れないよう**にする

肌や**筋肉**をつくり、機能と場所を**維持する**

脾に異常が起こると…

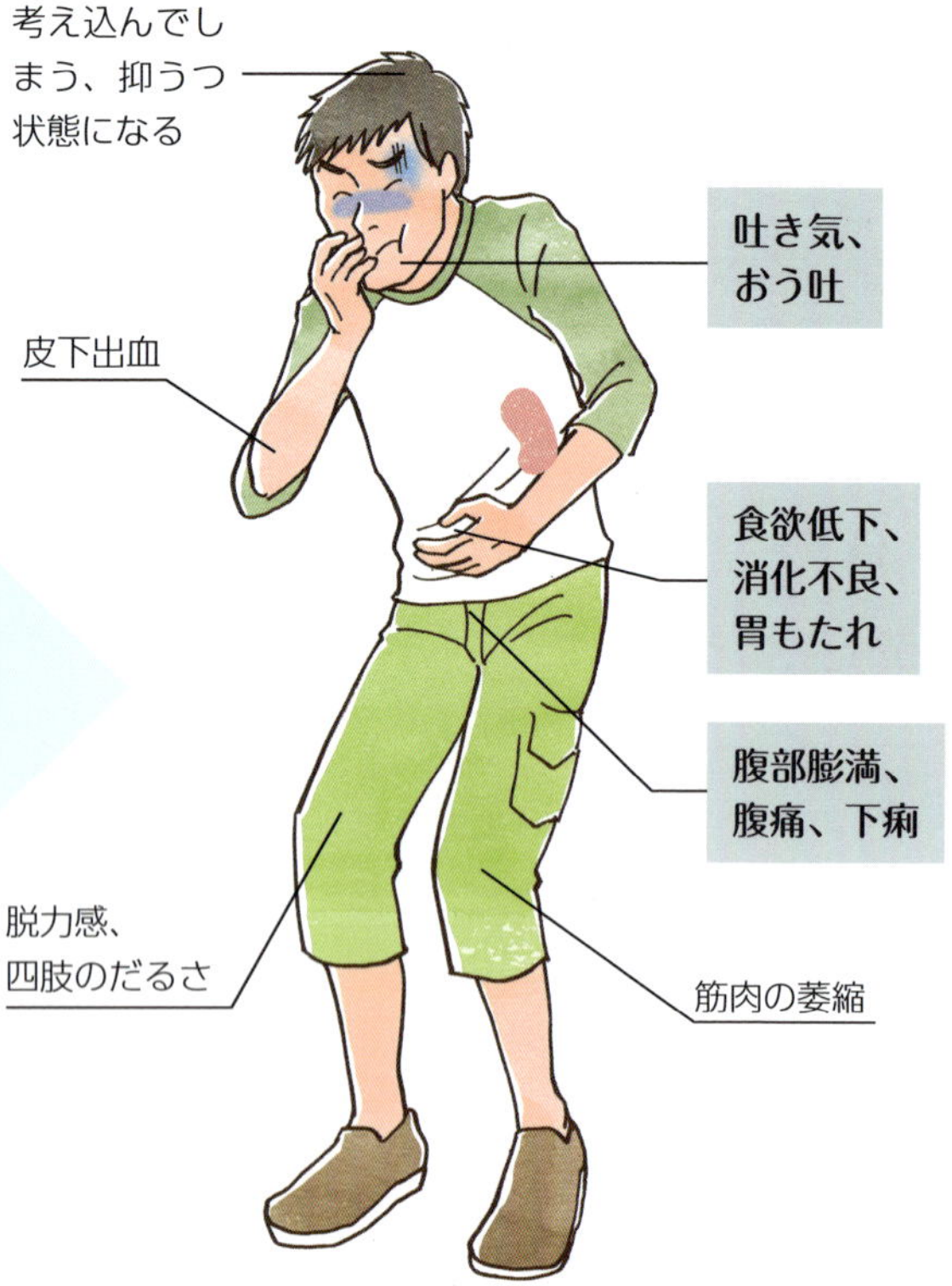

考え込んでしまう、抑うつ状態になる
吐き気、おう吐
皮下出血
食欲低下、消化不良、胃もたれ
腹部膨満、腹痛、下痢
脱力感、四肢のだるさ
筋肉の萎縮

肺《はい》

体内の気を司り、皮膚の状態を保つ

肺は、きれいな空気を吸って汚れた空気を吐き出す呼吸、および呼吸に関係のある鼻や皮膚とも深い関係があります。呼吸機能の調節、皮膚機能の調節に加え、全身の気の流れの統括、血と水の生成、防衛力保持などの機能も持ちます。

感情面では「憂い、悲しみ」と関係があります。精神面では悲観的、気鬱《うつ》、沈鬱《ちんうつ》などと関係します。

異常があると、せき、痰《たん》、ぜいぜいと音がするせき（喘鳴《ぜんめい》）、呼吸困難、息切れ、気道粘膜の乾燥などの症状のほか、鼻水、発汗異常、かゆみが現れたり、風邪をひきやすくなったりするとされています。

肺の機能とそれによる不調

主な機能

外からきれいな空気を吸い込み、身体から汚れた空気を吐き出す

全身の気の流れをコントロールする

皮膚を正常に保ち、病気から身体を守る

肺に異常が起こると…

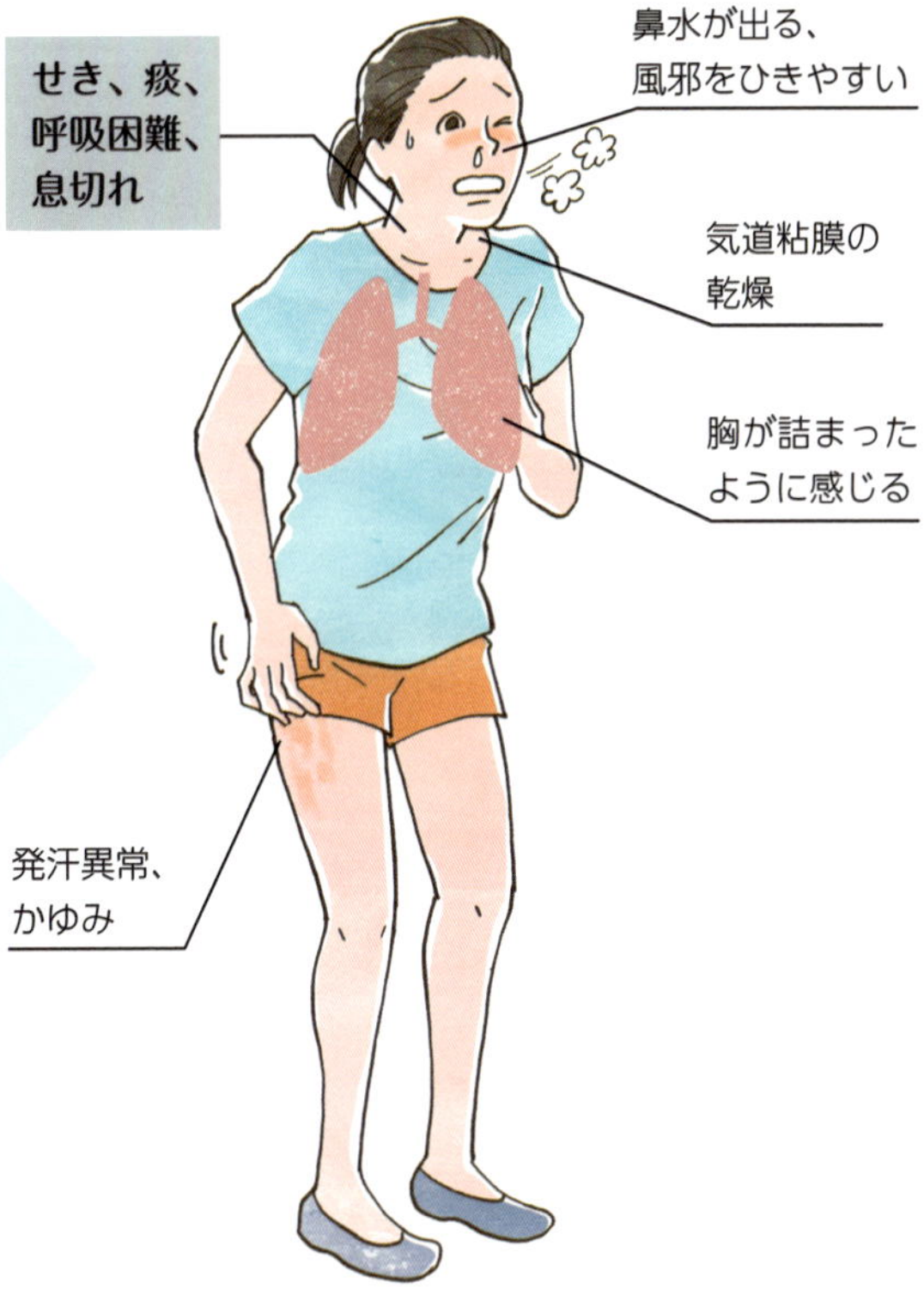
せき、痰、
呼吸困難、
息切れ
鼻水が出る、
風邪をひきやすい
気道粘膜の
乾燥
胸が詰まった
ように感じる
発汗異常、
かゆみ

腎《じん》

生命活動を担い、水分代謝を調節する

単に腎臓の機能だけでなく、成長、発育、生殖機能、骨・歯の形成や維持などの機能を持ちます。また、水分代謝の調節も腎の機能で、血液から老廃物を取り除く泌尿の機能、体液の保持、呼吸機能の維持、思考力の維持などの機能も含まれます。

感情面では「恐れ」、精神面では抑制的、恐怖、強迫観念、本能などと関連があるとされています。

異常がある場合、性欲の低下、不妊、骨の退行性変化、腰痛、歯の脱落、むくみ、夜間の尿量が増える夜間尿、目や皮膚の乾燥、息切れに加え、健忘、根気のなさ、白内障、耳鳴りなども関連性があるとされます。

腎の機能とそれによる不調

主な機能

- **成長や発育**、**生殖機能**を司る
- **骨**や**歯**をつくる
- 血液内の老廃物を尿にして出し、**水分代謝を調節**する

腎に異常が起こると…

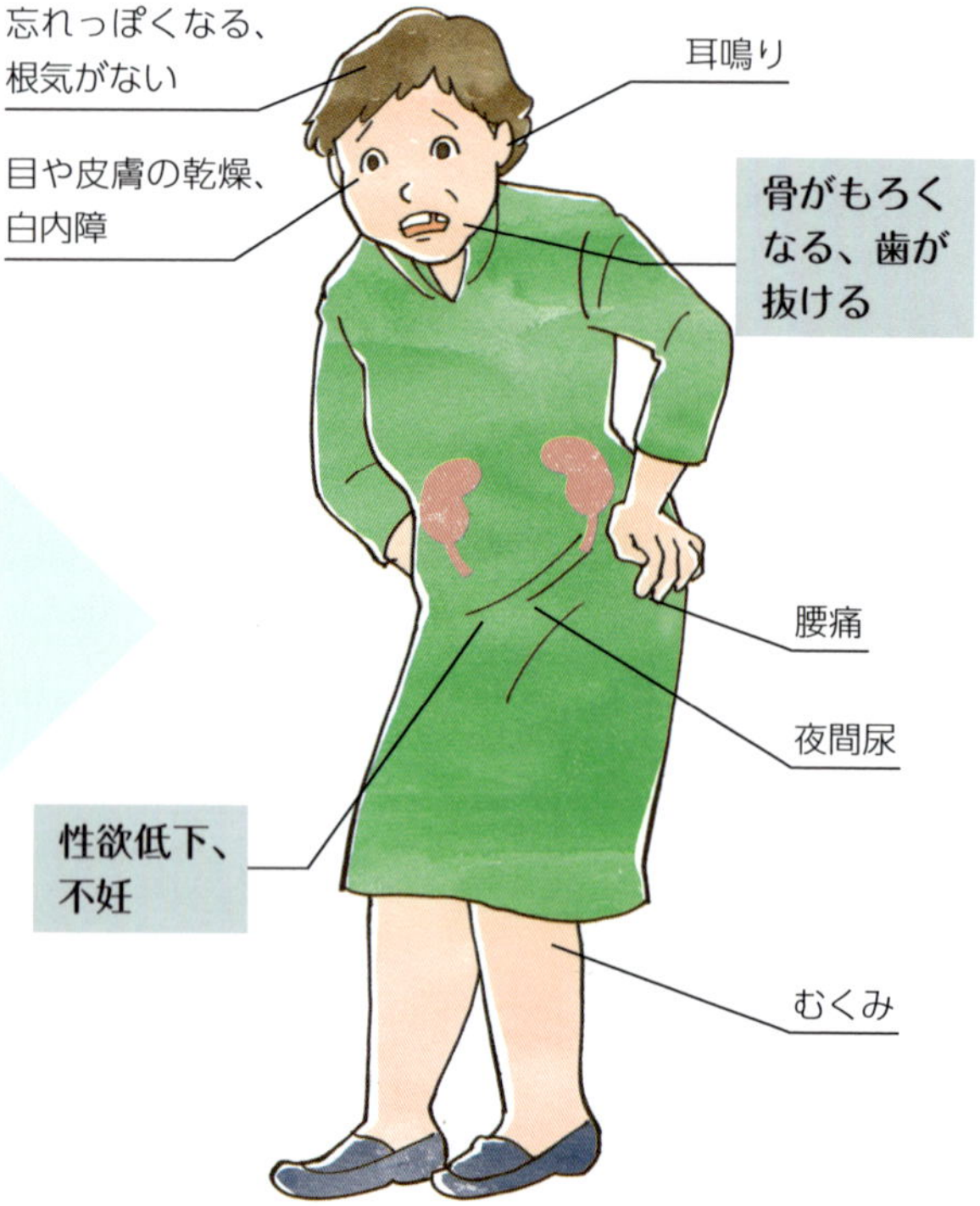

忘れっぽくなる、根気がない
耳鳴り
目や皮膚の乾燥、白内障
骨がもろくなる、歯が抜ける
腰痛
夜間尿
性欲低下、不妊
むくみ

五腑《ごふ》

飲食物を消化・吸収し、不用なものを排出する

五腑は、胆、小腸、胃、大腸、膀《ぼう》胱《こう》など、中が中空な5つの臓器とその機能を示します。

胆は胆嚢《たんのう》の機能、小腸は主として水分の吸収機能、胃は飲食物の消化機能、大腸は水分以外の飲食物の吸収と排泄、膀胱は尿をため排出する機能に加え、泌尿器系機能などの各種機能を持つものと考えられています。

ただし小腸と大腸の役割が、現代医学での機能と逆になっているところがあるので注意が必要です。鍼灸《しんきゅう》の経絡《けいらく》でも、膀胱経《ぼうこうけい》に属する大腸兪《だいちょうゆ》の経穴《けいけつ》のほうが小腸兪《しょうちょうゆ》の経穴より上にあることもその例です。

五腑の機能とそれによる不調

胆
胆汁を蓄え、必要な量を小腸に分泌する。決断力に関係する

胃
飲食物を消化し、小腸へ運ぶ

膀胱
尿をため、排出する。泌尿機能も持つ

小腸
飲食物から水分を吸収する

大腸
飲食物から栄養を吸収する

五腑に異常が起こると…

胆
口に苦みを感じ、黄疸《おうだん》が現れる。判断力が低下する

小腸
下痢など、お腹の調子が悪くなる

胃
げっぷや吐き気、おう吐などの症状が出る

大腸
便の出が悪くなる

膀胱
頻尿や残尿、失禁などの排尿障害が起こる

基本理論
6

心と身は一体とする心身一如《しんしんいちにょ》

心と身体を分けず、総合的にとらえて治療を行う。

ものの始まりの状態を表す「一」

東洋医学の特徴を表す言葉に、人間における心（精神）と身（肉体）は、分離できない一体のものであることを意味する、心身一如という言葉があります。

ここでいう一とは、単なる数字の1ではなく、もとは古代中国で大成された『易経《えききょう》』により用いられた概念です。一は、陰陽に二分する以前の状態、つまり宇宙の始まり（ビックバン以前）を指しています。

この一という概念は、著名な思想家である老子や荘子の思想にも引き継がれていきます。『老子』第四十二章には「道は一を生じ、一は二を生じ、二は三を生じ、三は万物を生ず。万物は陰を負い陽を抱き、冲気《ちゅうき》を以《もっ》て和をなす」とあります。一というのは陰陽に二分する以前の気を、二とは陰と陽、三とは陰陽と冲気を指すと考えられています。冲気とは中和する気を意味します。

また老子は、気とは天地の間に充満するガス状の微粒子であって、無と有の中間の性質をそなえたものと考えていました。

一方、一如とは、一のごとしという意味ですが、その後この一如という言葉は、絶対的に同一である真実の姿という意味の仏教用語に転化されていきました。仏教での一は絶対唯一、如は真如《しんにょ》（あるがままの姿、真理）を意味しています。

以上のことから心身一如とは、心と身体は、宇宙が陰陽に分離される以前に存在した同一体の、裏と表ということになります。同様の意味で、身心不二《しんしんふじ》、身心如一《しんしんにょいつ》という言葉もあります。

東洋医学での心と身体の関係

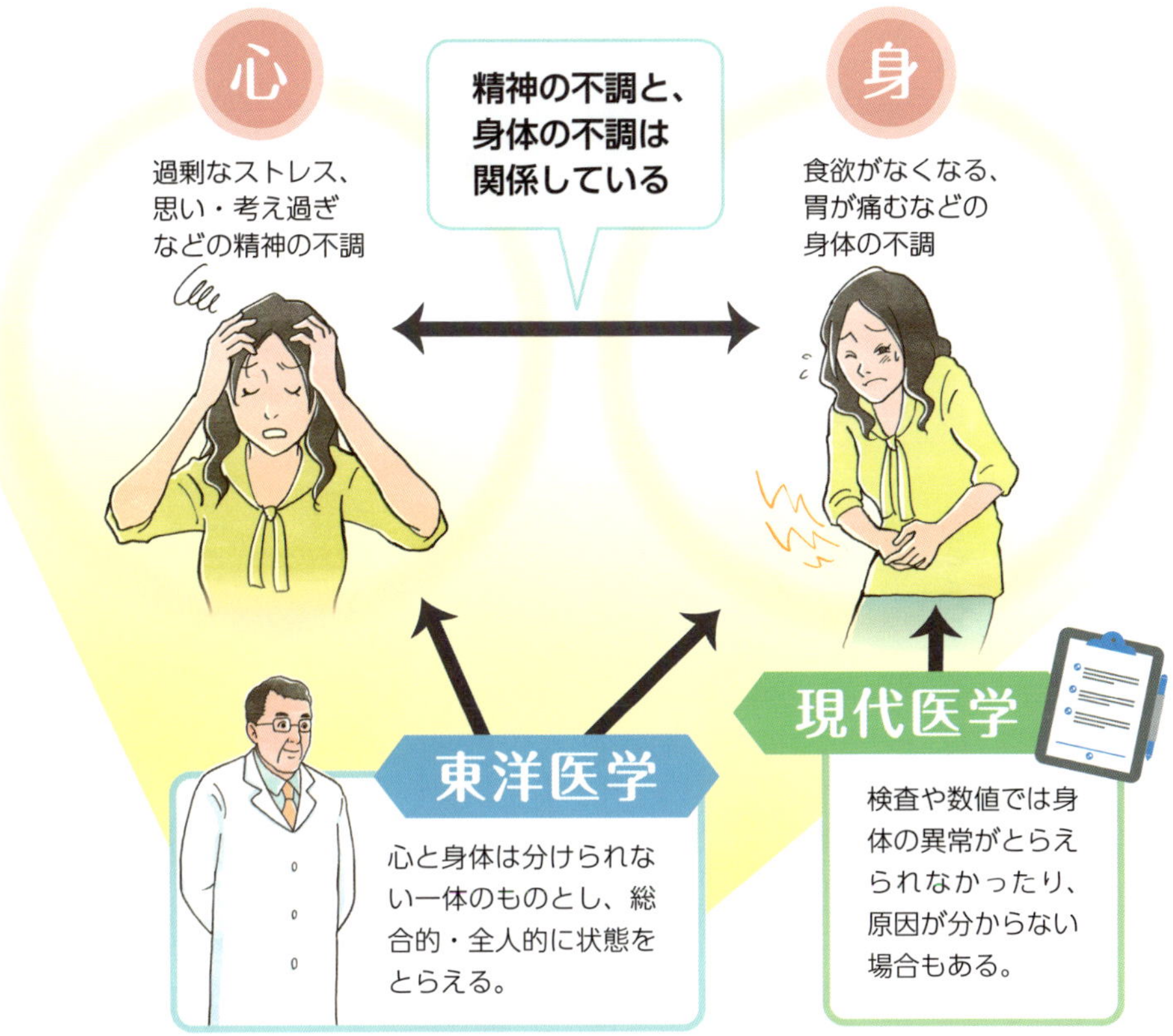

治療にも生かされる心身一如の考え

東洋医学では、感情が病気の原因となるという考えに基づき（↓46Ｐ）、精神と身体の密接な関係を重視してきました。

治療においても、**総合的かつ全人的に治すことを目的**としています。身体だけを検査して原因が分からなかった異常も、心身の両面から診ていくことで治療ができるという例は多くあります。この心身一如という概念は、精神と肉体を完全に切り離して考えるデカルトの心身二元論とは逆の哲学思想で、この概念の差からも、東洋医学と西洋医学の大きな違いがみられます。この心身一如という言葉は、比較的後世になってから使用されたと考えています。

基本理論
7

腸は「第一の脳」だった!?

東洋医学の「心身一如《しんしんいちにょ》」は、腸と脳の成り立ちから証明できる。

「心と身体は一つ」の科学的な根拠とは

次に「心身一如」という考え方の根拠を、腸と脳の関係から考えてみましょう。

胃や小腸・大腸などの消化管には、縦に収縮する縦走筋《じゅうそうきん》と、横に収縮する輪走筋《りんそうきん》があります。この2つの筋肉（平滑筋《へいかつきん》）が、それぞれの動きによって消化管内の内容物を運んでいます（これを蠕動《ぜんどう》といいます）。

この蠕動を調節するために、脳から独立した2つの神経系があります。消化管の粘膜と筋の間に挟まれるマイスナー神経叢《そう》とアウエルバッハ神経叢です。この2つからなる神経ネットワークにより、蠕動だけでなく、免疫やホルモン分泌なども自動的に調節されているのです。

小さな脳、第二の脳

通常、心臓や肝臓などの内臓機能は、脳や脊髄などの中枢から、交感神経と副交感神経という2つの自律神経によって直接調節されています。しかし消化管では、まず2つの神経叢によって調節され、さらに自律神経によっても調節されるという、二重支配を受けているのです。

消化管の神経細胞（ニューロン）の数は脊髄神経にも匹敵し、脳に存在する神経伝達物質のほとんどは消化管にも存在するといわれます。そのため、消化管は「小さな脳」といわれてきました。

また、最近ではガーションにより書かれた『第二の脳』という本で、腸は脳とは別の単独の調節能力を持つ「第二の脳」である、という内容が注目を集めましたが、実は、腸は生命を維持するために最も原始的で重要な内臓（第一の脳）なのです。

動物の共通先祖、腔腸《こうちょう》動物とは

およそ5億年の昔に登場した、動物の共通先祖である腔腸動物。この動物にあるのは、肛門を兼ねた口と、食物を吸収する胃、それを調節する神経のみです。この神経が集まって神経叢をつくり、その一部が特化して脊髄に進化し、さらにその一部が脳になったと考えられています。つまり、脳や脊髄より、消化管の神経叢のほうが古くから存在している第一の脳だったのです。

脳は発生の時点から消化管などの内臓と一体化しており、互いに関連して働く相関関係にあります（脳腸相関）。これが、「心身一如」の科学的な根拠でもあるのです。

「心身一如」の根拠

腔腸動物とは

- 5億年前に現れ、動物の共通先祖といわれる
- 口が1つで、食べ物を摂取したり、排泄したりする
- イソギンチャク、アンドンクラゲ、アカサンゴなど

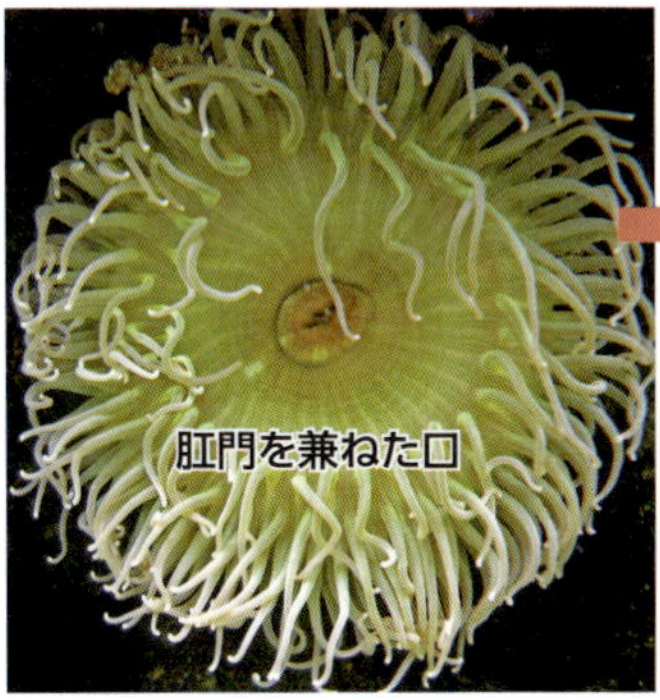
肛門を兼ねた口

イソギンチャク

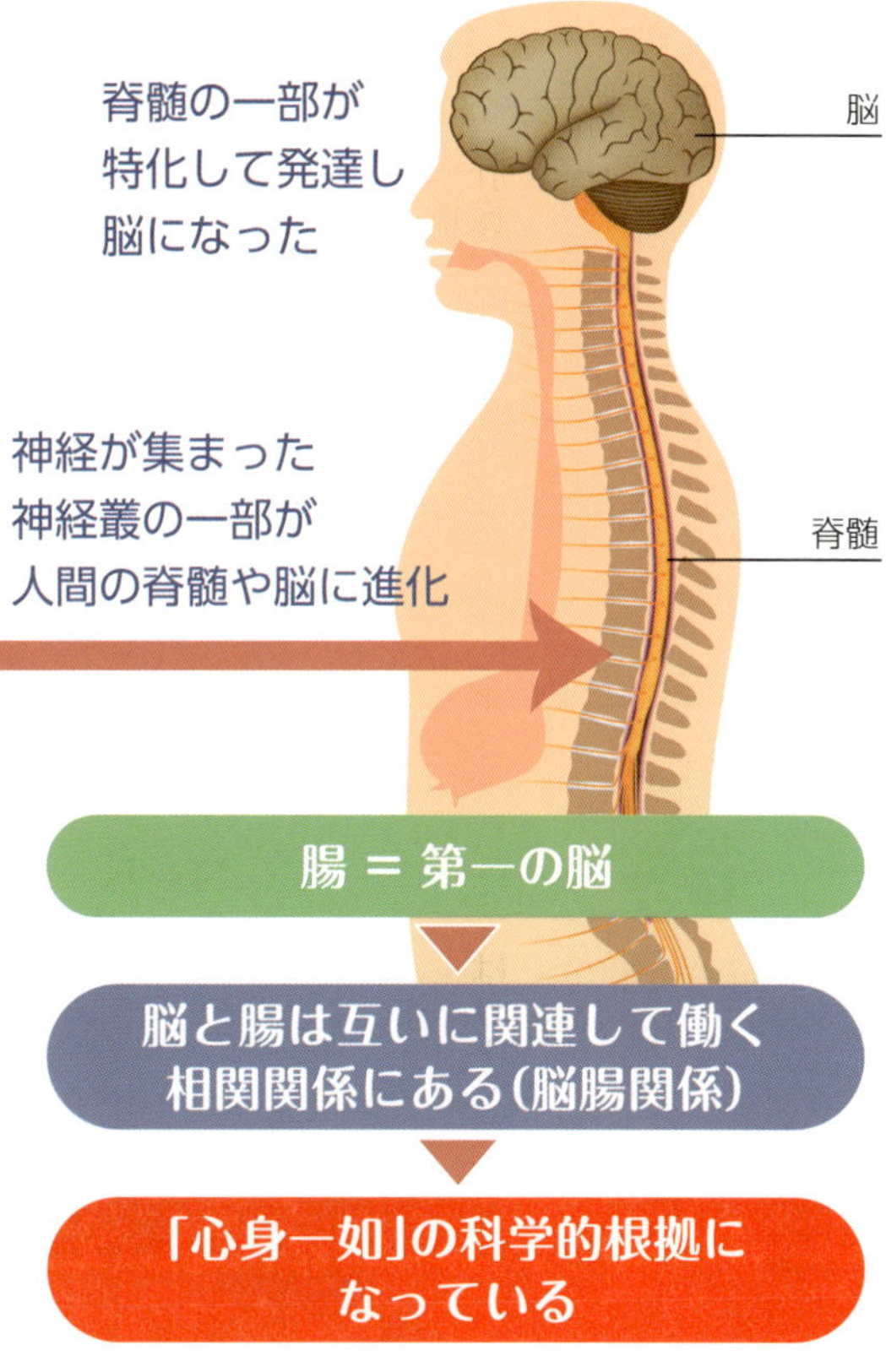
脊髄の一部が特化して発達し脳になった
脳
神経が集まった神経叢の一部が人間の脊髄や脳に進化
脊髄
腸 = 第一の脳
脳と腸は互いに関連して働く相関関係にある（脳腸関係）
「心身一如」の科学的根拠になっている

病気を引き起こす病因

気候、感情、日常生活での行動などが病気の原因となる。

東洋医学における病因

病気が起こる原因を、病因と呼びます。東洋医学における病因は、**身体の外から影響を与える外因**、**身体の中で発生する内因**、**外因にも内因にも属さない不内外因**と、大きく3種類に分けられています。

外因とは、身体への影響が強すぎる気候を指し、六淫《ろくいん》（寒・暑・燥・湿・風・熱）に分けられます。また、急性伝染病の病原体に相当する温疫の気も外因に含まれます。外因はまず経絡《けいらく》に侵入し、ついで臓腑《ぞうふ》に及ぶと

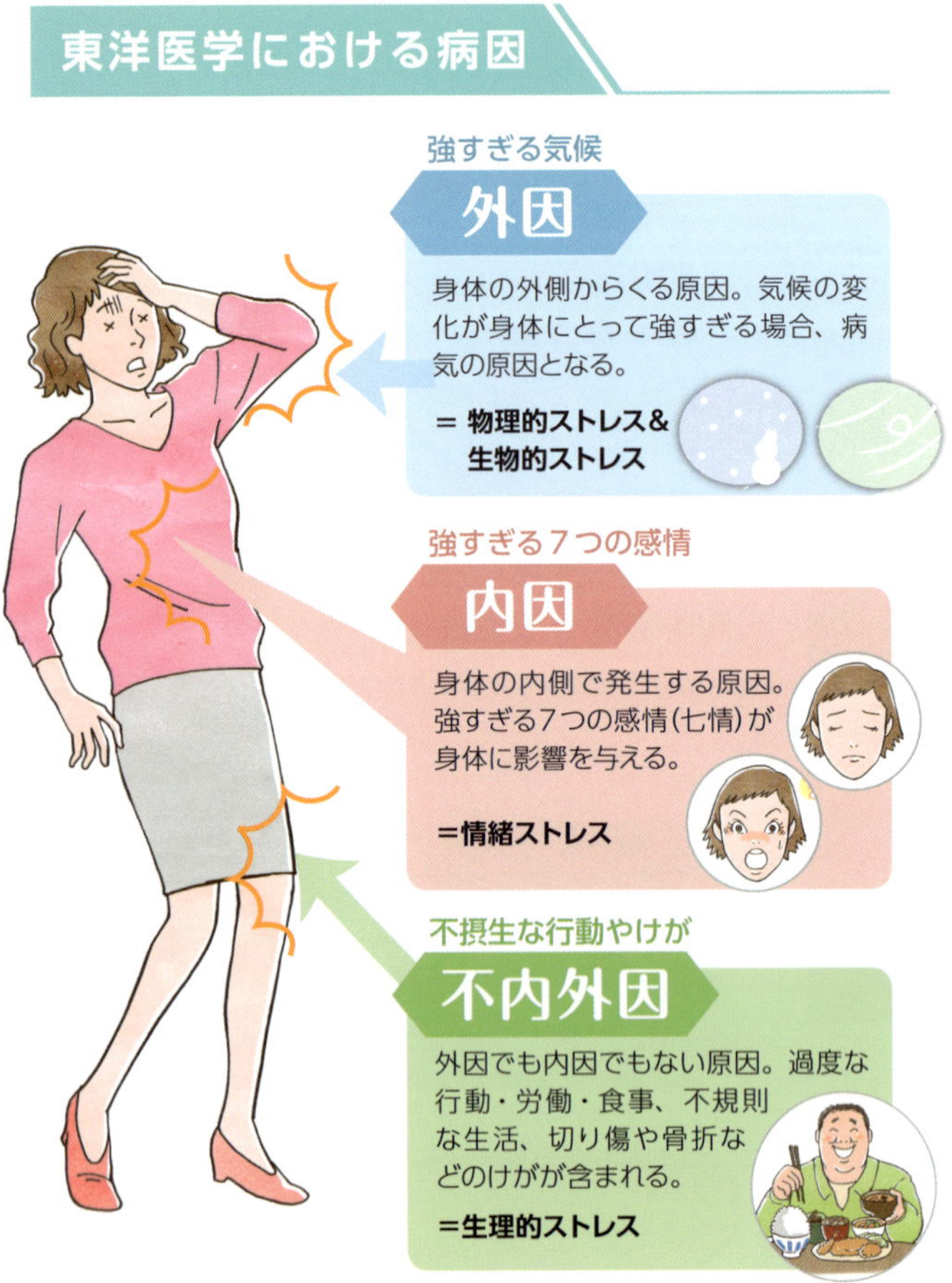
東洋医学における病因
強すぎる気候
外因
身体の外側からくる原因。気候の変化が身体にとって強すぎる場合、病気の原因となる。
＝ 物理的ストレス&生物的ストレス
強すぎる７つの感情
内因
身体の内側で発生する原因。強すぎる7つの感情(七情)が身体に影響を与える。
＝情緒ストレス
不摂生な行動やけが
不内外因
外因でも内因でもない原因。過度な行動・労働・食事、不規則な生活、切り傷や骨折などのけがが含まれる。
＝生理的ストレス

考えられていました。

病気は、身体の外からの影響だけでなく、身体の内側からも引き起こされます。内因とは怒り・喜び・思い・憂い・恐れ・悲しみ・驚きの7つの感情（七情《しちじょう》）を指し、これら七情が過剰になると病気を引き起こすと考えられていました。

不内外因とは、内因・外因のいずれにも属さず、自然の理法に背くものを総称したものです。飲食の不摂生（飢餓・飽食）、声の出しすぎ、心身の過労、不規則な生活、その他不測の傷害などが含まれます。

病因・七情とストレス

こうした漢方医学の病因を現代のストレス理論に当てはめてみると、外因の六淫は物理的ストレス、温疫の気は生物的ストレス、内因である

外因の種類

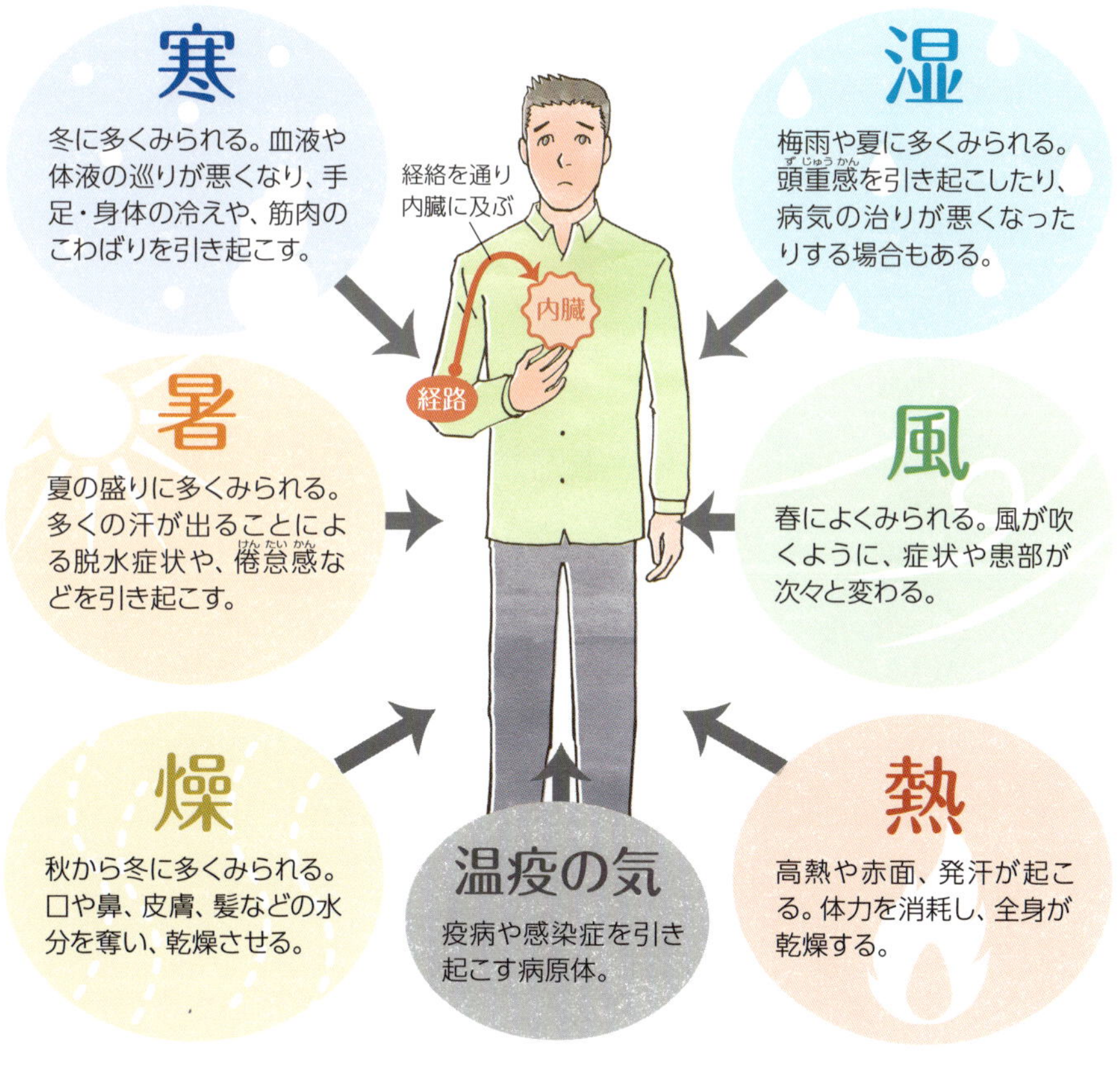
寒
冬に多くみられる。血液や体液の巡りが悪くなり、手足・身体の冷えや、筋肉のこわばりを引き起こす。
湿
梅雨や夏に多くみられる。頭重感《ずじゅうかん》を引き起こしたり、病気の治りが悪くなったりする場合もある。
経絡を通り内臓に及ぶ
内臓
経路
暑
夏の盛りに多くみられる。多くの汗が出ることによる脱水症状や、倦怠感《けんたいかん》などを引き起こす。
風
春によくみられる。風が吹くように、症状や患部が次々と変わる。
燥
秋から冬に多くみられる。口や鼻、皮膚、髪などの水分を奪い、乾燥させる。
温疫の気
疫病や感染症を引き起こす病原体。
熱
高熱や赤面、発汗が起こる。体力を消耗し、全身が乾燥する。

七情《しちじょう》は情緒ストレス、不内外因は生理的ストレスに該当すると考えられます。

また、七情の各感情とストレスの精神生理反応パターンの関係を、ストレスの経過からみてみると、驚き・恐れは急性のストレス期、思い・怒り・喜びは比較的持続性のストレス期、悲しみ・憂いは慢性的なストレスによる抑うつ期に一致するのです。

病因の成り立ち

この病因という概念は、古代中国の西周（紀元前8〜11世紀）から戦国時代にかけて編纂《へんさん》された『周礼《しゅらい》』から始まります。当時の人は四季の気候変化に逆らうことが、いろいろな病気の原因になると考えていました。また七情の乱れが発病の原因と

内因（七情）とストレスの関係

ストレスがかかる時間が長くなるにつれて、交感神経（精神活動を活発化する）と副交感神経（精神活動を休ませる）の働きが変わり、感情にも影響する。

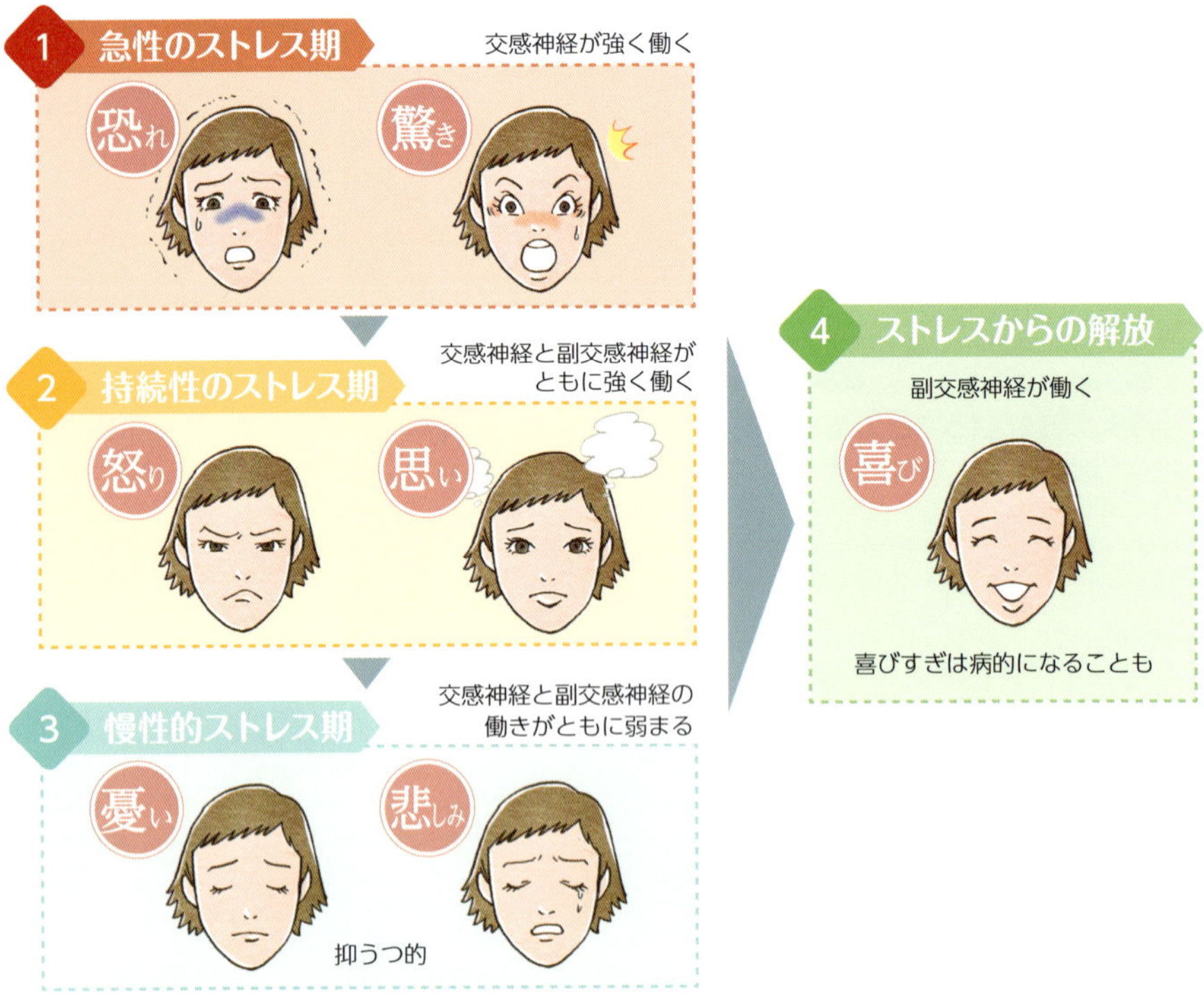

なることが認識されていて、これは後に七情内因説に発展していきます。さらにある種の疾患は、患者のおかれた住環境や食習慣と密接に関連があることも発見されていました。

戦国時代（紀元前2〜5世紀）に成立した『黄帝内経《こうていだいけい》』では、食べすぎや飲みすぎなど飲食の不摂生、過労など外在的でも内在的でもない病因を不内外因として分類。七情の激烈さ・長期の持続が病因に関係するとしています。

宋代（1174年）には、『三因《さんいん》極一病証方論《きょくいつびょうしょうほうろん》』（『三因方《さんいんぼう》』）でさらに病因の概念が発展し、内因、外因に不内外因を加えた三因論が唱えられました。内因とは七情が臓腑《ぞうふ》に鬱《うつ》積《せき》して発し、ついでこれが全身に現れたものと考えたのでした。

不内外因の種類

飲食の不摂生や生活習慣

- 過度な労働・遊び
- 過剰な性生活
- 食べすぎ、量が少なすぎ
- 考えすぎ、悩みすぎ
- 休みすぎ、怠惰な生活
- 偏食、不衛生な食事

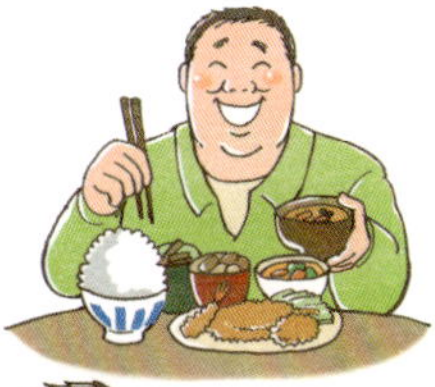

けが、その他

- 切り傷、打撲、骨折などの外傷
- 声の出しすぎ、目の酷使
- 座り続ける、歩き続ける、立ちっぱなし、寝たきり

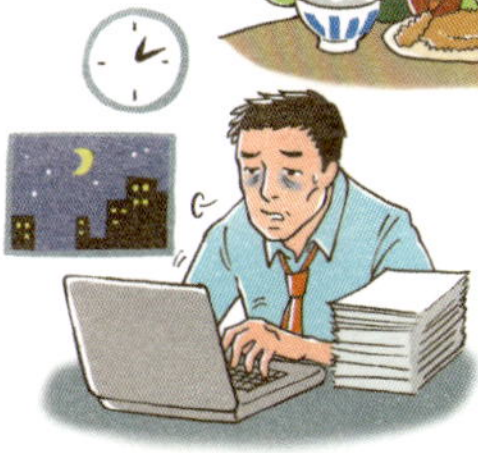

病因の概念が確立するまで

『周礼』（紀元前8〜11世紀）
「気候の変化に逆らうことや、7つの感情が病気の原因となる」

↓

『黄帝内経』（紀元前2〜5世紀）
「七情が激烈であったり、生活習慣の乱れ（不内外因）が原因となる」

→

『三因極一病証方論』（1174年）
病因を「外因」、「内因」、「不内外因」の3つに分けた三因論を唱える。

病気と抵抗力の強さを虚実《きょじつ》で示す

身体と病気の相対的な強弱を示す概念。

虚実の状態とは

身体には、病気に対する抵抗力があり、病気のもとと戦うことで健康を保っています。東洋医学では病気に対する身体の抵抗力を「正気《せいき》」、病気を引き起こすものを「邪気《じゃき》」と呼び、邪気の勢いが正気に勝ってしまうと、病気になるとされています。

「虚」とは、病気に抵抗する力が衰えて身体が空っぽな状態を指します。「実」には病気に抵抗する力が充実してあふれているよい状態と、健康を乱す病気のもとがいっぱいで悪い状態の2つの意味があります。

内臓機能（臓腑《ぞうふ》）の異常においては、虚実の前に臓腑の名前をつけ、腎虚《じんきょ》や肝実《かんじつ》のような表現を用います。鍼灸《しんきゅう》では脈診《みゃくしん》（→126Ｐ）の判定で腎虚や肝虚のような表現を用い、経絡《けいらく》や経穴《けいけつ》の異常には各経絡に対して虚《きょ》す、実《じつ》す、のような表現をします。

治療においては、どちらにおいても虚に対しては補い、実に対しては瀉《しゃ》す（排除する）のが原則です。

身体と病気の状況

さらに虚実は、病気の勢いと、それに対応する生体の抵抗力や病気と戦う力の強弱を示すものと考えられます。なお、強くも弱くもない普通の状態を虚実中間といいます。

邪気は、現代医学ではストレッサーに相当します。心身に障害が起きる状況として、ストレッサーが強力で生体の適応力を超える場合、ストレッサーが長時間持続して生体が適応力を維持できなくなった場合、ストレッサーに対する身体の耐性が弱い場合など、身体の防御力が相対的に劣っている状況が考えられます。

虚実と病気の関係

虚実は身体の状態と、正気と邪気の勢いの差を表現する。

病気

虚

病気に抵抗する力（正気）が衰えている状態。また、病気のもと（邪気）に対して正気が弱い状態。

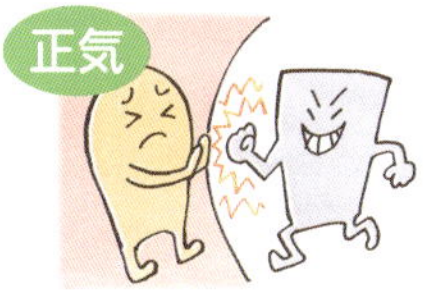
正気

実

病気のもと（邪気）が体内であふれている状態。

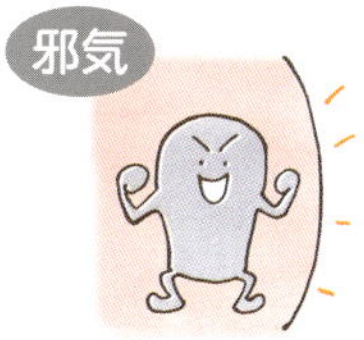
邪気

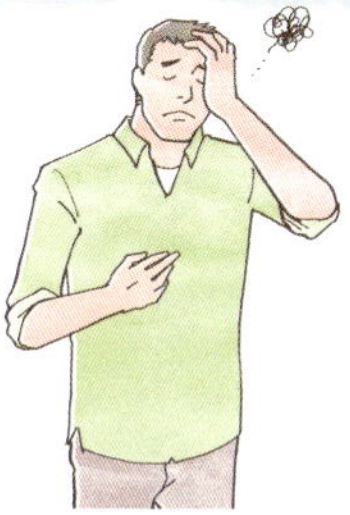

病気の場合、
虚と実の２つの
状態が考えられる。

健康

虚実中間〜実

病気に抵抗する力（正気）が充実し、体外の邪気に対して強い状態。

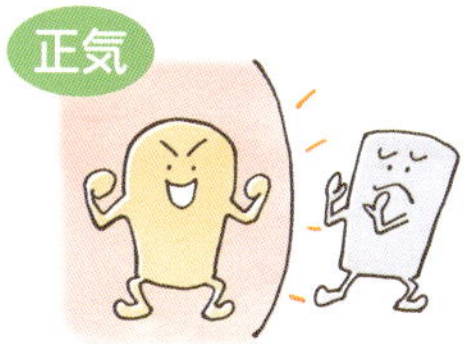
正気

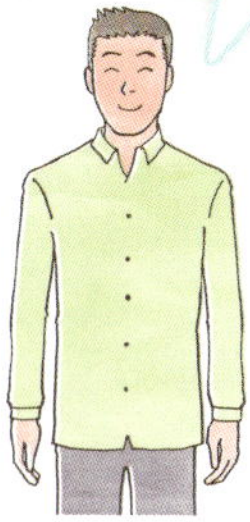

虚実は機能の状態も表す

虚実は身体全体だけでなく、一部の機能の状態も表す。

例

肝の機能（→36P）が弱っている状態。

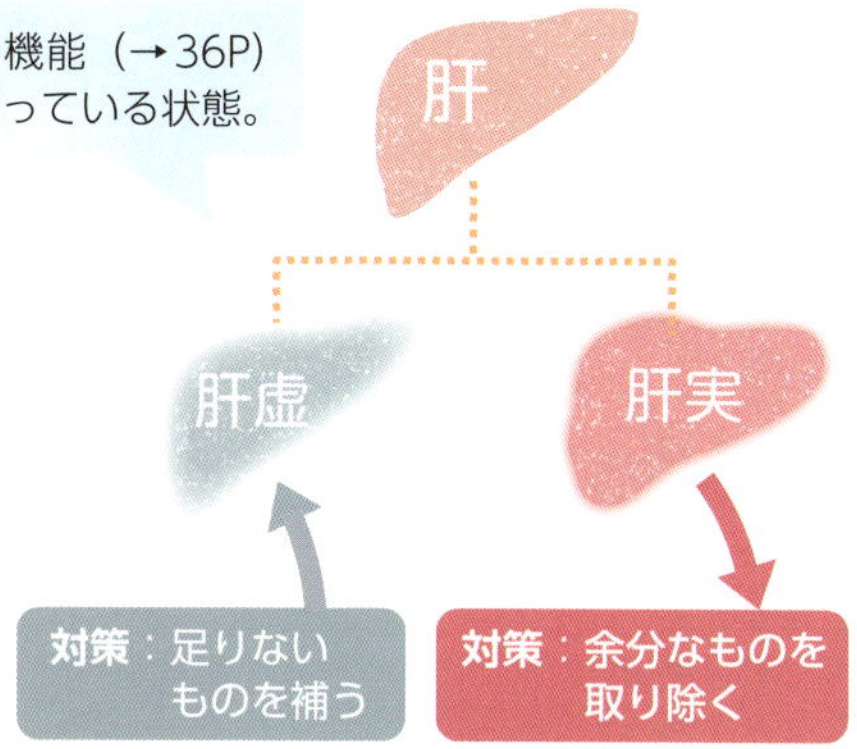
肝
肝虚
肝実
対策：足りないものを補う
対策：余分なものを取り除く

虚実と個体差

東洋医学では、古代中国医学より現代まで**抵抗力の個体差を重視し、同じ疾病でも虚・実の程度により、治療方法や処方を変えている。**

それに対し、西洋医学では、長い間個体差というものは無視されてきた。病気への反応に個体差があることが発見されたのは、20世紀になってからのことである。

病気の原因と進行 3

病気の存在する部位と場所

西洋医学とは異なる方法で、病気が存在する部位を表現する。

表裏《ひょうり》と内外《ないがい》とは

東洋医学では、病気は体表から侵入して発症し、進行すると体内に深く入り込むと考えます。

漢方医学で用いられる「表」は、皮膚表面や体表近くの筋肉などの範囲を示し、「裏」は身体の内側である腹部の内臓、特に消化管を示します。さらに表から裏への移行部を半《はん》表半裏《ひょうはんり》ともいいます。半表半裏は、深部の筋肉や横隔膜、気管支など、表と裏の間に存在する組織であると考えられます。表裏は虚実《きょじつ》と組み合わせて、表実、表虚、裏実、裏虚とすることで、異常がある部位と状態を表します。

内・外は表・裏と似た概念ですが、「内」は裏よりもさらに中心部位を、「外」は表と、一部裏を含む部位を指すと考えられています。そのため、移行部を半外半裏《はんがいはんり》ともいいます。

漢方では、寒と熱の及ぶ範囲を裏《り》寒《かん》、外寒裏熱《がいかんりねつ》などと表しますが、裏や内など身体の中心領域は、現代温熱生理学での核心部（※1）、表や外など皮膚と皮下などからなる領域は外層部（※2）に比較的近い概念と考えられます。

上《じょう》・中《ちゅう》・下《げ》とは

身体のどの場所に病気があるかを表すものに、上・中・下や、上焦《じょうしょう》・中焦《ちゅうしょう》・下焦《げしょう》があります。「上」とは横隔膜より上、つまりみぞおちより上方を指し、頭や手を含む範囲をいいます。「中」とは上と下の中間、主として上腹部を指します。「下」とはへそより下で足を含みます。上焦・中焦・下焦は、広義では上・中・下と同じ意味で使われますが、狭義では左ページの図の部分を指しています。

※1 環境の温度が変化しても変化しない身体内部の部分。Core《コア》。
※2 核心部の外側を取り巻き、環境によって温度が変化する身体表面近くの部分。Shell《シェル》。

病気の存在する部位と場所

表裏・内外のイメージ

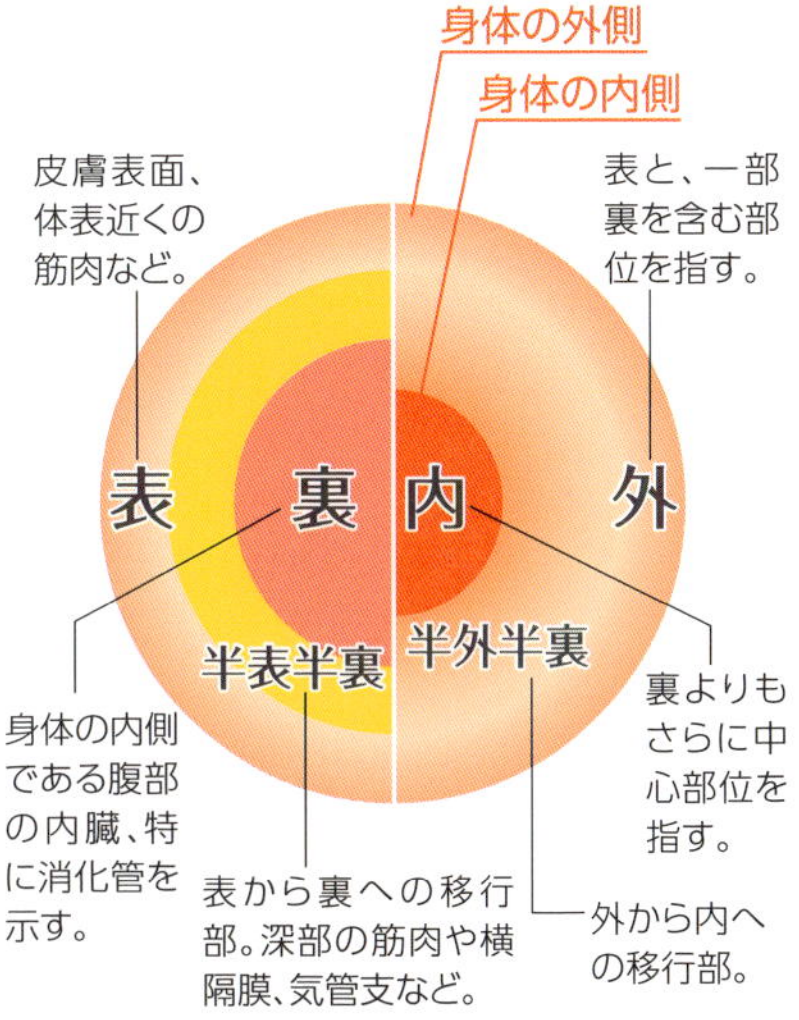
身体の外側
身体の内側
皮膚表面、体表近くの筋肉など。
表と、一部裏を含む部位を指す。
表
裏
内
外
半表半裏
半外半裏
身体の内側である腹部の内臓、特に消化管を示す。
表から裏への移行部。深部の筋肉や横隔膜、気管支など。
外から内への移行部。
裏よりもさらに中心部位を指す。

上・中・下　三焦《さんしょう》

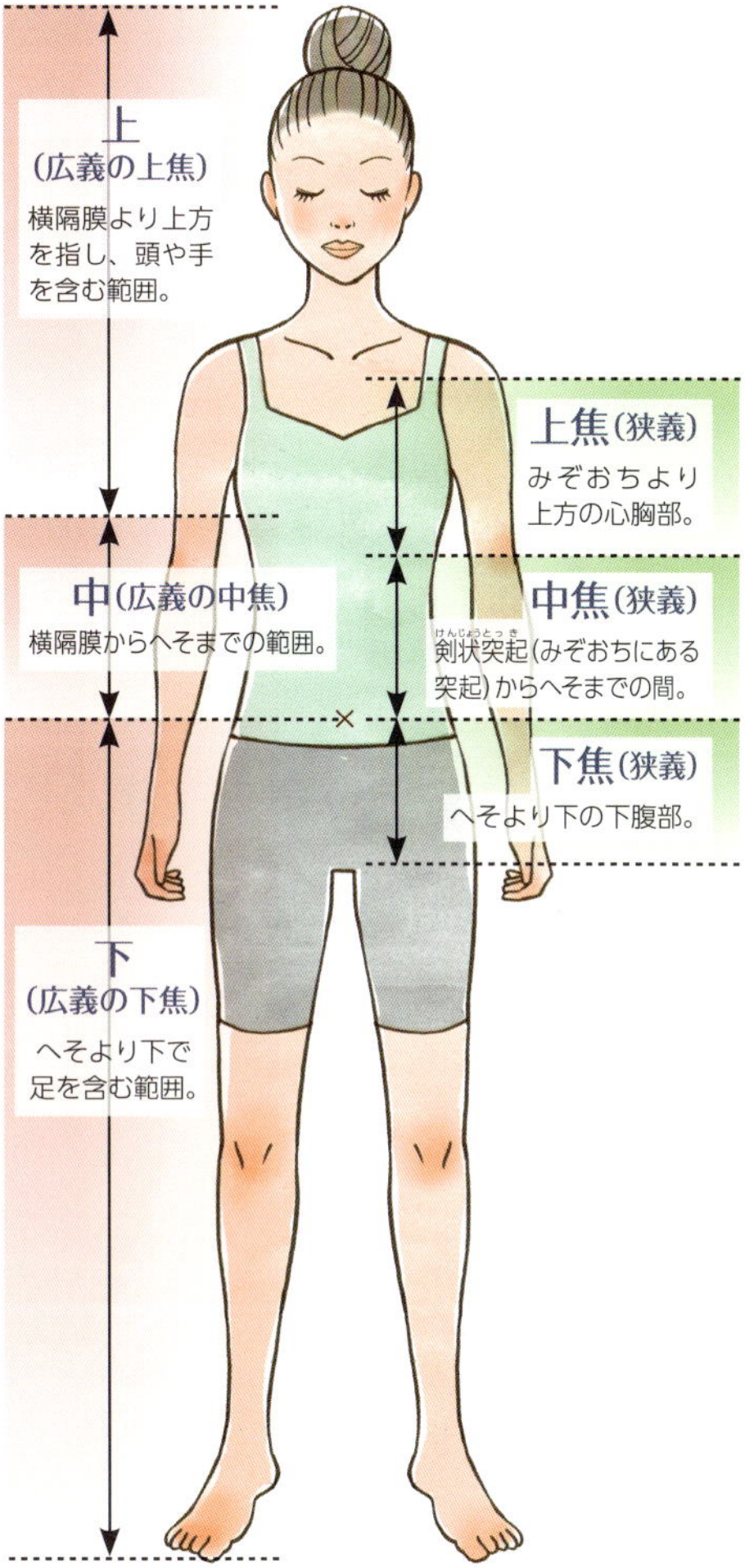
上
（広義の上焦）
横隔膜より上方を指し、頭や手を含む範囲。
中（広義の中焦）
横隔膜からへそまでの範囲。
下
（広義の下焦）
へそより下で足を含む範囲。
上焦（狭義）
みぞおちより上方の心胸部。
中焦（狭義）
剣状突起《けんじょうとっき》（みぞおちにある突起）からへそまでの間。
下焦（狭義）
へそより下の下腹部。

組み合わせで、身体の部位と状態を表す

病気の存在部位を表す言葉は、虚実（→50P）や寒熱（→62・64P）など、身体の状態を表す言葉とともに使用されます。

例　**表熱**　**裏寒**

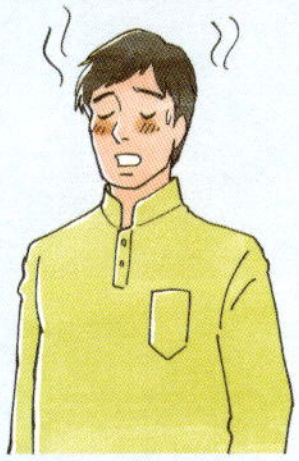

身体の表面や筋肉が熱を持っている状態。

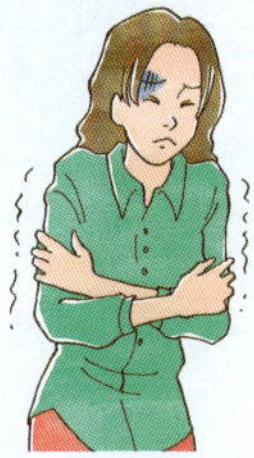

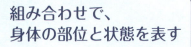

身体の内側や内臓が冷えている状態。

病気の原因と進行
4

病期の進行を表す六病位《ろくびょうい》

病気は陽から陰へ、6つのステージを進む。

漢方における三陰三陽と六病位とは

現代の新型コロナウイルスのように、感染性が強く、重篤《じゅうとく》になる感染症を「傷寒《しょうかん》」といいます。陰陽論は『傷寒雑病論《しょうかんざつびょうろん》』（※）でさらに大きな展開をみせます。

その『傷寒雑病論』の一部である『傷寒論』では、病気の発症から末期までの病期を、太陽病《たいようびょう》・少陽病《しょうようびょう》・陽明病《ようめいびょう》の三陽《さんよう》と、太陰病《たいいんびょう》・少陰病《しょういんびょう》・厥陰病《けついんびょう》の三陰《さんいん》からなる6つのステージに分けています。これを六病位と呼びます。

三陽の病態は熱性です。外に向かい上昇するという発揚性の傾向があり、これは陽の特徴です。一方、三陰の病態は寒性で、内側にこもり下降するという沈降性の傾向があり、これは陰の特徴です。

三陽のうち太陽病は悪寒と発熱、少陽病は悪寒と発熱が交互に出現する往来寒熱《おうらいかんねつ》、陽明病は耐え難く苦しむ悪熱と潮の干満のように熱が変動する潮熱が特徴です。一方、三陰はすべて裏にある内臓が冷える裏寒《りかん》という状態が特徴で、太陰病、少陰病、厥陰病と病期が進むに従いその程度は強まります。この六病位は現在の漢方医学においても重要な概念として用いられています。

外邪と病期の進行

外邪などにより外から起こる病気では、外邪がまず身体の表面に入ると、そこで身体が外邪と戦い、悪寒《おかん》がしたり筋肉がこわばったりします。これが六病位における太陽病で、そのため発表剤や発汗剤（→109P）で治療します。もし身体が負けると外邪が内部（半表半裏《はんぴょうはんり》）まで侵入し、

※『傷寒雑病論』は、主に急性熱性疾患を扱った『傷寒論』と、慢性疾患を扱った『金匱要略』に分かれ伝わっている。

病気が進行する過程

病気の進行を表した六病位は、外邪の場所と、身体の抵抗力との状態を表している。

外邪が身体に入る

太陽病

外邪が内部に進行する

少陽病

身体の奥に入り込む

陽明病

身体が外邪に負ける

太陰病、少陰病、厥陰病

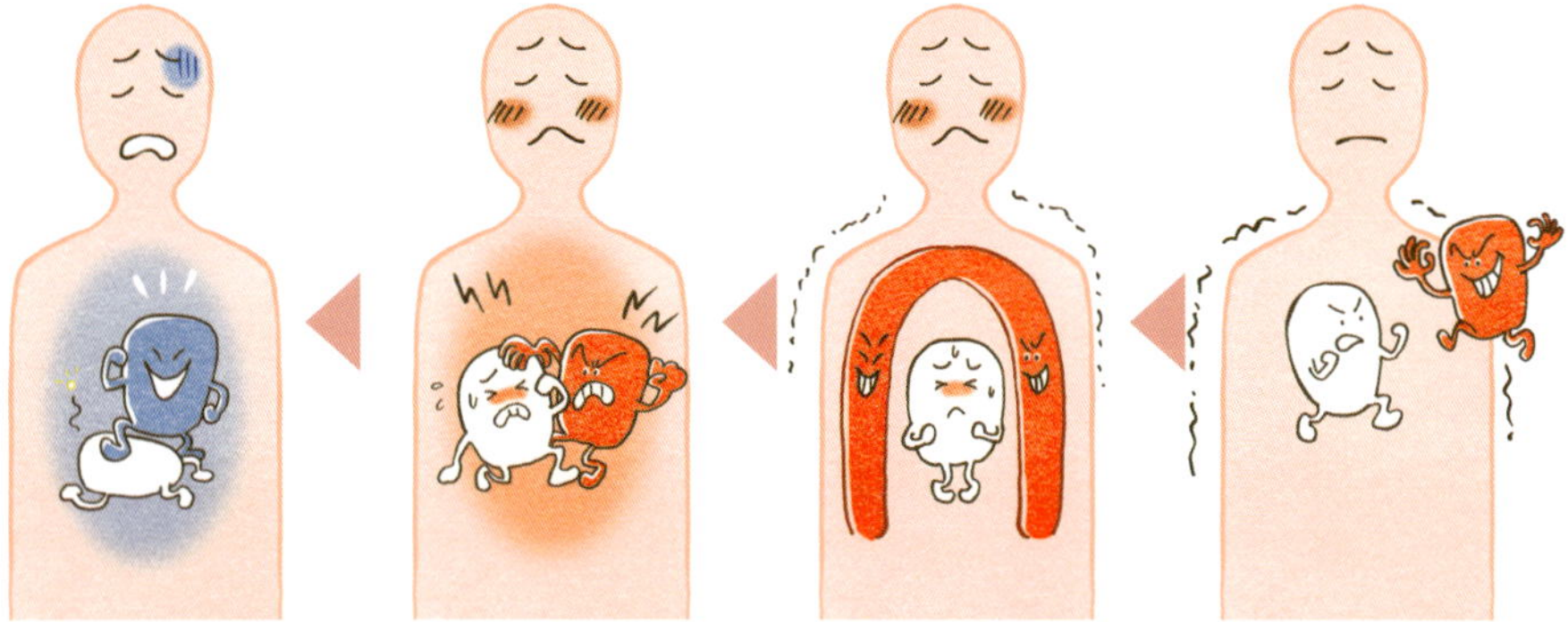

入ってきた外邪に対して身体が表面の近くで戦うため、悪寒・発熱が起こり、筋肉がこわばる。

太陽病の状態で身体が負けてしまうと、外邪がより中へ入ってしまう。悪寒と発熱が交互に現れる。

外邪が身体の深くまで入ってしまい、変動する熱で身体の内部に熱がこもり苦しむ。

身体が外邪に抵抗できなくなると、内臓が冷え、機能が低下する。病期が進むにつれ、冷えも強まる。

せきや熱が出てきます。これが少陽病です。外邪がさらに身体の深部まで入り込み、戦って熱を生じたものが陽明病であり、この場合は熱を外に出すために下剤を用います。負けて疲弊し、内臓が冷えて機能が低下したのが太陰・少陰・厥陰の三陰病で、この場合は温補剤で身体の内部を温めます。

現代医学にも当てはまる六病位

20世紀初頭、カナダの生理学者セリエは、身体は激しいストレスにさらされると、どんな病気にも共通する適応反応が引き起こされると提唱しました。この、汎適応症候群《はんてきおうしょうこうぐん》の病期をさらに警告反応期、抵抗期、疲《ひ》憊《はい》期《き》の三期に分類し、警告反応期はさらに早期のショック相とその後の

六病位と現代医学での病期の進行

太陽病《たいようびょう》

「太陽の病たる、脈浮《ふ》、頭項強痛《ずこうきょうつう》、而《しこう》して悪寒《おかん》す」（『傷寒論《しょうかんろん》』）

典型的には**インフルエンザ**、風邪、麻疹《はしか》、腸チフスなど**感染症の発病初期**で、**悪寒**や発熱があるが汗は出ず、**頭痛や首筋のこわばりや痛み**を訴える。

現代医学では

警告反応期・ショック相・反ショック相

体温低下（悪寒）、血圧低下、筋緊張の低下、リンパ球減少、急性胃潰瘍発症などが引き起こされる。

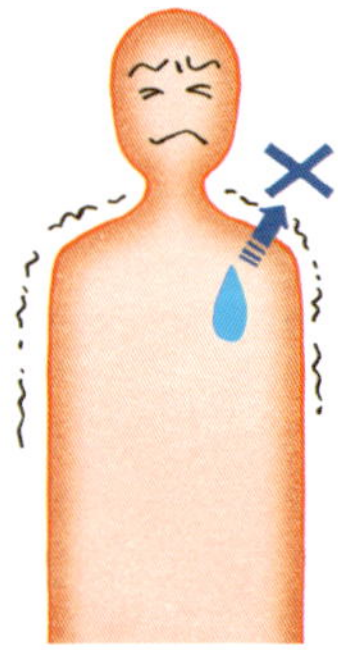

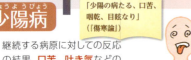

少陽病《しょうようびょう》

「少陽の病たる、口苦、咽乾、目眩なり」（『傷寒論』）

継続する病原に対しての反応の結果、**口苦、吐き気**などの消化器症状や、めまい、リンパ節腫脹などが起こる。

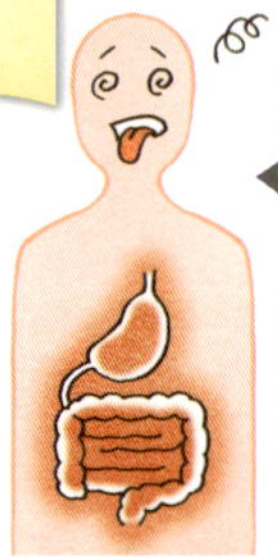

現代医学では

抵抗期

持続するストレスに対し強い抵抗力を示す安定した時期で、リンパ球増加やリンパ節の腫れなどがみられる。またコレステロール増加、基礎代謝量の増加などの変化が起こる。

陽明病《ようめいびょう》

「陽明の病たる、胃家実《いかじつ》、これなり」（『傷寒論』）

身体の中、つまり内臓の特に消化管に熱がこもる裏熱証《りねつしょう》が特徴。**高熱が続き、胃腸が熱で実《じっ》して便秘する**状態を示す。

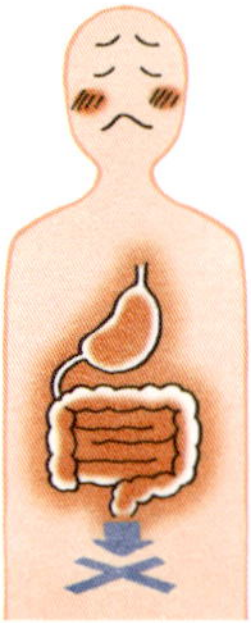

現代医学では

抵抗期

ショックに対する防衛反応として、体温上昇（発熱）、血圧上昇に加え、白血球増加、胸腺やリンパ節の萎縮、リンパ球減少などが引き起こされる。

反ショック相に分けました。

警告反応期の始めのショック相は、生体がストレス刺激を受けた段階で、身体がそれに反応して異常が起こります。その後の反ショック相では身体の防衛反応がみられます。

次に、持続するストレスに対して強い抵抗力を示す抵抗期が続き、疲《ひ》憊《はい》期に至ります。疲憊期では、身体の組織が消耗しているため反応しないほか、免疫力の低下により、最終的には死に至る場合もあります。

これらの病期と六病位の特徴を対比すると、警告反応期は太陽病期、抵抗期は少陽病期と陽明病期、疲憊期は太陰病・少陰病・厥陰病の三陰病期にそれぞれ合致しているのです。

このように、**六病位の診断**による治療法は、**現代医学的にみても合理的**で納得がいくものなのです。

太陰病《たいいんびょう》

「太陰の病たる、腹満して吐《と》し、食下らず、自利《じり》益々甚《はなはだ》しく、時に腹自ら痛む。若《も》し之を下せば、必ず胸下結鞭《きょうかけっこう》す」（『傷寒論』）

身体が衰え**内臓が冷えた状態**の裏寒《りかん》虚証《きょしょう》が特徴。腹が脹って吐いたり、食べたものがつまる。**下痢が激しく、時には腹痛**を伴うこともあり、**体力が消耗**する。

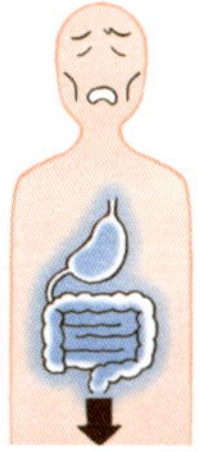

少陰病《しょういんびょう》

「少陰の病たる、脈微細、但寝《ただいね》んと欲するなり」（『傷寒論』）

苦しむ症状はないが、**気力が衰えて横になる**ことが多い。身体の表面が冷える表寒証《ひょうかんしょう》では身体の痛み、頭痛、悪寒、身体の内側が冷える裏寒証《りかんしょう》では腹痛、胸苦しさ、下痢などの症状が現れやすい。

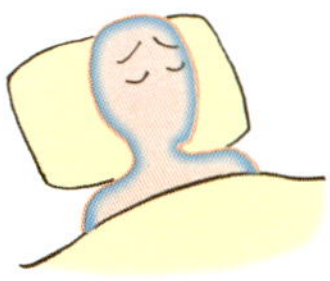

厥陰病《けついんびょう》

「厥陰の病たる、消渇《しょうかつ》、気上って心を撞《つ》き、心中疼熱《しんちゅうとうねつ》、飢えて食を欲せず、食すれば則ち蚘《かい》を吐し、之を下せば利《り》止まず」（『傷寒論』）

陽の気が昇り、陰の気が下る結果、**熱で上半身はのぼせ口は渇くが、寒で足は冷える。**そのため尿の出が悪くなり、胸中に灼熱的な痛みを生じ、腹が空いても**食べられず、食べると吐く。**

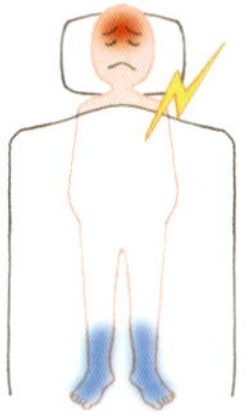

現代医学では

疲憊期

体温下降や胸腺・リンパ節の萎縮、リンパ球の減少などがみられる。身体がホルモンに対して**正常に反応しなくなり、抵抗力が激減**するため最終的には死に至る場合もある。

様々な進行パターンがある

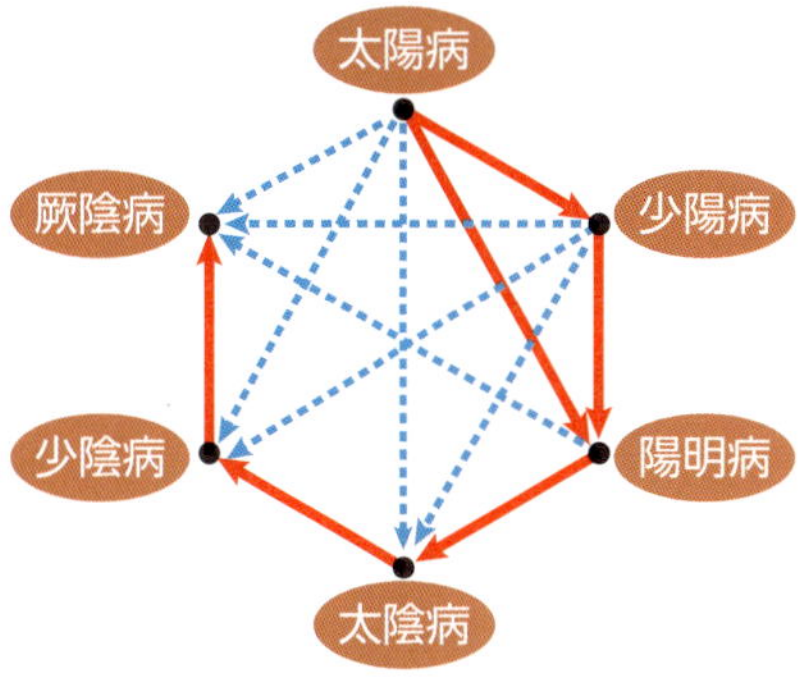

六病位では通常、病気は太陽病に始まり少陽病、陽明病へと進み、三陰は太陰病、少陰病、厥陰病へと進むが、急激な病気では太陽病から直接陽明病に移行したり、太陽病から一気に太陰病へ移行したりする場合がある。また太陽病、少陽病、陽明病が合併することもある。

Column

心身一如《しんしんいちにょ》は脳科学でも証明された

◉デカルトの心身二元論

西洋医学と東洋医学の考え方をみると、東洋医学は現象論的、包括的、個別の医学で、心と身体は一体であるとした「心身一如」の考えに基づき、身体からアプローチすることは先に述べました。

それに対し、西洋医学は抽象論的、普遍的、分析的です。近代以降の西洋医学は、「精神と肉体は別」とするデカルトの「心身二元論」の影響により、この考えに基づいて診断、治療、研究が行われてきました。デカルトはフランスの哲学者・自然科学者で、科学に思想的基盤を与えたことから「近代哲学の父」といわれています。

◉ダマシオの反論

神経科学者・神経科医であるアメリカのダマシオは、1999年、多くの臨床研究に基づいて執筆した著書『デカルトの誤り』で、体性感覚のインプットなしに脳は存続できないと唱えました。つまり、身体と脳（心）に分離はありえないことを脳科学的に明らかにし、デカルトの「心身二元論」に反論したのです。

また、ダマシオは皮膚も身体最大の内臓であり、皮膚から生じる体性感覚の重要性を指摘すると同時に、脳が一番大事であるような唯脳《ゆいのう》主義も批判しました。

その後、神経生理学や脳科学の進歩により、内臓や皮膚からの感覚と脳機能には密接な関係があることが分かりました。

これは、脳は単独で存在しえないことを意味します。私が小学生の頃に読んだ漫画のように、アインシュタインのような天才の脳を他人に移植できても、彼のような天才的能力は移植できないのです。

まさに、心と身体は分けられない「心身一如」という東洋医学の基本原理の妥当性が、脳科学などの医学が進歩する現代においても証明されたといえます。

第2章

漢方医学の診察と診断

病気の原因だけでなく、患者の身体全体をとらえ、改善を目指すのが漢方医学の特徴です。実際にどのような診察が行われるのかみていきましょう。

診察と証

治療の適応を決める証《しょう》

証は診断名であり、治療の指示でもある。

証に従って治療を行う

現代医学の診断は病気の本態を探求して原因を究め、病名を決定することにあります。しかし漢方医学では、まず証を決定する必要があります。

証には、2つの違った意味があるとされています。1つは症候の意味で、もう1つは「随証治療《ずいしょうちりょう》」、「証に随《したが》って治す」という場合の証です。漢方や鍼灸《しんきゅう》でいう場合の証は、病人に現れた症状・兆候という意味を持っています。また、治療する側においては、治療の手がかりとみなす証拠《あかし》という意味を持っています。『傷寒論《しょうかんろん》』の中にある「随証治之」（証に随って治す）の一句は、日本の漢方医学では治療の要として非常に重視されています。そのため、漢方の証は漢方的な適応症を意味しており、診断名であると同時に治療の指示にもなっています。漢方診断では結果病名の代わりに、処方名の下に証の字をつけて、葛根湯証《かっこんとうしょう》といったような使い方をすることもあります。

現代医学が薬を投与するために診断名が必要であるのに対し、漢方医学では証が決まれば必ずしも診断名が必要なわけではありません。

治療方針の立て方の違い

鍼灸における証の決定方法は、漢方診断といくぶん趣が異なります。伝統的な鍼灸では、六臓六腑《ろくぞうろっぷ》における陰陽・虚実《きょじつ》と表裏《ひょうり》・寒熱の証が重要視されます。これらの証の決定では六部定位《ろくぶじょうい》による脈診《みゃくしん》（→126P）が最も重要とされています。漢方治療と鍼灸治療では方法は少し異なりますが、日本においては、どちらも証に従って治療します。

証の立て方

漢方医学

診察をもとに身体の状態を判断して証を立てる。

症状例

- 脈に力があり、浮いている
- うなじから背中にかけてこっている
- こりからくる頭痛がある
- 熱があり、悪寒を感じる
- 汗があまり出ない

→ **葛根湯《かっこんとう》証**

漢方薬の名前＋証

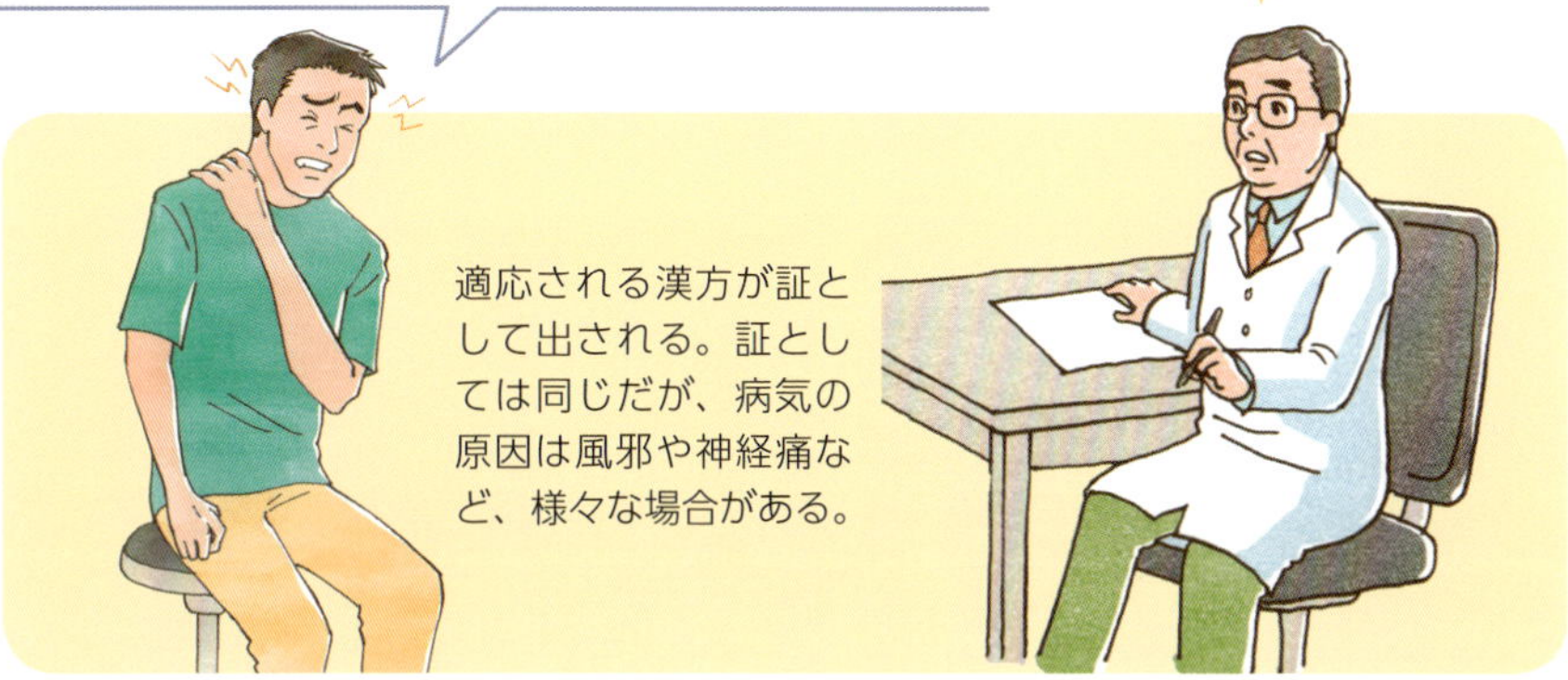

適応される漢方が証として出される。証としては同じだが、病気の原因は風邪や神経痛など、様々な場合がある。

中医学

身体の不調の表裏・寒熱・陰陽・虚実を調べ、証を導いていく。八鋼弁証《はっこうべんしょう》と呼ばれる。

表裏：病気がどこにあるかを診る（→52P）
→ **寒熱**：病気の状態を診る（→62～67P）
→ **陰陽**：病気の性質を診る（→28P）
→ **虚実**：正気と邪気のバランスを診る（→50P）
→ **弁証**

治療方針を立てる際にはいくつかの原則があり、これは漢方も鍼灸も基本的に同じである。

1. 新しい病気を先に治して、古い病気を後にする。
2. 虚実の証が錯綜《さくそう》しているときにはまず虚を補い、あとで実を攻める。
3. 表証と裏証が混在している場合には、表を先に治療し、裏を後で治す（先表後裏の原則）。
4. 表・裏ともに虚する場合には、表裏を同時に治す場合と、裏を先に治して後で表を治す場合がある。
5. 虚実の判定に迷うときは、まず虚として治療する。

寒熱 1

寒《かん》と冷え

皮膚が冷える「表寒《ひょうかん》」、内臓が冷える「裏寒《りかん》」。

寒の状態とは

「冷え」は、現代医学ではあまり重視されませんが、東洋医学では1つの重要な症状としてとらえています。

漢方医学における寒とは、一般的に新陳代謝が低下して顔色が青く、手足が冷える状態をいいます。『傷《しょう》寒論《かんろん》』では自覚的冷えは寒、他覚的冷えは冷と示されています。この寒（寒証）という概念は、現代医学における冷え、悪寒《おかん》、寒気、低体温などを含みますが、それ以外にも複雑な病態を含んでいます。

寒の種類

漢方医学では表（皮膚表面）が冷えることを表寒といいます。これに対し、身体の内部にある裏（内臓、特に消化管）が冷えることを裏寒といいます。そのため裏寒になると、消化管機能が低下し、悪寒や四肢の冷えに加え、腹部膨満《ふくぶぼうまん》、泥状の便、下痢、便秘、腹痛、悪心《おしん》、おう吐などの症状が出現しやすくなります。

また、手足が冷える現象は厥《けつ》や厥《けつ》冷《れい》と呼ばれます。厥も軽症のときは手足が冷える程度ですが、四肢に冷感があり（四肢厥逆《ししけつぎゃく》）、内外ともに冷えて下痢などを起こす状態を寒厥《かんけつ》、裏に熱がこもって手足に冷えを感じるものを熱厥《ねっけつ》といいます。治療としてはどちらも温めるのが原則です。

その他、四肢の末端から体幹部に向かって冷えが広がる状態は、厥逆や四逆《しぎゃく》などと呼ばれます。

外からの寒冷刺激に過敏に反応して、自覚的に手足の先から冷えを感じる場合は手足厥寒《しゅそくけっかん》といいます。一方、診察などで手足の先から冷えが広がっている状態が客観的に認められる場合は手足厥冷《しゅそくけつれい》といいます。

寒がみられる場所と種類

1 冷えの状態は？

自覚している冷え

寒

自分で実感している、身体の冷え。

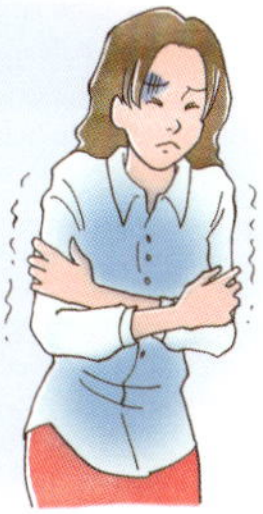

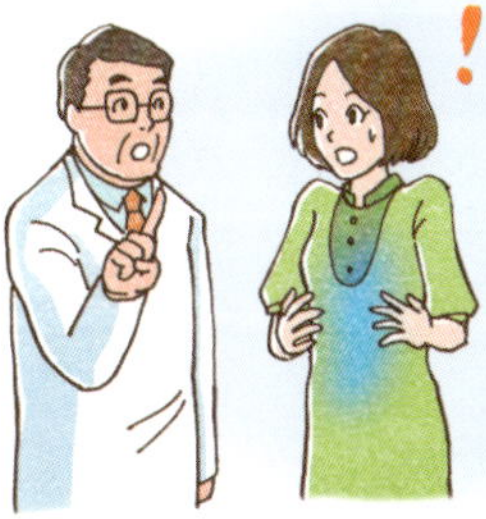

! 他人から認められる冷え

冷

自覚の有無に関わらず、診断などで認められる冷え。

2 冷えの場所は？

身体の表面（皮膚など）が冷える

表寒

ゾクゾクする寒気など。

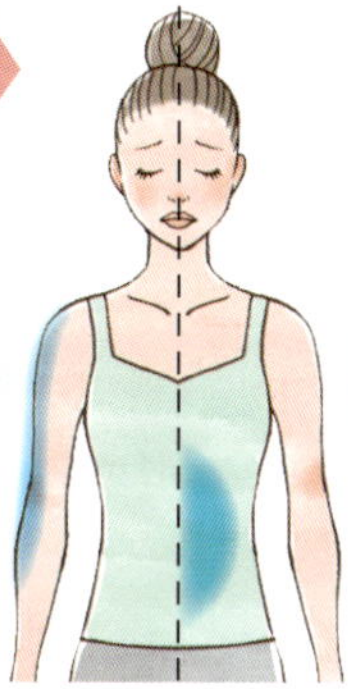

身体の裏（内臓）が冷える

裏寒

悪寒や四肢の冷えに加え、腹部膨満、下痢、便秘、おう吐などの消化器系の症状が現れる。

3 その他の特徴は？

厥・厥冷

手足が冷えること。重症の場合は、身体の内部の状態によって、以下のように分けられる。

寒厥

陰証で四肢に冷感があり、内外ともに冷える状態。

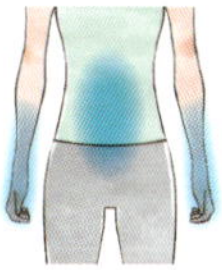

熱厥

手足に冷えを感じるが、裏に熱がこもっている状態。

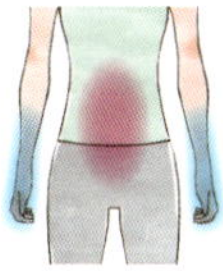

手足厥寒（主観的冷え）

外の温度などにより、自覚的に手足の先から冷えを感じること。手足に寒気を感じることは手足寒と呼ぶ。

手足厥冷（客観的冷え）

手足の先から冷えが身体の中心に広がっている状態が、客観的に認められる場合。

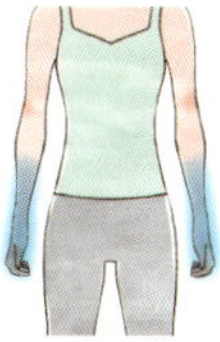

悪寒

ゾクゾクとする寒気のこと。身体の中心部の冷えを背中で感じるのは背微悪寒《はいびおかん》。

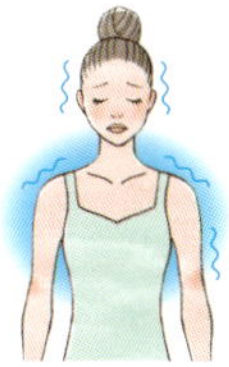

悪風《おふう》

風に当たると寒気を感じるため、風を嫌うこと。悪寒とは違い、風がやむと寒気はおさまる。

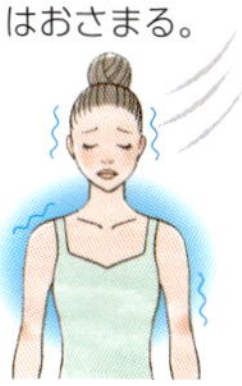

冷えの種類から、身体の異常を細かく読み取れる。

熱《ねつ》と汗

熱感や熱のある場所から身体の状態を知る。

熱の状態とは

体温計のない古代においては、熱とは、必ずしも体温の上昇を示すものではありませんでした。熱は炎症などによる局所の熱感や全身の熱感、ほてりなどで、病人の自覚症状あるいは医師など診断を行う者の他覚所見によって決定されました。なお、熱くも寒くもない状態は温《おん》といいます。

熱の虚実《きょじつ》・表裏《ひょうり》

熱には実と虚があります。実熱《じつねつ》とは、実証の熱あるいは熱が実するという意味で、体温上昇とともにみぞおちなどに不快感や苦痛を伴う（胸《きょう》脇苦満《きょうくまん》）こともあります。虚熱《きょねつ》とは、虚証における消耗性の発熱をいいます。

次に熱の生じる場所です。表熱《ひょうねつ》とは表（皮膚表面）に熱がある状態や身体の表面にだけ現れる熱のことで、通常は裏（内臓）にも熱があると、発汗などの症状が出ます。一般的に太陽病《たいようびょう》（→54P）の証とされます。また裏熱《りねつ》とは身体の内部（裏）から発生する熱のことをいい、陽明《ようめい》病《びょう》（→54P）の証とされます。

熱の症状と種類

発熱《ほつねつ》は出る時間帯に規則性のない熱で、熱感やほてりなどで診断します。通常の発熱は陽証ですが、陰証でも起こることがあります。

熱の出方では、熱が潮の干満《かんまん》のように一定の時間帯に出現し周期性があるものを潮熱《ちょうねつ》、夕方（4～5時頃）に出る熱を晡熱《ほねつ》、発熱と悪寒《おかん》が交互にくる熱を往来寒熱《おうらいかんねつ》といい、少陽病《しょうようびょう》の熱とされています。また、熱の症状の1つである発汗についても診断の材料となります。

熱がみられる場所と種類

①熱の状態は？

身体の熱を
調整できていない

虚熱

身体が虚の状態で、気や血の不足などから引き起こされることもある。

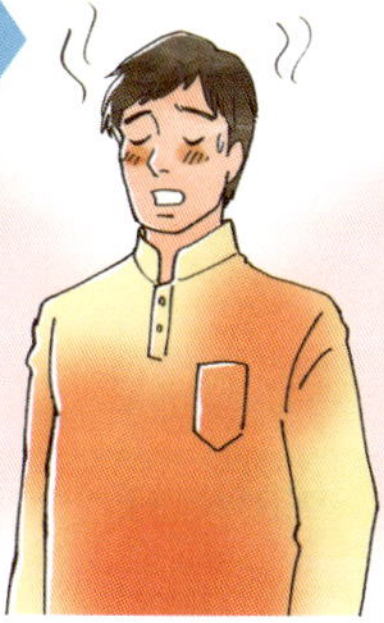

熱が身体に
たまっている

実熱

発熱・発汗がみられ、時にみぞおちなどに痛みを感じることもある。

②熱の場所は？

身体の表面にだけ
現れる

表熱

身体の内部も熱を持つ場合と、内部は逆に冷えている場合がある。

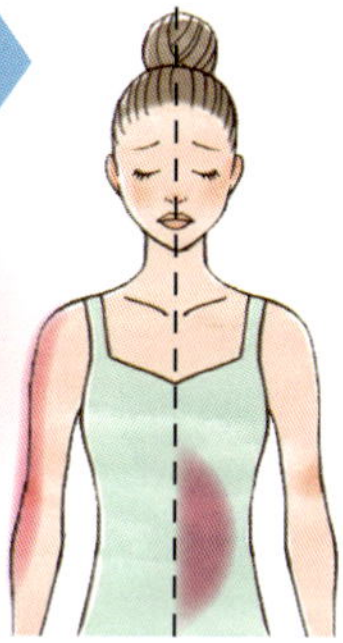

身体の内側から
発生する

裏熱

消化器などの内臓が熱を持っている。

③熱や汗の特徴は？

発熱	熱感やほてりなどを感じ、どの時間帯にも出る。陽証と陰証がある。
潮熱	潮の干満のように一定の時間帯に熱が出て、その後治まったりするもの。
晡熱	夕方、４～５時頃に出るもの。
往来寒熱	発熱と悪寒が交互に出るもの。少陽病の熱。
身熱《しんねつ》	全身性の熱で汗をかかず、熱や灼《しゃく》熱感などを感じるもの。
悪熱《おねつ》	熱が耐えがたく苦しいと感じるもの。
煩熱《はんねつ》	熱のために、胸が苦しく感じるもの。
結熱《けつねつ》	熱がうっ滞して去らず、臓器の機能障害を引き起こすもの。
内熱《ないねつ》	内臓から出る熱。

更年期障害や原因不明の不調の症状としてみられるほてりは、気逆《きぎゃく》、血虚《けっきょ》、血熱《けつねつ》(→70 ～ 75P)の症状でもある。

自汗《じかん》	自然に出る汗。	虚汗《きょかん》	身体が冷えているのにかく汗。冷や汗。
盗汗《とうかん》	寝ているときにかく汗。	無汗《むかん》	汗が出るべきときに出ないこと。

発熱と発汗が同時に起こる場合は、熱越《ねつえつ》と呼ぶ。

熱や汗の種類から、身体の異常を細かく読み取れる。

寒熱
3

混在する寒《かん》と熱《ねつ》

自覚症状や、皮膚表面の温度だけでは分からない寒や熱の状態がある。

身体の中で寒と熱とが同時に起こる

熱っぽいのに寒い、頭はのぼせているのに足は冷える、など身体の中で寒と熱が混在することがあります。漢方医学では身体の表面と内側の両面から正確に診察し、どのような病態にも治療が可能です。

複雑にからみ合う寒熱

内臓の冷え（裏寒《りかん》）がありながら身体の表面に熱を帯びる病態を表《ひょう》熱《ねつ》裏寒、あるいは裏寒外熱《がいねつ》や内寒外《ないかんがい》熱《ねつ》といいます。

表熱裏寒は、熱を帯びたようでもその熱は発熱のような実熱ではなく、寒があるために生じた熱と考えられ、そのような熱を真寒仮熱《しんかんかねつ》といいます。漢方の古典では、このような表熱裏寒のある者は「皮膚に熱感があるのに衣服を脱ぎたがらない」という特徴が記載されています。

それとは反対に、外（表）に寒があり、裏に熱がある状態を外寒裏熱《がいかんりねつ》といいます。古典では「皮膚が冷ややかであるのに、衣服を脱ごうとする」という特徴が記載されています。

外寒裏熱は、寒を帯びたようにみえてもその寒は本来の寒ではなく、根本的には熱が寒を生じた仮寒真熱《かかんしんねつ》なのです。

また下半身が冷え、上半身に熱を帯びる状態を上熱下寒《じょうねつげかん》といいます。いわゆる「冷えのぼせ」であり、更年期障害でもみられる、このようなのぼせやほてりは、気逆《きぎゃく》、血虚《けっきょ》、血《けつ》熱《ねつ》（→70～75Ｐ）の症候のこともあります。

一般的な治療法としては、表証があれば表を優先し裏を後にします。これを「先表後裏の原則」といいます。

寒熱が同時に起こるしくみ

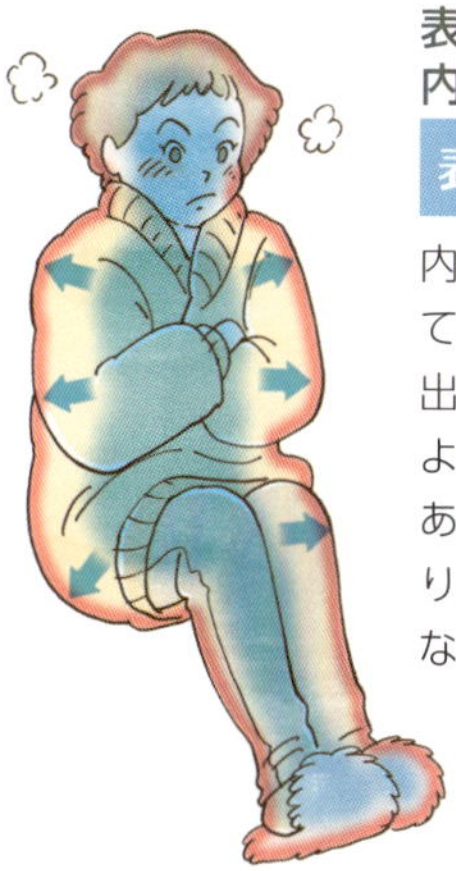

表面は熱いが内側は冷えている

表熱裏寒・裏寒外熱

内側の冷えが極まって、熱を外側に押し出し、発熱しているようにみえる。熱があるのに厚着をしたり、水を飲まない、などの症状が出る。

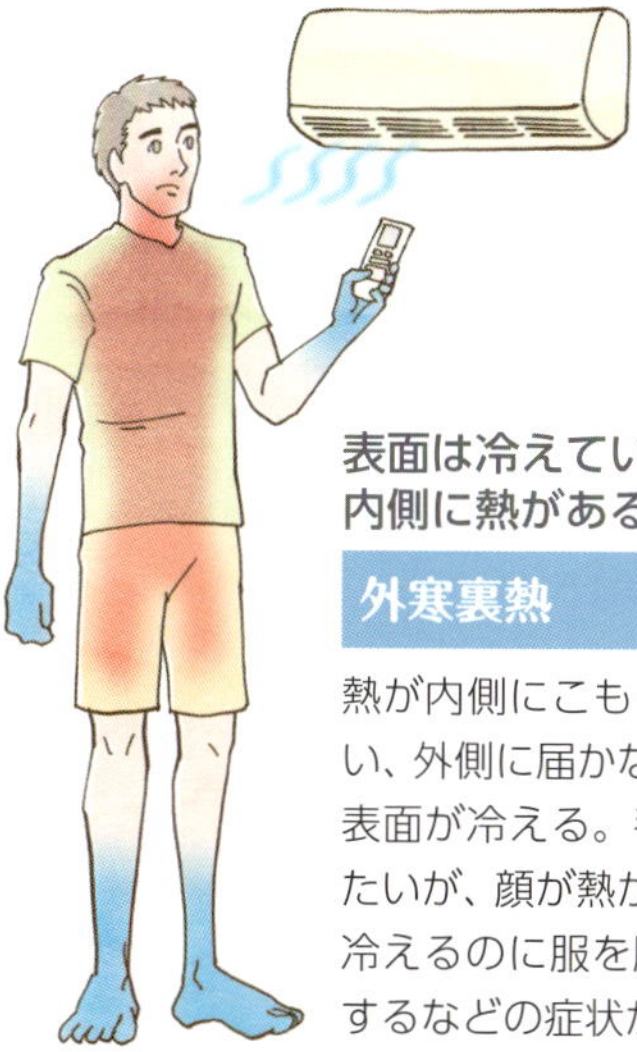

表面は冷えているが内側に熱がある

外寒裏熱

熱が内側にこもってしまい、外側に届かないので、表面が冷える。手足は冷たいが、顔が熱かったり、冷えるのに服を脱ごうとするなどの症状が出る。

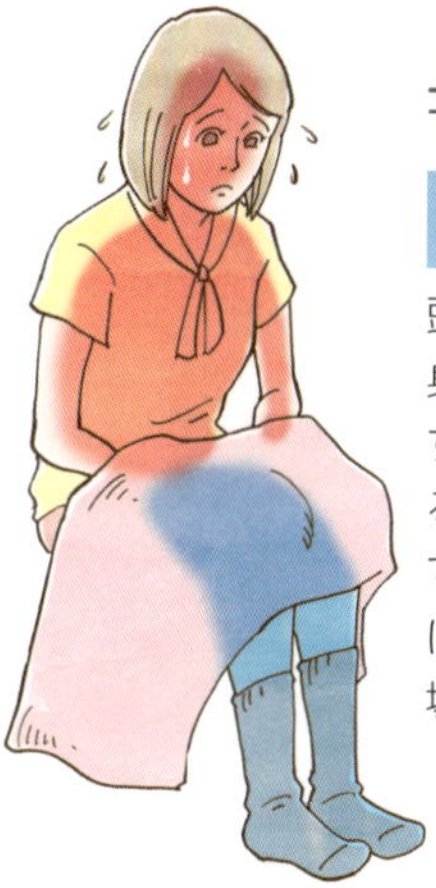

上半身は熱いが下半身は冷えている

上熱下寒

頭がのぼせたり、上半身が熱く汗をかいたりするが、足は冷えている状態。同じ上熱下寒でも、夜眠るときは足にほてりの症状が出る場合もある。

冷え症の種類

筆者の研究では、冷え症は主に四肢末端型、下半身型、内臓型、全身型、局所型、混合型に分けられる。そのうち前の4つのタイプはそれぞれ古来より、漢方医学的に手足厥寒《しゅそくけつかん》、上熱下寒《じょうねつげかん》、表熱裏寒《ひょうねつりかん》、表裏倶寒《ひょうりぐかん》と認識されてきた病態とほぼ一致する（対処については220～227P参照）。

体温調節はどうやって行われる？

人間は通常気温が違う環境へ行けば、自律神経によって体温調節が行われる。そして、その体温調節を行うのは脳の視床下部《ししょうかぶ》（視索前野《しさくぜんや》・前《ぜん》視床下部）である。体温が上昇すると皮膚血流の増加と発汗により、熱放散を促進する。また体温が低下すると、皮膚血流を低下させ熱放散を抑制し、甲状腺を介して褐色脂肪組織《かっしょくしぼうそしき》で熱を作り、体温低下を回避する。

身体の末梢《まっしょう》には温度を感じる受容器が無数に存在するが、冷たさを感じる冷点は、暖かさを感じる温点より密度が数倍多いことからも、人は冷えに対して敏感にできているといえる。

気血水 1

身体をつくる気《き》・血《けつ》・水《すい》

身体を構成する要素であり、日本で発展した概念。

もとは中国の気血理論から

気という概念は古くから存在しており、中国、戦国時代の『呂氏春秋《りょししゅんじゅう》』という書物にも記載されています。気には天の気と地の気があり、天の気は天、つまり宇宙から与えられるエネルギーのことで、太陽の光や熱、空気などが含まれます。地の気とは地球の地面から与えられるエネルギーのことで、土地の栄養を吸収して育つ植物や食物を含みます。

こうした天と地の恵みから得られるエネルギーで、生命を営むことができると考えたのです。

一方、古代ギリシャ医学では本来、空気や風、息吹といった意味を持った気体状の存在としてプネウマというものを人間の生命や存在の原理と考えました。東洋医学の気も、このプネウマと似た概念と考えられます。

動き回る気が形を借りて静止した状態が血です。血には栄養を循環し運搬する働きもあります。

日本でできた気血水理論

江戸時代、吉益南涯《よしますなんがい》は、こうした中国の気血思想を参考に生体の異常を説明する3つの生理的因子を気・血・水としました。水は血から血球成分を除いた液体部分で、体内の分泌液や組織液、いわゆる体液としての水分を意味します。この気・血・水のいずれかに乗じて病気が現れるとする『気血水薬徴《やくちょう》』を著し、独自の気血水理論をうち立てました。こうして気血水理論は、その後現在のような理論に発達しました。

日本の漢方医学では、気血水の概念は単体で使うのではなく、主に身体の病態を説明するときに用います（→70〜75P）。

気血水の成り立ち

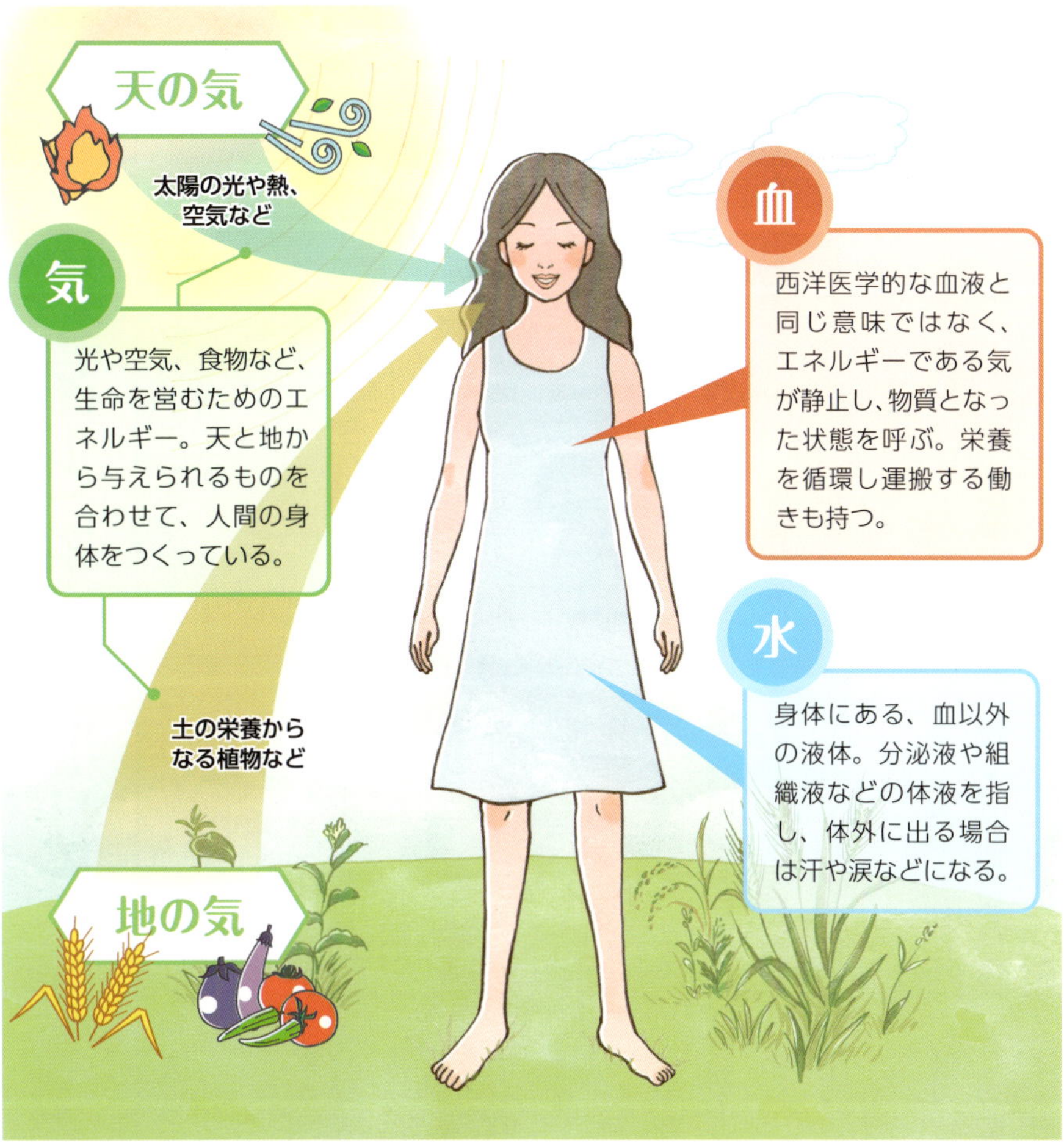
天の気
太陽の光や熱、
空気など
気
光や空気、食物など、生命を営むためのエネルギー。天と地から与えられるものを合わせて、人間の身体をつくっている。
土の栄養から
なる植物など
地の気
血
西洋医学的な血液と同じ意味ではなく、エネルギーである気が静止し、物質となった状態を呼ぶ。栄養を循環し運搬する働きも持つ。
水
身体にある、血以外の液体。分泌液や組織液などの体液を指し、体外に出る場合は汗や涙などになる。

中医学では「気・血・津液《しんえき》・精」

現在の中医学では、人体を構成する基本的な物質として、気・血・津液・精を挙げている。津液は水とほぼ同じものと考えてよい。精は身体を動かす活力の源で、先天の精と後天の精があるとされるが、気の要素も含む場合がある。気・血・津液は、精、自然の清気、水穀の精微（食物の栄養）からできるとされている。

中国での気の概念は、日本でも空気、元気、病気などの言葉に用いられている。

気
血
津液
精

気血水 2

気《き》の異常とその症状

気が弱まったり、気の流れが乱れる状態。

気の乱れからくる病態

身体をつくる三要素の1つである気。生命を保つ機能を持つため、気の乱れは全身の不調につながります。げっぷ・腹満《ふくまん》・呼吸苦などの空気の停滞による症状のほか、心と身体を結ぶ働きの異常として、気虚《ききょ》、気滞《きたい》、気鬱《きうつ》、気逆《きぎゃく》などの病態があります。これらの治療に用いる漢方薬を総称して、気剤と呼びます。

気虚・気滞・気鬱・気逆とは

気虚とは気が不足して弱くなった状態で、元気がない、だるい、疲れやすい、気力や意欲がない、食欲がないなどの症状を伴うことがあります。気を補う薬（補気剤《ほきざい》）で治療を行います。

気滞とは気が滞っている状態で、頭が重い、喉が詰まる、胸がつかえる、腹が張る、腹や脇腹が痛むなどの症状を伴うことがあります。気滞には気を巡らす薬（行気剤《こうきざい》）を用います。

気鬱とは気がふさがりうっ滞する状態で、気虚や気滞と一部病態が重なり、現在のうつ病（大うつ病）だけでなく、気分の落ち込みや軽い抑うつ程度の症状も含みます。なお、気の滞りが強い場合には治療法として、柴胡剤《さいこざい》が用いられる場合があります。

気逆とは気の逆上や上気する状態で、動悸《どうき》、げっぷ、咽頭部の閉塞感（咽中炙臠《いんちゅうしゃれん》）、イライラ感、ヒステリーやパニックなどの症状、のぼせ、ホットフラッシュ、発汗、頭痛発作などが気逆の症状として出ることもあります。漢方薬治療では気を落ち着かせる薬（降気剤《こうきざい》）を用います。この降気剤と行気剤を理気剤と呼びます。

気の異常からくる症状と対処

気が不足する

気虚

気が不足して、身体の機能が低下している状態。

漢方薬治療

補気剤として、人参《にんじん》、黄耆《おうぎ》、大棗《たいそう》、茯苓《ぶくりょう》、白《びゃく》朮《じゅつ》などの生薬《しょうやく》を含む処方を用いる（四君子湯《しくんしとう》、六君子湯《りっくんしとう》、人参湯《にんじんとう》、補中益気湯《ほちゅうえっきとう》など）。

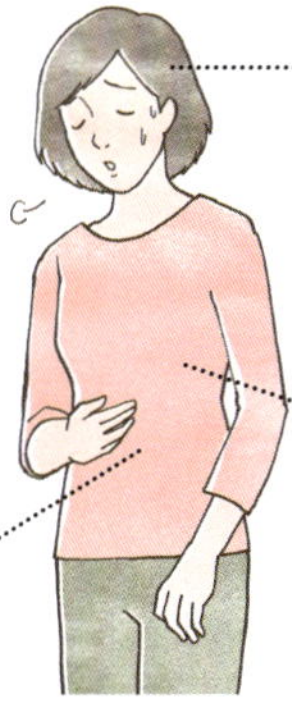
気力・意欲が出ない
だるい、疲れやすい
食欲が出ない

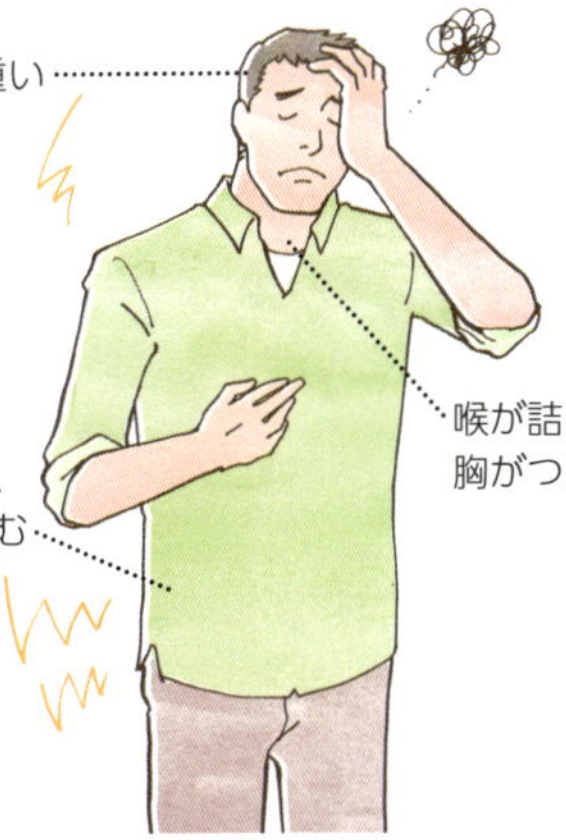
頭が重い
喉が詰まる、胸がつかえる
腹が張る、脇腹が痛む

気が滞る、ふさがる

気滞・気鬱

気が滞ったり、気がふさがって身体の中にうっ滞する状態。

漢方薬治療

気滞には行気剤として厚朴《こうぼく》、紫蘇葉《しそよう》、香附《こうぶ》子《し》、木香《もっこう》、枳実《きじつ》、陳皮《ちんぴ》などの生薬を含む処方を用いる。気鬱には柴胡《さいこ》を含む処方を用いる（半夏厚朴湯《はんげこうぼくとう》、香蘇散《こうそさん》、四逆散《しぎゃくさん》、加味《かみ》帰脾湯《きひとう》など）。

気が逆上する

気逆

体内を巡っている気が、逆上したり上気したりする状態。

漢方薬治療

呼吸器系の症状には蘇子《そし》、杏仁《あんにん》などを含む処方、咽喉部の閉塞感、げっぷなど食道・胃の症状には半夏《はんげ》、丁香《ちょうこう》などを含む処方、動悸・焦燥感・イライラ感・ヒステリー発作などの精神的な症状には桂枝《けいし》、黄連《おうれん》、呉茱萸《ごしゅゆ》、竜《りゅう》骨《こつ》、牡蠣《ぼれい》などを含む処方を用いる（半夏厚朴《はんげこうぼく》湯《とう》、苓桂甘棗湯《りょうけいかんそうとう》、桂枝加竜骨牡蠣湯《けいしかりゅうこつぼれいとう》など）。

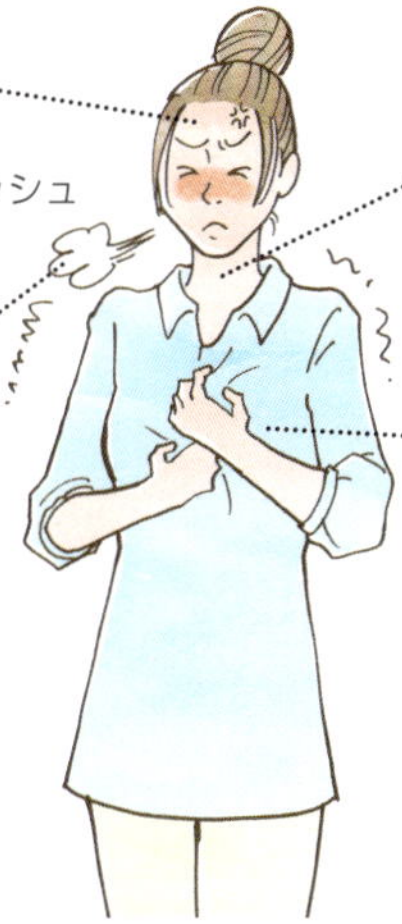
イライラ感、不安感、ホットフラッシュ
閉塞感
げっぷ
動悸

気血水
3

血《けつ》の異常とその症状

血が不足したり、身体の一部で停滞している状態。

血の乱れからくる病態

血は全身に栄養を運ぶ役割を持っているので、血に変調があると身体全体に栄養が行き届かなくなってしまい、不調として現れます。血の異常は女性に多く現れやすい症状で、血の不足による機能障害である血虚《けっきょ》と、血の停滞である瘀血《おけつ》の病態があります。

漢方ではこうした血の異常に用いる方剤を血剤《けつざい》と呼び、血虚には血を補う補血剤《ほけつざい》、瘀血には血の流れを促す駆瘀血剤《くおけつざい》を用います。

血虚・瘀血とは

血虚は血が不足して起こる病態のことで、貧血、皮膚のかさつき、爪のもろさ、脱毛、こむら返り、冷え、のぼせ、血行不良などに加え、集中力低下、不眠などの中枢性の症状を伴う場合もあります。

瘀血は血が滞る病態を示す言葉ですが、現代医学的には血小板の凝集、赤血球が互いにくっついてしまう連銭形成、血管収縮、組織損傷などによる毛細血管レベルでの血流の停滞や、血行停止が原因とされています。

瘀血があると、口の渇き、痔《じ》、月経異常、腹満《ふくまん》、便秘、冷えのぼせ、疼痛《とうつう》（ずきずきした痛みや、うずきやしびれを伴う痛み）などの症状が出る場合があります。また症状はなくても診察上、皮膚の色素沈着、鮫《さめ》肌《はだ》、下肢《かし》静脈瘤《じょうみゃくりゅう》、毛細血管拡張、顔色の悪さ、紫色や暗紅《あんこう》色の舌、舌下の静脈の怒張などが多くみられます。

診察をすると、脈が渋滞したような渋脈《じゅうみゃく》（→94P）を触れたり、腹部を押すと圧痛を生じる場合（小腹急《しょうふくきゅう》結《けつ》）（→100P）もあります。なお、脱水状態は瘀血症状を増強します。

血の異常からくる症状と対処

血が不足する

血虚

血が不足して、身体に栄養が行き届いていない状態。

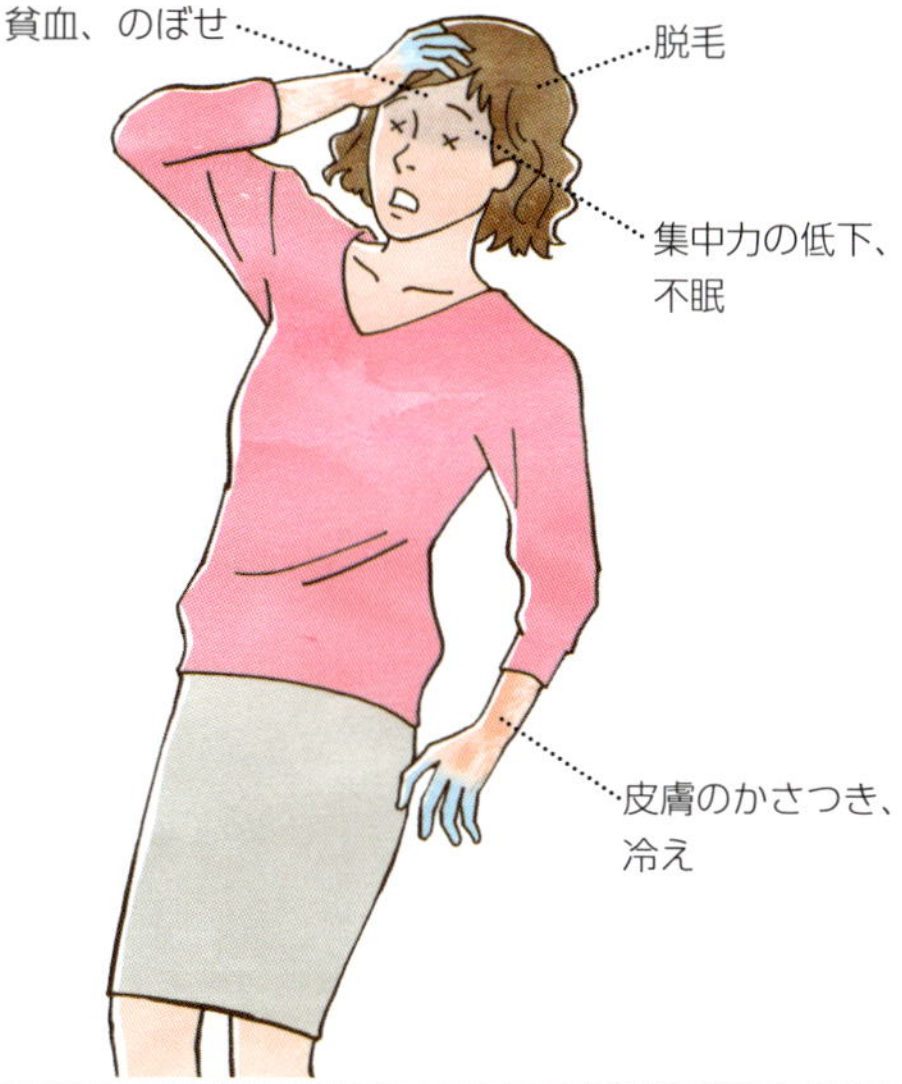
貧血、のぼせ
脱毛
集中力の低下、不眠
皮膚のかさつき、冷え

漢方薬治療

当帰《とうき》、芍薬《しゃくやく》、川芎《せんきゅう》、艾葉《がいよう》、地黄《じおう》、阿膠《あきょう》などの生薬《しょうやく》を含む補血剤を用いる（四《し》物湯《もつとう》、当帰芍薬散《とうきしゃくやくさん》、芎帰膠艾湯《きゅうききょうがいとう》など)。

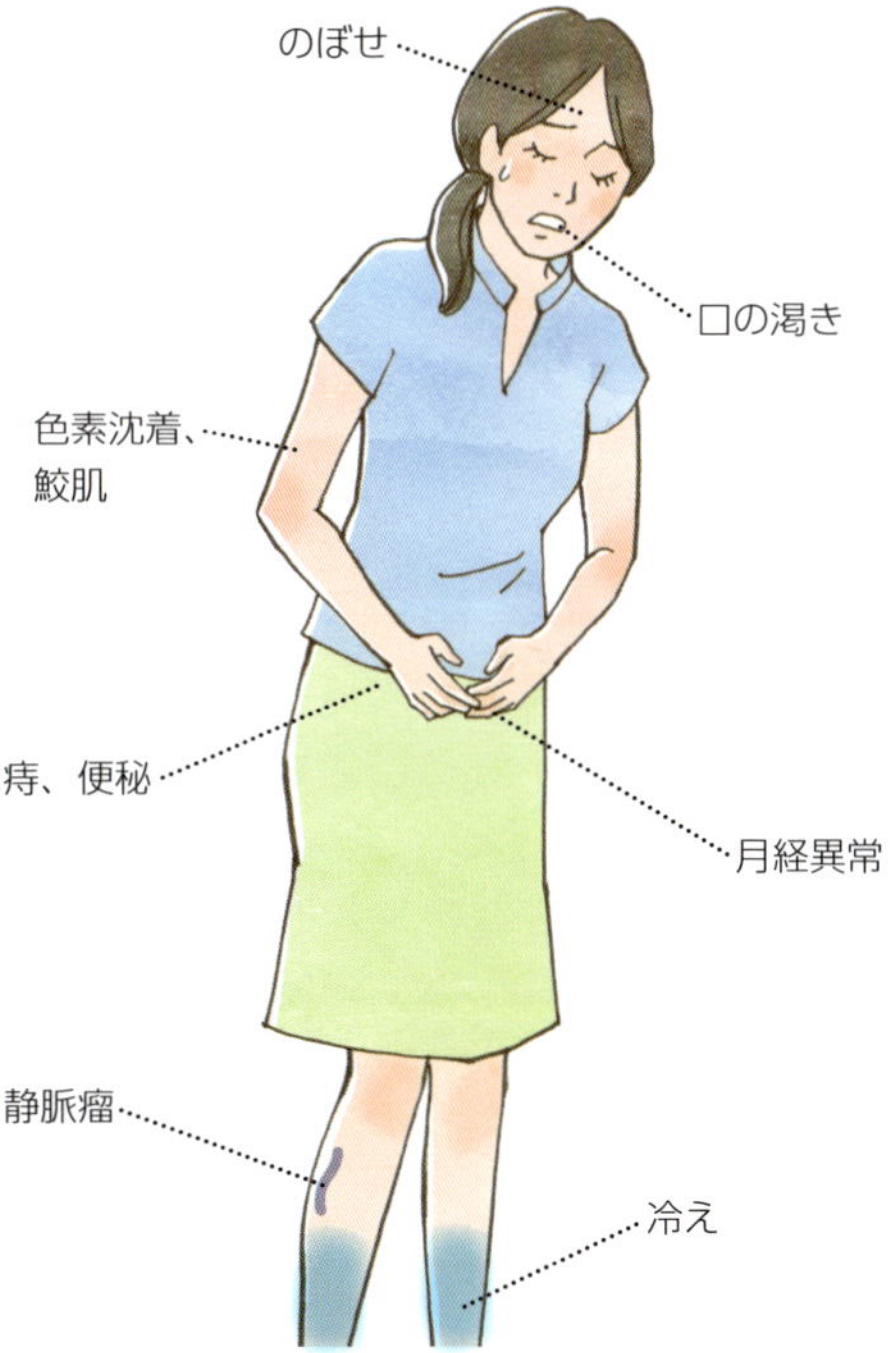
のぼせ
口の渇き
色素沈着、鮫肌
痔、便秘
月経異常
静脈瘤
冷え

血が滞る

瘀血

血が正常に流れず、身体の一部で滞っている状態。

漢方薬治療

植物性生薬の桃仁《とうにん》、牡丹皮《ぼたんぴ》、大黄《だいおう》、紅《こう》花《か》などを含む処方や、症状が強い場合は水蛭《すいてつ》、虻虫《ぼうちゅう》、蠐螬《せいそう》、しゃ虫《ちゅう》などの動物性生薬を含む処方を用いる(桃核承気《とうかくじょうき》湯《とう》、桂枝茯苓丸《けいしぶくりょうがん》、抵当湯《ていとうとう》など)。

鍼灸《しんきゅう》治療

鍼灸においては、足の厥陰肝経《けついんかんけい》をはじめ、足の少陽胆経《しょうようたんけい》、手の少陽三焦経《しょうようさんしょうけい》などの経絡《けいらく》に異常が現れることがあり、その経絡の治療を行うことが多い。

気血水
4

水《すい》の異常とその症状

水の量が不足したり、身体の中に正常に分布していない状態。

水の乱れと原因

漢方医学で用いられる水とは、血から血液を除いた一般体液を示す概念です。水の異常状態は体液の機能異常によるもので、水毒《すいどく》や水滞《すいたい》と呼ばれる病態があり、その発生には寒(↓62P)と湿《しつ》が重要とされています。

水毒・水滞とは

水毒は主に水分代謝障害、水滞は体液の量や分布の異常を示す病態と考えられます。身体の一部分に水が多くとどまってしまうだけでなく、大量に汗をかいたり、水分摂取が足りず体液が不足したり、流れが悪くなるとこの病態が現れます。めまい、耳鳴り、頭重感《ずじゅうかん》、立ちくらみ、悪心《おしん》、水様の下痢、むくみ(浮腫《ふしゅ》)、冷えなどの症状を伴うことが多くあります。

この状態になる原因は、現代医学的には静脈やリンパ管が閉塞・停滞することで、血管外の組織(サードスペース)に体液がとどまってしまい、細胞外の水分量が増えるためと考えられています。腹水(腹腔《ふくくう》に水がたまってしまうこと)や、むくみなどもこれによって起こります。また、細胞膜の透過性の破綻による細胞内水分量の増加なども、体液バランスの異常に関係しています。腹診《ふくしん》(↓96P)上で診られる「胃内停水《いないていすい》」も、胃の運動がうまく機能しない結果生じる、一種の水滞と考えられます。

水毒や水滞には漢方薬でも治療を行いますが、鍼灸《しんきゅう》では水滞により、手の少陰心経《しょういんしんけい》、足の少陰腎経《しょういんじんけい》、足の太陽膀胱経《たいようぼうこうけい》(↓123P)などの経絡《けいらく》に異常が現れやすく、そうした経絡に対する鍼灸治療が効果的とされています。

水の異常からくる症状と対処

水毒と水滞の症状は重なることが多いため、ここでは併せて紹介します。

水が不足したり滞る

水毒・水滞

水分の代謝がうまくいかなかったり、体液が身体の一部に滞っている状態。

漢方薬治療

水分代謝障害による水毒に対しては、体液の分布の異常を正す茯苓《ぶくりょう》、朮《じゅつ》、沢瀉《たくしゃ》などを含む処方を用いる。水滞によるむくみや腫れなどには、麻黄《まおう》、朮《じゅつ》、黄耆《おうぎ》などを含む処方が使われる（桂枝加《けいしか》朮附湯《じゅつぶとう》、防已黄耆湯《ぼういおうぎとう》、越婢《えっぴ》加朮湯《かじゅつとう》など）。

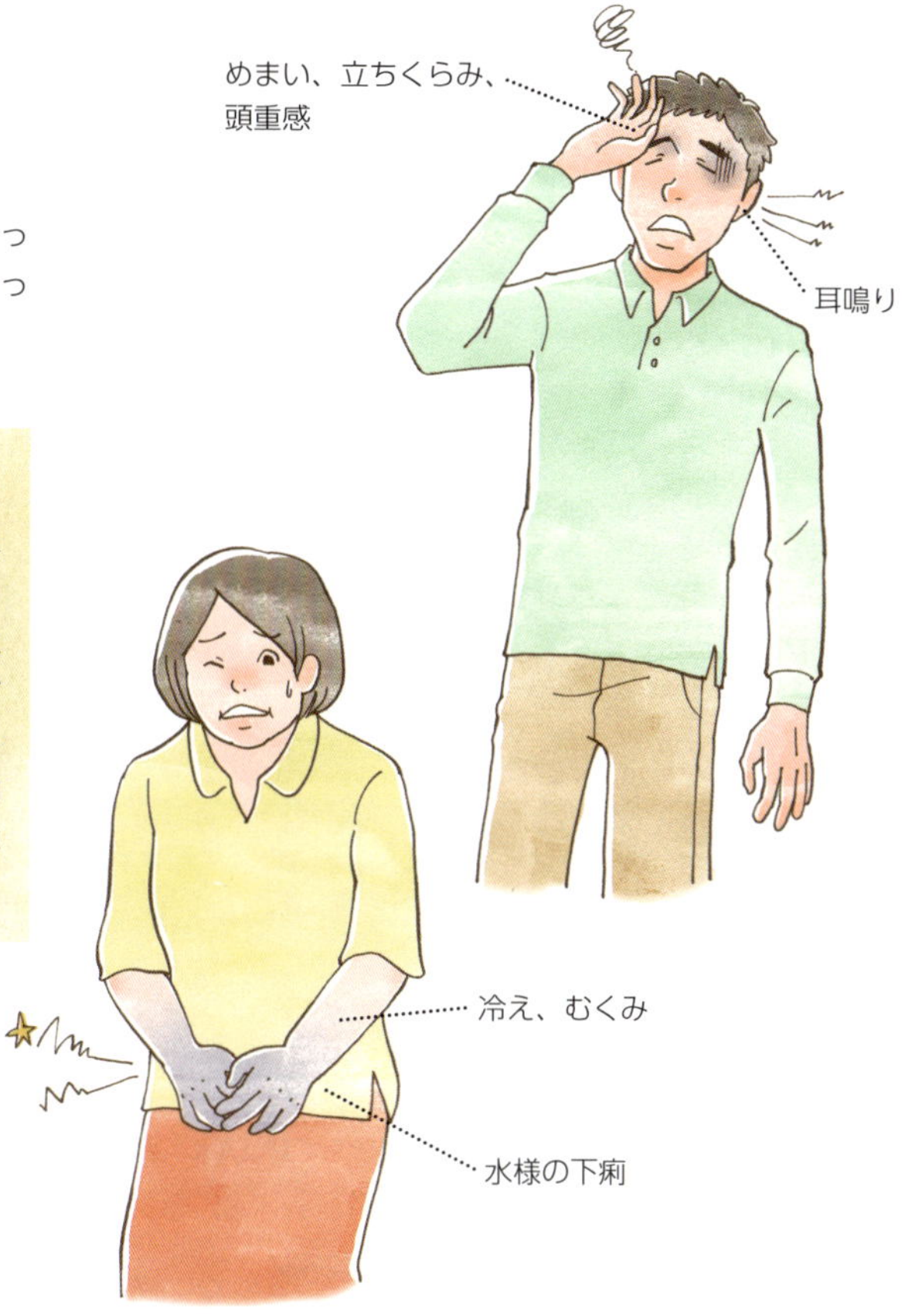
めまい、立ちくらみ、頭重感
耳鳴り
冷え、むくみ
水様の下痢

「気・血・津液《しんえき》・精」の異常

中医学の「気・血・津液・精」（→69P）では、津液の異常として、陰虚《いんきょ》（津液の不足）、湿（津液の停滞）、湿熱《しつねつ》（湿が熱を帯びた状態）などが挙げられる。また、血の異常として、血に熱がこもる血熱《けつねつ》を挙げる場合もある。

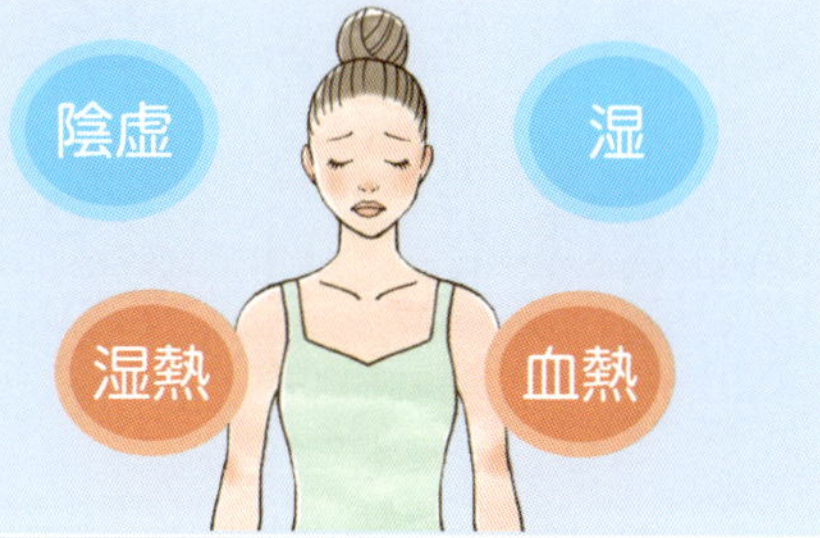
陰虚
湿
湿熱
血熱

診察・診断 1

感覚情報を駆使して診る四《し》診《しん》

味覚を除く五感を十分に使い、全身の異常を細かく観察する。

四診とは

東洋医学の診察は、病気の原因を探すだけでなく、患者の身体全体の状況を把握するために行います。その診察結果をもとに、証《しょう》（→60Ｐ）を決定しています。

漢方医学では四診といって、望《ぼう》診《しん》、聞《ぶん》診《しん》、問《もん》診《しん》、切《せっ》診《しん》の４つの診察法があります。この望聞問切《ぼうぶんもんせつ》による四診は中国の『難経《なんぎょう》』という古典に初めて記載され、現在にまで伝わっているものです。

問診は、現代医学と同じ現病歴をとることにあたります。望診、聞診、切診は、現代医学の身体所見をとることに相当しますが、その重要性は現代医学より大きく、五感のうち味覚を除く、**視覚、嗅覚、聴覚、触覚を十分に使って行います。全般的に、細かい観察を要するものが多いのが特徴**です。

望診は、患者の皮膚の状態や動作などから異常を診断します。その中でも舌を診る舌診《ぜっしん》は重要です。「聞」という漢字には嗅ぐ・聴くという意味があり、聞診にも嗅覚と聴覚を用いた嗅診《きゅうしん》と聴診《ちょうしん》があります。「切」は「触」と同じ意味で、切診とは身体に触れて診察する触診のことです。この切診には、脈診《みゃくしん》や腹診《ふくしん》以外にも背診《はいしん》や切経《せっけい》があります。

漢方と鍼灸《しんきゅう》で異なる診療

漢方の診断では、四診の中の舌診・脈診・腹診などが重要ですが、鍼灸の診断では、背中の状態を診る背診や切経なども行います。また、脈診の方法が違うことも特徴です。鍼灸の診察については、126～131Ｐを参照してください。

四診により証を決めるまでの流れ

四診で患者の身体全体の状況を調べる。

望診

目で観察する診断方法。患者が診察室に入ってきた段階から始める。全身の動きや肌色、発汗状態などを観察して異常がないかを調べる。舌診は特に重要とされている。

視覚でチェックする

- 顔面の色・状態
- 舌の異常(舌診)
- 身体の動き・状態

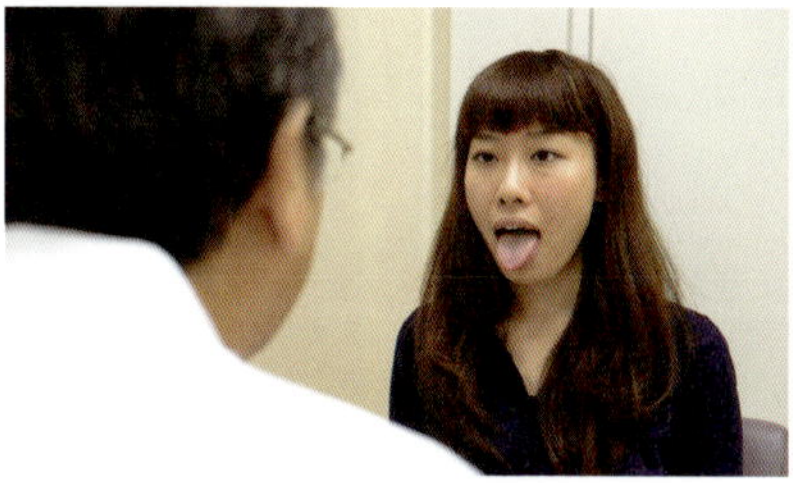

聞診

患者が発する音を聞き、においを嗅ぐことで行う診断方法。音は発声や呼吸音、せき、しゃっくりなどから判断する。においは、口臭や体臭などで調べる。

聴覚・嗅覚でチェックする

- におい(嗅診)
- 声・呼吸音などの音(聴診)

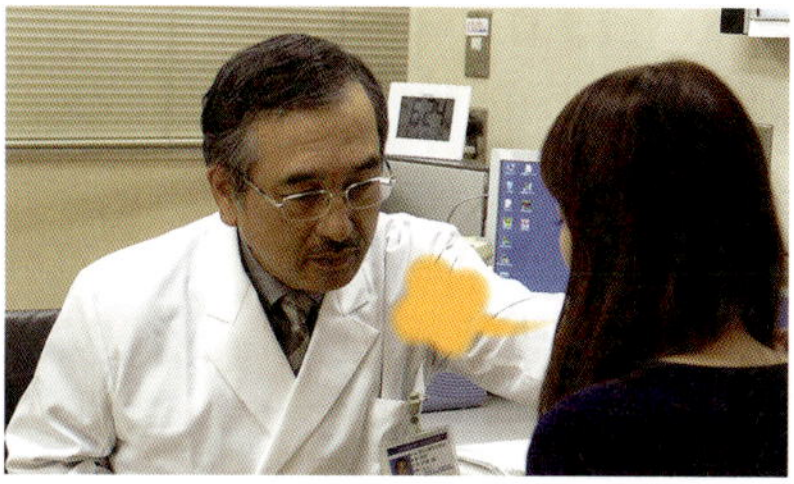

問診

患者の話から情報を集めて行う診断方法。患者に質問をして、熱や痛みなどの自覚症状や生活習慣、病歴、既往歴などを聞く。これらの情報から患者の状態を判断する。

聴覚でチェックする

- 自覚症状
- 病歴
- 経過　など

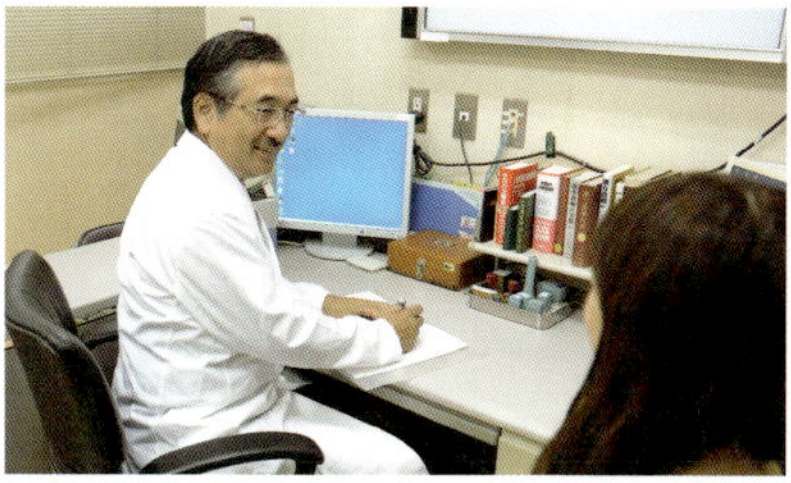

切診

患者の身体に直接触れて行う診断方法。主に脈と腹を診る。脈診は脈の数や強弱、深さなどを診察する。腹診は、筋肉の緊張度や圧痛の程度から判断する。

触覚でチェックする

- 脈の状態(脈診)
- 腹壁の状態(腹診)
- 背部の状態(背診)

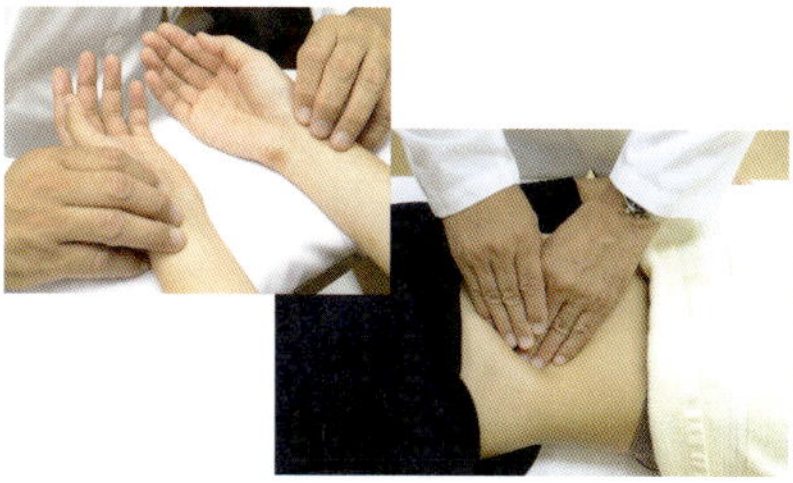

診察・診断 2

動作や顔色から異常を知る望診《ぼうしん》

身体の表面や動作に現れる異常から、患者の状態を把握する。

動きから眼光まで観察

診察は、患者が部屋に入ってくるところから始まっています。患者の全体を外面から観察することで、その動作や顔色から、身体にどんな異常があるのか情報を集めるのです。

望診とは現代医学でいう視診に当たり、文字通り目で見て患者の状態を把握することです。望診も視診も非言語的・視覚的な診断法です。

その要点は、患者の栄養状態、体型、姿勢、筋肉・骨格の状態、むくみ（浮腫《ふしゅ》）、歩き方、異常運動など動作や身体全体に関するものから、顔のつくり（顔貌《がんぼう》）、顔色、皮膚の色調・乾・湿・発汗状態、黄疸《おうだん》の有無、毛髪のつややパサつき、爪の変形や血色、眼や結膜の状態や眼光など身体の表面に現れる異常を知ることです。

特に顔色は気血の虚実《きょじつ》を判定するのに重要です。目の周りは筋肉や組織も柔らかく、変化が出やすいのでよく観察します。たとえば、毛細血管の拡張、目の下のくま、暗紫色の皮膚や唇などは瘀血《おけつ》（↓72P）の徴候として重要な所見です。口腔粘膜の色調、舌の状態など口腔内の異常については舌診《ぜっしん》（↓80P）で観察します。腹診《ふくしん》（↓96P）でも胃腸がモクモク動く蠕動不穏《ぜんどうふおん》の所見などは望診が生かされています。

経験と直感が必要

このように望診には客観的な観察に加え、その異常を判断するには経験的・直感的判断も必要とされます。

古代中国（戦国時代）の名医・扁《へん》鵲《じゃく》は四診に精通し、特に望診と脈診においては卓越しており、患者を一《いち》瞥《べつ》しただけでその症状を判断したという伝説があります。

望診のポイント

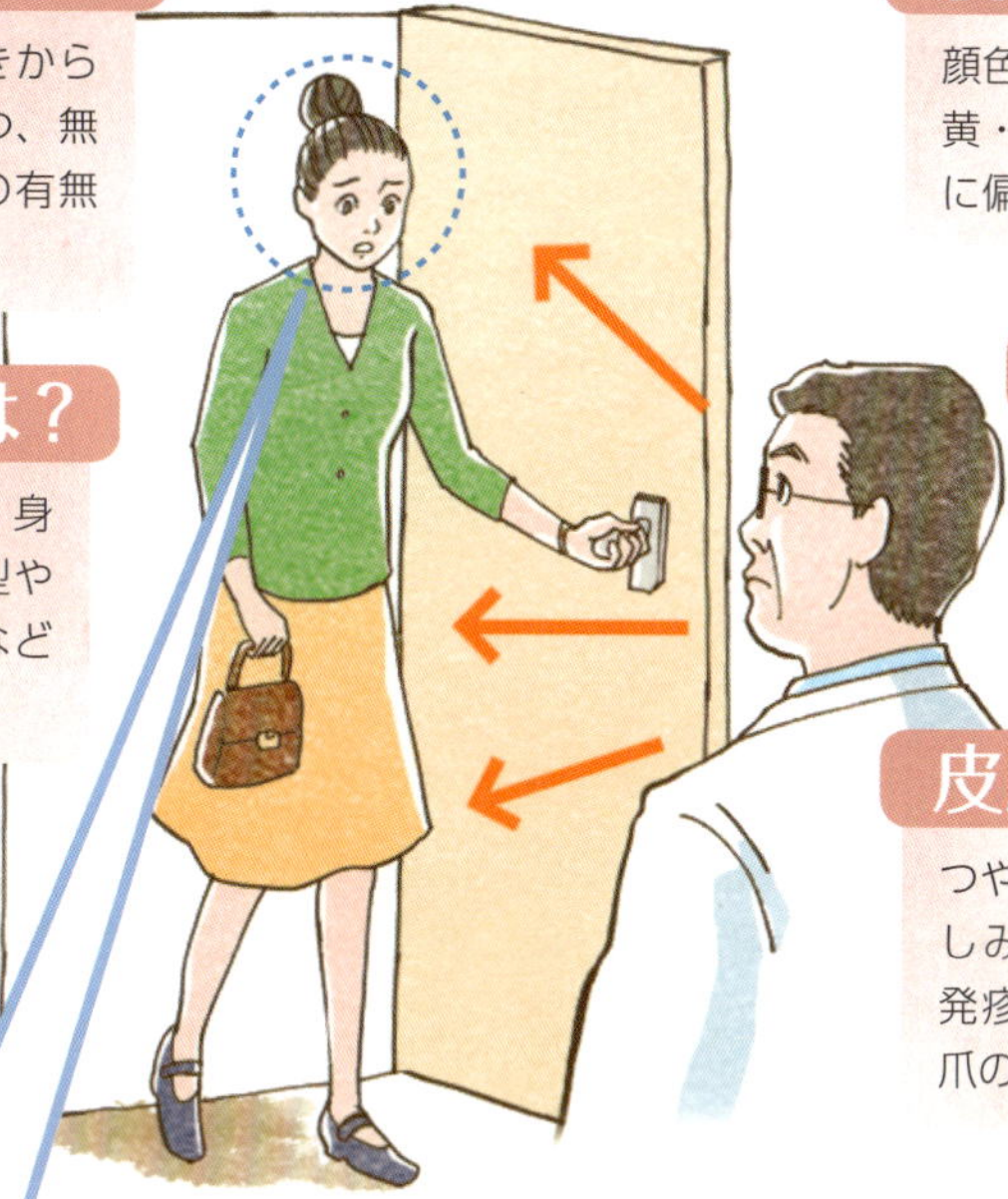

表情は？

表情や目つきから興奮、抑うつ、無表情、生気の有無などをみる。

体型は？

肥満・やせ、身長などの体型や背筋の伸びなどの姿勢。

肌の色は？

顔色や肌の色が、青・赤・黄・白・黒のいずれかに偏っていないか。

動きは？

歩行、話すときの身体の動きといった動作やまひなど。

皮膚は？

つや、張り、荒れ、むくみ、しみ・そばかす、イボ、発疹などの有無をみる。爪の状態も参考にする。

顔色には気・血の虚実が現れやすい

青　血の停滞（血虚《けっきょ》）、水の停滞（水滞《すいたい》）、冷え（寒）など。

赤　熱がこもる、興奮状態（気逆《きぎゃく》）や瘀血など。

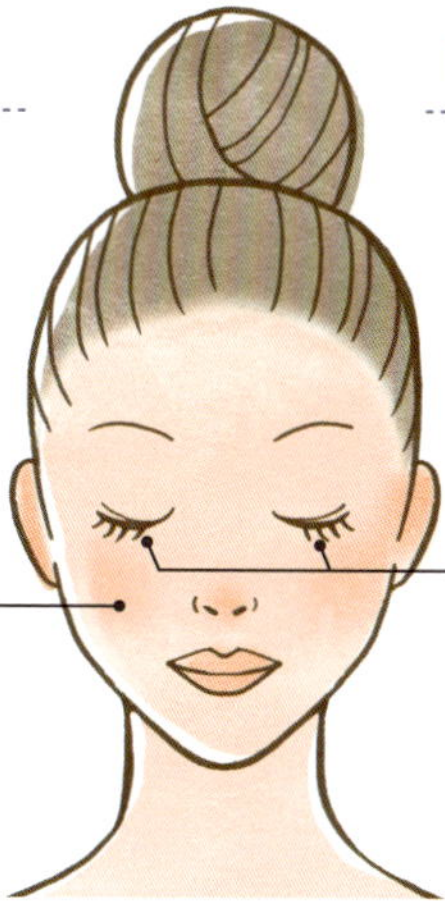

目の周りにはむくみや色の変化が出やすい

くま、色素沈着
瘀血の場合が多い。

腫れぼったさ
水分代謝障害（水毒《すいどく》）など。

黒ずみ
腎虚《じんきょ》、瘀血など。

診察・診断 3

望診《ぼうしん》の中でも重要な舌診《ぜっしん》

舌の色や形に、胃や腸を中心とした全身の異常が現れる。

舌の質と苔《こけ》を診る舌診

望診の1つである舌診は、西洋医学ではほとんど行われなくなっていますが、東洋医学においてはとても重要です。人の舌は、発生学（※）的にも、胃や腸と同じ起源を持ったため、胃や腸の病変を反映しやすく、また代謝障害や全身的な病状が現れやすいとされています。そのため、患者の身体について様々な情報を得ることができるのです。

舌の表面を舌背《ぜつばい》、裏面を舌腹《ぜつぷく》といいますが、舌背には細かい突起状の糸状乳頭《いとじょうにゅうとう》、茸状乳頭《じじょう》、有郭乳頭《ゆうかく》、葉《よう》状乳頭《じょう》、円錐乳頭《えんすい》などの舌乳頭《ぜつにゅうとう》が存在しています。舌診で重要なのは、舌背全体を覆う糸状乳頭と、所々に散在する茸状乳頭です。

糸状乳頭は皮膚と同じ組織でできているため、細胞が角質化しますが、他の乳頭は角質化しません。そのため、糸状乳頭細胞の脱落が減り残ると皮膚の垢《あか》のような白い苔《こけ》が生じますが、これが舌苔《ぜったい》の正体です。

舌診においては、舌そのものの性状である舌質《ぜつしつ》と、舌に付着した舌苔について診断します。

内臓の状態から、病期や軽重まで分かる

舌質では、色調（舌色《ぜっしょく》）、形状（舌形《ぜっけい》）、動き（舌態《ぜったい》）について診断します。

舌色からは血や熱、冷えなど、舌形からは気・血・水の状態など、舌態からは神経障害を診ます。

舌苔においては、その性状（舌苔質）と色（舌苔色）を診断し、舌証《ぜっしょう》を決定します。舌苔質からは、病変の軽重や病期、消化、水の循環など、舌苔色からは胃腸や体内の水分の代謝の状態などが分かります。

※生物の、1つの細胞から成体になるまでの過程について研究する、生物学の一分野。

舌診ではどこを診ているか

舌診で診るポイントは、色、形、動き、舌苔など。

色
赤や紫色になっていないか。斑点が出ていないか。

形
厚みや細さは正常か。亀裂、腫れ、歯の痕はないか。

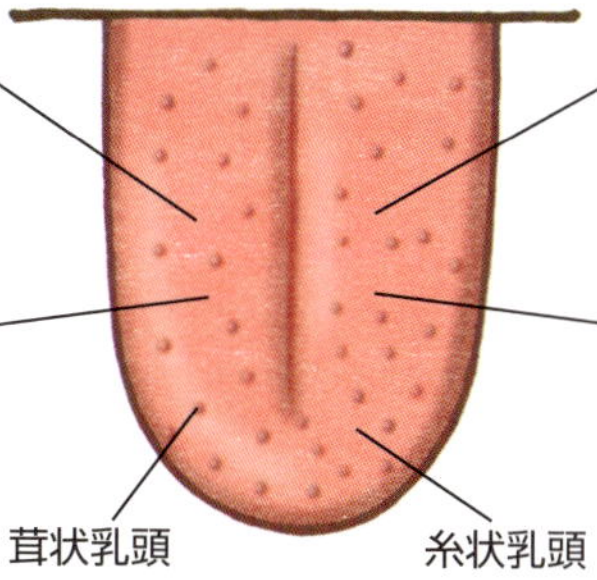

動き
こわばっていないか。力は入るか。

舌苔
色や厚さは正常か。はがれていないか。

正常な舌の状態とは
色調は淡紅色《たんこうしょく》でつやがある。形は歯に当たらず唇の幅よりもやや小さめで、舌の表面にうっすらと舌苔が広がっている状態。

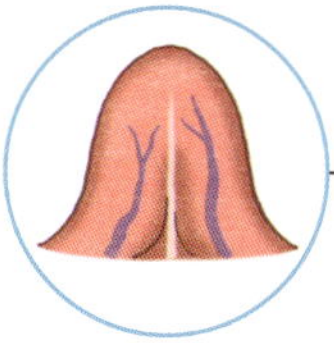

舌の裏の静脈（舌深静脈）が拡張していないか。

風邪をひいたときの舌

発熱して身体に熱がこもると舌は赤くなる。風邪の症状によって舌の状態も変化していく。

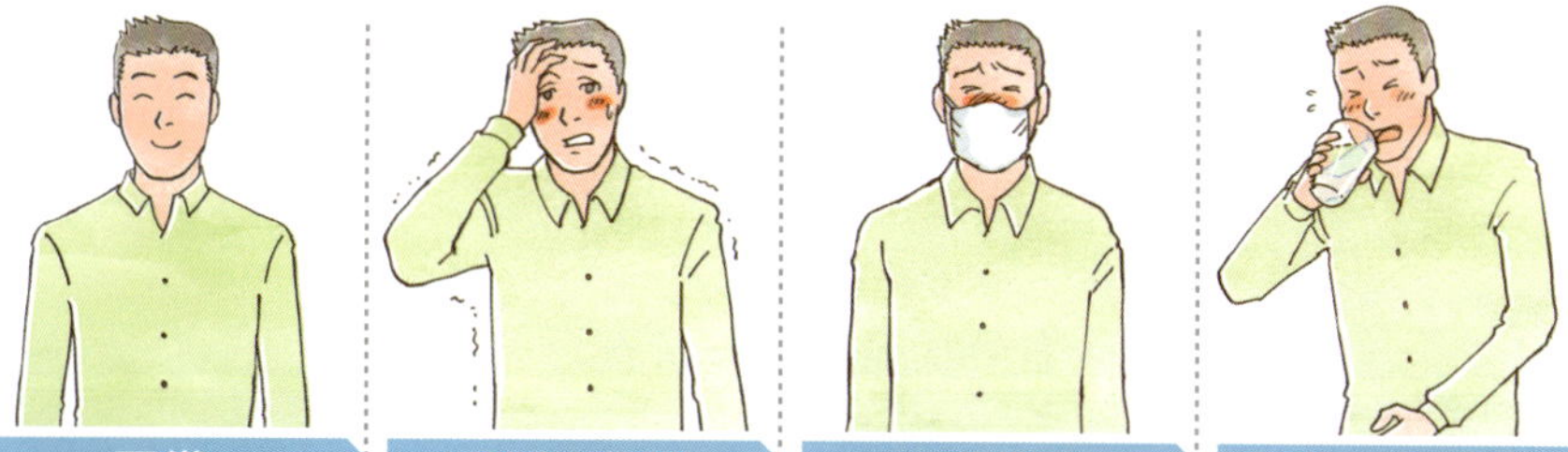

正常	風邪の初期	高熱	便秘、喉の渇き
淡紅色で薄い苔がついている。色、形、舌苔ともにバランスのよい状態。	充血して色が赤くなる。	紅色になり白い苔がみられ、ときに赤い斑点がみられる。消化器の機能低下など。	舌は乾燥し舌苔は黄色くなる。身体に熱がこもっている。

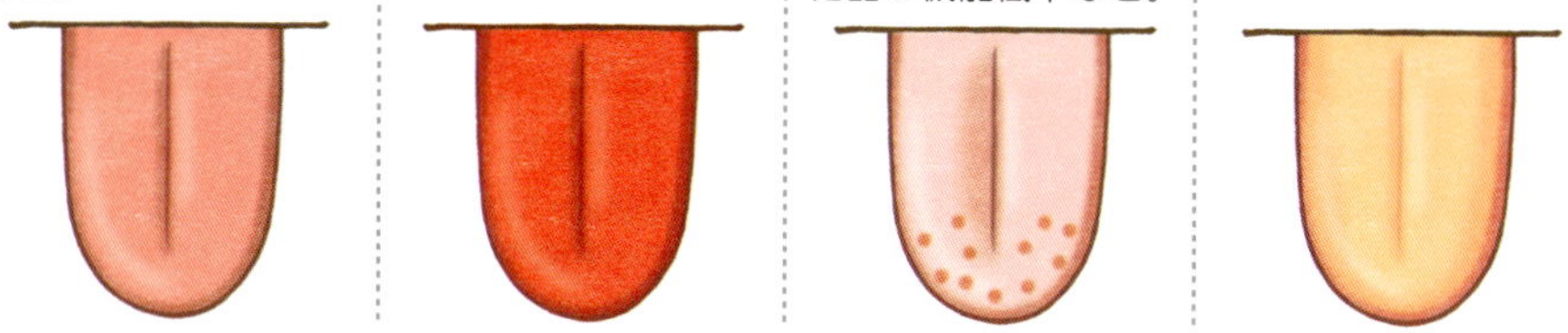

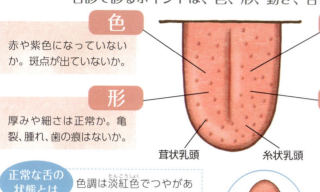

舌色《ぜっしょく》 舌色は、舌苔《ぜったい》を除く舌そのものの色調で判定する。

淡白色《たんぱくしょく》　淡白舌《たんぱくぜつ》

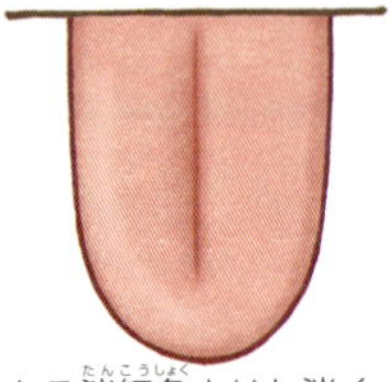

正常な舌色である淡紅色《たんこうしょく》よりも淡く、血色がない舌。舌組織の虚血《きょけつ》・貧血やむくみが原因と考えられる。

濃い赤色　紅舌《こうぜつ》

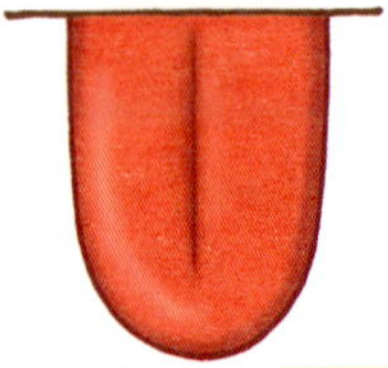

虚熱《きょねつ》でもみられるが、多くは発熱時などの実熱《じつねつ》証でみられる。その他、毛細血管の拡張、充血、瘀《お》血《けつ》証や脱水時などの陰虚《いんきょ》証でもみられる。

深い赤色　絳舌《こうぜつ》

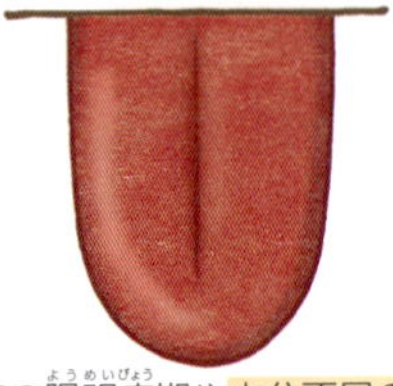

急性熱性疾患の陽明病《ようめいびょう》期や水分不足の病態で起き、脱水を伴う熱証や瘀血証による血液凝縮や停滞が原因。

紫色・青色　紫舌《しぜつ》・青舌《せいぜつ》

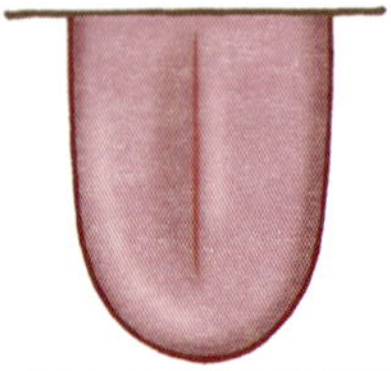

舌内の静脈の拡張、血液内の酸素減少などで起こり、紫舌は瘀血症、青舌は冷えが強く瘀血が進んだ冷え症などでみられる。

舌態《ぜったい》 舌の動き方や状態などを診る。

萎縮や斜め　痿軟《いなん》・歪斜《わいしゃ》

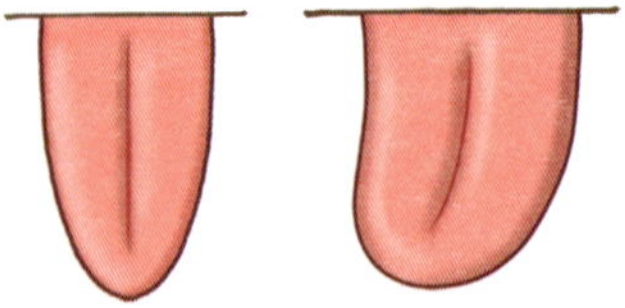

萎縮した舌を痿軟、痿軟のない舌が左右に偏位するものを歪斜という。一般的に脳梗塞や脳出血などによる運動障害や麻痺に関連して起こる。

震えている　舌戦

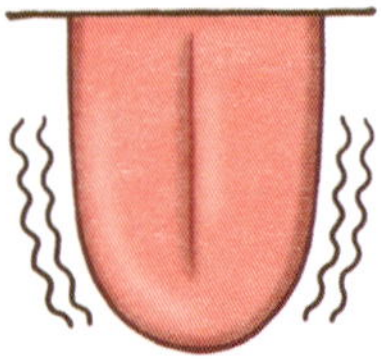

自身の意思に関わらず、周期的に舌がふるえる（振動）こと。自律神経疾患、パーキンソン病などでみられる。

舌質《ぜっしつ》による診断

舌形《ぜっけい》　舌背《ぜっぱい》と舌腹《ぜっぷく》の異常な形状を診る。

※舌は筋肉なので、食欲旺盛な人は大きく、小食な人は薄く小さい。

膨らんでいる・痩せている　胖大舌《はんだいぜつ》・痩薄舌《そうはくぜつ》

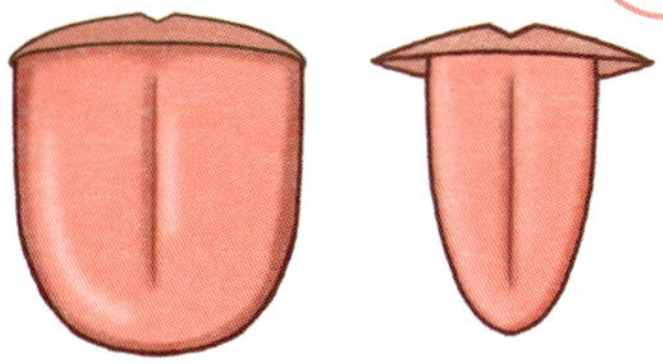

大きく膨らんだ胖大舌は、実証では舌内筋群の肥大や舌のむくみ、陽虚証《ようきょ》では気虚《ききょ》や水毒《すいどく》などでみられる。薄く痩せた痩薄舌は、気虚、血虚、水分不足などを反映する。

歯の痕《あと》がある　歯痕《しこん》

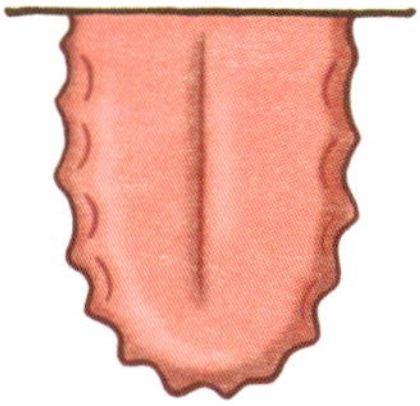

舌の縁にできる歯型の圧痕《あっこん》のこと。脾虚《ひきょ》、気虚、陽虚の証でみられ、胖大舌に伴って現れる場合は気虚と水毒の病態と考える。

赤い斑点がある　紅点《こうてん》

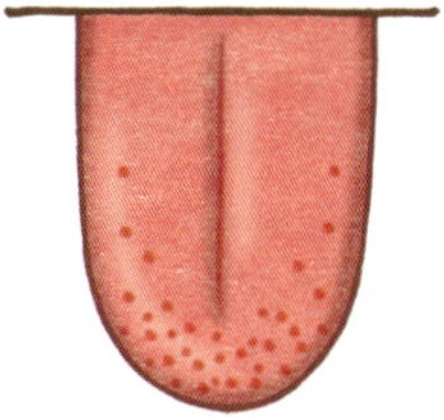

舌背部､特に舌の先に赤い点が散在している状態。通常は熱証や瘀血証を示す。紅点は、拡張・充血した茸状乳頭《じじょうにゅうとう》内の毛細血管が透見されたもの。

茶・紫の斑点がある　瘀点《おてん》・瘀斑《おはん》

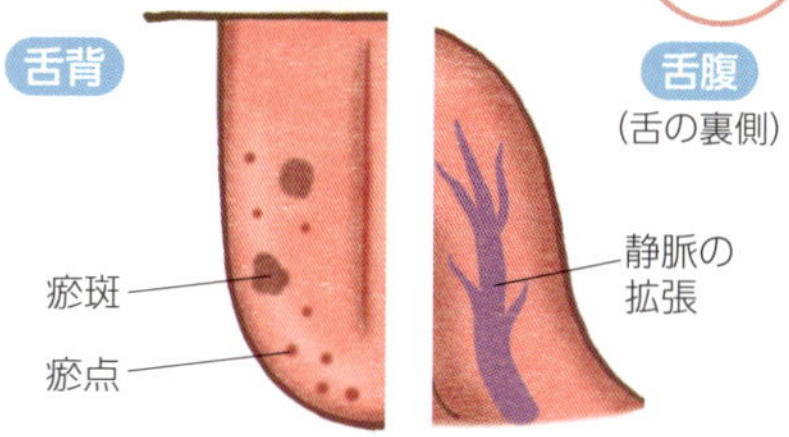

瘀点とは茶から紫色の斑点、瘀斑とは舌面から隆起しない青紫から黒紫の斑点のこと。瘀点や瘀斑ならびに舌腹の静脈の拡張は瘀血の徴候。

ひだ・溝がある　皺裂《すうれつ》

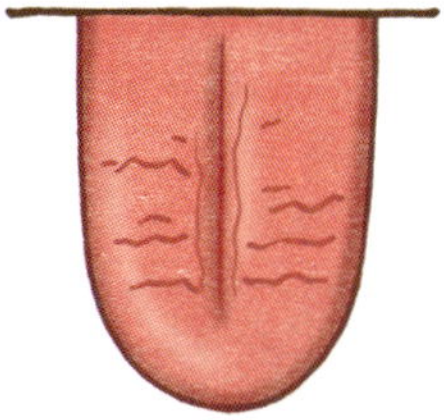

舌にひだやひびができた状態。水分の不足と関連して紅色の場合は陰虚証､淡紅から紅色であれば気陰両虚､淡白色なら血虚や気血両虚とされる。

縦ひだが毛羽立っている　芒刺《ぼうし》

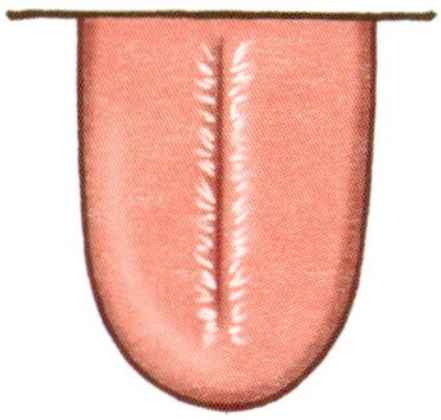

舌の中央にある縦ひだを中心に、舌乳頭の先が毛羽立った状態のこと。糸状《いとじょう》乳頭の異常増殖・角質化が原因で、胃腸や気分の熱盛でみられる。

舌苔《ぜったい》による診断

舌苔の発生は睡眠、飲酒、喫煙、便秘、発熱などと関連性があるが、その形成には食物、唾液分泌量、唾液のpH、細菌やカビなどの微生物、糸状乳頭《いとじょうにゅうとう》の状態などが関与する。

舌苔質

舌苔の量や性状などを診る。

無い・薄い　無苔《むたい》・薄苔《はくたい》

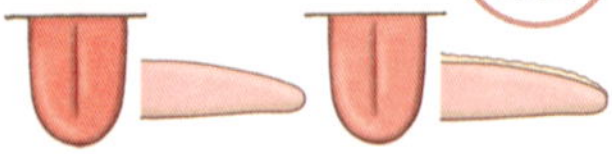

舌苔がないものを無苔、舌苔の付着が薄く、舌の赤みが透けて見える状態を薄苔という。薄苔は、正常な舌あるいは病変が軽度の場合にみられる。

厚い　厚苔《こうたい》

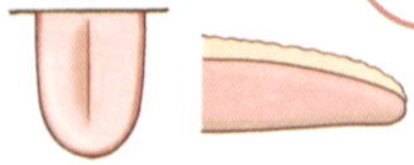

厚い舌苔ほど病期が長いことを示す。外邪が裏に入った場合や湿の停滞、胃の機能低下などにより生じる。

粘ってべっとりしている　膩苔《じたい》

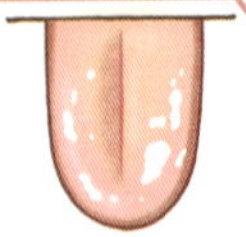

粘り気があって濃く、油がついたようにべっとりとした舌苔。その色により、白膩苔《はくじたい》や微黄膩《びおうじ》苔《たい》があり、湿熱や水の停滞、消化不良などでみられる。

はがれている　地図《ちず》状苔《じょうぜつ》

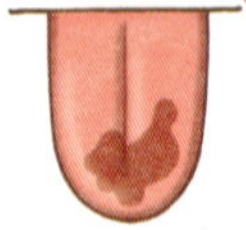

舌苔が部分的にはがれた状態。糸状乳頭の部分的な萎縮あるいは消失が原因。心身症や免疫・アレルギーにからんだ疾患でみられることが多い。

乾く・湿る　乾・湿

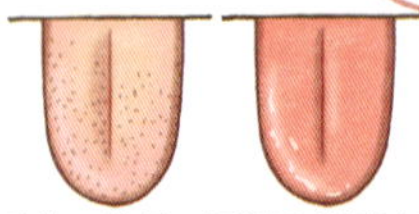

舌苔の乾燥、湿潤の程度を示す。湿や滑苔《かったい》（舌苔の水分過多でつるつるした状態）は陰証の徴候、乾は陽証の徴候で脱水と瘀血《おけつ》で認められる。

舌苔色

舌苔の色は喫煙や着色された食品の摂取、現代医薬品などに影響されやすいので注意して判断する。

薄く白い　薄白苔《はくはくたい》（微白苔）

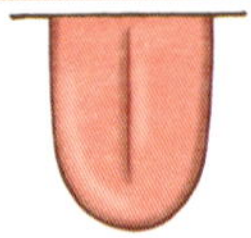

健常者にみられる正常な舌苔所見。通常、舌苔は点状で小さいため、その周囲には隙間があって赤い舌乳頭上皮が見える。

白い　白苔《はくたい》

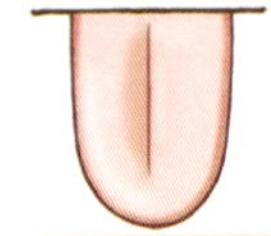

少陽病期《しょうようびょうき》の発熱や、胃運動機能の低下などの病態に関連して出現することが多い。

黄色い　黄苔《おうたい》

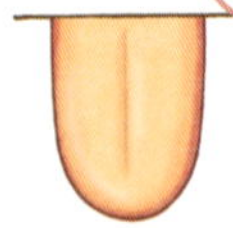

舌苔が雑菌などの繁殖により黄変したもの。胸やけ、胃液の口内への逆流（呑酸《どんさん》）、胃痛、便秘など胃熱の症状を反映する。

白く黄色い　白黄苔《はくおうたい》（微黄苔《びおうたい》）

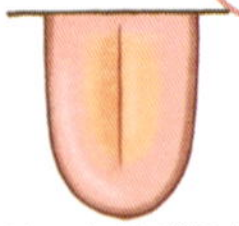

黄苔に白苔が軽度に入り交じって存在している状態。熱性疾患による消化機能停滞の病態を示す。

灰色から茶色　灰苔《かいたい》

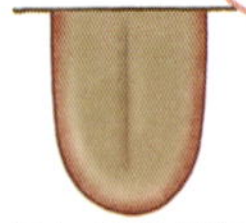

灰色から茶色をした舌苔。裏熱《りねつ》、寒湿、水の停滞などの徴候。一般的に裏証では、黄苔より程度が強い状態と考える。

黒い　黒苔《こくたい》

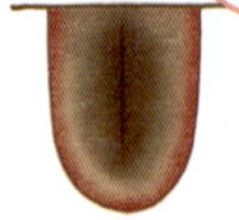

熱の極期や重篤な状態でみられ、裏証を示す。抗生物質や抗がん剤の長期投与やがん末期の患者などにみられる。

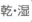

舌診《ぜっしん》の歴史

中国における舌診

古代中国で記された、中国最古の医学書といわれる『黄帝内経《こうていだいけい》』には、すでに舌の形、動き、舌苔の変化の所見が記載されています。その後に書かれた『傷寒論《しょうかんろん》』には少陽病《しょうようびょう》期（↓54P）の白苔、陽明病《ようめいびょう》期の舌苔、舌の乾燥を、『金匱要略《きんきようりゃく》』には黄苔や青色を帯びる舌などをみることができますが、実は意外に舌所見は少なかったのです。

舌診法が体系化されたのは、12世紀（元代）に中国最古の舌診専門書『金鏡録《きんきょうろく》』が書かれてからで、舌苔図譜は計36種であったことが推定されています。その後、16世紀に舌診の診断法は飛躍的に発展し、清の時代に張登《ちょうとう》が著した『傷寒舌鑑《しょうかんぜっかん》』では舌を9種に分類し、舌苔図譜は120種となりました。

日本における舌診

日本では15世紀以降、中国の金元《きんげん》医学《いがく》（※1）に強い影響を受けた後《ご》世方派《せいほうは》（↓24P）の医師たちにより舌診が臨床に取り入れられていきます。しかし、江戸時代にはそれまでの陰陽五行論《いんようごぎょうろん》や金元医学を否定し、『傷寒論』を重んずる古方派《こほうは》（※2）が台頭したため、診断法として脈診《みゃくしん》と腹診《ふくしん》に重きが置かれ、舌診はあまり重視されなくなっていきました。

そうした中で、『金鏡録』『傷寒舌鑑』の二書を詳しく研究した土田敬之《つちだたかゆき》は、1835（天保6）年に、舌苔の色を白・黄・黒・紅で分け、舌態《ぜったい》にも配慮して舌診35種を分類した『舌胎《ぜったい》図説《ずせつ》』を著します。また、1813（文化10）年には能條玄長《のうじょうげんちょう》が『傷寒論』の漢方処方を中心に、書き下し文（国字）でその処方の特徴となる舌診所見と腹診所見、全91種類について説明した日本独自の舌診・腹診書『国《こく》字腹舌図解《じふくぜつずかい》』を著しました。

こうしたユニークな書籍ができた背景には、吉益東洞《よしますとうどう》を筆頭に『傷寒論』を重視する古方派が、五行論などそれまでの中国の医学理論を否定し、方証相対《ほうしょうそうたい》（※3）を重視したため、漢方医学において客観的診断技術としての腹診と舌診が必要になったと考えられます。

そのため、現在の日本漢方や鍼灸《しんきゅう》における舌診は、伝統的にそれのみで証《しょう》を決定することはせず、総合的な証を決めるための補助手段として用いられることが多いのです。

※1 金・元時代の医学のこと。金・元時代には陰陽五行論を基盤とした医学理論が盛んになった。
※2 中国・宋の時代以降の病理論や薬理論に批判的であった、江戸時代の漢方医学の一派。
※3 患者の状態から証を決定し、その証に処方と対応する、という考え。

診察・診断
4

嗅いだり聴いたりする聞診《ぶんしん》

聞診とは、においを嗅ぎ、音を聴いて異常を診断すること。

身体から発するにおいで判断する

嗅診《きゅうしん》とは、においから身体の異常を知ることです。体臭や口臭(悪臭、アルコール臭、アセトン臭、尿臭)傷から出る膿《うみ》のにおい、おりもの(帯下《たいげ》)臭、便臭、小便臭といった分泌物・排泄物のにおいで診断します。

わが国の後世方派《ごせいほうは》(↓24P)では、臓腑経絡《ぞうふけいらく》の異常を判定するのに五香(臊《そう》・焦《しょう》・香《こう》・腥《せい》・腐《ふ》)が参考所見として用いられていました。江戸時代には、古方派《こほうは》(↓25P)の後藤椿庵《ごとうちんあん》(後藤艮山《こんざん》の息子)も診察において嗅診と聴診《ちょうしん》の重要性を説いています。

様々な音を聞く聴診

現代医学では聴診器を用いて聴診を行う場合が多いのですが、漢方医学は聴診器がない時代の診察法であるため、直接耳で診断するのが特徴です。後世方派では、臓腑経路の異常を判定するのには五声(呼《こ》・笑《しょう》・歌《か》・哭《こく》・呻《しん》)が参考所見として用いられました。

聴診では、声の性状、呼吸状態(短気・小気)、呼吸音(喘鳴《ぜんめい》)、せき(咳嗽《がいそう》)、うわごと(譫語《せんご》)、しゃっくり(吃逆《きつぎゃく》)、げっぷ(噯気《あいき》・噫気《あいき》)、お腹の鳴る音(腹鳴)などから異常を判断します。

声の性状からは実証《じっしょう》や虚証《きょしょう》、熱証、寒証を判断します。たとえば、気虚《ききょ》では声がかすれたり力がなくなりますが、それは漢方薬の補中益気湯《ほちゅうえっきとう》を処方する判断にも用いられます。

さらに腹診《ふくしん》(↓96P)では、胃内振水音《いないしんすいおん》(胃内停水)など聴診を同時に行って音で判断する異常所見もあり、聞診は単独で行うだけでなく、他の診療と同時に行うことも多いのです。

聞診のポイント

患者から発するにおいや音も、診断のための材料となる。

においを嗅ぐ嗅診

口

胃の消化不良や胃液のにおい、痰《たん》のにおい、口の中の異常などが口臭やげっぷとして現れる。

身体

胃の働きや代謝異常は、脂臭い、甘い、生臭いなど身体のにおいになる。

分泌物・排泄物

便のにおい、尿の量や色・においで身体の寒熱の状態が分かる。

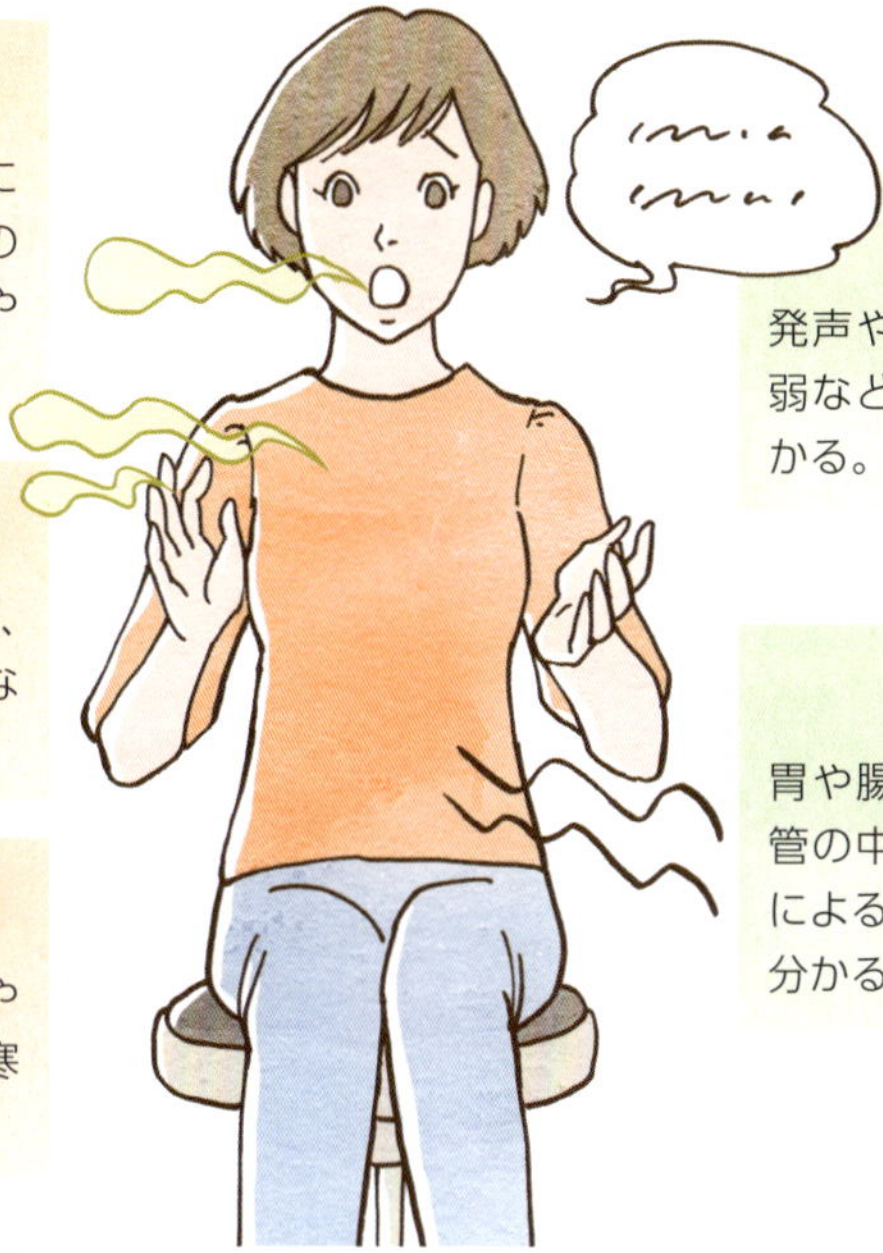

音を聞く聴診

声・呼吸

発声や話し方、息の強弱などで肺の状態が分かる。

腹鳴《ふくめい》

胃や腸の動きは、消化管の中を移動するガスによる音（腸音）により分かる。

症状と診断例

嗅	すっぱいような口臭	胃の消化機能の低下、胃酸過多
	腐ったような口臭	歯周病や虫歯、口内炎など口の中の異常
	排泄物のにおい	便や尿のにおいが強ければ熱証、弱ければ寒証
	分泌物のにおい	においが強ければ熱証・実証、生臭ければ寒証によるものが多い

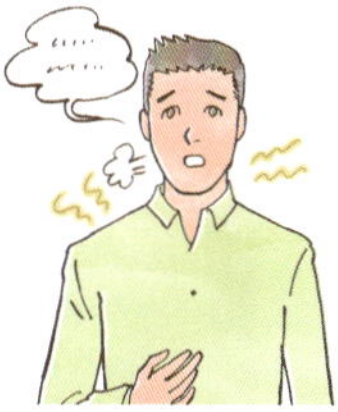

聴	声と話し方	高い声でよくしゃべれば熱証や実証、声が低く言葉が少ないものは寒証や虚証
	呼吸の仕方	異常があるときは息切れ、浅い呼吸、荒い呼吸、微弱で短く速い呼吸になる
	せき（咳嗽）	渇・湿、強弱、痰《たん》のからみなどの症状で寒熱虚実を判断できる

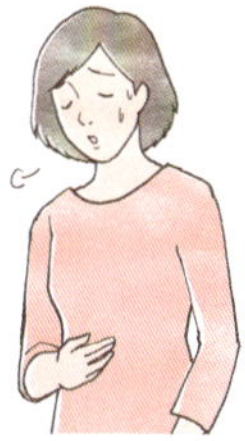

診察・診断
5

問診とは言葉による情報収集

様々な質問から総合的に病気の原因を考える。

主訴から生活習慣まで聞く

問診とは、患者の状態を様々な質問を通して知ることです。主な症状（主訴）から現病歴、既往歴、家族の病歴、職業歴、生活習慣まで聞き、総合的にその原因を考えるための情報を収集します。

漢方医学の問診も、基本的には現代医学とほぼ同じです。しかし、漢方医学では、患者の症状や体調、病態や病期を判断する上で、陰陽・虚《きょ》実《じつ》、五臓、気血水などから異常を診断し、証《しょう》を決定しなければならない

問診で尋ねられること

基本情報を聞く

- 年齢
- 性別
- 今までにかかった病気
- 漢方・鍼灸《しんきゅう》治療の経験
- アレルギー　など

生活や身体の状態を聞く

- 身体のだるさはあるか？
- 憂うつだったりイライラしたりするか？
- 睡眠はよくとれているか？
- 食欲はあるか？
- 排便・排尿の回数・量は？
- 皮膚にかゆみなどの異常があるか？
- 月経の周期や量は？
- 身体の各部位に不快感などの自覚があるか？　など

自覚している症状を聞く

当てはまる症状と、それを感じる場所は？

- こり
- 痛み
- だるさ
- 冷え
- ほてり
- 腫れ　など

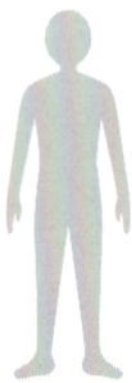

ため、それに役立つ情報を問診ででできるだけ聞き出さなければなりません。また、漢方医学的な用語とその意味も知っておく必要があります。

状態によって区別する

問診に際しては主に、悪寒、悪《お》風《ふう》、手足の冷え（厥《けつ》）、発熱、発汗、食欲、吐き気、口渇《こうかつ》、大便、小便、月経、めまい、耳鳴り、動悸《どうき》、煩《はん》悶《もん》、不眠、嗜眠《しみん》（常に眠っているような状態）、疼痛《とうつう》、まひなどを聞きます。

漢方医学では、たとえば口の渇きについては口渇と口乾《こうかん》、便秘では裏《り》急後重《きゅうこうじゅう》と泄瀉《せっしゃ》、眠りの状態では不寐《ふじゃく》と虚煩《きょはん》など（→91P）、その状態による細かい区別があります。寒熱に関しては、寒熱の項目（62〜67P）を参照してください。

問診の情報はどんな材料になるか

睡眠を問う
身体の各機能の異常が睡眠の症状に現れる。

飲食を問う
口の渇きや飲食の量、味覚、嗜好により脾《ひ》や胃の異常などが考えれる。

精神を問う
気分や精神の不安定さは、気の乱れや心・肝の異常の手がかりとなる。

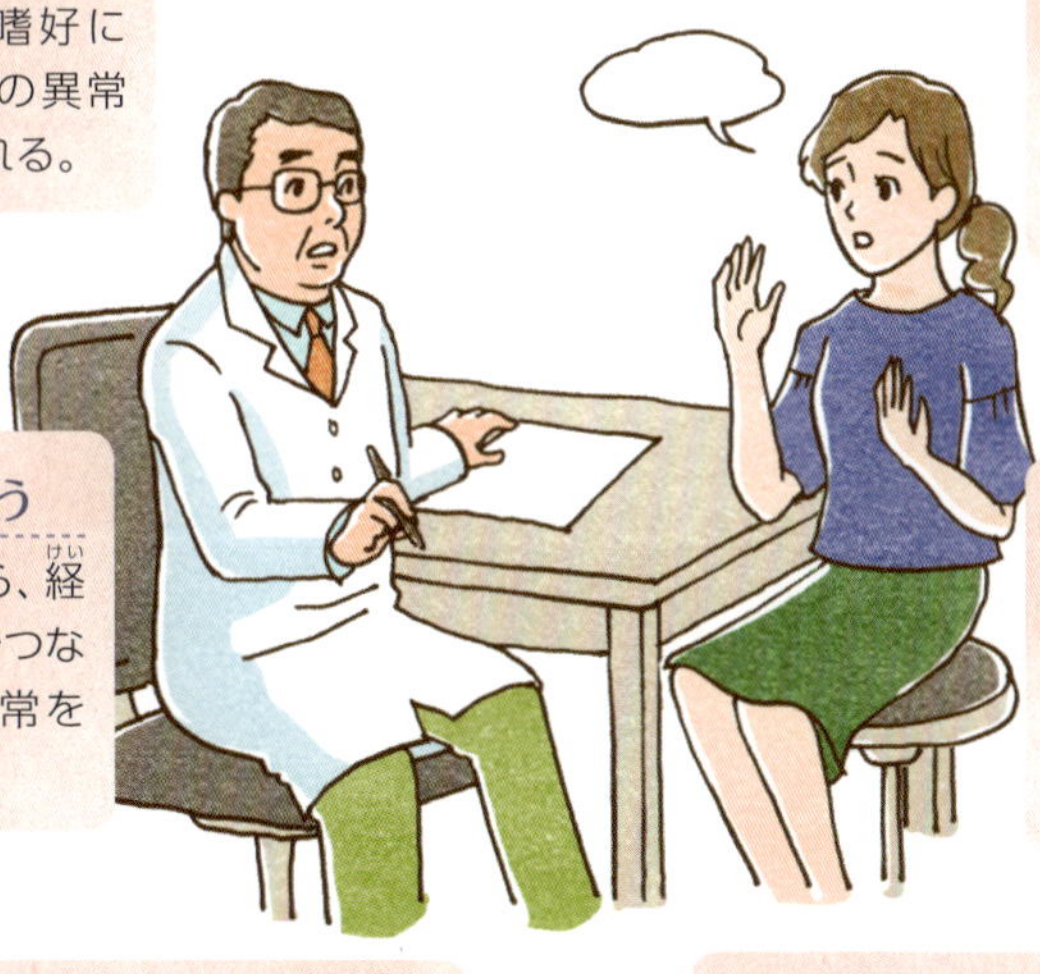

痛みを問う
痛みの場所から、経《けい》絡《らく》（→122）でつながる臓《ぞう》腑《ふ》の異常を推測する。

便・尿を問う
状態や量、回数を尋ねることで、脾や腎の状態の手がかりとする。

全身の状態と汗を問う
気血水の変調を推測したり、寒熱の判断の手がかりとなる。

月経を問う
周期、日数、経血の量や色などを尋ねて、気・血の変調を推測する。

痛みの部位と種類

痛みから、異常が起きている場所や原因が分かる。

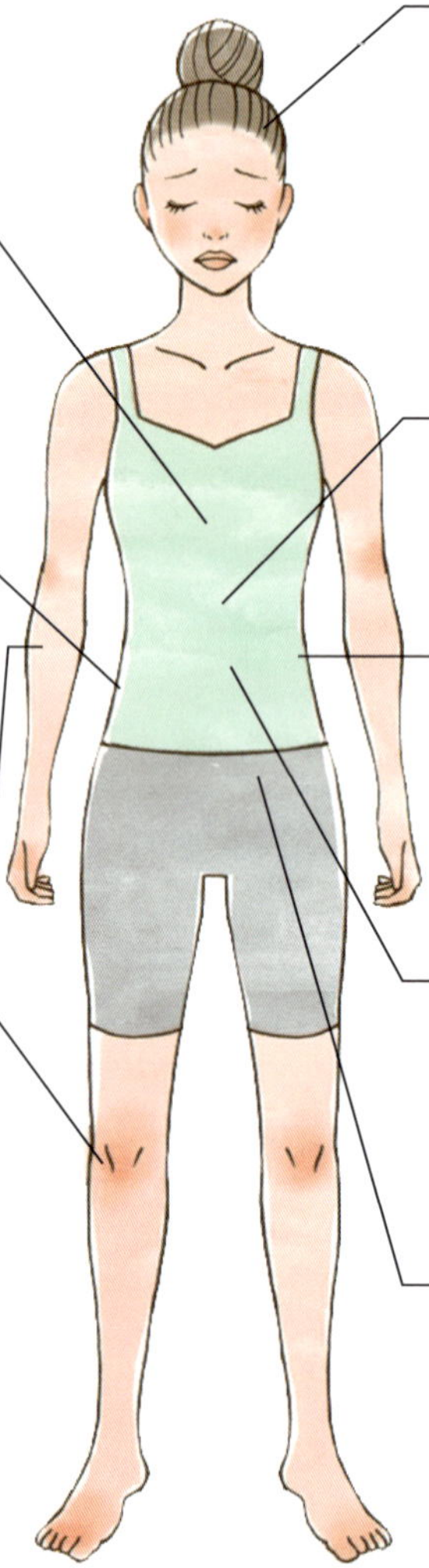

胸痛

胸部の痛み。**血・水の停滞、心・肺の病変**から起こりやすい。

腰痛

腰部の痛みは、**腎の病変**と関係がある。**血の停滞**が経脈《けいみゃく》に影響して起こることもある。

四肢痛

両手足、特に肘と膝を中心にした痛み。**経絡《けいらく》、関節の気・血の停滞**や、**脾と胃が正常に働かない**ために起こる。

頭痛

頭部の痛み。**水毒《すいどく》や瘀血《おけつ》、水の停滞**による痛みは実《じっ》証《しょう》、**気血水などの不足**によるものは虚証《きょしょう》。

胃痛

胃の痛み。**消化不良など**で胃が変調をきたす。

脇痛《きょうつう》

脇部の痛み。**肝・胆の病変**と関係がある。**気滞《きたい》や湿熱《しつねつ》**などによって起こる。

大腹痛

腹部のうち、へそより上部で起こる痛み。**脾《ひ》と胃の異常**と関係がある。

小腹痛

腹部のうち、へそより下部の左右脇で起こる痛みで、**肝の異常**と関係がある。

痛みの原因とその性状

瘀血による痛み	痛みが移動せず、夜間に増強する。	風湿《ふうしつ》による痛み	気圧、気温、湿度など天候の変化に呼応することが多い。
気滞による痛み	痛みが移動しやすい。	気虚《ききょ》による痛み	昼に増悪し、夜は鎮静する傾向がある。

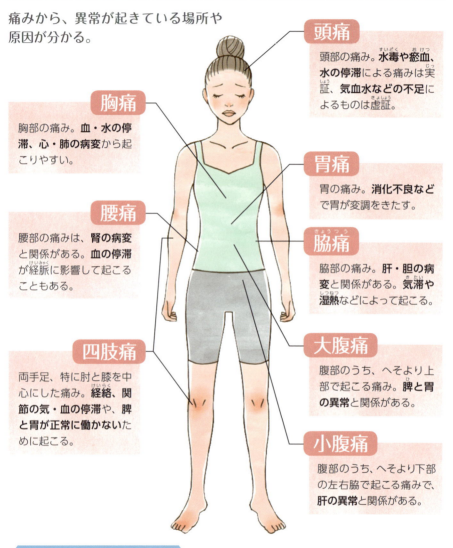

身体に現れやすい症状と用語

臓腑《ぞうふ》や気血水の異常は、症状からも判断できる。

口が渇く

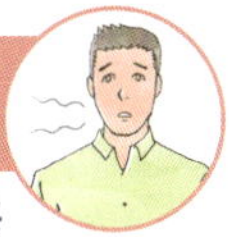

用語 口渇《こうかつ》・口乾《こうかん》

喉が渇いて水分をよくとるものが、口渇。口の中が乾燥していても水分をとることをいやがるのは、口乾。

唾液があふれる

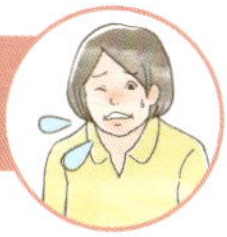

用語 喜唾《きだ》

口に唾液があふれること。胃の冷えを示す。

胸やけ・げっぷ・おう吐

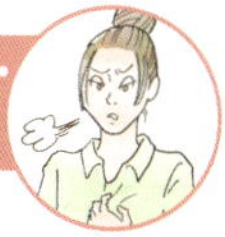

用語 胃気不和《いきふわ》

吐き気は胃の機能低下（胃気不和）の徴候。げっぷは気逆、おう吐は水毒の所見でもある。

苦味・味が分からない

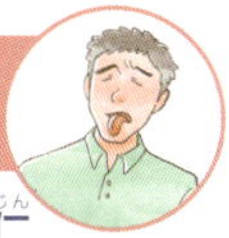

用語 口苦《こうく》・口不仁《こうふじん》

口の中が苦く感じるのは口苦で柴胡《さいこ》剤の適用、味が分からないものを口不仁という。

眠れない

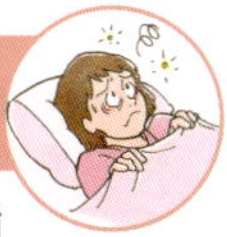

用語 不寂《ふじゃく》・虚煩《きょはん》

不寂は一般的な不眠、虚煩は虚労《きょろう》による不眠。

喉が詰まる

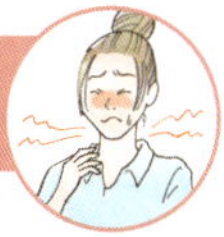

用語 梅核気《ばいかくき》・咽中炙臠《いんちゅうしゃれん》

喉の詰まりやつっかえ感は、神経症などの精神症状や食道上部の運動神経障害とされる。

イライラ

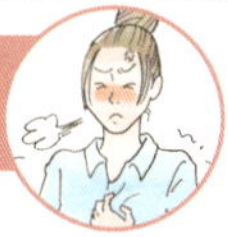

用語 肝気鬱滞《かんきうったい》

怒りやすく、不眠などの症状が出る。

疲れる

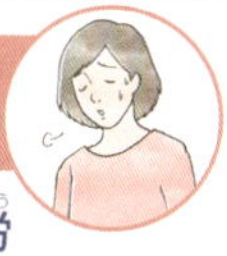

用語 疲労・虚労《きょろう》

疲労は気虚によるもの以外に、ストレス、抑うつ、腎虚、新陳代謝の低下など種々の病態が考えられる。虚労は過労のため肉体も精神も衰弱した状態。

首・肩がこる

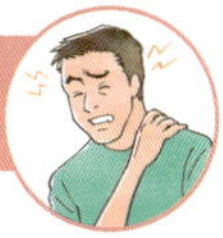

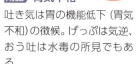

用語 頭項強《ずこうきょう》・項背強《こうはいきょう》・肩こり

頭からうなじ、うなじから背中、肩こりに分けられる。風邪や胃腸障害でも起こる。

排便・排尿の異常

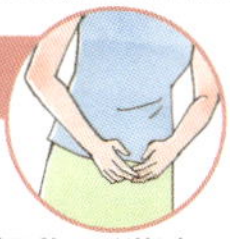

用語 ［排便］裏急後重《りきゅうこうじゅう》・泄瀉《せっしゃ》

裏急後重は便意はもよおすが出ずに腹痛を起こす便秘。泄瀉は胃腸の働きが弱いために起こる慢性の下痢。便秘と下痢を繰り返す症状（痙攣《けいれん》性便秘）もある。

用語 ［排尿］小便難《しょうべんなん》・遺尿《いにょう》

小便難は出渋り、遺尿は失禁。その他排尿には尿量の増減や色の変化などの異常症状が現れる。

その他の症状

用語 喜忘《きぼう》

物忘れのこと。

用語 気鬱《きうつ》

気がふさぐ（→70P）。

用語 腹満《ふくまん》

お腹が張る（→99P）。

用語 脱毛、爪・皮膚の異常

血虚の徴候（→72P）。

診察・診断
6

脈で身体の異常を知る脈診《みゃくしん》

身体の異常、病気の経過を脈が示す。

深さ・数・強さを調べ身体の異常を知る

脈診とは、指の先で患者の脈に触れ、その脈象（深さ、数、強さなど）を調べることです。

現代医学の脈診は、心機能、自律神経機能、循環動態などの異常を探し出すのが目的ですが、漢方（湯液《とうえき》）や鍼灸《しんきゅう》の脈診は主に証《しょう》の診断と鑑別、病気の予後、病態生理、臓腑《ぞうふ》の異常などを知るために行います。

脈診をとる部位として、橈骨動脈《とうこつどうみゃく》拍動部《はくどうぶ》（寸口《すんこう》）の脈を診るのが特徴で、寸口部は寸口（寸）、関上《かんじょう》（関）、尺中《しゃくちゅう》（尺）に分けられます。それぞれに人差し指、中指、薬指を当てて診ます。患者は、座るか仰向けに横になって腕を心臓とほぼ同じ高さに伸ばし、手のひらは上に向けるのが基本です。鍼灸の診察では原則両手で診ますが、漢方は片手で診ることもあります。

基本は浮・沈、数・遅、実・虚の六脈

漢方医学では、健常者の脈を平人の脈または平脈《へいみゃく》といいます。平脈は、1分間に60〜80回、一定のリズムで刻まれ、深くもなければ浅くもなく、強・弱や大・小がない状態をいいます。

漢方で現代用いられる代表的な脈診所見は約28種類ありますが、そのうち重要なものは、浮脈《ふみゃく》・沈脈《ちんみゃく》、数《さく》脈《みゃく》・遅脈《ちみゃく》、実脈《じつみゃく》・虚脈《きょみゃく》の六脈です。

浮脈・沈脈では脈の位置の違いで病気の場所を、数脈・遅脈では脈拍数の違いで寒熱を知ります。実脈・虚脈は、脈の勢いの違いで虚実を調べます。なお、鍼灸では漢方（湯液）とは異なる六部定位《ろくぶじょうい》脈診（→126P）を行います。

脈をとるときの指の当て方

指の当て方

手首の親指側にある骨の突起より内側の位置が「関」。そこに中指を当ててから、「寸」に人さし指、「尺」に薬指を置く。両手首の脈をとるのが基本。

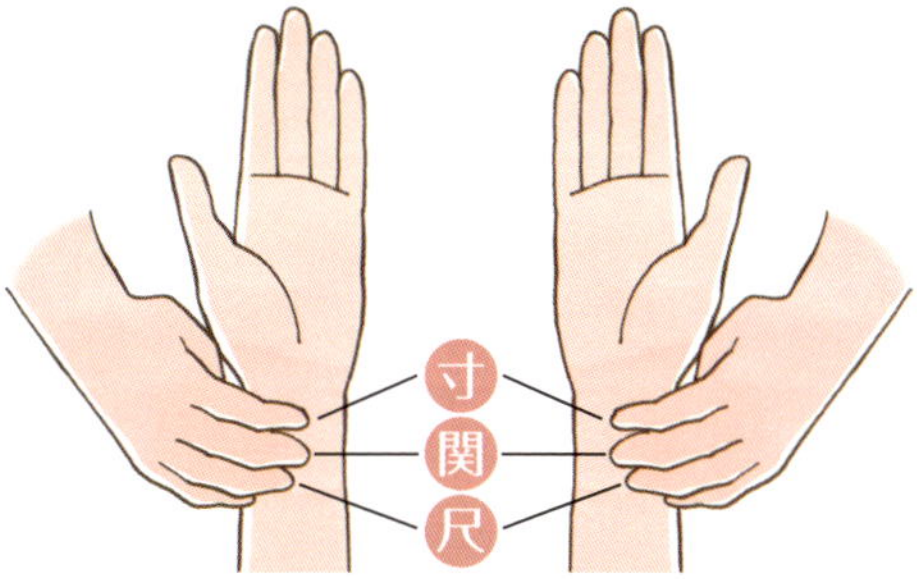

基本の六脈の脈象と証

脈		脈象		証
脈の深さ	浮脈	皮下に血管が浮いているようで、**指を軽く当てるだけではっきりと拍動に触れられる。**	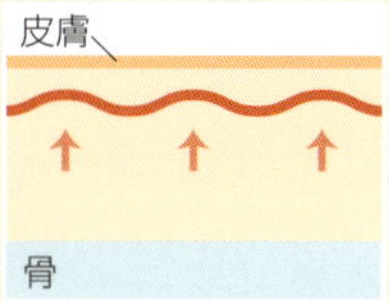	**表証《ひょうしょう》** 病気の存在部位が表在性であることを示し、発熱時や風邪の初期などでみられる。弱い浮脈は疲労しやすい虚弱体質（虚証）を示す。
	沈脈	指を軽く当てただけでは拍動に触れず、**強く深く圧迫してはじめて触れる**脈のこと。	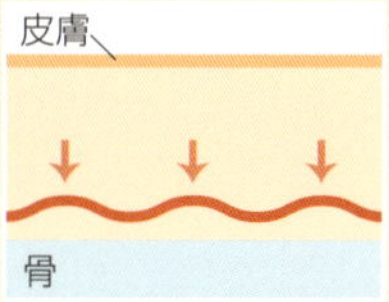	**裏証《りしょう》** 病気が深在性で進行している状態を意味する。血管を取り巻く組織の浮腫《ふしゅ》や脂肪の蓄積によって沈脈となる場合もある。
脈の速さ・数	数脈	医師の一呼吸間に患者の脈拍が６回以上（およそ１分間に90回以上）ある、**速い脈。**	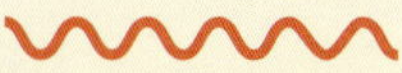	**熱証** 病気が熱を内在化している徴候を示す。実熱と虚熱の場合がある。
	遅脈	医師の一呼吸間に患者の脈拍が４回以下（およそ１分間に60回以下）の**遅い脈。**	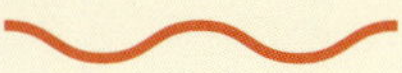	**寒証** 実寒、陽虚、実熱などの証を示し、病気の性質が陰・虚の徴候を示す。
脈の勢い	実脈	脈を押したときの**反発力が強い**もの。		**実証** 邪気や正気があふれている状態。
	虚脈	脈を押したときの**反発力が弱い**もの。	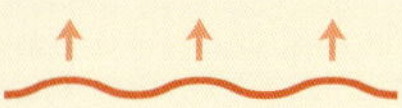	**虚証** 気や血が不足している状態。

六脈以外の脈と兼脈《けんみゃく》

現代用いられる代表的な脈所見は、前ページで触れた六脈以外にもあり、主な脈は、緩脈《かんみゃく》、緊脈《きんみゃく》、滑《かつ》脈《みゃく》、渋《じゅう》（濇《しょく》）脈《みゃく》、弦脈《げんみゃく》、細《さい》（小《しょう》）脈《みゃく》、促脈《そくみゃく》、洪《こう》（大《だい》）脈《みゃく》、微脈《びみゃく》、弱《じゃく》（軟《なん》）脈《みゃく》、伏脈《ふくみゃく》、芤脈《こうみゃく》、結脈《けつみゃく》、代脈《だいみゃく》などです。下表では、これらについて説明しています。

また臨床的には、脈診《みゃくしん》は単一ではなく、複数の脈象の組み合わせで用いて証《しょう》を決めることが多く、これを兼脈といいます。たとえば浮数弱《ふさくじゃく》は、浮脈で拍動数が多く、力のない脈は桂枝湯の証を意味しています。よくみられる兼脈には、浮数弱、浮《ふ》数強《さくきょう》、浮遅弱《ふちじゃく》、沈遅実《ちんちじつ》、沈遅弱《ちんちじゃく》、弦《げん》細《さい》、沈緊《ちんきん》、沈結《ちんけつ》、沈渋《ちんじゅう》、細遅《さいち》、微《び》細《さい》、大弱《だいじゃく》などがあります。

代表的な脈と兼脈

脈	脈象	証・原因
緩脈	脈拍が1分間に65回程度の遅脈《ちみゃく》ほど遅くない、ゆったりした脈。	軽症または虚弱、湿病の証。
緊脈	細くて力のある脈。	実、痛、寒などの証。
滑脈	滑らかな脈。	熱、実、陽の証。妊婦でもみられる。
渋脈・濇脈	渋滞している脈。血液量の減少や血液粘稠《ねんちゅう》度亢進《こうしん》、停滞などで起こる。	虚、瘀血《おけつ》の証。
弦脈	弓弦のようにつっぱった力のある脈。	少陽病《しょうようびょう》の脈。
細脈・小脈	細く幅のない脈。	陰虚証。
促脈	一時つまずくようで速い脈。	陽証。
洪脈・大脈	大きく幅広い脈。大脈は脈が太く波打たない。	熱のある徴候、有力のものは熱証、無力のものは虚証。

脈	脈象	証・原因
微脈	かすかで細脈より触れにくい脈。	精気の虚脱。末梢《まっしょう》循環血液量の減少、ショック時、血圧降下時に出現。
弱脈・軟脈	細く無力で強く押すと消失する。	虚証。心機能低下、血管内圧が低下し、血管が収縮している。
伏脈	骨につくほど按圧《あんあつ》してはじめて触れる。脈自体は有力。高度の沈脈。	激しい疼痛《とうつう》や突然の意識障害、ショックなどで緊張した脈。
芤脈	強く押さえると無力でネギの管を押すような感覚。中空の脈。	虚脱（出血など）の徴候。
結脈	脈拍が1分間に60回以下で不規則に欠落する脈。	陽虚証の徴候。徐脈性の不整脈に相当。
代脈	調子の乱れている脈。脈拍の欠落が規則的で、欠落時間が長い。	心室性期外収縮などの不整脈に相当。

兼脈と処方

兼脈	証	処方
浮数弱・浮数緊	表熱証。上半身の新陳代謝の亢進。	浮数弱脈は桂枝湯《けいしとう》、浮数緊脈は麻黄湯《まおうとう》または葛根湯《かっこんとう》。
浮遅弱	裏寒証。新陳代謝の低下。	人参湯《にんじんとう》、附子理中湯《ぶしりちゅうとう》、四逆湯《しぎゃくとう》など。

兼脈	証	処方
沈緊	呼吸促迫、動悸《どうき》、尿量減少、むくみ、水毒。	木防已湯《もくぼういとう》、苓桂朮甘湯《りょうけいじゅつかんとう》など。
沈結・沈渋	しびれ（痺証《ひしょう》）、瘀血証。	桃核承気湯《とうかくじょうきとう》、桂枝茯苓丸《けいしぶくりょうがん》、抵当湯《ていとうとう》など。
細遅・微細	手足の寒冷。	当帰四逆湯《とうきしぎゃくとう》、呉茱萸湯《ごしゅゆとう》、附子理中湯《ぶしりちゅうとう》、真武湯《しんぶとう》、桂枝加附子湯《けいしかぶしとう》など。

脈診の歴史

脈診の起こりと進化

脈診は中国の診断技術の中で古来より最も重視され、紀元前3世紀頃には病気の診断に使われるようになりました。

前漢時代の馬王堆漢墓《まおうたいかんぼ》から出土した『脈法』には、臂《ひじ》と脛《すね》の2カ所の脈で診断する相脈と呼ばれる脈診法が記載されています。その後、身体を上（部）・中（手）・下（足）の三部に分け、さらに各部を天・人・地の三部に分け、計9カ所で診察する**三部九候法**《さんぶきゅうこうほう》という脈診法が完成しました。漢代に編纂《へんさん》された『**黄帝内経**《こうていだいけい》』ではこの三部九候法に、手首の寸口《すんこう》部で脈を診る**寸口脈診法**を加え、40種余りの脈診に区分されています。

後漢末期から晋代初期に書かれたとされる『**難経**《なんぎょう》』では、寸口脈診法を発展させ、手首の寸口のみで脈を診る**独取**《どくしゅ》**寸口**という脈診法があみ出されました。これは、寸口部を寸口（寸）・関上《かんじょう》（関）・尺中《しゃくちゅう》（尺）の三部に分け、さらに三部の各指の圧をそれぞれ浮《ふ》・中《ちゅう》・沈《ちん》の3段階に加減して脈状を診る一種の三部九候法です。寸・関・尺は左右で六部あるため、この六部に六臓六腑《ろくぞうろっぷ》を配当し、個々の内臓の異常を診断するものを**六部**《ろくぶ》**定位**《じょうい》**脈診**（→126P）といいます。

3世紀初頭に完成されたといわれる漢方の重要な古典『傷寒論《しょうかんろん》』では、上（足部趺陽《ふよう》（衝陽《しょうよう》）穴《けつ》）・中（手の寸口）・下（太渓穴《たいけいけつ》）の3カ所の脈を用いた脈診法が用いられていましたが、『難経』の脈診法が盛んに行われるようになると廃れてしまいました。

脈診の確立と広がり

3世紀（西晋時代）、王叔和《おうしゅくか》は『黄帝内経』『難経』など中国に伝承されていた脈学の諸説を総括し、独取寸口で診られる24の脈象を『**脈経**《みゃくきょう》』という書で呈示しました。独取寸口による脈診法は、この『脈経』でその地位を確立し、アラブ諸国、日本、朝鮮、越南などの外国に流出し、各諸国における脈学が発展する上で大きく貢献し、現代医学の脈診法にも大きな影響を及ぼしたのです。

後世方派の漢方や伝統的鍼灸《しんきゅう》で用いられている脈診は『難経』をもとにした六部定位脈診法ですが、古方《こほう》派《は》や現代の漢方診療で一般的に使われている脈診法も、独取寸口を特徴とする『難経』から発展した『脈経』をもとにつくられた脈診法なのです。

診察・診断
7

腹に触れて心身の異常を知る腹診《ふくしん》

身体だけでなく心の状態までも判断して治療法を決定する。

腹から全身状態を診る

腹診とは、患者の腹に手のひらや指で触れ、腹部の状態から身体の異常を診断する方法です。

西洋医学の腹診では、主に腹の中の内臓の腫れやできもの（腫瘤《しゅりゅう》）などを調べるため、患者は仰向けの状態で膝を立てて横になります。そうすることで腹筋が緩み、内臓などに触れやすくなるのです。

それに対して東洋医学では、腹筋の緊張度や腹部の皮膚の知覚異常、腫れ・膨らみ（膨満《ぼうまん》）、弾力の軟弱、温度、腹を押した際の抵抗、圧迫に対して感じる痛み（圧痛）などを調べるために、膝を伸ばして腹筋を緩めずに行います。

心身の状態を判断する

腹部は、心下《しんか》、胸脇《きょうきょう》、大腹《だいふく》、小腹《しょうふく》、脇下《きょうか》、臍上《せいじょう》、臍傍《せいぼう》、臍下《せいか》などに分けられます。これらの場所において、腹を覆う腹壁《ふくへき》の状態や異常を示す範囲、その分布パターンなどから腹証を決め、内臓の異常だけでなく心身の状態をも判断して治療法を決定することが腹診の大きな特徴です。

腹診で診ているところは3つ

腹壁

胃などの内臓が収まっている腹腔《ふくくう》を覆っている壁のこと。皮下組織、腹筋、腹膜などから構成され、腹筋は、腹壁の緊張を保っている。

腹圧

腹腔内の圧力のこと。腹の上部の横隔膜、前方の腹直筋などの腹筋が臓器を押さえ込み、腹圧を維持している。

圧痛

圧力に対して感じる痛みのこと。内臓や組織内の血流低下（虚血《きょけつ》）によって、軽い筋収縮と痛覚過敏が起き、圧迫刺激により痛みが生じる。

様々な腹証

まず腹診の最初に虚実《きょじつ》を判定します。手のひらで患者の腹壁をまんべんなく軽く按圧《あんあつ》しながら、腹力の状態を判定します。腹力の強いものを実、弱いものを虚とし、強くも弱くもないものを中（虚実中間）とします。なお、望診《ぼうしん》にて腹が盛り上がっているものを実、へこんでいるものを虚、その中間を中とすることもあります。

さらに腹証には、みぞおち（心窩《しんか》部《ぶ》）のつかえ感や胃のもたれ感を指す心下痞《しんかひ》、胃の中からチャポチャポと音がする胃内停水《いないていすい》（腹部振水音《ふくぶしんすいおん》）、肋骨《ろっこつ》の下部に抵抗があり圧痛を伴う胸脇苦満《きょうきょうくまん》、腹直筋が過度に緊張した状態の腹直筋攣急《ふくちょくきんれんきゅう》などがあります（各腹証の詳細は次ページ）。

腹診の方法

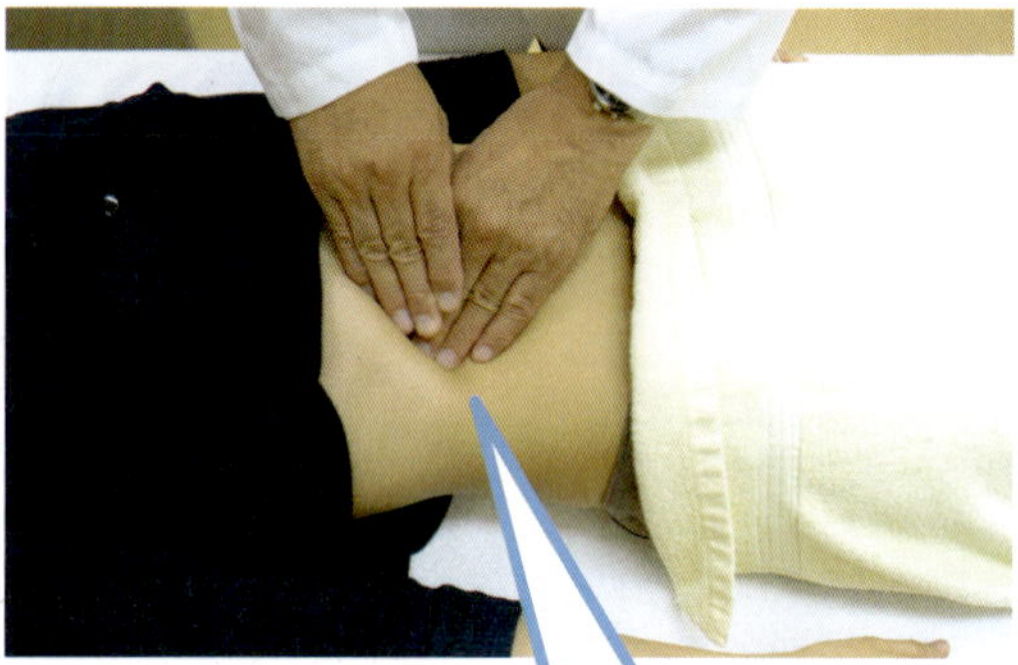

腹診は、仰向けに横になって足を伸ばした患者の左側に立ち、通常は腹部の上から下に向かって行う。腹診中は、患者の表情の変化を見ながら、腹部を強く押しすぎないように注意し、主に人差し指・中指・薬指の３本をやや斜めにして押す。

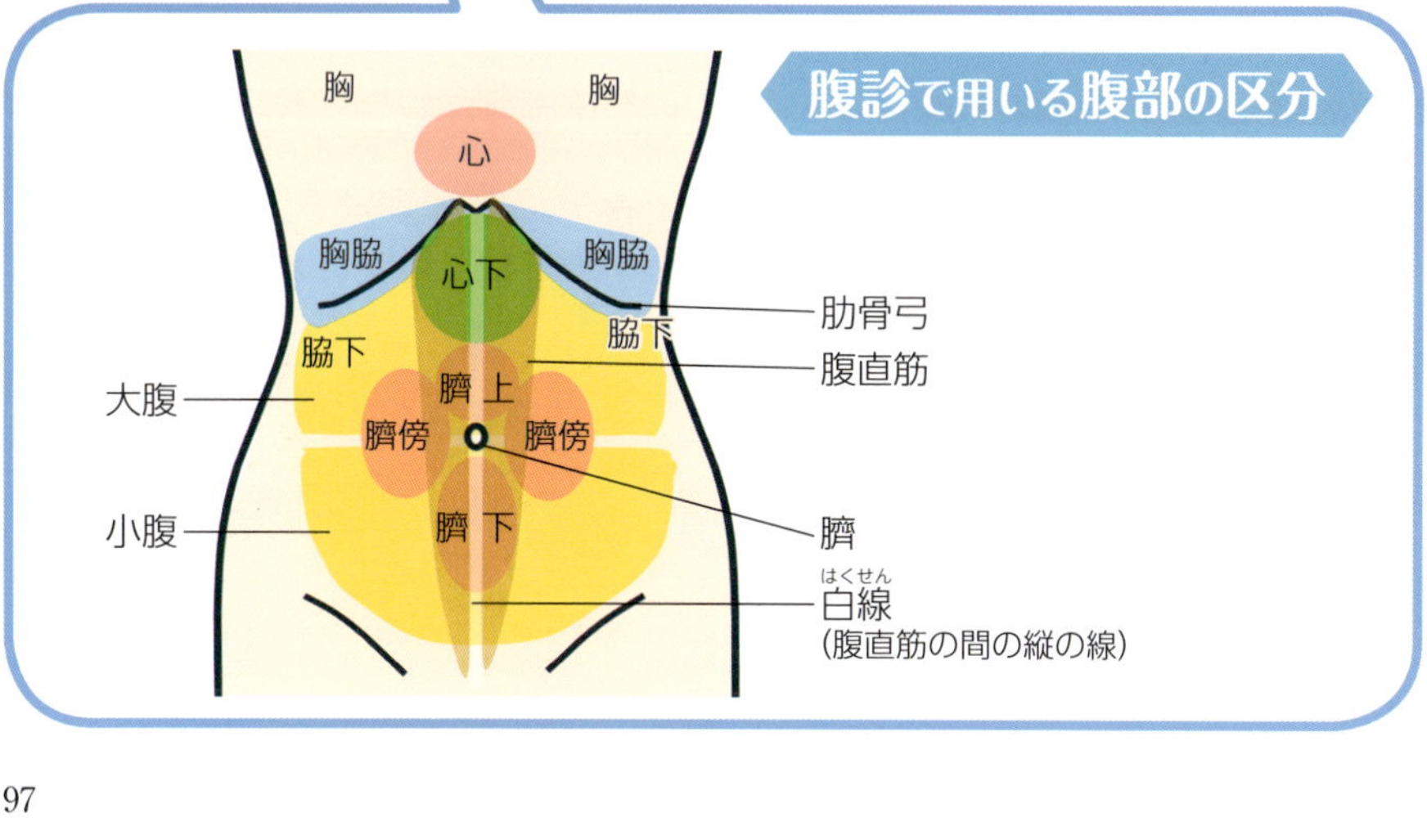

上腹部の腹証

腹証は場所や押したときの状態などによって細かく分けられており、処方する漢方薬に直結している。

みぞおちの膨らみ　心下満《しんかまん》・心下痞満《しんかひまん》

症状 心下満はみぞおちの膨らみ、心下痞満はみぞおちの膨らみとつかえ感がみられる。

原因 胃の衰弱によると考えられる。

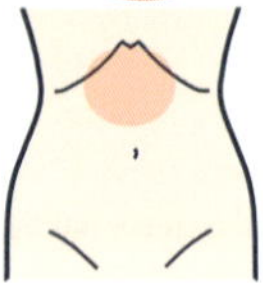

処方
茵蔯蒿湯《いんちんこうとう》、苓桂朮甘湯《りょうけいじゅつかんとう》、五苓散《ごれいさん》、茯苓飲《ぶくりょういん》、半《はん》夏厚朴湯《げこうぼくとう》など。

みぞおちの圧痛　心下痞鞕《しんかひこう》

症状 みぞおち（心窩部《しんかぶ》）のつかえ感（心下痞《しんかひ》）と同時に、抵抗や圧痛を伴う。

原因 胃壁の緊張や胃・十二指腸・膵臓・胆嚢などの関連痛として出現。

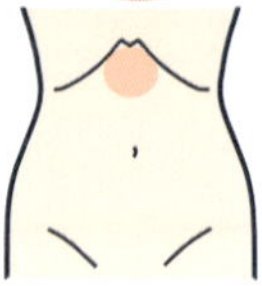

処方
半夏瀉心湯《はんげしゃしんとう》、甘草瀉心湯《かんぞうしゃしんとう》など瀉心湯《しゃしんとう》類や人参《にんじん》湯《とう》、桂枝人参湯《けいしにんじんとう》などの人参湯《にんじんとう》類。

胃のチャポチャポ音　胃内停水《いないていすい》（腹部振水音《ふくぶしんすいおん》）

症状 みぞおちの腹壁を指頭で軽く叩くと、チャポチャポと音がする。

原因 胃の蠕動《ぜんどう》などの運動機能が低下しているため、胃内に胃液と空気が残存し、叩くと音を生じる。胃下垂では臍下で音がする。

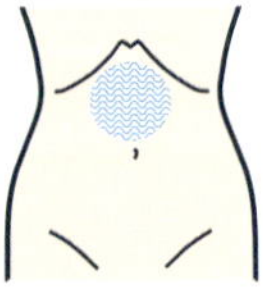

処方
人参湯《にんじんとう》、四君子湯《しくんしとう》、六君子湯《りっくんしとう》、茯苓飲《ぶくりょういん》、五苓《ごれい》散《さん》、苓桂朮甘湯《りょうけいじゅつかんとう》など。

みぞおちの抵抗　心下痞堅《しんかひけん》

症状 みぞおちの腹壁に板のような堅く弾力性のない抵抗がある。

原因 心不全やそれにより引き起こされた肝腫大などが考えられる。腎疾患や肝疾患でもみられる場合がある。

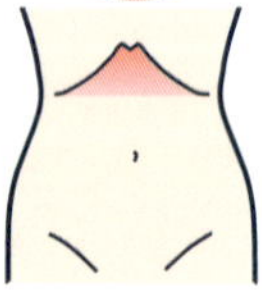

処方
木防已湯《もくぼういとう》。

肋骨弓下のこわばりと圧痛　胸脇苦満《きょうきょうくまん》

症状 胸脇部に不快感があり、肋骨弓下に指を押し入れると、鈍痛や圧痛と、強ばった組織の抵抗を生じる。

原因 風邪、肺炎、肝炎、ストレス時などに現れることが多い。柴胡剤《さいこざい》の適用腹証。

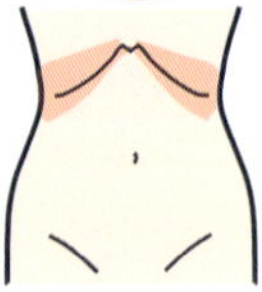

処方
大柴胡湯《だいさいことう》、柴胡加竜骨牡蠣湯《さいこかりゅうこつぼれいとう》、小柴胡湯《しょうさいことう》、四《し》逆散《ぎゃくさん》などの柴胡剤《さいこざい》。

みぞおち下のつっぱり　心下支結《しんかしけつ》

症状 みぞおちの下中央で、ツボの中脘穴（下の●）から上脘穴（上の●）周辺に生じるつっぱりと圧痛を心下支結と言う。通常胸脇苦満は認めない。

原因 胃炎の時のような白線を含む上部腹直筋のつっぱりや抵抗によるものとされている。

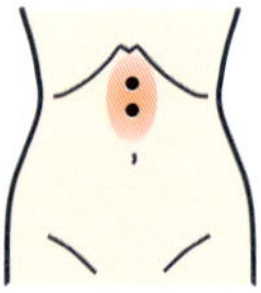

処方
柴胡桂枝湯《さいこけいしとう》。

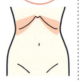

腹部中央と腹部全体の腹証

腹直筋の緊張　腹直筋《ふくちょくきん》攣急《れんきゅう》

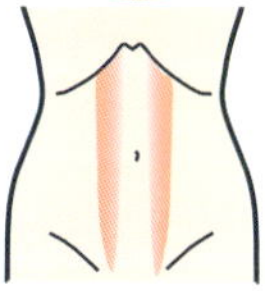

症状 腹直筋が過度に緊張した状態。通常は両側に現れるが、左右や上部のみに出る場合もある。

原因 腹直筋上部の緊張は胸髄《きょうずい》中部、腹直筋下部は胸髄下部が関与。腹直筋以外の腹筋群の緊張や腹圧が低下しているため。

処方
腹部全体が均等に緊張している場合は芍薬《しゃくやく》甘草湯《かんぞうとう》、腹直筋の外側の緊張が弱い場合は小建中湯《しょうけんちゅうとう》・黄耆建中湯《おうぎけんちゅうとう》・桂枝加芍薬湯《けいしかしゃくやくとう》など。

へその横から下周辺の圧痛　臍傍《せいぼう》圧痛

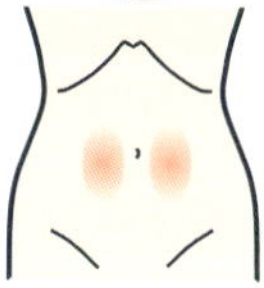

症状 へその横から下周辺に生ずる圧痛。刺激しなければ痛みはない。

原因 小腸や腸間膜などにおけるうっ血や充血など、微少循環動態の悪化を反映する。瘀血《おけつ》の腹証。

処方
温経湯《うんけいとう》、桂枝茯苓丸《けいしぶくりょうがん》、当帰芍薬散《とうきしゃくやくさん》などの駆瘀血剤。

腹全体の張り　腹満《ふくまん》

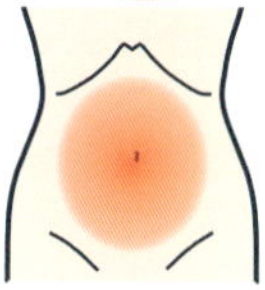

症状 腹部全体の腫れや張り、膨らみ。硬く張った実満と、力なく膨れた虚満がある。

原因 腸管内の便やガスがたまることによる。実満は腹水や極度の便秘、虚満は腸管の緩みや麻痺性の腸閉塞などによることがある。

処方
便秘がある実満には大承気湯《だいじょうきとう》、小承気湯《しょうじょうきとう》、防風通聖散《ぼうふうつうしょうさん》など。虚満には桂枝加芍薬湯《けいしかしゃくやくとう》、小建中湯《しょうけんちゅうとう》、大建中湯《だいけんちゅうとう》など。

へその横から上周辺の圧痛　臍痛《せいつう》（大塚の臍痛）

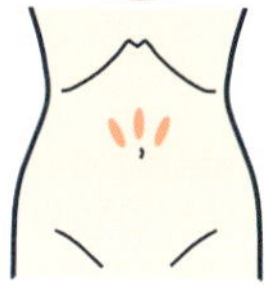

症状 へその上方の索状物を、指で触れると圧痛を生じる。葛根湯《かっこんとう》を処方する目安として大塚敬節《おおつかけいせつ》が考案した腹証。臍輪直上の左斜め、右斜め、中央などに現れる。

原因 頸・肩・背中の筋肉のこりによる交感神経の緊張に連動して生じる痛覚過敏。

処方
葛根湯《かっこんとう》。

腸の蠕動《ぜんどう》運動が見える　蠕動不穏《ぜんどうふおん》

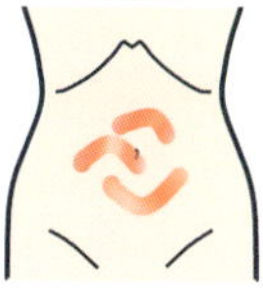

症状 くねくねと動く腸の蠕動運動が腹壁から見える。

原因 消化管機能の低下（重症の場合は腸閉塞《ちょうへいそく》）時に、ガスや腸管液が停滞あるいは移動するときの強い腸管の動きにより引き起こされる。

処方
大建中湯《だいけんちゅうとう》や解急蜀椒湯《かいきゅうしょくしょうとう》。

強い拍動　心下悸《しんかき》・臍上悸《せいじょうき》・臍下悸《せいかき》・臍傍悸《せいぼうき》

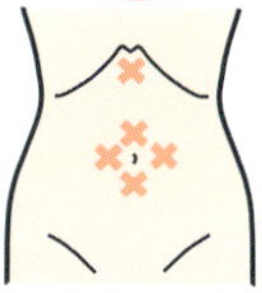

症状 心下悸はみぞおち、臍上悸は臍上、臍下悸は臍下、臍傍悸は臍の横で拍動を感じる。

原因 交感神経の緊張が強い実証の人は、腹大動脈の拍動が腹壁に波及しやすいため。

処方
心下悸は苓桂朮甘湯《りょうけいじゅつかんとう》、臍上悸・臍傍悸は柴胡《さいこ》加竜骨牡蠣湯《かりゅうこつぼれいとう》、臍下悸は苓桂甘棗湯《りょうけいかんそうとう》など。

下腹部の腹証

下腹部が軟弱でへこむ　小腹不仁《しょうふくふじん》（臍下不仁《せいかふじん》）

症状 下腹部中央が軟弱無力で、圧迫すると腹壁が容易に陥没し、指が腹壁に入る。

原因 腹圧が低下し、白線下部の緊張低下と腹直筋の緊張により生ずる。腎虚を示す腹証。

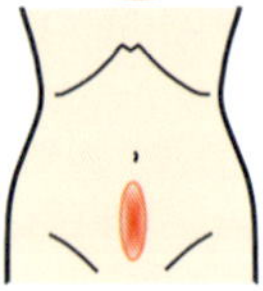

▼

処方
八味地黄丸《はちみじおうがん》、牛車腎気丸《ごしゃじんきがん》、六味丸《ろくみがん》など。

左右の下腹部の圧痛　S状結腸部圧痛《えすじょうけっちょうぶ》・回盲部圧痛《かいもうぶ》

症状 左下腹部（S状結腸部）や右下腹部（回盲部）に太い塊状のものがあり、触れると圧痛がある。

原因 便が詰まった大腸や、卵巣などに生じたうっ血や血流の滞りが原因。瘀血《おけつ》の腹証。

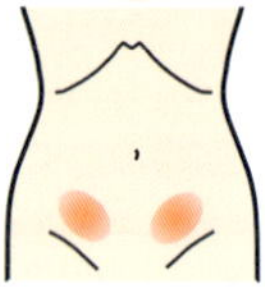

▼

処方
桂枝茯苓丸《けいしぶくりょうがん》、桃核承気湯《とうかくじょうきとう》、大黄牡丹皮湯《だいおうぼたんぴとう》などの駆瘀血剤。

下腹部の緊張　小腹拘急《しょうふくこうきゅう》・小腹弦急《しょうふくげんきゅう》

症状 下腹部で腹直筋が緊張して浮いて見える。腹直筋の緊張が下部のみのものを小腹拘急、下部から上部まで長いものを小腹弦急という。

原因 腹直筋以外の腹筋群が緩んだために、腹直筋が緊張した状態になる。腎虚の腹証。

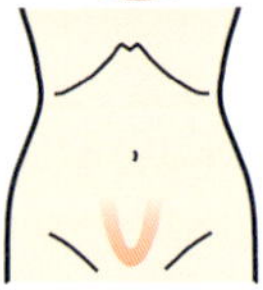

▼

処方
八味地黄丸《はちみじおうがん》、牛車腎気丸《ごしゃじんきがん》、六味丸《ろくみがん》など。

下腹部の強い圧痛　小腹急結《しょうふくきゅうけつ》

症状 下腹部の平たい骨のくぼみ（腸骨窩《ちょうこつか》）を擦《さす》るだけで痛みを生じる。左下腹部に現れやすい。

原因 関連痛による痛覚過敏と腹壁の緊張から痛みを感じる。その原因として卵巣や卵管の炎症などが考えられる。瘀血《おけつ》の腹証。

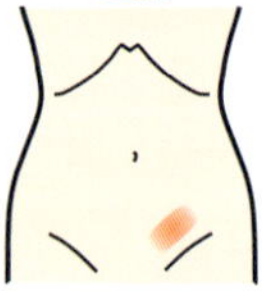

▼

処方
桃核承気湯《とうかくじょうきとう》など駆瘀血剤。

へその上下の索状物　正中芯《せいちゅうしん》

症状 白線の皮下に索状物を触れる。臍下《せいか》、あるいは臍上《せいじょう》、また両方に生ずる場合がある。

原因 へそ周囲の脂肪組織が減り白線の緊張が弱く、腹圧が低下すると、臍下には正中臍ひだ、臍上には肝円索が現れる。

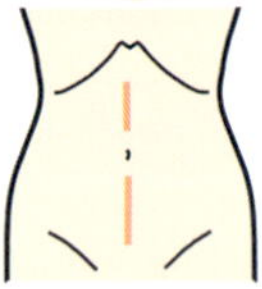

▼

処方
臍下の場合は八味地黄丸《はちみじおうがん》、臍上のみの場合は人参湯《にんじんとう》、四君子湯《しくんしとう》、臍上から臍下まで続く場合は真武湯《しんぶとう》。

下腹部の膨らみ　小腹満《しょうふくまん》・小腹鞕満《しょうふくこうまん》

症状 下腹部の腫れ・張り・膨らみと抵抗感。

原因 腸管、膀胱《ぼうこう》、子宮のうっ血や、卵巣・卵管と周囲の静脈（静脈叢《じょうみゃくそう》）におけるうっ血や血流が阻まれた状態（阻血《そけつ》）などが原因となる。瘀血《おけつ》の腹証。

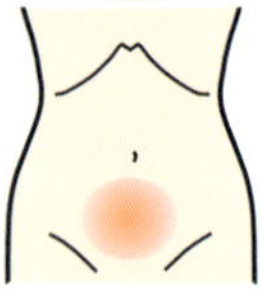

▼

処方
桂枝茯苓丸《けいしぶくりょうがん》、温経湯《うんけいとう》、抵当丸《ていとうがん》、大黄牡丹皮湯《だいおうぼたんぴとう》などの駆瘀血剤。

腹診の歴史

中国における腹診の歴史

中国最古といわれる医学書『五十二《ごじゅうに》病方《びょうほう》』には腹痛、腹脹《ふくちょう》、腹水などが、また『黄帝内経《こうていだいけい》』には小腹痛《しょうふくつう》や腹満《ふくまん》、小腹満大《しょうふくまんだい》などの腹部症状が記載されています。しかし、これらは病の一症状や、臓腑経脈《ぞうふけいみゃく》、鍼《はり》治療における指針目標としての症状であり、診断法として独立した腹診ではありませんでした。

診断としての腹診法が医療に用いられるようになったのは、『難経《なんぎょう》』と されています。この腹診法は『難経』系として、五行理論による五臓の性状などから病症を判断し、治療方針を決定するために用いられるようになりました。

『難経』系腹診では治療後の経過などにまで触れますが、『傷寒論《しょうかんろん》』系の腹診では一切触れられず、診たてがそのまま治療法の指示になり、これによって薬方薬が決定されます。これが『難経』系と『傷寒論』系の大きな違いです。

現在、『傷寒論』系腹診では胸脇苦《きょうきょうく》満《まん》が最も重視されますが、『傷寒論』では小柴胡湯《しょうさいことう》を処方する症状として一度しか記載されておらず、その範囲についても諸説あります。そのため、現在用いられる胸脇苦満という腹証は、日本でつくられたといっても過言ではありません。

日本における腹診の歴史

現在、日本で行われている腹診法は、日本で独自に発達し、体系づけられた診断技術です。

腹診には、室町時代の禅僧による病人への按腹《あんぷく》（腹部マッサージ）が影響を与えたと考えられています。按腹の技術は『腹診の法』という書物にまとめられて禅僧に鍼術《しんじゅつ》と同時に伝授されたと考えられ、江戸後期には考証学派の多紀元堅《たきげんけん》により『診《しん》病奇侅《びょうきかい》』という書物に集大成されました。わが国独自の腹診法の誕生の特徴は、漢方医だけではなく禅僧や鍼医が関わっていたことです。

一方、古方派《こほうは》の漢方医が用いたのは、『傷寒論』系の腹診で、それを発明したのは古方派の後藤艮山《ごとうこんざん》とされています。その後も、後世方派《ごせいほうは》や古方派により様々な腹診法が考案され、腹診書は『難経』系で36種、『傷寒論』系で37種、折衷系で５種など計106種あるといわれています。

今日では、腹診が重視される日本漢方に対し、鍼灸《しんきゅう》では腹診より脈診《みゃくしん》が重視されています。

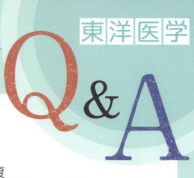

Q 目の症状で受診したのにお腹を診るのはなぜ？

A 舌・脈・お腹を診察して最適な治療法を導きます

漢方医学では、症状を問わず、舌・脈・お腹を丁寧に診察します。これらを舌診《ぜっしん》・脈《みゃく》診《しん》・腹診《ふくしん》といいます。この3つの部位には、体質や心理状態、身体のバランスの乱れなどがよく現れると考えられており、舌診・脈診・腹診が、最適な漢方薬の処方を決める際に重要な役割を果たします。

　とりわけ日本では、お腹の筋肉の緊張や圧痛をもとに、最適な薬を選ぶ腹診の技術が江戸時代から体系化され、今日まで脈々と受け継がれています。また、腹診の特徴として、受けた患者の多くが「気分が落ち着いた、安心した」と感じることが挙げられます。これは漢方医学の腹診が単なる診察行為ではなく、治療行為でもあることを物語っています。

Q 漢方薬の治療を受けるとき患者が気をつけることは？

A 症状の変化があれば小さなことでも必ず医師に伝えましょう

漢方医学では、患者の自覚症状と経過観察をたいへん重視します。治療を始めてから症状に変化があったときは、どんなに小さなことでも医師に伝えるようにしましょう。症状の変化に合わせ、漢方薬を変えながら改善を目指すことが漢方治療の基本です。そのため、最初だけ診察を受け、2回目以降は薬だけを取りに来るのは好ましい治療の受け方とはいえません。

　また、慢性疾患では、漢方治療を長く続ける必要があります。その場合、患者は長期的な視野で治療をとらえ、時々刻々と変化する症状に動じることなく、治療を続けていく根気が求められます。さらに、漢方では食養生も重視するので、食生活を含めた生活環境が回復を左右することも忘れてはなりません。

第3章

漢方薬の基本

植物や動物、鉱物などの自然からつくられる漢方薬。西洋薬とは何が違うのか、身体にどのように作用するのかなど、漢方薬のしくみに迫ります。

西洋薬との違い

漢方薬と西洋薬の違い

複数の成分からつくられ、病名がつかない症状も対応できる。

病気の段階によって使い分ける

漢方医学で使う薬を漢方薬、西洋医学で使う薬を西洋薬と呼びます。この2つの薬の違いは、まず成分の数です。

通常、西洋薬は単一成分からつくられます。中には数種類の成分を含んだ薬もありますが、主剤は1つです。そのため単一の原因による病気への効き目が鋭く、効果も比較的早く現れます。

一方、漢方薬は複数の生薬《しょうやく》から構成される多成分系薬剤です。

また、漢方薬をつくる生薬は、一味の中にも数種類の成分が含まれているため、漢方薬全体の作用は薬理学的に解明しにくいとされています。だからといって、西洋薬の作用のメカニズムが薬理学的にすべて解明されているわけでもありません。

人間の身体は一部に異常が起こると、必ず他にも影響が及びます。しかし、まだ他の部位への影響が少なく快復力のある急性期の病気は、原因となっている異常を治せばすぐにもとに戻ります。この場合は西洋薬が強いといえます。

一方、慢性的な病気は1つの異常が周囲に波及して、様々なところで連鎖的に異常が起こります。病態も複雑で、異常が多いほど治るのに時間がかかります。つまり、もととなっている異常だけを治しても、すぐに回復できないのです。こうした症状は、単一効果しかない西洋薬は苦手です。しかし漢方薬は、慢性的に弱った身体の部分を全体的に修復しながら改善できるのです。

漢方薬は効果が出るのに時間がかかるといわれますが、それは誤りです。たとえば、風邪薬でよく知られている葛根湯《かっこんとう》や麻黄湯《まおうとう》などは、数回の服用で劇的に効くことがよく知られています。しかし急性期の病気には西洋薬が優れていることもあるので、使い分ける必要があります。

理由が分からない病気にも対応

西洋薬を用いる場合、必ず診断を確定した病名が必要です。病気の原因を一気に除く西洋薬は劇的に効くこともありますが、診断を誤れば激烈な副作用を起こすこともあるからです。

しかし現実には難病や不定愁訴《ふていしゅうそ》、そして原因不明で診断のつかない病気もあります。そうした症状に対して、漢方薬は東洋医学的な診断に基づき、治療が可能なのです。

漢方薬の作用と効果

単一成分からできている西洋薬に比べ、複数の成分からできている漢方薬は、身体の状態を全体的に改善することができる。

漢方薬

複数の異常に対して作用するため、複雑な病態に幅広く対応できる。

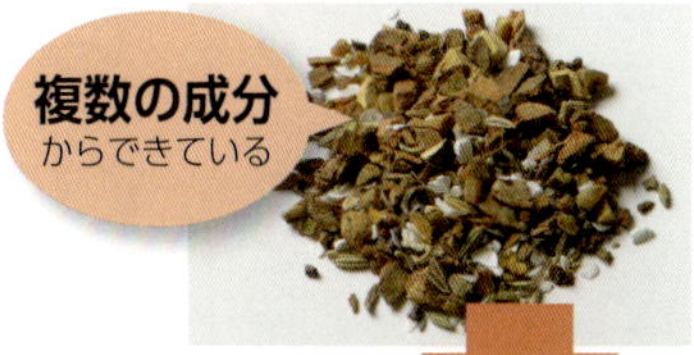

西洋薬

１つの異常に対して、ピンポイントに作用するため、単一の効果が高く、早く効くことが多い。

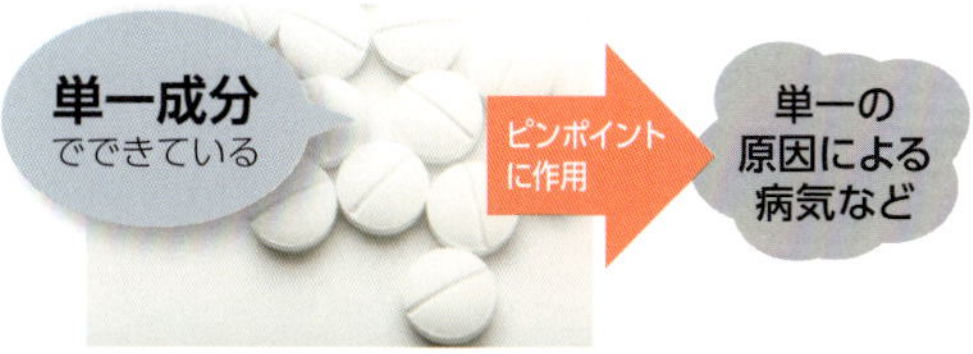

●様々な異常に対応

慢性疾患
生活習慣病やアレルギー疾患など、長期に渡り身体の異常が続いている場合。

原因が分からない病気
症状は出ているが、その原因が不明な場合や、動悸《どうき》、めまい、頭痛などの漠然とした不調がある不定愁訴など。

病気と判断されない症状
倦怠感や食欲不振、体力の低下などの症状はあるが、西洋医学では原因が発見されない場合。

女性特有の病気
月経不順、月経困難症、月経前症候群（PMS）、更年期障害など。

生薬の特徴

自然の生薬《しょうやく》からつくられる漢方薬

植物や動物、鉱物からつくられる生薬を調合して漢方薬にする。

何種類もの生薬を組み合わせてつくる

漢方薬は通常、数種から十数種類の生薬（漢薬）を調合してつくられます。生薬とは、天然物の性質を変えることなく、薬として加工し調製したものです。植物や動物の組織・内容物・分泌物・抽出物、あるいは天然の鉱物をそのまま、あるいは加工して薬品として用いています。これまで古典に収録された漢方薬処方は数千種といわれていますが、これらは主に煎じ薬や丸剤《がんざい》、散剤《さんざい》といった剤形で用いられてきました。

現在は、煎じ薬から抽出したエキス剤も用いられるようになりました。しかし、国が承認した一般用漢方製剤294処方に対し、保険適応の医療用漢方製剤はわずか148処方にすぎません。

民間薬・和漢薬《わかんやく》とは

民間薬とは、民間で経験的に昔から用いられてきた薬のことです。たとえばゲンノショウコやドクダミなどは民間薬ですが、民間薬の多くは通常、生薬を単味のままで用いることが多いのが特徴です。漢方薬で用いる生薬の中には民間薬から生まれたものもあり、たとえばドクダミは生薬の魚腥草《ぎょせいそう》としても用いられています。

また、和漢薬とは、西洋医薬に対し、和漢の医薬で用いられる薬物をいいます。中国産の生薬を漢薬（中薬）、日本産の生薬を和薬といい、この両者を合わせて和漢薬というのです。西洋医薬のほとんどは化学的に合成してつくられていますが、民間薬や和漢薬、漢方薬は、どれも生薬を用いています。

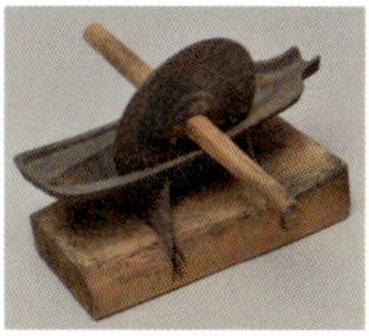

漢方薬をつくる器具、薬研《やげん》。

天然物からできる生薬

生薬の原料　生薬は、砕いたり挽《ひ》いたりして細かくした後で、漢方薬の調剤に使われる。

植物

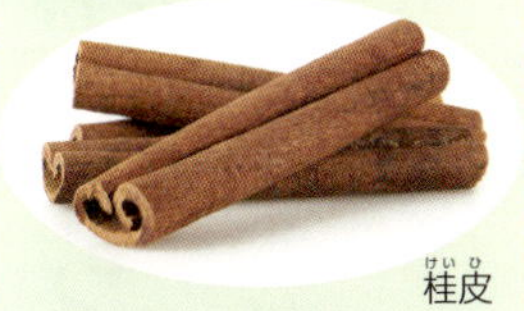

桂皮《けいひ》

生薬の中で種類が最も多い。花、葉、茎、木の根、果実、種子、樹皮などが使われる。

動物

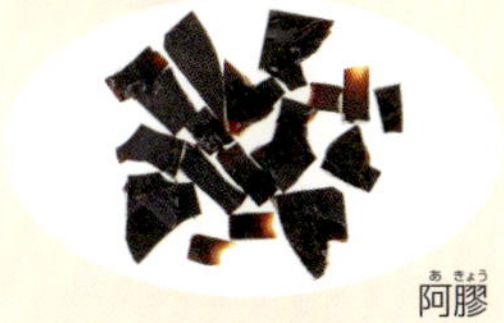

阿膠《あきょう》

哺乳類や爬虫類《はちゅうるい》、昆虫類、貝類などが原料となる。全体を用いる場合と、一部分を用いる場合（角、甲羅など）がある。

鉱物

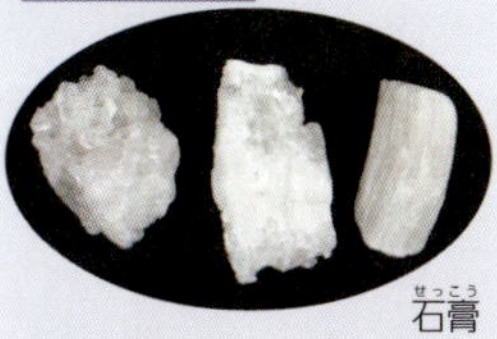

石膏《せっこう》

無機物も生薬として使われている。岩石や鉱物、化石などがある。

●生薬の種類については238～245Pを参照

生薬を複数組み合わせて漢方薬をつくる。

漢方薬の剤形

煎じ薬

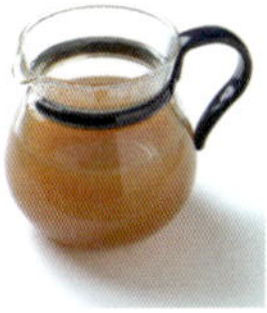

漢方薬の基本となる服用法。生薬を水で煎じ、抽出した湯液《とうえき》を服用する。ティーバッグのようにお湯に浸して、成分を抽出して飲むこともある。

エキス剤

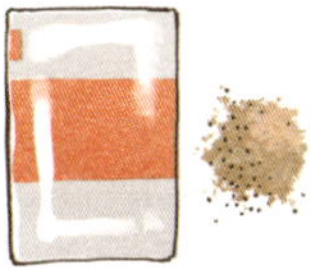

生薬を煎じた薬液から成分を抽出し、冷凍乾燥させたもの。顆粒《かりゅう》、液体、錠剤、カプセルなどのタイプがある。

散剤

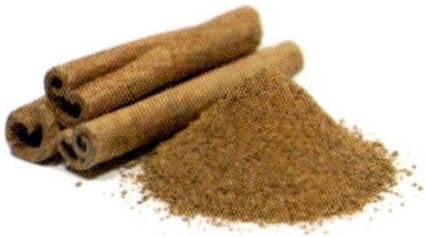

生薬を挽いて粉末状にし、混ぜたもの。即効性がある。

丸剤

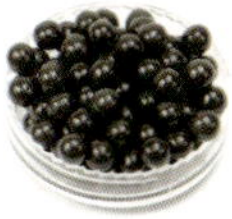

生薬の粉末をハチミツなどで固めたもの。体内でゆっくり溶けるため持続性がある。

軟膏《なんこう》

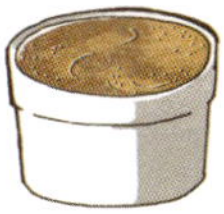

生薬の粉末を、油などに練り込んだもの。塗り薬として使用する。

漢方薬の作用 1

作用からみた漢方薬の種類

余分なものを除き、足りないものを補う。

漢方薬は、瀉剤《しゃざい》、補剤《ほざい》、和解剤《わげざい》の3種類に分けられます。

瀉剤（取り除く薬）とは

瀉剤は、**身体の中の余分なものを取り除く薬**のことです。発汗剤・発表剤、瀉下剤、清熱剤、駆瘀血剤《くおけつざい》、利水剤などがあります。

発汗剤・発表剤は、急性の熱性疾患（初期）や、慢性の皮膚疾患に使い、汗をかかせたり熱を取り去ります。生薬《しょうやく》では、桂枝《けいし》を含む処方（桂《けい》枝湯《しとう》類）や、麻黄《まおう》を含む処方（麻黄剤）を用います。

瀉下剤は、便や尿などを排泄することで治癒機転を活性化する薬です。生薬では、大黄《だいおう》、芒硝《ぼうしょう》、桃仁《とうにん》などを含む処方を用います。

清熱剤は、消炎・解熱し、体液を保持する薬です。生薬では、黄連《おうれん》、黄芩《おうごん》、黄柏《おうばく》、山梔子《さんしし》、石膏《せっこう》、知母《ちも》、竜胆《りゅうたん》などを含む処方を用います。

駆瘀血剤は、血が滞る瘀血（→72P）を改善する薬です。生薬では、当帰《とうき》、桃仁《とうにん》、牡丹皮《ぼたんぴ》、紅花《こうか》などを含む処方を用います。

利水剤は、体液の量や分布の異常を治す薬です。生薬では、白朮《びゃくじゅつ》、蒼朮《そうじゅつ》、防已《ぼうい》、沢瀉《たくしゃ》、茯苓《ぶくりょう》、猪苓《ちょれい》などを含む処方を用います。

補剤（補う薬）とは

補剤は、**身体の中に足りないものを補う薬**のことです。補気剤、補陽剤、補陰剤、補血剤などがあります。

補気剤は、気が欠乏した状態である気虚《ききょ》（→70P）に対し、気を補い、臓器の機能や治癒力を高める薬です。生薬では、人参《にんじん》（薬用人参）や黄耆《おうぎ》などを含む処方を用います。

補陽剤は、陽が欠乏して起こる寒（→62P）などの病態に対し、陽を補い、寒を除く薬です。生薬の附子《ぶし》を含む処方（附子剤）や、鹿茸《ろくじょう》、桂《けい》枝《し》などを含む処方を用います。

補陰剤は、陰が欠乏して起こる陰《いん》虚《きょ》を治療する薬です。減少した体液を補い、脱水や乾燥を改善する作用と、内熱によるほてりや熱感をとる作用があります。生薬では、地黄《じおう》、麦門冬《ばくもんどう》などを含む処方を用います。

補血剤は血が欠乏して起こる血虚《けっきょ》を治療する薬です。生薬では、当《とう》帰《き》、川芎《せんきゅう》、阿膠《あきょう》などを含む処方を用います。

和解剤（中和する薬）とは

和解剤は、中和解毒する薬のことです。発熱、往来寒熱《おうらいかんねつ》、胸脇苦満《きょうきょうくまん》、口苦《こうく》、悪心、おう吐、食欲不振、めまいなどの症状に対する薬です。生薬では、柴胡《さいこ》を含む処方を用います。

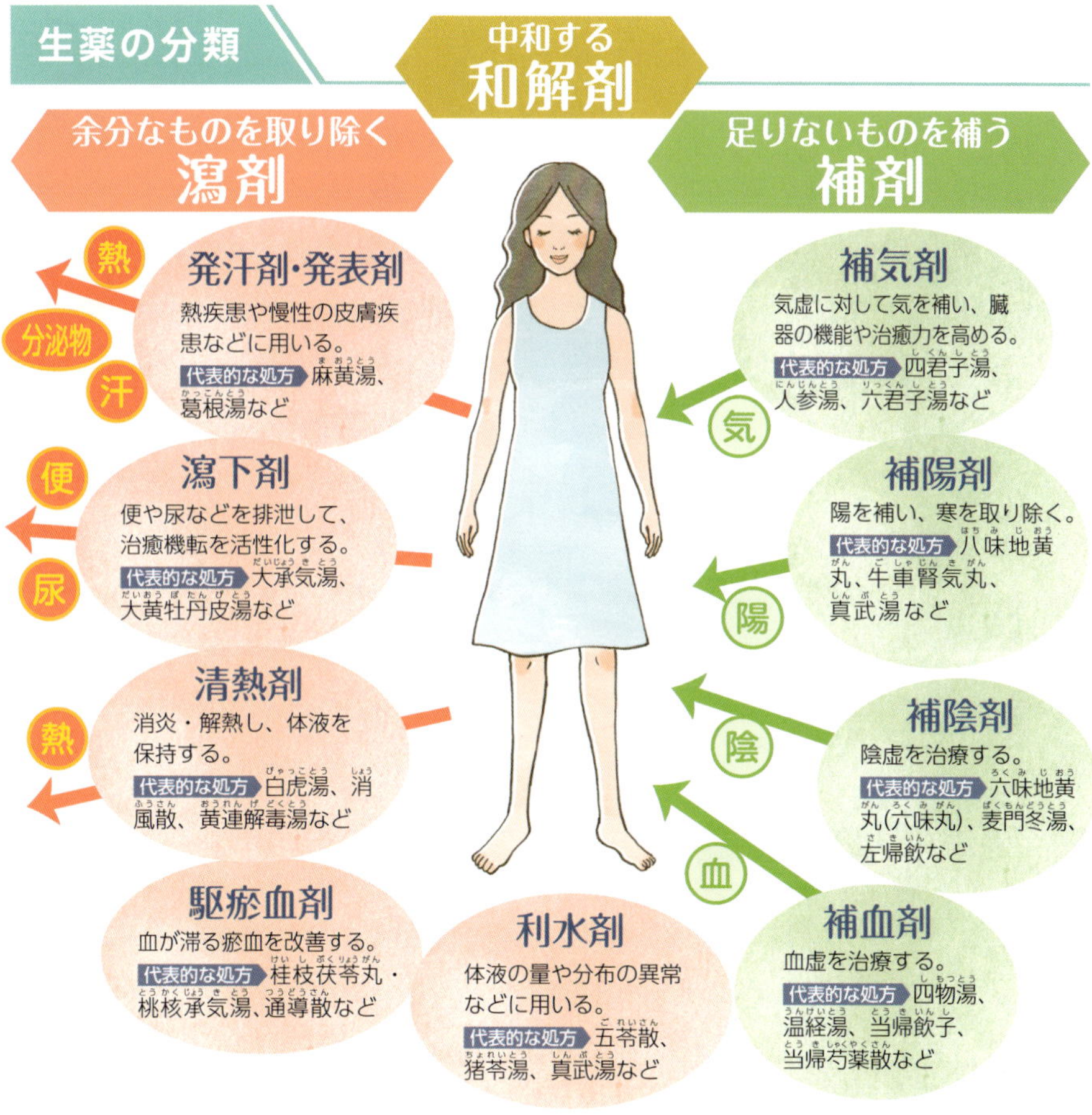
生薬の分類
中和する
和解剤
余分なものを取り除く
瀉剤
足りないものを補う
補剤
熱
分泌物
汗
発汗剤・発表剤
熱疾患や慢性の皮膚疾患などに用いる。
代表的な処方 麻黄湯《まおうとう》、葛根湯《かっこんとう》など
便
尿
瀉下剤
便や尿などを排泄して、治癒機転を活性化する。
代表的な処方 大承気湯《だいじょうきとう》、大黄牡丹皮湯《だいおうぼたんぴとう》など
熱
清熱剤
消炎・解熱し、体液を保持する。
代表的な処方 白虎湯《びゃっことう》、消《しょう》風散《ふうさん》、黄連解毒湯《おうれんげどくとう》など
駆瘀血剤
血が滞る瘀血を改善する。
代表的な処方 桂枝茯苓丸《けいしぶくりょうがん》・桃核承気湯《とうかくじょうきとう》、通導散《つうどうさん》など
利水剤
体液の量や分布の異常などに用いる。
代表的な処方 五苓散《ごれいさん》、猪苓湯《ちょれいとう》、真武湯《しんぶとう》など
気
補気剤
気虚に対して気を補い、臓器の機能や治癒力を高める。
代表的な処方 四君子湯《しくんしとう》、人参湯《にんじんとう》、六君子湯《りっくんしとう》など
陽
補陽剤
陽を補い、寒を取り除く。
代表的な処方 八味地黄《はちみじおう》丸《がん》、牛車腎気丸《ごしゃじんきがん》、真武湯《しんぶとう》など
陰
補陰剤
陰虚を治療する。
代表的な処方 六味地黄《ろくみじおう》丸《がん》（六味丸《ろくみがん》）、麦門冬湯《ばくもんどうとう》、左帰飲《さきいん》など
血
補血剤
血虚を治療する。
代表的な処方 四物湯《しもつとう》、温経湯《うんけいとう》、当帰飲子《とうきいんし》、当帰芍薬散《とうきしゃくやくさん》など

漢方薬の作用 2

漢方薬は腸で免疫力を強くする

腸の「粘膜免疫」によって、漢方薬の免疫増強作用が明らかに。

腸には免疫力がある

腸の長さは口から肛門までおよそ7m、腸管の粘膜の表面積は400㎡といわれます。この表面積は、皮膚の表面積の200倍以上にもなります。

これまで腸は、単に食物から栄養や水分を吸収するための臓器と考えられていました。しかし現在では、腸は皮膚と同じように、外界からの刺激に対するバリアー機能を持つ、最大の免疫臓器であることが分かってきました。

自然免疫と獲得免疫

人間を細菌やウイルスなどの外敵から守る免疫には、自然免疫と獲得免疫があります。自然免疫は、異物を食べて処理する貪食《どんしょく》細胞（マクロファージ）や、がんなどの異常細胞を処理するNK細胞に加え、これらの働きを補助する補体などからなります。一方、獲得免疫は主に胸腺由来のTリンパ球による免疫グロブリン（G・M・E・A）などの抗体産生や、抗原受容体が関与する抗原特異的免疫のことで、蛋白質を抗原とします。

これまで免疫といえば、この獲得免疫を指していました。ところが最近、自然免疫の中でも特に腸管における粘膜免疫が重要な働きをしていることが分かってきたのです。

粘膜免疫に働く漢方薬

腸管の粘膜上には様々な物質が流れてきます。蛋白質以外の、毒素（トキシン）、多糖体、脂質などの異物はM細胞により粘膜内に輸送されます（左図参照）。

これらの異物に粘膜内の樹状細胞

が反応し、その情報は腸管上皮細胞間リンパ球に伝えられます。腸管上皮細胞間リンパ球は、全身を巡ってから分泌型の免疫グロブリンＡを分泌し、腸管粘膜における感染を防いでいるのです。

漢方薬には、トキシン、アルカロイド、多糖体、糖脂質、リン脂質、ミネラルなどが含まれています。特徴的なのは、漢方薬は通常煎じるため、含まれる蛋白質が加熱により凝固し、活性が失われることです。

一部の漢方薬にある免疫能を活性化する働きは、これまで蛋白質を抗原とする獲得免役ではうまく説明できませんでした。しかし、この粘膜免疫の働きが解明されてきたことで、蛋白ではなく、トキシンや多糖体などが反応する漢方薬の免疫増強作用が明らかになってきたのです。

腸管の粘膜免疫のしくみ

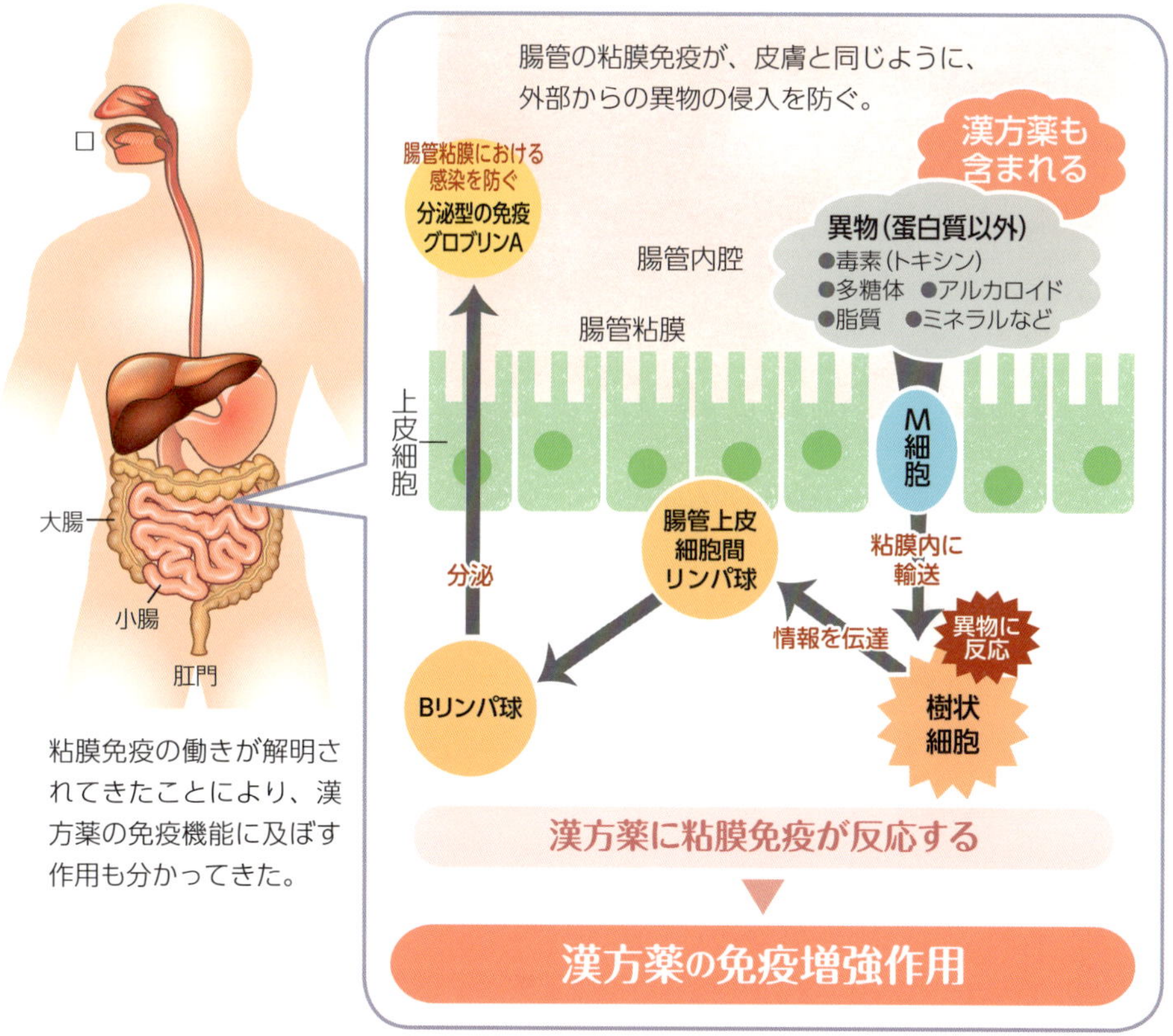

粘膜免疫の働きが解明されてきたことにより、漢方薬の免疫機能に及ぼす作用も分かってきた。

漢方薬の注意点 1

漢方薬の正しい飲み方

エキス剤を複数併用するときは、原則2剤までとする。

種類による飲み方の違い

漢方薬の基本である煎じ薬は、水と一緒に煮出してから服用します。煎じる道具はやかん、土瓶、鍋などです。やかんはそもそも薬罐《やかん》と書き、薬を煎じる道具でした。やかんや鍋は、鉄や銅製のものは適しません。水は硬水だと漢方薬の抽出率が悪いため、軟水を用います。日本の水はほとんど軟水なのですが、市販されているミネラルウォーターは硬水が多いので注意しましょう。

エキス剤（↓107P）を使う場合は、そのまま水かぬるま湯での服用が一般的です。種類は顆粒《かりゅう》、粉、錠剤などがありますが、顆粒や粉が苦手な人はエキス剤1回分の粉を湯飲みなどに入れ、熱湯を少し入れて数分待ち、飲みやすい温度や量に調整して服用するとよいでしょう。

食間の服用は原則

煎じ薬もエキス剤も原則、食間に服用します。しかし、空腹時や食間の内服で胃が刺激され、むかついたりする場合は食後の服用で問題ありません。食事や他の薬の影響をなくすためには、飲む間隔を最低2時間はあける必要があります。多少の時間をあけて服用しても、結局は胃や腸で一緒になってしまいます。食間に服用するのは、江戸時代までは、食後に煎じ薬を服用すると胃が苦しくなるので、胃があいている食間に服用する習わしがあったためです。

「漢方薬は食間に服用しないと効かない」という話には根拠がありません。食間に飲もうと思って時間がとれず、飲み忘れたりするほうが効果はなくなります。

併用するときは副作用に注意

漢方薬を複数同時に処方する方法には、合方《ごうほう》と併用の２種類があります。合方は、重複する生薬《しょうやく》がある場合、一方を省いて統一し、全体的に構成生薬を調整した処方を煎じたものです。それに対し併用は、単に複数の漢方処方を合わせたものです。

そのため併用は重複する生薬が過量となり、有害作用を引き起こすことがあります。エキス剤は合方できないため、実質的に併用となります。エキス剤を複数併用するときは、含んでいる生薬の重複や類似処方の併用などにより、有害作用が起きやすくなります。併用は原則２剤までと考えたほうがよいでしょう。

漢方薬を飲むときのポイント

複数を同時に飲むとき

合方薬　重複する生薬の一方を省き、構成生薬を調整したもの

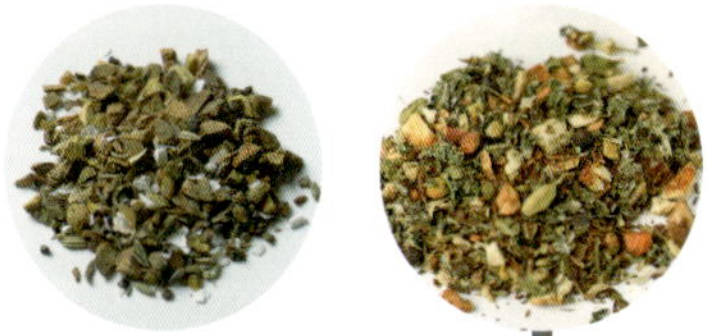

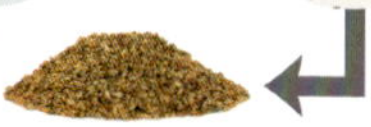

重複する生薬をどちらか一方に統一する

併用薬　複数の漢方処方を併せたもの

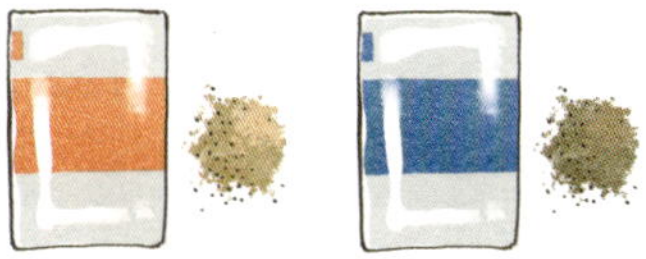

重複する生薬が過量となり、有害作用を引き起こす場合がある

煎じ薬の飲み方

鉄製・銅製ではない、やかんや鍋を使用する。自動煎じ器（右）を使うと便利。600ccほどの軟水と、刻んだ漢方薬1日分を入れ、とろ火で40～50分煎じる。その後、茶こしなどでこし、1日分を2～3回に分けて服用する。

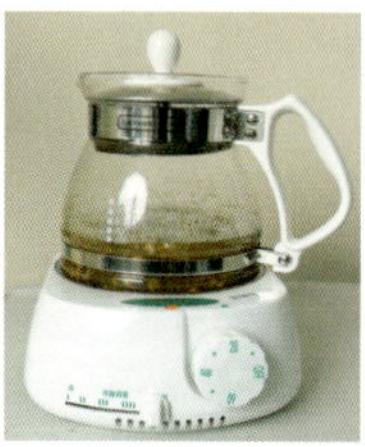

飲む間隔

- 原則、食間に服用（食間とは食後約2時間）
- 忙しかったり、食間に飲んで胃がむかつく場合は、食後に飲んでもよい

保存方法

- エキス剤は冷暗所で保存
- 生薬は、長期保存が必要な場合は冷蔵庫で保存
- 冷えた煎じ薬は、人肌に温めてから飲むとよい

注意　漢方薬と現代医薬品を併用するときも、組み合わせによってはよくない場合があるので、必ず医師や薬剤師の指示に従って服用すること。

漢方薬の注意点
2

漢方薬でも起こる副作用

期待以外の効果が出る副作用と、改善途中にみられる瞑眩《めんげん》がある。

西洋薬と同様にある副作用

薬本来の期待される効果を主作用（薬効）といい、有害で意図しない作用を副作用といいます。

漢方薬は身体にやさしいというイメージがありますが、漢方薬も薬なので、西洋薬と同様に薬剤毒性や薬剤に対する過敏症、アレルギーなどの副作用が出ることがあります。

しかし、もともと中国の生薬《しょうやく》の古典『神農本草経《しんのうほんぞうきょう》』でも、生薬は生命を養い毒性のない上品《じょうほん》（君《くん》）、体力を養う中品《ちゅうほん》（臣《しん》）、病気の治療薬で毒性のある下品《げほん》（佐使《さし》）に分類され、処方を構成する際の配合割合や組み合わせを規定し、副作用が起こらないような配慮がなされていました。

また、かつて漢方薬で使われていた毒性の強い生薬は、長い歴史の中で淘汰されて現在は使用されていません。使用されている年月が長い分、漢方薬は西洋薬より安全といえるのです。

とはいえ、漢方薬でも生薬に対する過敏症やアレルギーによる反応があります。特に、アレルギー反応による副作用は、服用して初めて分かることも多いのです。また、妊娠に影響するとされている生薬もありますので、妊娠中の服用は医師との相談が必要です。

急激な反応で起こる瞑眩

瞑眩とは病気が治る過程で、一過性の症状悪化や予期せぬ症状が出たりする状態のことです。西洋医学では好転反応とも呼ばれます。具体的には、下痢、吐き気、おう吐、発疹、発熱などが起こります。通常、服用し始めてから1週間以内に出現する

生薬と副作用

期待以外の効果が出る

副作用

薬に期待していた効果以外の作用が出ること。量が過剰だったり、併用する薬が正しくないことでも起こる。

改善する途中に現れる

瞑眩

身体が急激に改善する途中で起こる症状（下痢、おう吐、発熱など）。瞑眩か副作用かの判断は難しいので、医師に相談すること。

▼生薬と起こりうる副作用の症状

生薬	主な漢方薬	副作用の症状
甘草《かんぞう》	●芍薬甘草湯《しゃくやくかんぞうとう》 ●甘麦大棗湯《かんばくたいそうとう》 ●桔梗湯《ききょうとう》　など多数	●血圧の上昇 ●だるさ ●むくみ ●尿の減少　など
地黄《じおう》	●八味地黄丸《はちみじおうがん》 ●当帰飲子《とうきいんし》 ●十全大補湯《じゅうぜんたいほとう》　など	●胃の不快感 ●下痢 ●胸やけ　など
麻黄《まおう》	●越婢加朮湯《えっぴかじゅつとう》 ●麻黄湯《まおうとう》 ●葛根湯《かっこんとう》　など	●血圧の上昇 ●不眠 ●胃腸障害 ●不整脈　など
大黄《だいおう》	●麻子仁丸《ましにんがん》 ●大黄甘草湯《だいおうかんぞうとう》 ●桃核承気湯《とうかくじょうきとう》　など	●下痢 ●食欲不振　など
桂皮《けいひ》・桂枝《けいし》	●安中散《あんちゅうさん》 ●葛根湯《かっこんとう》 ●桂枝湯《けいしとう》　など多数	●皮膚のかゆみ ●湿疹　など
人参《にんじん》	●補中益気湯《ほちゅうえっきとう》 ●六君子湯《りっくんしとう》 ●小柴胡湯《しょうさいことう》　など	●血圧の上昇 ●のぼせ ●口の渇き　など

●生薬の種類については238～245Pを参照

ことが多く、その後、急激に快方に向かうのが特徴です。

現代医薬と併用して作用を補う

現代医薬と漢方薬を併用して、処方を行う場合があります。漢方薬による全身作用、体質改善などを期待し、現代医薬の局所作用を補う目的で併用が行われているのです。具体的には、抗がん剤などの現代医薬の有害作用や副作用を軽減したり、ステロイド剤など現代医薬のスムーズな減量をするために使用されます。

現代医薬と漢方薬は、一般的に作用のメカニズムが異なるので、併用はあまり問題にならないことが多いです。しかし薬物相互作用については不明な点もあるので、併用する際には医師や薬剤師に相談しましょう。

漢方薬の注意点
3

漢方専門医のいる病院が安心

日本東洋医学会が認定する漢方専門医制度がある。

病院やクリニック、薬局で治療が受けられる

漢方薬治療を受けるには、大きく分けて2つの方法があります。

1つは、病院やクリニックなどの医師の診断を受けて、症状に適する漢方薬を処方してもらい、それを服用する方法です。この場合、漢方薬を院内で受け取る方法と、院外処方箋により院外の調剤薬局で受け取る方法があります。

もう1つは、漢方相談薬局などで薬剤師に症状を相談し、問診に基づいて市販されているOTC（一般用医薬品）の漢方薬や薬局製剤としての煎じ薬を選んでもらい、それを購入して服用する方法です。

ただし、この2つの方法は、病院やクリニックの医師が必ずしも漢方薬に詳しいとは限らなかったり、薬剤師が問診のみでしか処方できなかったりするなど、多少の制約があります。

また、最近は自己判断で漢方薬を購入したり、海外やインターネットで購入したりすることもできますが、医師などの診断を受けずに服用するのは危険です。

漢方専門医の診療を受けるのが安心

最も安心なのは、漢方専門医がいる病院やクリニックで診療を受け、漢方薬を処方してもらうことです。

現在は日本東洋医学会が認定する2000人近くの漢方専門医がいます。また、薬剤師にも日本薬剤師研修センターが認定する3000人以上の漢方薬・生薬《しょうやく》認定薬剤師がいます。漢方薬治療を考えているときは、自分の必要性に応じて判断するとよ

漢方薬治療を受ける方法

病院・クリニックなど

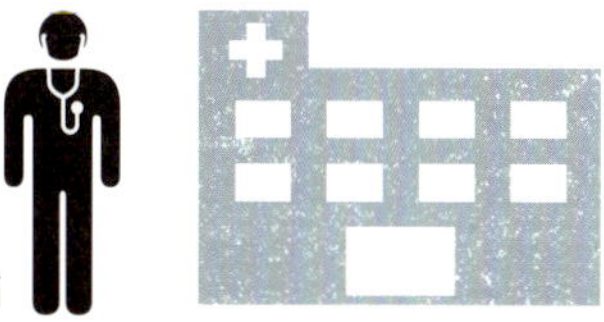

医師

医師の診断のもと、症状に適した漢方薬が処方される。院内または院外の調剤薬局で受け取る。

▼

必ずしも漢方薬に詳しい医師がいるとは限らない

漢方相談薬局など

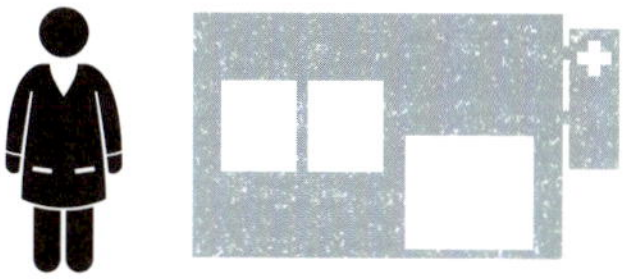

薬剤師

薬剤師が問診を行い、相談者の症状や要望に合った漢方薬を販売してくれる。

▼

薬剤師は問診以外の診察はできない

漢方専門医がいる病院・クリニック

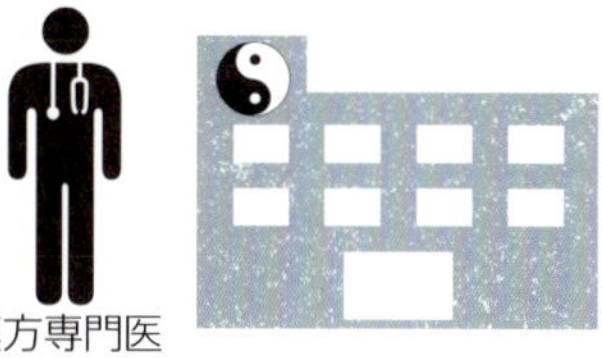

漢方専門医

日本東洋医学会が認定した漢方専門医の診断により、症状に合った最適な漢方薬が処方される。

▶

安心・安全

ただし、漢方が専門の病院やクリニックでは、保険が効かない自由診療（自費診療）のところもある。

● 漢方薬の入手方法や保険適応については118Pを参照

いでしょう。

保険適応は漢方エキス剤148処方に限る

漢方薬治療で重要なのが生薬（→106P）です。しかし、保険診療では生薬の品目数が限られています。**現在、保険が適用されているのは漢方エキス剤148処方**です。これらの漢方エキス剤は、病院の医師からの処方により院内や院外の調剤薬局で受け取ることができ、様々な病気の治療に使用されています。

また、保険適応となっている一部の漢方煎じ薬は、生薬を扱う院外の調剤薬局で受け取ることができます。この場合、病院では院外処方箋の発行手数料を払い、調剤薬局では保険診療で負担すべき漢方薬代を払う必要があります。

漢方薬の種類と主な特徴

種類	薬の形状と服用方法	入手方法	特徴 ●長所 ●短所
煎じ薬	いくつかの生薬《しょうやく》を水で煎じて（やかんなどで煮詰めて）、茶こしなどでこして液を飲む。丸剤《がんざい》や粉の散剤などを使用することもある	自由診療で処方（処方薬）	●病院などの診療機関で、医師の処方箋によって処方される ●通常は診療機関内の薬局で調剤可能 ●漢方診断により、複雑な疾患でも、その人の状態に応じてオーダーメードで漢方薬が処方される ●使用する生薬に制限がないため、あらゆる処方が可能 ●エキス剤より効き目が強い ●処方できる診療機関が少ない ●自由診療のため、薬代は全額自己負担で高め
		保険診療で処方（処方薬）	●保険診療を行う病院などの診療機関で、医師の処方箋によって処方される ●診療機関内で調剤できない場合は、医師による院外処方箋により、漢方薬の調剤ができる調剤薬局で調剤してもらう ●漢方診断により、その人の状態に応じてオーダーメードで漢方薬が処方される ●保険診療のため、自己負担分の薬代は低め ●処方できる診療機関が少ない ●現在、健康保険が適用されている生薬は、日本薬局方に収載された166品目と日本薬局方外生薬規格に収載された54品目の計220品目のみなので、処方できない漢方薬もある
		漢方薬店で購入（市販薬）	●漢方薬の専門薬剤師がいる漢方相談薬局などで、薬剤師に処方を相談して調剤してもらい、それを購入 ●薬局製剤として192処方を取り扱うことができる ●気楽に漢方治療相談ができる ●問診のみで薬を判断するので複雑な疾患には対応しにくい ●薬局の中で、漢方調剤ができる漢方専門薬局が少ない ●薬代は全額自己負担なので高め
エキス剤など	生薬に含まれるエキス（有効成分）を抽出・濃縮し、粉末や錠剤、カプセルに加工した薬。水またはお湯で飲む	医療用漢方製剤（処方薬）	●保険診療を行う病院などの診療機関で、医師の処方箋によって処方される ●市販のOTC漢方薬よりも効き目が強い。持ち運びに便利 ●病院などの診療機関の薬局で、ある程度処方が可能。診療機関内にない処方は、院外処方箋により調剤薬局で受け取ることもできる ●対応可能な調剤薬局が比較的多い ●保険診療のため、自己負担分の薬代は低め ●現在、健康保険の適用対象となる医療用漢方製剤は148種類（うち1種類は軟膏《なんこう》）に限られる
		一般用漢方製剤 OTC医薬品（市販薬）	●薬の専門家（薬剤師・登録販売者）がいる薬局などで購入できる ●すべての処方が製品化されているわけではないが、現在294処方の漢方製剤が一般用として認められている。そのため医療用漢方製剤148処方以外の処方が、一般用漢方製剤として販売されていることもある ●安全性の面から、薬の濃度は医療用漢方製剤の1/2から2/3で、含有量が少なく効き目が弱い ●薬代は全額自己負担なので高め

第4章

鍼灸《しんきゅう》の診察と治療

鍼《はり》と灸《きゅう》、指圧が身体のツボをどのように刺激し、痛みなどがどのように緩和されるのか。基礎知識に加え、科学的なメカニズムについても解説します。

鍼灸の基本 1

ツボ（経穴《けいけつ》）は身体の異常を示す窓

身体の治療点であるとともに、異常を知る診察点でもある。

ツボとは

ツボというと、肩がこっているときなどに、押すと気持ちがよく、痛みがやわらぐ場所として、一般に知られています。ただし、「ツボ」という言い方は俗称で、正しくは経穴といいます。

このツボに相当する場所は、身体に病的な異常があると知覚が過敏になったり痛みを生じたりします。つまりツボは治療点であると同時に、身体の異常を知る診察点でもあるのです。

中には強く押すと強烈な痛みを誘発することもあり、武道などで急所として使われるツボもあります。

そして、西洋医学で病気の特異的反応点として診断に利用される圧痛点、圧診点、トリガーポイント（※）などは、大部分がツボと重なります。

ツボの数と位置

古代中国の古典『黄帝内経《こうていだいけい》』に記載されたツボの数は132穴《けつ》でしたが、現在は361種類のツボが標準的に使われています。しかし、これらのほとんどのツボは左右対称に2つずつあるので、実際のツボ総数は670穴にも及びます。

一方、鍼灸《しんきゅう》の国際化に伴って、漢字表記ではないツボの名前が求められ、また歴史の中で各国のツボの位置に若干のズレが生じていました。そこで世界保健機関（WHO）が中心となり、中国、韓国、日本などの協力のもと、1989年までに国際標準のツボの英文字による表記方法が決められ、2008年には361のツボの標準経穴部位が決定されました。この361種のツボを正穴《せいけつ》といいます。

※引き金点という意味で、この点を押すと、身体の異常があるところとは違う部分で痛みが発生する。

治療によって使い分けられるツボの種類

人の身体のツボは主に3種類に分けられ、その1つ目は、先ほど紹介した正穴です。正穴の中には、内臓の異常が最も現れやすく、その治療点ともなる兪穴《ゆけつ》、各経絡《けいらく》の虚実を診断する場合にも用いられる募穴《ぼけつ》、五《ご》臓《ぞう》五《ご》腑《ふ》の異常が現れる原穴《げんけつ》などがあります。

2つ目は、正穴には属さないけれども、特別な効果を持つ奇穴《きけつ》です。トリガーポイントのように、痛みの治療にもよく用いられます。

3つ目の阿是穴《あぜけつ》は、正穴や奇穴に属さず特異的に現れるツボのことです。「阿是穴」とは中国語で「ああ、このツボ！」の意。押して気持ちのよいツボの意味もあります。

ツボは診察と治療を施すところ

ツボの種類

正穴

十四経脈（→152P）の上に存在するツボ。WHOにより、361種に定められている。160Pからの経穴MAPを参照。

奇穴

十四経脈上になく、独特の効果を持つツボ。数は正穴より多い。
→主な奇穴の効能と探し方は本書の246～251Pを参照。

阿是穴

正穴や奇穴に属さず、特異的に現れるツボ。

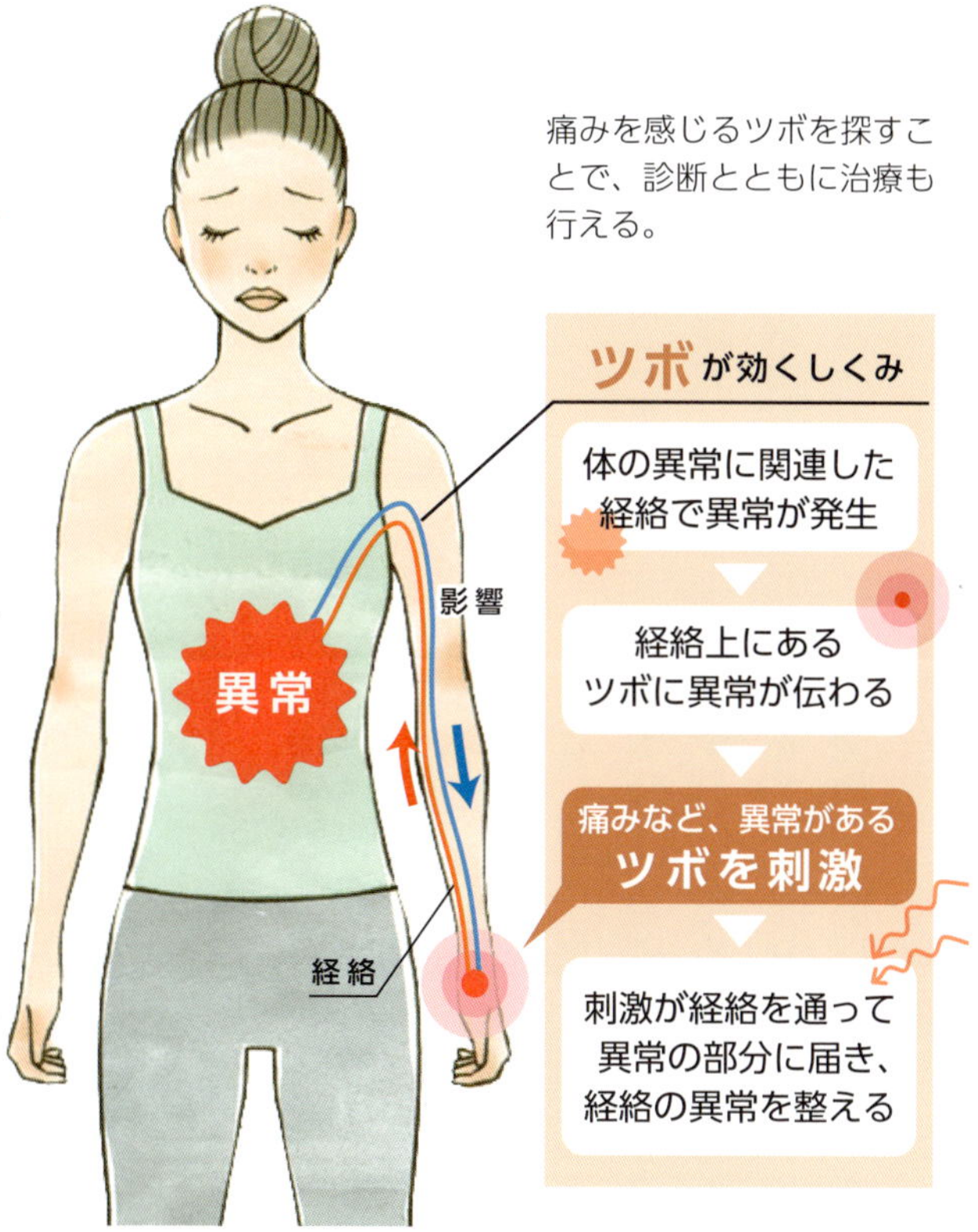
異常
影響
経絡
ツボが効くしくみ
体の異常に関連した経絡で異常が発生
経絡上にあるツボに異常が伝わる
痛みなど、異常があるツボを刺激
刺激が経絡を通って異常の部分に届き、経絡の異常を整える

痛みを感じるツボを探すことで、診断とともに治療も行える。

鍼灸の基本
2

体内を巡る経絡《けいらく》

鍼灸《しんきゅう》治療では、経脈《けいみゃく》で気血を巡らせ、体調を維持する。

内臓と密接に関わる経絡

経絡は、鍼灸を理解するために覚えておきたい大事な考え方です。経絡は、気血が体内を巡る流通路と考えられ、その流れを流注《るちゅう》といいます。また経絡は内臓と密接な関連性を持っているため、気血を巡らせて体内の恒常性を保つ働きがあるとされています。経絡のうち主要な幹線路は経脈、経脈を連絡する支線は絡《らく》脈《みゃく》と呼ばれ、経絡は経脈と絡脈を合わせた名称です。鍼灸治療に用いられるのは主に経脈です。

経脈には十二経脈、十二経筋《けいきん》(→124P)、十二経別《けいべつ》、十二皮部《ひぶ》と奇《き》経八脈《けいはちみゃく》があります。このうち十二経脈は陰と陽のグループに分けられ、それぞれに六臓六腑《ろくぞうろっぷ》が割り当てられています。各経脈名は、臓腑《ぞうふ》の名前の前に、走行する四肢の名前(手・足)と陰陽の区分名(三陰三陽)をつけて表されます。

十二経脈に奇経八脈の督脈《とくみゃく》と任《にん》脈《みゃく》の二脈を合わせた十四経脈(→152P)は正経《せいけい》と呼ばれ、通常用いられている経脈です。この十四経脈にはそれぞれの経脈に固有のツボ(経《けい》穴《けつ》)があり、重複はありません。

鍼《はり》の効果は科学的に証明

現在、多くの研究によって、鍼のもたらす作用が神経学的な生理的反応に基づいたものであるとの認識が国際的に得られています。一方、近年の脳科学の研究により、脳内には、触覚(※)、温度、痛みなどの知覚に対応する身体地図が想定されています。そのため経絡は身体の表面に存在するのではなく、脳の身体地図と関係した脳内イメージであることが示唆されています。

※Penfield《ペンフィールド》により、頭頂葉の体性感覚皮質にある体部位再現地図が発見された。

経絡の分類

経絡

- 経脈
  - 十二経脈（十二経筋・十二経別・十二皮部）
    - 走行する部位が主に手か足かにより、手・足の文字がついて分類される。
    - 手
      - 手の太陰肺経《たいいんはいけい》
      - 手の陽明大腸経《ようめいだいちょうけい》
      - 手の少陰心経《しょういんしんけい》
      - 手の太陽小腸経《たいようしょうちょうけい》
      - 手の厥陰心包経《けついんしんぽうけい》
      - 手の少陽三焦経《しょうようさんしょうけい》
    - 足
      - 足の陽明胃経《ようめいいけい》
      - 足の太陰脾経《たいいんひけい》
      - 足の太陽膀胱経《たいようぼうこうけい》
      - 足の少陰腎経《しょういんじんけい》
      - 足の少陽胆経《しょうようたんけい》
      - 足の厥陰肝経《けついんかんけい》
  - 奇経八脈
    - 督脈
    - 任脈
    - 陽蹻脈《ようきょうみゃく》
    - 陰蹻脈《いんきょうみゃく》
    - 陽維脈《よういみゃく》
    - 陰維脈《いんいみゃく》
    - 衝脈《しょうみゃく》
    - 帯脈《たいみゃく》
- 絡脈

十二経脈＋督脈・任脈 → **十四経脈（正経）**

古来より鍼灸治療に用いられている。

経脈の陰陽

経脈にも陰と陽があり、陰経と陽経に二分される。

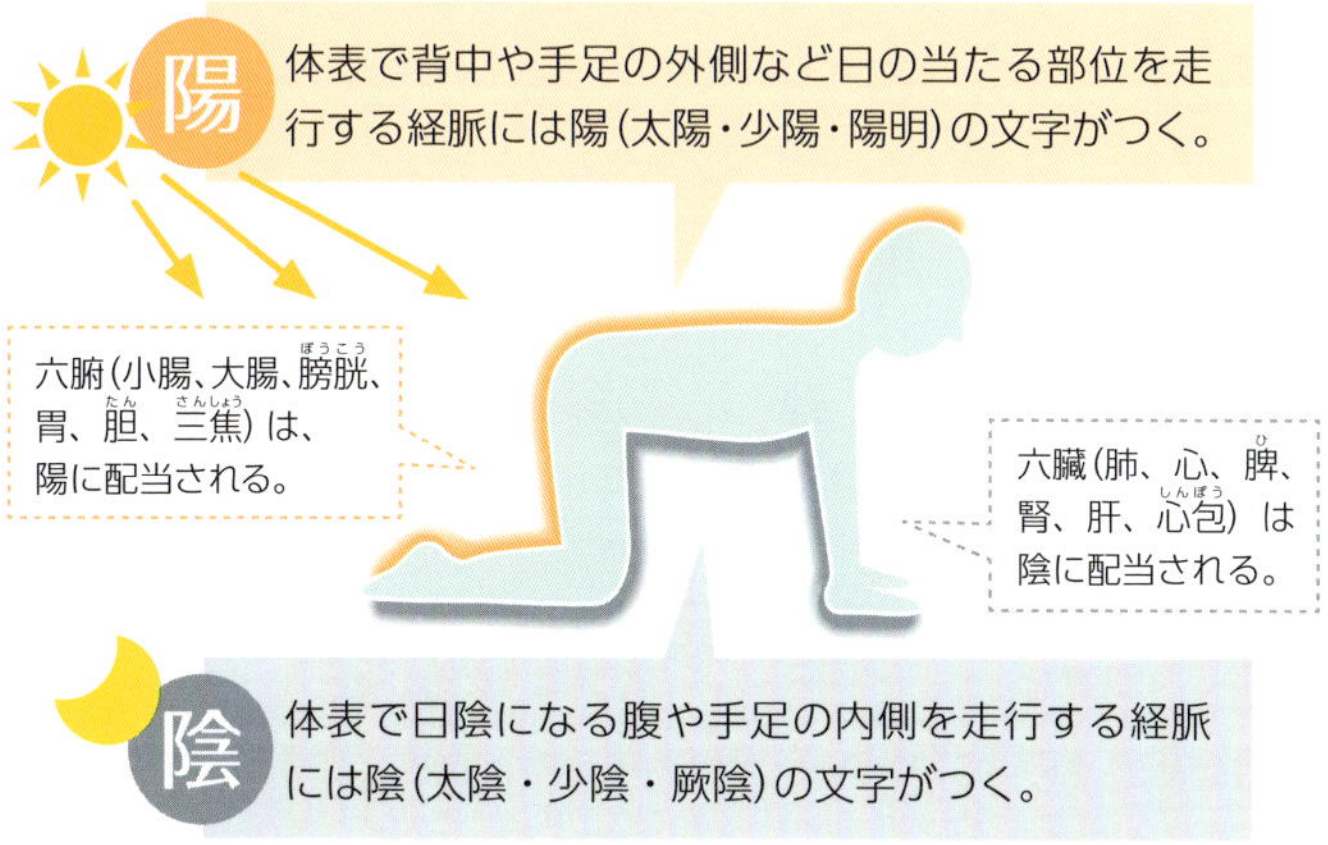

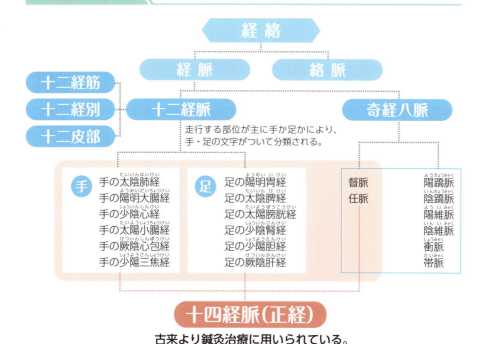

鍼灸の基本
3

筋肉のつながりである経筋《けいきん》とは

西洋医学でも注目され始めた、筋肉・関節のつながり。

注目される経筋の概念

鍼灸《しんきゅう》では経絡《けいらく》とともに重要な概念があります。それが「経筋」です。古代中国の医書『黄帝内経《こうていだいけい》（霊枢《れいすう》）』経筋篇にはすでに、経穴《けいけつ》や経絡とは別の概念として記されています。

この経筋とは、西洋医学でいう筋肉・関節学に近い概念で、靭帯《じんたい》、筋膜、関節を含む筋肉組織とそのつながりのことです。未解明な部分も多いながら、西洋医学では治療しづらい、慢性的な筋肉や関節の症状に、経筋治療が効果を上げることがあります。

経筋治療とは身体のひきつりやつっぱり感、痙攣《けいれん》、痛み、まひなど運動器系の症状を治す治療として確立されています。経絡と同じく身体を筋肉と関節単位でつなげ、経筋沿いの気の流れを整える考え方です。経筋は経脈と同様に12種類あります。

西洋医学でも筋肉に注目

一方、最近、西洋医学の分野で、マイヤースによる筋筋膜経線《きんきんまくけいせん》（アナトミートレイン）という考え方が提示されています。筋筋膜経線とは、骨格周囲につく筋筋膜により緊張と運動を伝達する張力のひものようなものです。人間が1つの動作をするときに、頭から足の先までつながった組織や筋肉が連動して動き、その連動した動きは脳が一括してコントロールしているのです。そして、驚くことに、この筋筋膜経線で示された筋肉のつながりは、経筋で示されたものとほぼ同じなのです。二千年以上も昔、解剖学も生理学も発達していない時代に、経筋という身体のシステムを発見していたことになります。

経筋の流れと症状の関係

十二経筋の種類

経筋の呼び名は、経脈同様に、走行する部位が手か足に応じてつけられている。

手の太陽《たいよう》経筋	足の太陽経筋
手の少陽《しょうよう》経筋	足の少陽経筋
手の陽明《ようめい》経筋	足の陽明経筋
手の太陰《たいいん》経筋	足の太陰経筋
手の少陰《しょういん》経筋	足の少陰経筋
手の厥陰《けついん》経筋	足の厥陰経筋

身体の異常が経筋を伝わって現れる

経筋上に起きた異常は、経筋を通して全身に伝わっていく。関係のない場所に現れたようにみえる不調が、経筋上ではつながっていることもある。

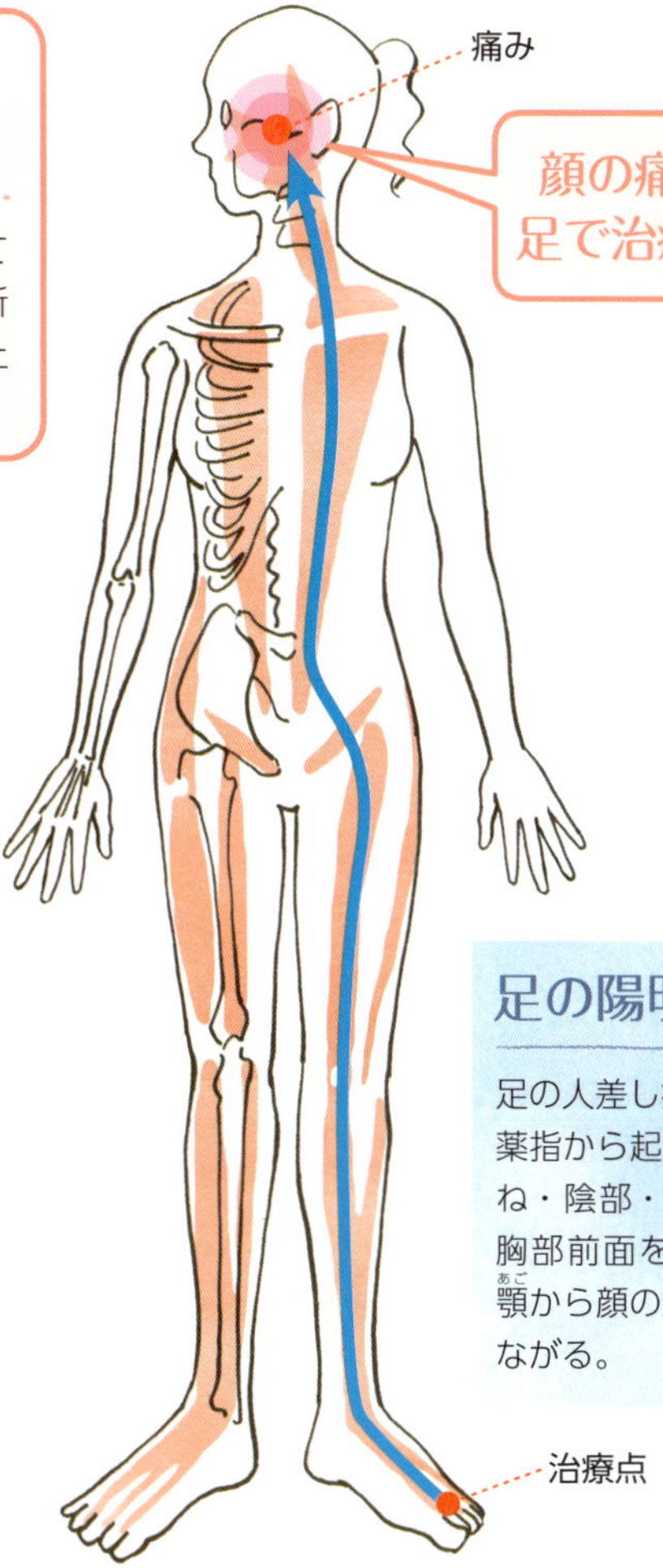

顔の痛みを足で治療する

足の陽明経筋

足の人差し指・中指・薬指から起こり、すね・陰部・腹直筋・胸部前面を通って、顎《あご》から顔の筋肉につながる。

経筋と似ている部分が多いアナトミートレイン

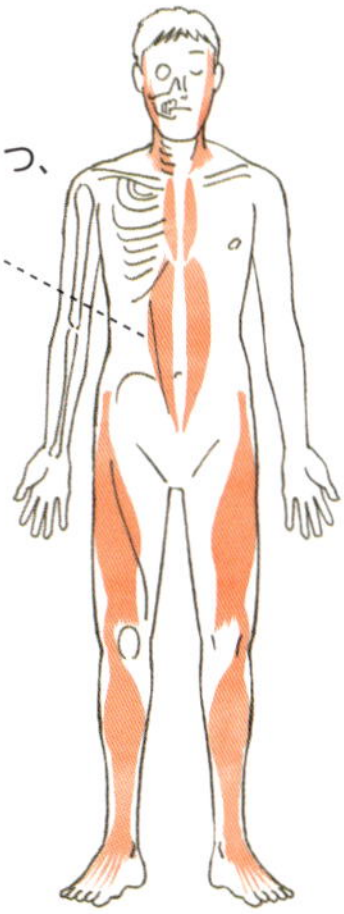

経筋を利用すると、広い範囲の筋肉とツボを一気に刺激することができる。詳しい内容については本書の経筋ストレッチ(→252P)を参照。

鍼灸《しんきゅう》の脈診《みゃくしん》、六部定位《ろくぶじょうい》

脈を6カ所に分けて、六臓六腑《ろくぞうろっぷ》の虚実《きょじつ》を診る。

鍼灸でも重要な脈診

第2章の「漢方医学の診察と診断」では、患者の身体に触れて診察する切診《せっしん》の1つである脈診（↓92P）について紹介しましたが、**鍼灸においては、脈は部位により各臓腑《ぞうふ》に対応する6カ所で診察しています。**

六臓六腑とつながる脈

脈診では、寸《すん》・関《かん》・尺《しゃく》という3つの場所に指を触れて診察を行います。診察は左右の手で行いますので、合わせて6カ所の脈証となり、これを「六部定位脈診」といいます。

右左の寸・関・尺の6カ所にはそれぞれ特定の臓腑、つまり肺・脾《ひ》・心包《しんぽう》と心・肝・腎の六臓および、大腸・胃・三焦《さんしょう》と小腸・胆・膀胱《ぼうこう》の六腑が対応しています。

軽く当てて診る浮《ふ》の脈状によって六臓の状態（虚《きょ》か実《じつ》か）、逆に、強く当てて診る沈《ちん》の脈状によって六腑の状態（虚か実か）を判断します。

その中間である中《ちゅう》の脈状も含め、浮・中・沈の深さで状態を判断することにより、三部九候法《さんぶきゅうこうほう》ともいわれています。

そして、左右合わせて6カ所の虚・実のパターンにより証《しょう》を診断し、治療に最も効果的な経穴《けいけつ》を選んで治療するのです。

寸口《すんこう》と経絡のつながり

寸口が脈診に使われる理由は、身体の中でも脈拍がよく現れるほか、手の太陰肺経《たいいんはいけい》（↓153P）が通っているためです。経脈《けいみゃく》は、六臓六腑に注いだあと、肺に還流し戻って来ることから、臓腑は手の太陰肺経に連結していると考えるのです。

寸・関・尺と臓腑の関係

左右の手首に寸・関・尺があり、それぞれが特定の臓腑に対応している。

脈から臓腑の状態を知ることができる

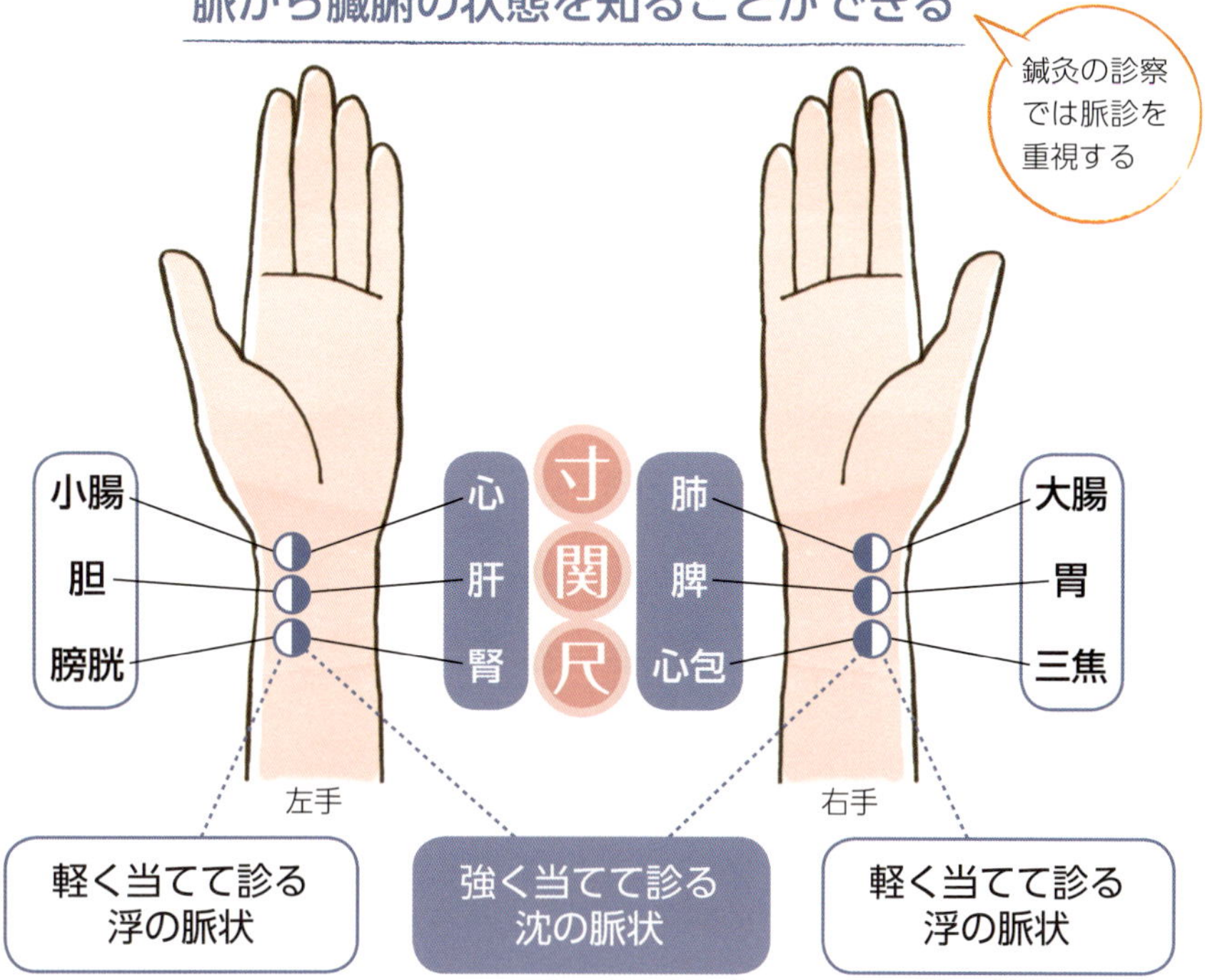

脈状による証の例

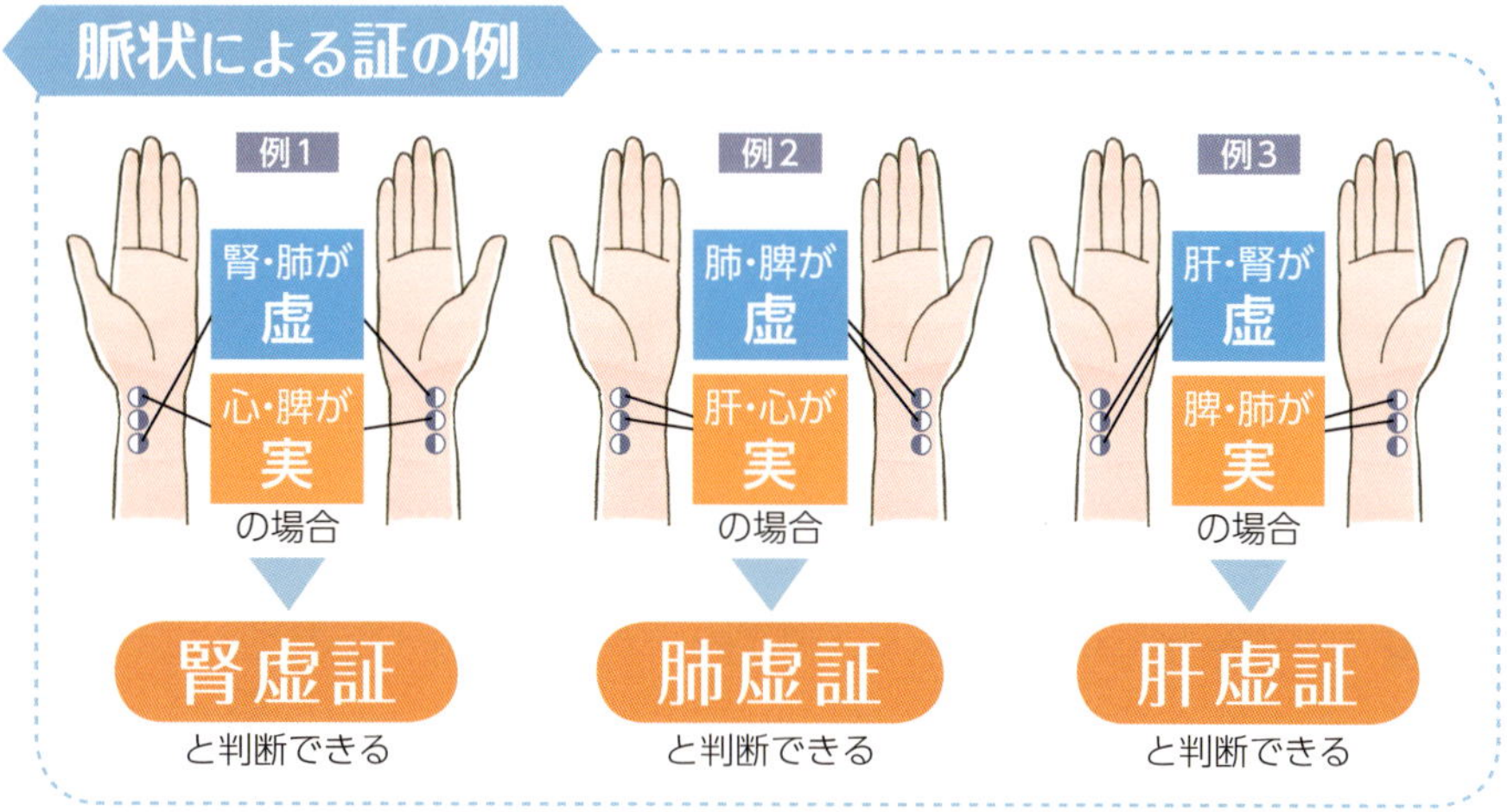

鍼灸の診断 2

鍼灸《しんきゅう》の診断法、切経《せっけい》と背診《はいしん》とは

経絡《けいらく》やツボを触って診断し、その経絡やツボを用いて治療する。

ツボを直接触って診断する診断法

切経は、経絡やツボ（経穴《けいけつ》）を直接触診して異常のある経脈を見つけ、全身の状態を診断する診断方法です。現在では主に鍼灸の診察で用いられていますが、江戸時代には、後世方派《ごせいほうは》（↓24P）の漢方でも用いられていました。

切経では、虚《きょ》か実《じつ》かを判断することで異常をみつけます。触診して感じる線状に硬くなったものなどを、押して痛む場合を実とします。

一方で、押さえてへこむ、触れるとかゆい、局部に軟弱感を感じる場合、押さえられた患者が気持よいと感じる場合を虚と判断します。また押さえられた部分に冷感や熱感を感じる場合、丘疹《きゅうしん》（発疹）が出たり、皮膚に色素沈着した場合も、異常と判断します。自分でツボを押して身体の不調を見つけることもできます。

全身の異常が現れるツボを使って診断する

切経を行う際は、経穴（ツボ）を軽く押し、圧痛や知覚異常などがあるか調べます。身体の左右対称にある経穴が多いため、左右を比較して判断することが大切です。

脈診《みゃくしん》や舌診《ぜっしん》など、他の診断法で認められた異常を、切経でもう一度確認することもあります。

またこれらのツボは、診断だけでなく治療にも用いられます。

たとえば、肺経のツボである孔最《こうさい》や中府《ちゅうふ》を押すと痛みを生じるなら、呼吸器疾患が疑われます。逆に、せきなどの症状が長引いたり、腹診で胸脇苦満《きょうきょうくまん》（↓98P）などが現れる時期には背中にある膀胱経《ぼうこうけい》の肺兪《はいゆ》や膏《こう》肓《こう》などのツボに痛みが認められたりします。これは、気管支からの内臓筋反射による反応の現れと考えられます。そして圧痛は、疾患の重症度や治癒の経過の判定の参考にもなります。

また、消化器疾患では、みぞおちの痛みや食欲不振などがある場合、足の陽明胃経《ようめいいけい》にある足三里《あしさんり》のツボに異常が現れます。

このようにツボや経絡には身体の異常が反映されるため、切経により全身の診断が可能になるのです。

皮膚や筋肉から脊椎、ツボまでを診断

切経とともに、鍼灸医学で行う重要な診断法の1つに背診があります。背診とは、文字通り背中を診ることで、皮膚や筋肉の状態、脊椎の

切経による診断

実

線状の硬結物、塊状・棒状・板状・骨様の塊、泥状のもの（瘀血《おけつ》）、小塊の集合物で按圧《あんあつ》して痛むもの。

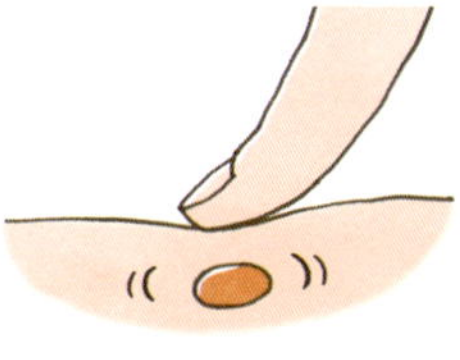

虚

押さえてへこむもの、触れるとかゆいもの、局部の軟弱感、按圧して気持ちがよいと感じるもの。

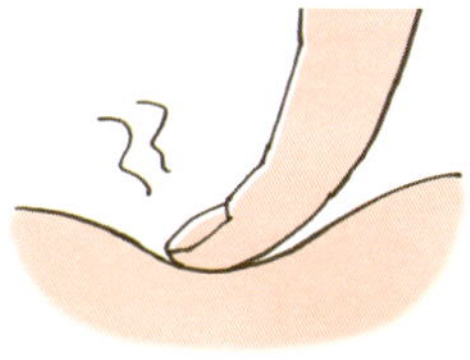

その他、異常と判断されるもの

局所の冷感や熱感、丘疹、ホクロ、色素沈着した皮膚など。

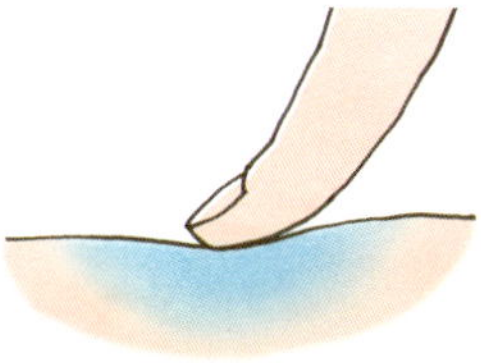

日本での背診の歴史

江戸時代、背部の異常に着目したのは、古方派《こほうは》（→25P）の先駆けとされる後藤良山《ごとうこんざん》だった。彼は、腹部に現れる腹証はそれに対応する背部にも異常を起こすと考え、背部の診察を盛んに行ったといわれる。その後、後藤良山の考えは、その養子の後藤椿庵《ごとうちんあん》や門人の香川《かがわ》修庵《しゅうあん》に引き継がれ、彼らによって候背（背診）の重要性が説かれることになる。香川修庵は、『一本堂行余医言《いっぽんどうこうよいげん》』の中で、按腹《あんぷく》（腹診）と同時に背中を診察する視診の重要性を説いている。

同じ江戸時代、稲葉文礼《いなばぶんれい》は『腹証図彙《ふくしょうずい》』『腹証奇覧《ふくしょうきらん》』などで様々な腹証とともに背証にも言及している。

鍼灸で膀胱経といわれる脊椎の両側に並ぶツボ（兪穴）。
それぞれ、影響を与える臓器が違う。

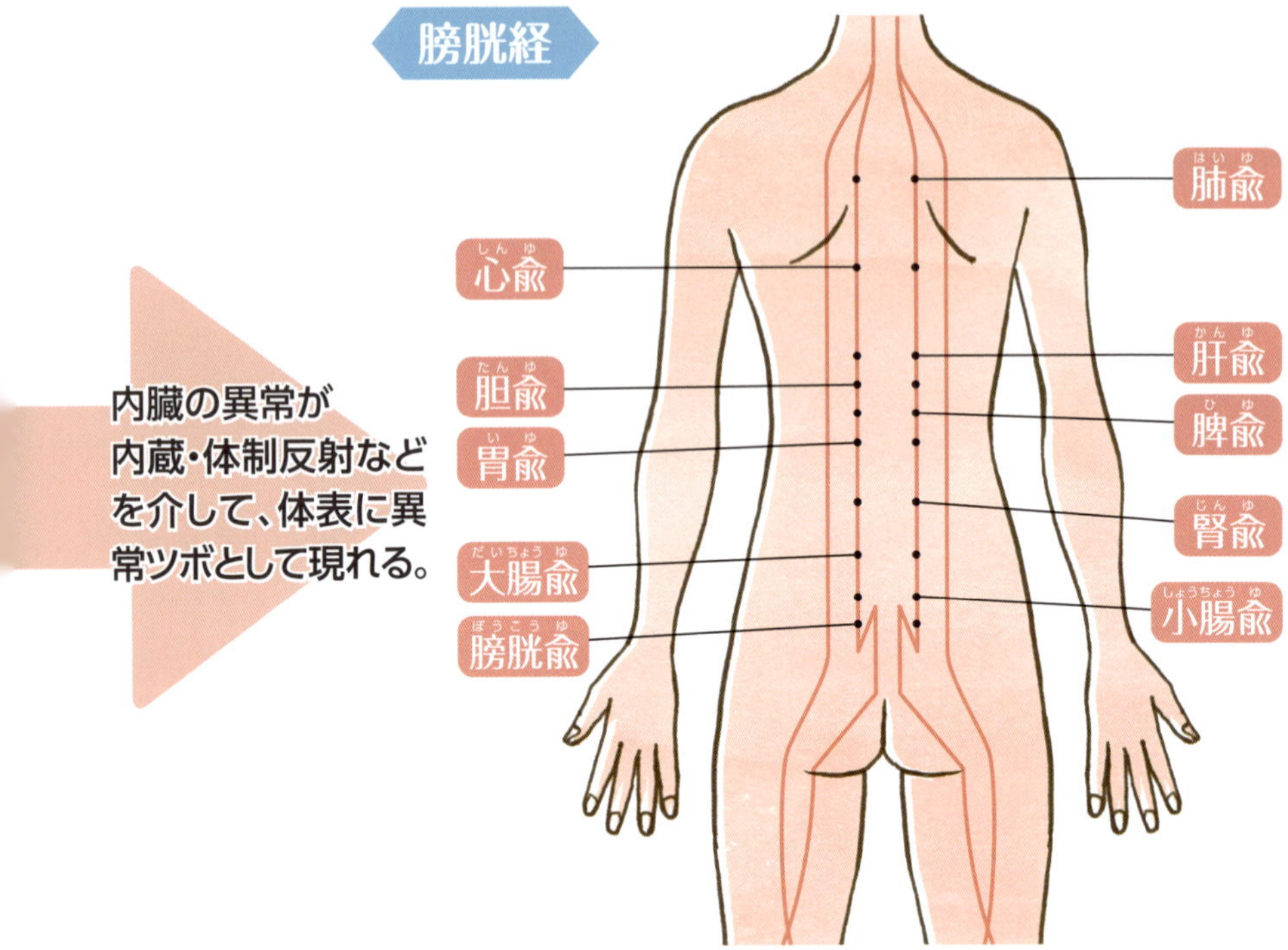
膀胱経
肺兪《はいゆ》
心兪《しんゆ》
肝兪《かんゆ》
胆兪《たんゆ》
脾兪《ひゆ》
胃兪《いゆ》
腎兪《じんゆ》
大腸兪《だいちょうゆ》
小腸兪《しょうちょうゆ》
膀胱兪《ぼうこうゆ》
内臓の異常が
内蔵・体制反射など
を介して、体表に異
常ツボとして現れる。

ゆがみや左右差、脊椎の突起した部分（脊椎棘突起《せきついきょくとっき》）を圧迫した際の痛み（圧痛）、脊椎の両側に2列ずつ並ぶ硬結（硬くなった部分）やツボの圧痛の有無などを診察し、臓腑《ぞうふ》、経絡《けいらく》の異常を診断するものです。

特に脊椎の両側に並ぶツボは、膀《ぼう》胱経《こうけい》という経路上のツボ（愈穴《ゆけつ》）で、これらは交感神経と臓腑とのつながり（内臓支配分布）に密接な関係があります。そのため、背診は内臓疾患の治療に欠かせません。

漢方や現代医学でも有益な背診《はいしん》

内臓に異常があると、脊髄過敏を引き起こし、脊髄反射により同じ脊髄レベルの関係したツボに投影され、そのツボに圧痛が生じます。これらのツボに対して鍼《はり》刺激をするこ

膀胱経と、自律神経と臓腑のつながり

交感神経・副交感神経と臓腑のつながり

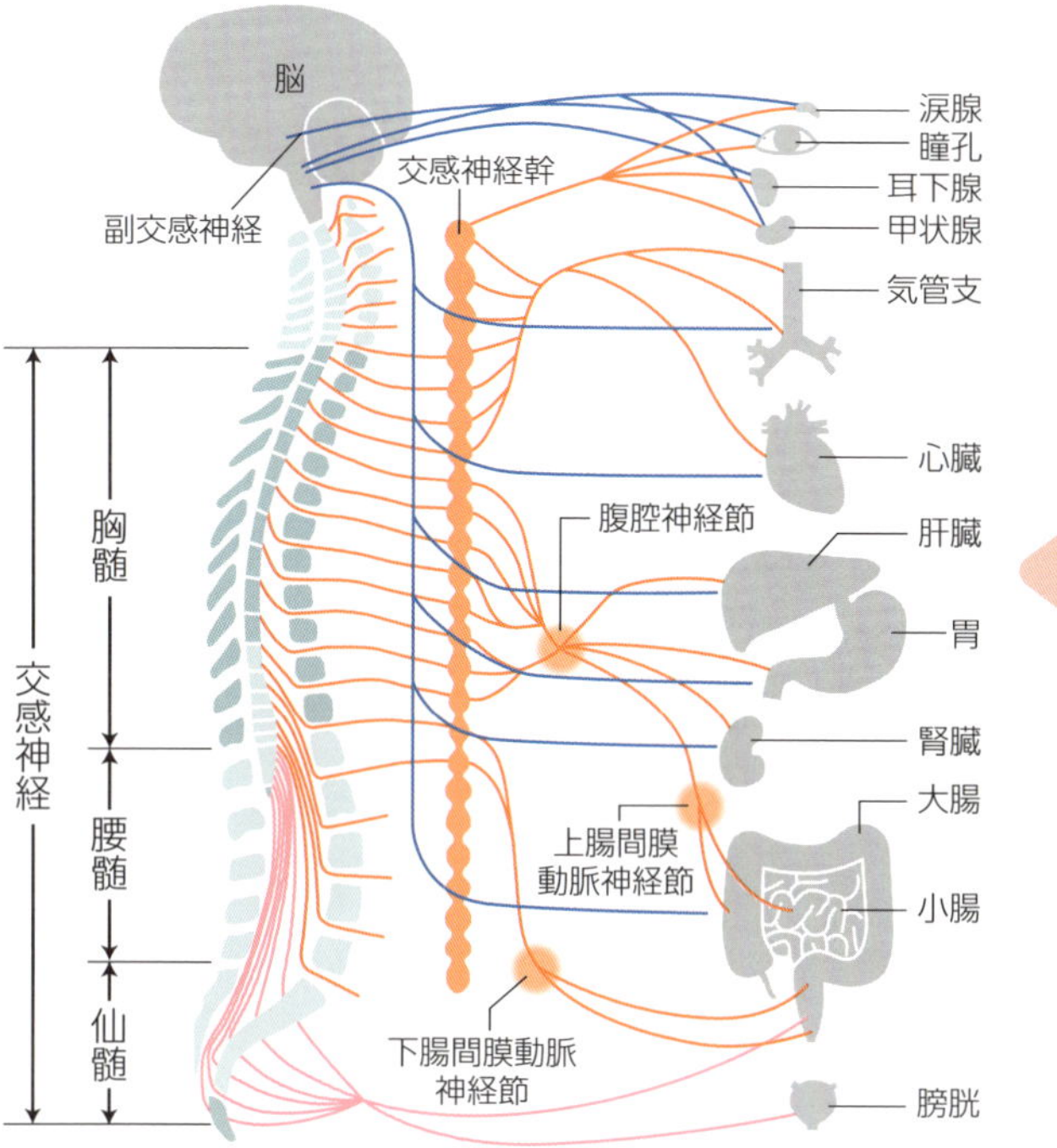

ツボ（愈穴）への刺激が、自律神経を通じて内臓に作用する。

とで、自律神経を介して標的器官である内臓に作用するのです。

背診は、鍼灸《しんきゅう》に限った診断法ではなく、漢方診断や現代医学においても有益な診断法です。

一般的な漢方での背診でも、背筋から背中にかけてこわばる項背強《こうはいきょう》、側頸部《そくけいぶ》から後頭部がこわばる頸項《けいこう》強《きょう》、後頭部がこわばる頭項強《ずこうきょう》、肩から背中にかけての筋肉に過度の緊張がみられる肩背拘急《けんぱいこうきゅう》などがあれば、葛根湯《かっこんとう》や桂枝湯《けいしとう》を処方するというように、診断の目安になっています。

背診は腹診《ふくしん》と同様に、脈診《みゃくしん》や舌診《ぜっしん》でみられた異常を確認するものでもあります。腹診では異常がみられない場合でも、背診では認められることがあるのです。

鍼治療
1

鍼灸《しんきゅう》が効くメカニズム

鍼《はり》の刺激は脊髄や脳に届き、そこから全身に作用が伝わっていく。

鍼灸の様々な働き

鍼灸にはツボ（経穴《けいけつ》）を鍼で刺激する鍼治療と、艾《もぐさ》を燃やした熱でツボを刺激するお灸があります。どちらも全身に張り巡らされた経絡《けいらく》上にあるツボを刺激することで、離れた部分にも作用するのが特徴です。昔は科学的根拠がない、とみられていた鍼灸治療ですが、そのしくみはだんだんと科学的に明らかになってきています。

現在知られている代表的な作用は痛みの抑制（→136Ｐ）ですが、血液循環の改善、筋緊張の緩和、自律神経の調節、ホルモン調節、免疫調節など多様な作用が認められています。

鍼治療で、炎症を引き起こす物質が減少し、免疫を活性化する作用や神経伝達物質が増加することが実験で確認されています。さらに、様々な細胞に分化する能力を持つ幹細胞を増やす作用も報告されています。

また鍼刺激は、自律神経を含む神経反応を介して、脳や肝臓、食道、胃、十二指腸、小腸、子宮、卵巣、腎臓、副腎、膀胱《ぼうこう》などの内臓機能に様々な反応を起こすことも知られています。

鍼が経穴へ与える影響

鍼は皮膚に刺入し、皮下、筋肉、腱《けん》などにあるセンサー、すなわちツボを刺激します。このセンサーには、機械刺激、温度刺激、侵害刺激に反応する受容器などがありますが、そのうち鍼の刺激は圧力や化学物質、熱などに反応する侵害受容器で感知されると考えられています。

鍼刺激が神経的に身体に作用する主なルートは3つあります。1つ目は鍼を刺した局所での反応です。皮膚に刺入すると、軸索《じくさく》反射といって

３つのルートで反応が全身に伝わっていく

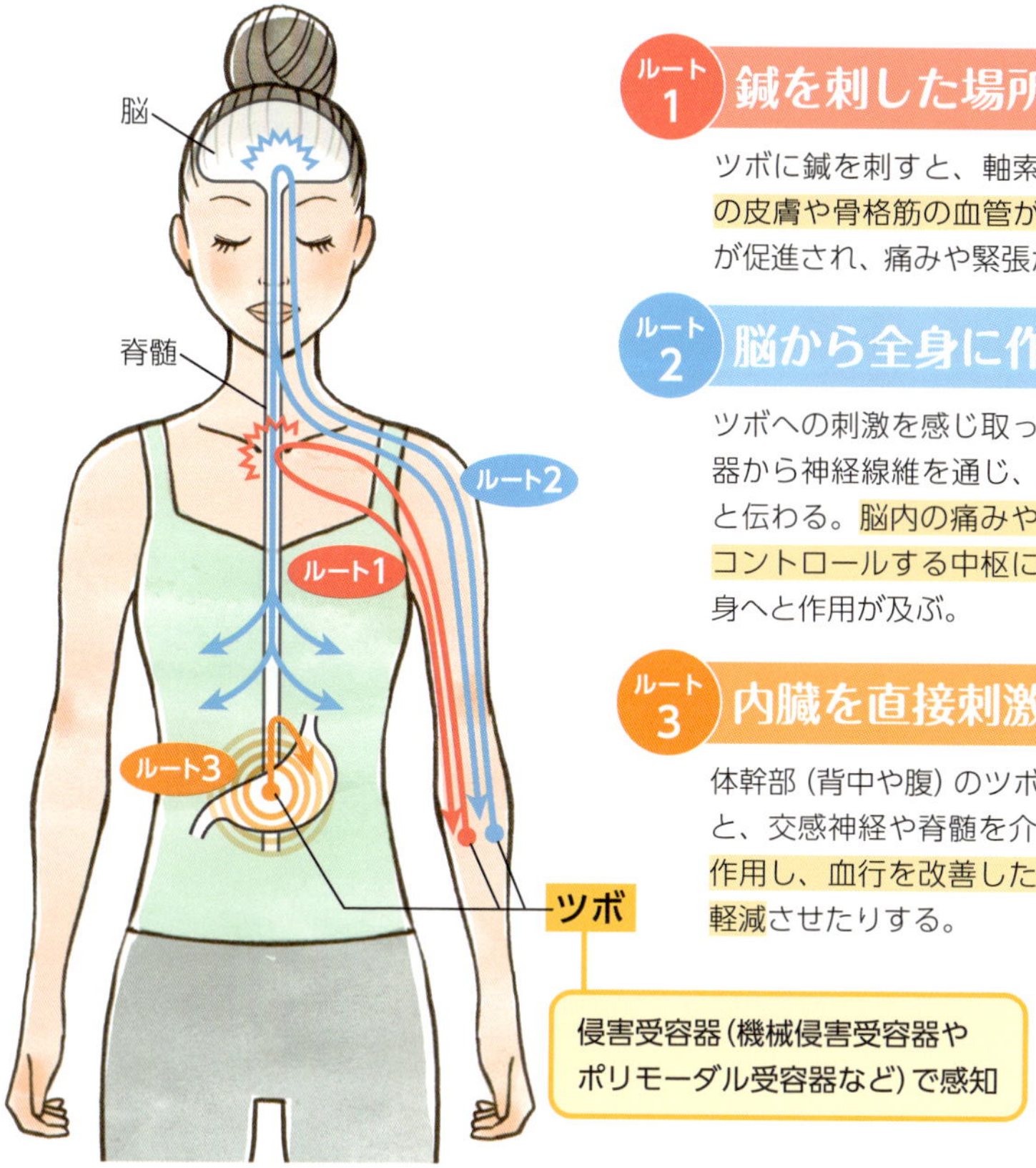
脳
脊髄
ルート2
ルート1
ルート3
ツボ
侵害受容器（機械侵害受容器や
ポリモーダル受容器など）で感知

ルート1　鍼を刺した場所が反応

ツボに鍼を刺すと、軸索反射で**周囲の皮膚や骨格筋の血管が拡張。**血流が促進され、痛みや緊張が緩和する。

ルート2　脳から全身に作用

ツボへの刺激を感じ取った侵害受容器から神経線維を通じ、脊髄、脳へと伝わる。**脳内の痛みや自律神経をコントロールする中枢に作用**し、全身へと作用が及ぶ。

ルート3　内臓を直接刺激

体幹部（背中や腹）のツボを刺激すると、交感神経や脊髄を介して**内臓に作用し、血行を改善したり、痛みを軽減**させたりする。

周囲の皮膚が赤くなる現象が起こります。これは血管拡張物質が放出され、刺し入れた組織周囲の血管が拡張したものです。このとき、皮膚だけでなく骨格筋などの、**周囲組織の血流を改善する効果**もあります。

２つ目は、脳を介して全身に作用するルートです。ツボへの鍼刺激による感覚情報は、脊髄や脳などの中枢神経へ送られます。その情報が、脳内の痛みや副交感神経など自律神経を**コントロールする中枢に働きかけて、身体の異常を解消する**ことができます。

３つ目は、脊髄を介して内臓にダイレクトに作用するルートです。背中や腹には、内臓の血行に直接働きかける交感神経に関連したツボが多くあり、脳を介さずに脊髄反射のみで刺激を伝えることができます。

鍼治療 2

鍼《はり》で自律神経をコントロールする

鍼は自律神経を通じて、全身に大きな影響を及ぼす。

鍼が自律神経に及ぼす作用とは

近年、鍼治療において、自律神経が重要な役割を持っていることが明らかになってきています。

鍼治療では、補瀉《ほしゃ》という方法で身体を調節しています。身体に不足しているものを補うことを補、身体から余分なものを出すことを瀉と呼んでいます。

古来より、呼吸で息を吐くとき(呼気)に合わせて刺すのは補、吸うとき(吸気)に合わせて刺すのは瀉の治療とされています。吸気では交感神経優位、呼気では副交感神経優位になることから、呼吸に合わせた補瀉の刺入法は、自律神経調節と密接な関係があることが分かります。

そして、鍼の浅刺しは補の治療、深刺しは瀉の治療とされますが、皮膚・皮下組織への浅い刺入は交感神経を抑制し副交感神経機能を増強させ、反対に筋・筋膜への深い刺入は交感神経を緊張させて副交感神経を抑制します。また鍼治療のときは鍼を上下に動かしたり回転させたりしてツボを刺激します。

このように古くから行われている鍼治療手技は、実は、鍼の刺激による自律神経反応の違いを経験的に治療に応用したものであることが分かってきました。

さらに、鍼により皮膚・皮下組織のツボが刺激された場合、その刺激は自律神経を介して、内臓機能を直接または間接的に調節します。このことは、鍼治療に用いられる背部の経穴《けいけつ》(兪穴《ゆけつ》)が、主に内臓機能の調節点として用いられている事実(→130P)と強い関連性を持っているのです。

鍼刺入と交感神経・副交感神経の関係

●筋肉まで深く刺す
●息を吸うときに刺す
●経絡の流れに逆らって刺す

瀉　身体から
余分なものを出す

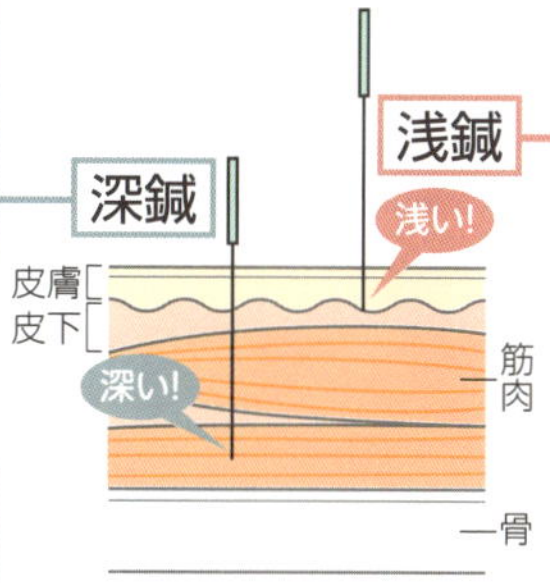

●皮膚に浅く刺す
●息を吐くときに刺す
●経絡の流れに沿って刺す

補　身体に
足りないものを補う

交感神経に作用する

副交感神経に作用する

	交感神経	副交感神経
精神活動	促進、活発にする	休息する
血圧	上昇する	下降する
心臓の働き（心拍数）	増加する	減少する
消化器（胃腸）の動き、消化液の分泌	抑制する	促進する

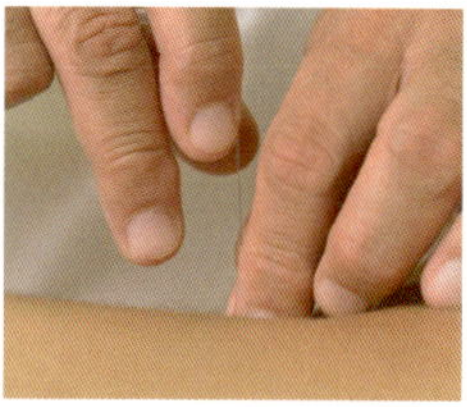

目的に応じて、上下に動かしたり、回転させたりしてツボに刺激を与える。

血圧や血流にも作用

鍼の刺激は、自律神経だけでなく血圧や血流にも作用し、身体の異常に働きかけます。

たとえば、手の甲にある合谷《ごうこく》というツボを鍼で刺激すると、交感神経系の抑制が引き起こされ、全身の細動脈の拡張や血圧低下が起こることが報告されています。また、腕の郄《げき》門《もん》というツボに対する鍼刺激は一過性の心拍数減少を起こすことも知られています。

そして鍼の刺激は内臓だけでなく、皮膚、筋肉、脳など、身体の様々な部分の血流を調節する働きがあります。

合谷《ごうこく》と曲池《きょくち》のツボへの通電鍼刺激は、脳両側の前頭領域での、局所的な脳血流の増加と糖代謝の増加が起こることが知られています。

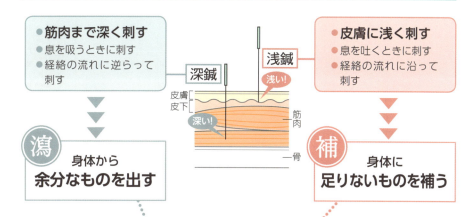

鍼治療 3

鍼《はり》治療で痛みが抑えられるしくみ

脳と脊髄で痛みをブロックする、3つの働きが分かっている。

鍼治療には、神経痛や筋肉痛、リウマチなど、身体の様々な痛みを抑える効果があります。

現在、鍼治療で痛みを押さえる働きには、大きく分けて上行性《じょうこうせい》、下行《かこう》性《せい》ならびに神経伝達物質性の3種類の機構が明らかになっています。

①脊髄で、脳に伝わる痛みをブロックする

皮膚や筋肉にある感覚のセンサー（受容器）を鍼で刺激すると、同時に入る痛みの感覚を脊髄（後根）でブロックします。それにより、痛みが脊髄から脳に伝わらないようにするしくみを「上行性疼痛《とうつう》抑制機構」といいます。

代表的なものに、鍼で触覚のセンサーを刺激すると、同じ脊髄に入る痛みを抑制する機構の「脊髄分節性ゲート効果」があります。

その他、触刺激に限らず、皮膚・筋・内臓など全身の様々な部位に熱刺激・化学的刺激・機械的刺激などの侵襲的な刺激が加えられると、脊髄に入ってくる別の痛みが抑制される「広汎性《こうはんせい》侵害抑制調節」というしくみがあります。

②脳から出た物質が脊髄で痛みを抑える

鍼で受容体を刺激すると、脳（中《ちゅう》脳《のう》水道《すいどう》周囲《しゅうい》灰白質《かいはくしつ》）から痛みを抑える物質が出ます。その物質が脊髄を下り、痛みをブロックするしくみを「下行性疼痛抑制機構」といいます。

そのような物質として、脊髄にてエンケファリンというペプチドホルモン（※）を介して痛みをブロックするセロトニンや、脳から直接脊髄に下りてブロックするノルアドレナリンがあります。

※ ホルモンの作用をするペプチド。ペプチドとは、2つ以上のアミノ酸が結合してできた化合物のこと。

痛みを抑える3つのしくみ

① 脊髄で脳に伝わる痛みをブロック
（上行性疼痛抑制機構）

鍼の刺激が、痛みが脳に伝わるのを防ぐ。

② 脳から出た物質が脊髄で痛みをブロック
（下行性疼痛抑制機構）

鍼刺激により、脳から痛みを抑える物質が分泌され、脊髄を下行し痛みに対して作用する。

③ 脳から痛みを抑える物質が分泌
（神経伝達物質性疼痛抑制機構）

鍼刺激により脳から痛みを抑える物質が出て、全身に作用する。

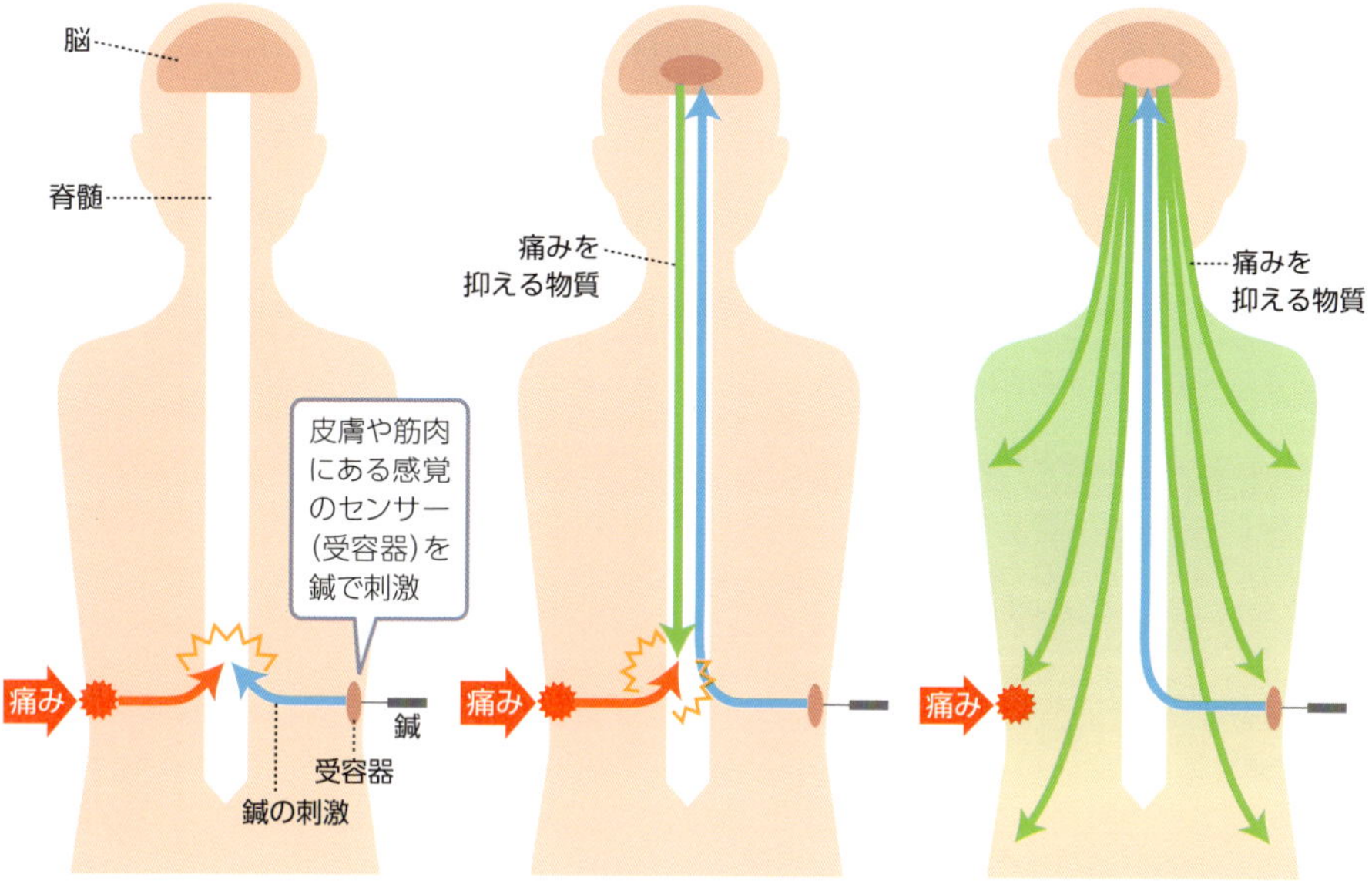

③脳から分泌された物質が痛みを抑える

鍼刺激により、脳から麻薬のモルヒネと同様の疼痛抑制作用がある、神経ペプチドが分泌されます。それが血管などを通って全身の痛みを抑えるしくみを「神経伝達物質性疼痛抑制機構」といいます。鍼鎮痛では、低周波の通電鍼刺激により分泌されるβエンドルフィン、高周波の通電鍼刺激により分泌されるダイノルフィンなどのペプチドホルモンが関与するとされています。

最近では、低分子量伝達物質であるアデノシンが鍼の疼痛抑制に関係していると報告されています。アデノシンは神経活動の抑制や血管拡張、胃液分泌抑制、喘息《ぜんそく》、睡眠、組織の保護作用などに関与しています。

鍼治療 4

目的によって異なる鍼《はり》の種類

細い鍼で経穴《けいけつ》を刺して刺激することで、身体を調整する。

鍼の原型は九鍼《きゅうしん》

鍼治療は、細い鍼でツボ（経穴）を刺激し、脊髄や脳を介して身体を調整する治療法です。

鍼の起源は、石器時代の矢じりのような石針や、動物の骨を加工した骨針です。その後、青銅や鉄などの金属が使用されるようになり、古代中国の古典『黄帝内経《こうていだいけい》』には、現在の鍼の原型といわれる9種類の鍼、九鍼（鑱鍼《ざんしん》、圓鍼《えんしん》、鍉鍼《ていしん》、鋒鍼《ほうしん》、鈹《ひ》鍼《しん》、員利鍼《えんりしん》、毫鍼《ごうしん》、長鍼《ちょうしん》、大鍼《だいしん》）が記載されています。

刺入する鍼が一般的

鍼治療では、皮膚や筋肉に刺し入れる刺入鍼《しにゅうしん》が一般的で、九鍼のうち毫鍼が今日の刺入鍼の原型です。日本では伝統的に金製や銀製の鍼が用いられることもありますが、通常の治療には耐久性があって折れにくいステンレス製で、太さが0・20㎜から0・22㎜、長さが40㎜か50㎜のものが最もよく用いられます。

もちろん、4㎝や5㎝の鍼を全部入れるわけではありません。そのうえ、鍼を刺し入れる際、日本鍼は鍼《しん》管《かん》を使って刺入するため中国鍼より細い鍼を使うことが可能になり、指で叩いて入れる（弾《だん》入《にゅう》）ときの痛みも軽減します。

最近では感染防御のため使い捨ての鍼や鍼管が用いられています。

同じ刺入鍼でも、皮内や皮下に刺して固定する、皮内鍼《ひないしん》や円皮鍼《えんぴしん》といった鍼もあります。皮内鍼は細く

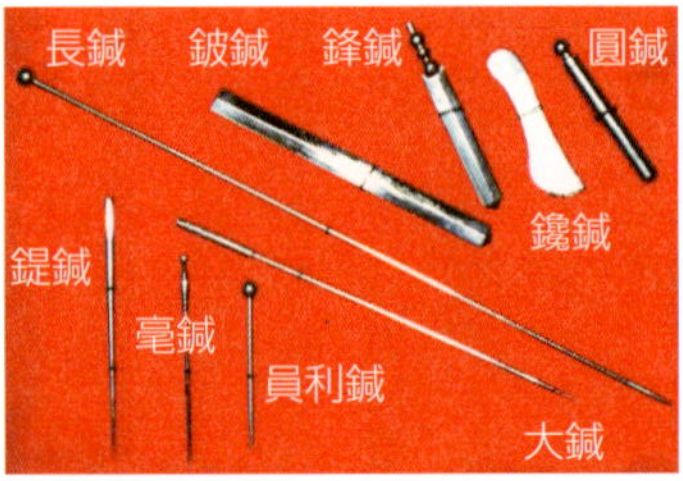

九鍼の種類

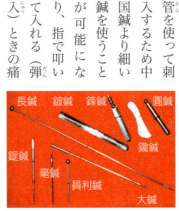

て短い鍼を皮膚に水平に刺し、円皮鍼は画鋲《がびょう》のように皮膚に垂直に刺して固定する治療法です。ともに身体を動かすたびに鍼が刺激するので、弱い刺激であっても、作用が長時間持続する効果的な治療法です。皮内鍼や円皮鍼に関しても、最近では、使い捨て鍼が用いられています。

接触鍼や切開鍼など用途に合わせて使用

九鍼のうち鑱鍼や鍉鍼に起源を持つ小児鍼や、現代になってつくられたローラー鍼などの接触鍼は、刺激するだけで刺し入れないので、小さい子どもにも使用できます。

鋒鍼や鈹鍼に起源を持つのが切開鍼で、鋒鍼は今日では三稜鍼《さんりょうしん》として、主に静脈を切開して血液を流し出す、刺絡《しらく》などの瀉血《しゃけつ》療法に用います。

鍼の種類

刺入鍼

皮膚や筋肉に刺し入れる鍼。

毫鍼(使い捨て鍼)

柄がついた毫鍼を、鍼管に入れ、軽く叩いて刺し入れるため痛みが少ない。

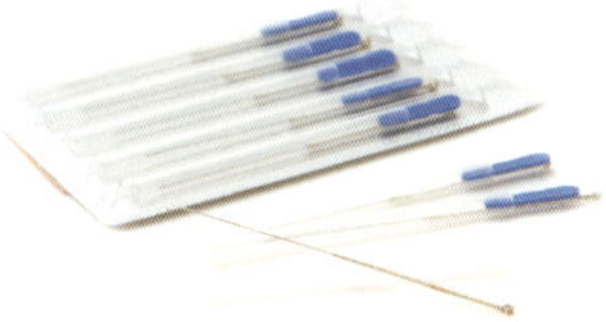

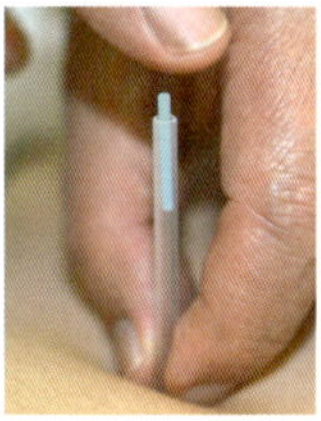

鍼管を通して刺したら、鍼管を外す。

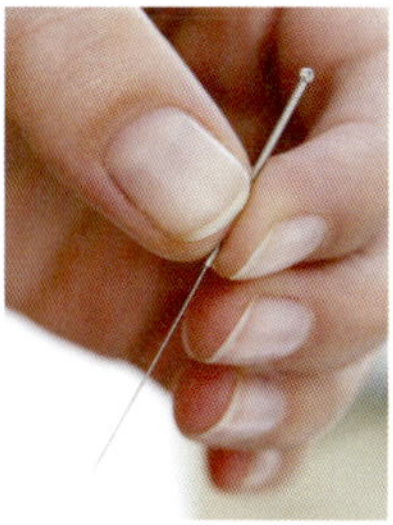

中国鍼では、鍼管を使わずに施術を行う。

皮内鍼

皮膚内に刺し入れて固定する。太さは0.12～0.16㎜程度と細い。

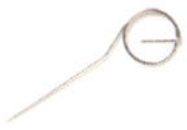

円皮鍼(使い捨て鍼)

画鋲の針のような形の鍼で、突き出た鍼の部分は0.3～1.5㎜、太さは0.1～0.2㎜程度。

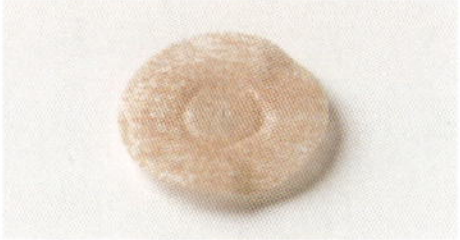

接触鍼

皮膚に刺さずに、さすったりなでたりする方法。子どもでも安心。

鑱鍼《ざんしん》(三角鍼)

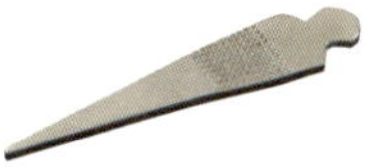

鍉鍼

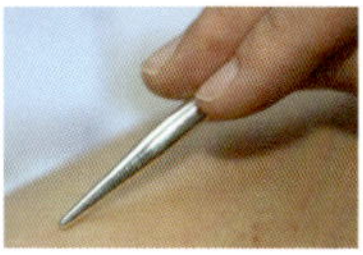

ローラー鍼

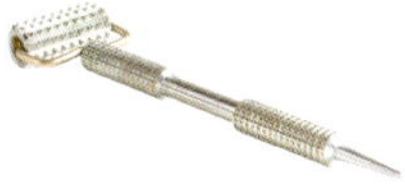

灸治療
1

灸《きゅう》の種類と効果

火をつけた艾《もぐさ》の熱で、ツボを直接的・間接的に刺激する。

熱でツボを刺激

灸は、艾《もぐさ》を燃やした熱でツボを刺激する治療法です。艾はヨモギの葉の裏の毛を乾燥・加工したもので、これを燃やした熱で、主に皮下にある熱を感知する温度受容器を刺激します。神経を介して自律神経や副腎皮質ホルモンや熱ショック蛋白(※)などの作用を促し、痛みや炎症の症状を減らします。

灸の種類を使い分ける

灸には有痕灸《ゆうこんきゅう》と無痕灸《むこんきゅう》の２種類があります。

有痕灸は、皮膚に小さな火傷を残すことがあるので有痕といいます。艾を直接皮膚に置いて燃焼させる方法で、直接灸とも呼ばれます。

一般的に「お灸」といえば有痕灸の１つ、透熱灸《とうねつきゅう》を指します。通常は火の温度が上がらない良質の艾を用いるので、お灸時の皮膚の最高温度は、高くても１００℃以下です。

その他、イボや魚の目などの細胞組織を焼いて治療する焦灼灸《しょうしゃくきゅう》、無菌性の化膿《かのう》を起こさせて治癒力を高める打膿灸《だのうきゅう》など症状に合わせて使うことがあります。

一方、無痕灸は、皮膚と艾の間に物や空気を介在させて艾を燃焼させるやり方で、皮膚に火傷を残さないため、間接灸・温灸とも呼ばれます。

ニンニク、ショウガ、ラッキョウ、味噌、塩などを介在させる隔物灸《かくぶつきゅう》、筒の中で皮膚と艾の間に空気を介在させる温筒灸《おんとうきゅう》、艾の火を皮膚に近づける棒灸《ぼうきゅう》や灸頭鍼《きゅうとうしん》などがあります。

現在では、台座灸《だいざきゅう》という台座の上に艾が筒状にのっている市販の間接灸もあり、自宅でも灸治療を行うことができます。

※ 蛋白質の一群。細胞が熱・化学物質などのストレスにさらされると出現が増え、細胞を守る。

灸の種類

有痕灸（直接灸）

透熱灸

皮膚の上に、じかに艾を置き、線香などで火をつけ、最後まで燃やしきる。

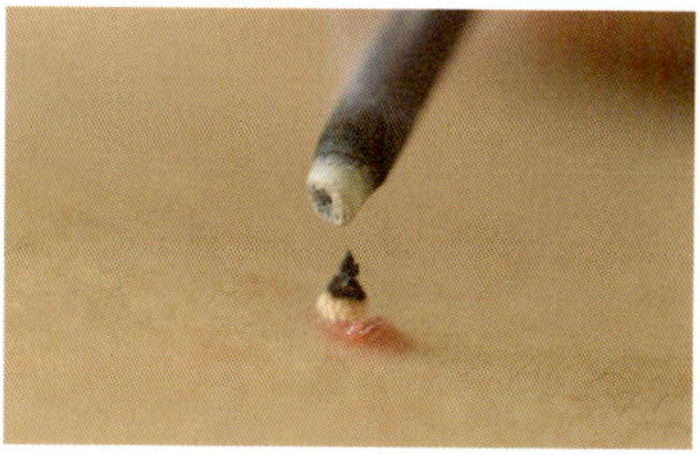

無痕灸（間接灸）

隔物灸

皮膚と灸の間に何かを置く方法で、写真はショウガ。間に置いたものの薬効も加わるとされる。

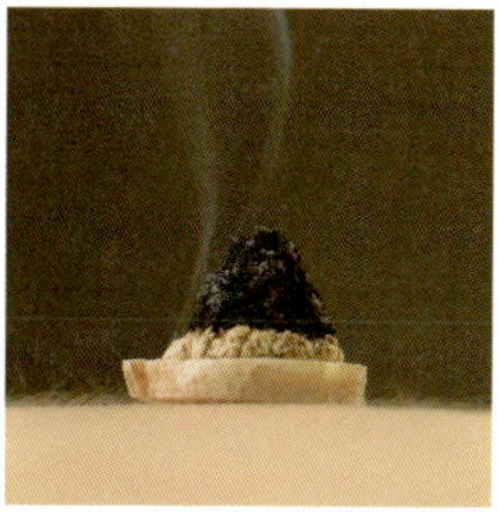

灸頭鍼

鍼の上に艾をのせる方法。鍼刺激の効果に加え、灸の熱が放射して伝わる効果もある。

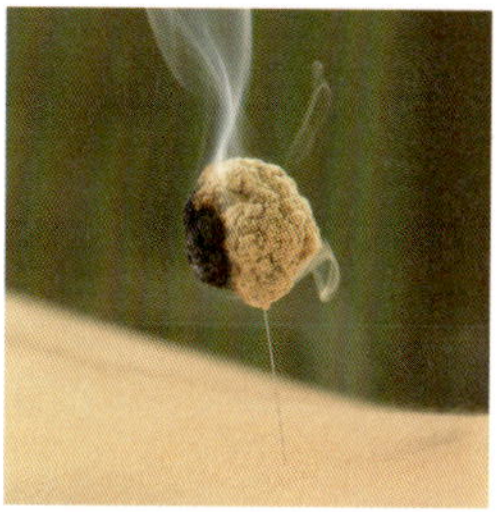

温筒灸

筒の中で皮膚と艾の間に空気を介在させ、艾の熱の温度を下げたもの。熱傷を起こしにくい。

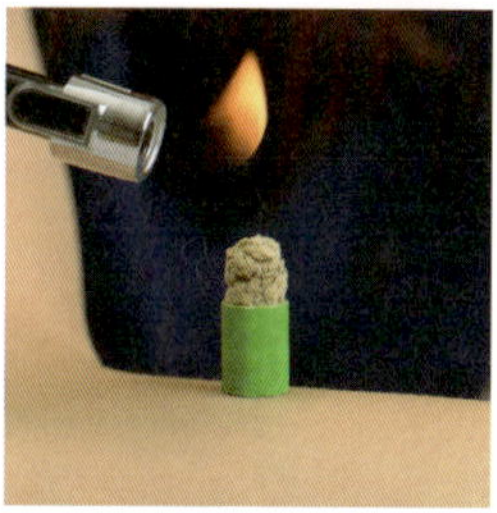

台座灸

温筒灸同様台座には穴があいており、艾と皮膚の間に空気が入るようになっている。市販品に多い。

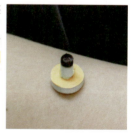

灸《きゅう》の補瀉《ほしゃ》

鍼灸の治療には、補法（身体の不足を補う治療法）と瀉法（身体の余分なものを出す治療法）（→134P）がある。灸の補法は艾を柔らかくひねり、皮膚に軽くつけて自然に燃焼させ、次は灰の上に重ねてすえて燃焼温度を下げる。

一方瀉法は、艾を硬くひねって皮膚に密着させ、火を吹いて燃焼を促進させ、灰を取り払って次をすえたり、大きい艾を用いて燃焼温度を上げる。

灸治療
2

灸《きゅう》のすえ方

基本を知れば、自分で行っても効果が得られる。

透熱灸のすえ方

艾炷の大きさは、糸のように細い糸状から半米粒大、米粒大などがあります。

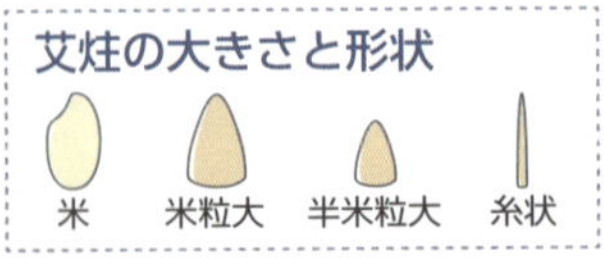

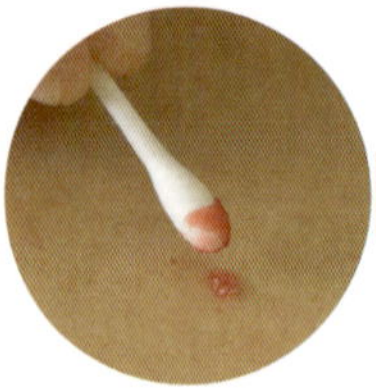

ツボのある皮膚の上に、漢方薬の軟膏、紫雲膏などで印をつける。

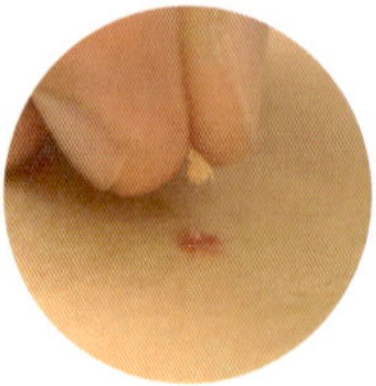

ちぎって、ひねった艾をのせる（半米粒大）。

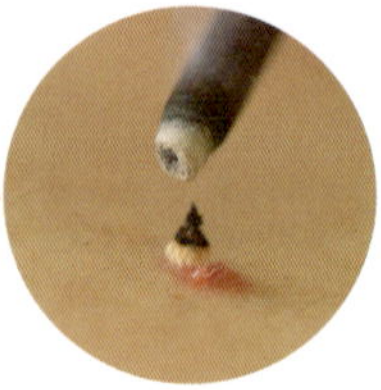

線香で火をつける。燃え尽きる直前で指でつまんで消火する。

艾

不純物をきちんと取り除いた、純度の高い艾ほど温度が上がらず、長時間にわたって、ほどよい温度を保つことができる（不純物の多い左の艾に比べ、右の艾は純度が高い）。

自宅で行う灸のコツ

治療としての灸は、異常の出ているツボや、症状に特効的に効くツボを選んですえます。位置を確定したら、そこの皮膚に赤鉛筆やマジックなどで印をつけます。そして、灸の種類に応じて、**印の場所にひねったり、ちぎったりした艾《もぐさ》（艾炷《がいしゅ》）を立て、先頭に火をつけます。**

一般の人が自宅で行う場合は、症状に特効的に効くツボを選んで行うのがよいでしょう。その場合、ツボの位置は本などを参考に自分で探す

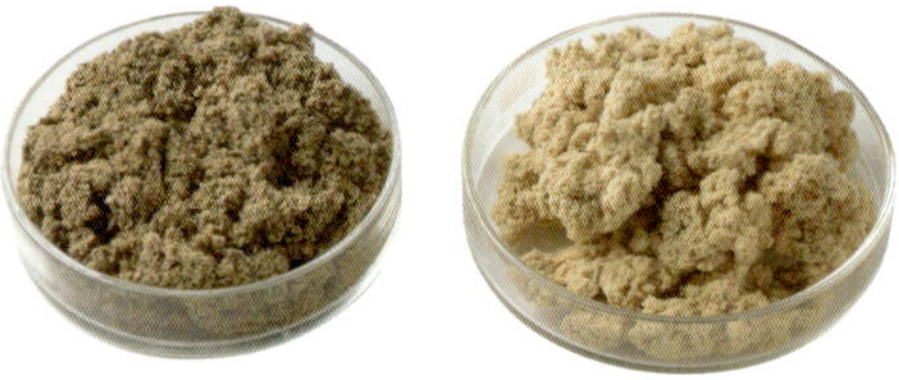

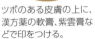

自宅で灸を行うときは

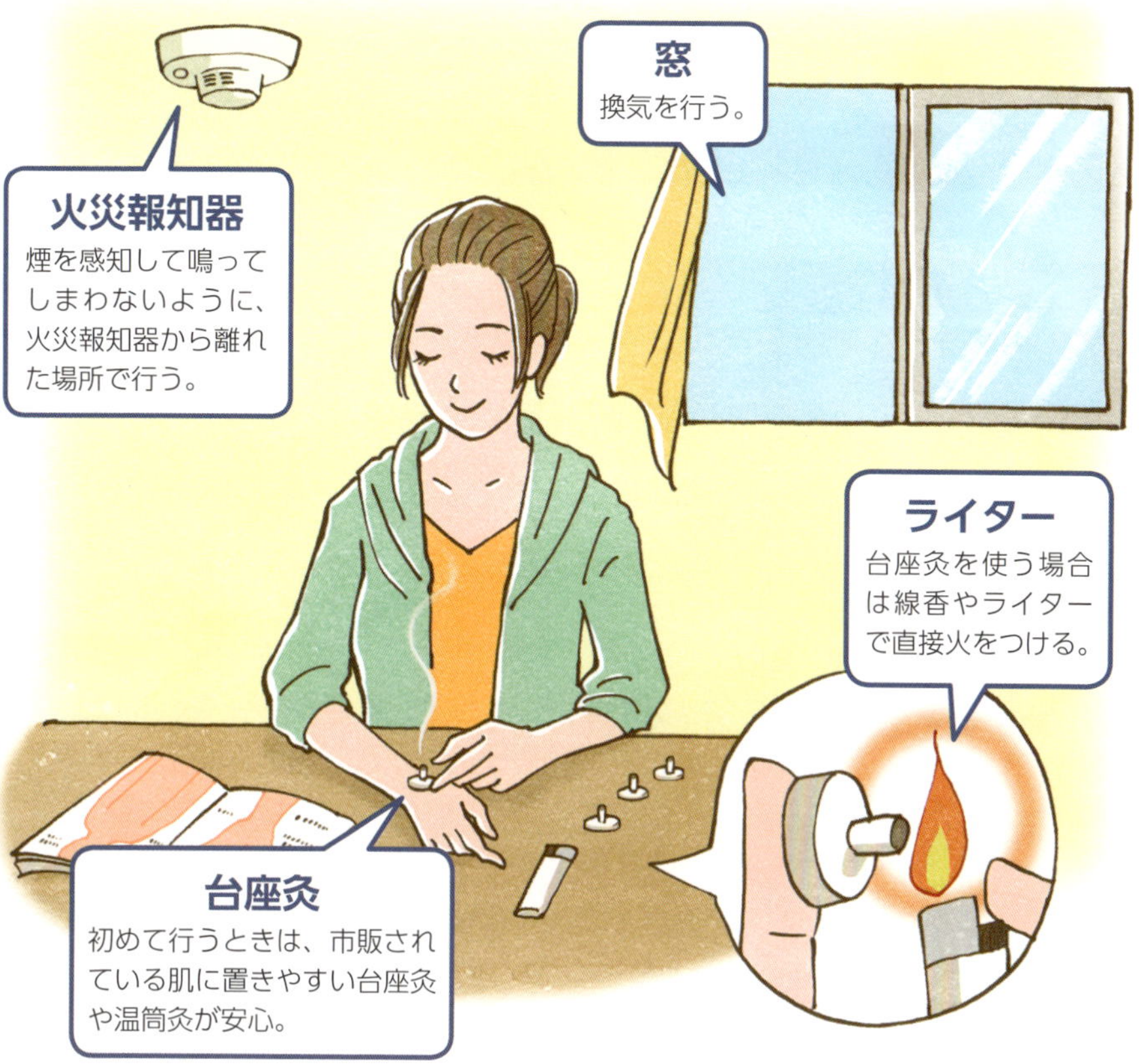
火災報知器
煙を感知して鳴ってしまわないように、火災報知器から離れた場所で行う。
窓
換気を行う。
ライター
台座灸を使う場合は線香やライターで直接火をつける。
台座灸
初めて行うときは、市販されている肌に置きやすい台座灸や温筒灸が安心。

か、分からない場合はきゅう師にツボの場所を教えてもらい、印を付けておくと、安心して行えます。

小さい艾炷《がいしゅ》を使って灸をすえる場合は、ライターなどではなく、火のついた線香を用いるほうが安全です。艾炷が皮膚につきにくい場合は、艾炷の底に少し水をつけるか、紫雲《しうん》膏《こう》という熱傷に用いる漢方薬の軟膏をつけた上に立てると便利です。

また隔物灸を行う場合は、スライスしたショウガやニンニクなどを置いて、その上に艾をのせます。最近普及している温筒灸や台座灸は、それほど熱くないので使いやすいでしょう。

灸をすえる場合は、火傷や火災など、火に十分注意して行う必要があります。艾から出る煙が部屋に充満しないように換気も必要です。

指圧治療 1

血流・神経・筋肉に作用する指圧

鍼灸《しんきゅう》にはない、痛みに対する即効性の効能を持つ。

日本でつくられた指圧

指圧とは、鍼《はり》の代わりに指で経絡《けいらく》やツボ（経穴《けいけつ》）を刺激する治療法のことです。この指圧という用語は、実は日本で比較的最近つくられたものです。昭和30年に国がその名称を認めてから、日本指圧学校を創設した浪越徳治郎《なみこしとくじろう》がマスコミで脚光を浴び、指圧の名称とその効果が広く日本国中に知れ渡りました。

指圧とあん摩の違い

中国伝統医学におけるあん摩という手技は、そもそも治療や健康維持が目的で行われるものでした。しかし日本では、江戸時代にあん摩が視覚障害者の職業として定着したため、リラクゼーション目的で行うことが多くなっていたのです。そこで、昭和時代になってから中国のマッサージ療法である推拿《すいな》の影響もあり病気を治すことを目的とした手技療法を指圧と呼び、あん摩と区別したのです。

現在では、あん摩・マッサージ・指圧をひとまとめにして「あまし」と呼ぶことがあります。

指圧が効くメカニズム

鍼も灸も、ツボを探すときには、指で皮膚の上をさすったり、なでたり、押さえたりします。指圧の場合もツボを探すまではまったく同じです。ただし鍼療法は鍼を皮膚に刺入して刺激し、灸は皮膚に熱を加えて刺激するのに対して、指圧は指で直接皮膚や筋肉、腱《けん》などを押して刺激します。そのためツボから伝達される感覚は痛覚だけでなく、圧覚や触覚を伝える神経線維にも伝わります。指圧によるツボ刺激には、鍼に

指圧が効くメカニズム

筋収縮をゆるめる

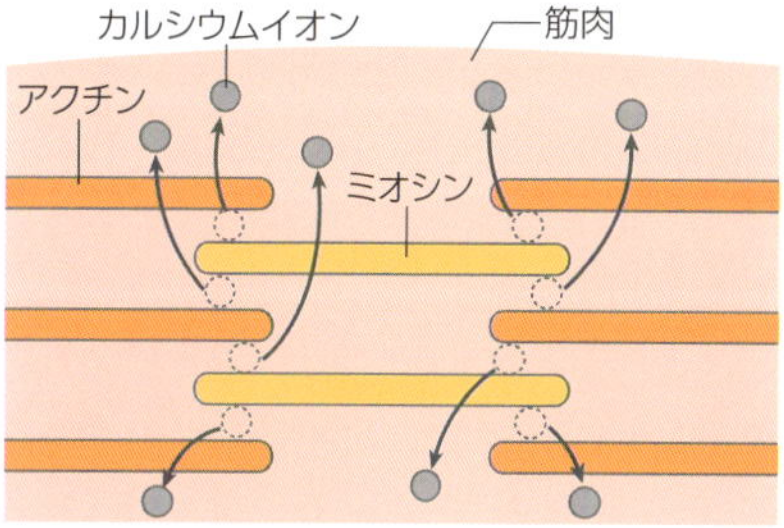

筋肉のこわばりはアクチンとミオシンの線維がかみ合って動かない状態。ツボの指圧はそれらを強制的に引き離し、筋肉をスムーズに動かすカルシウムイオンを放出させる。

血管を拡張させる

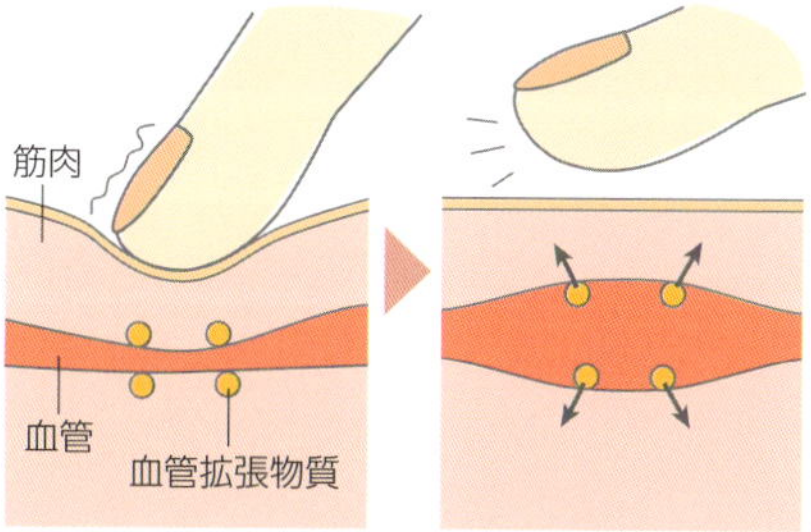

指圧で血液の流れをいったん遮断し、指を離すとそこから血管拡張物質が出る。血流がよくなると、痛みの原因となっている発痛物質が減る。

筋肉が動き、
強ばり解消

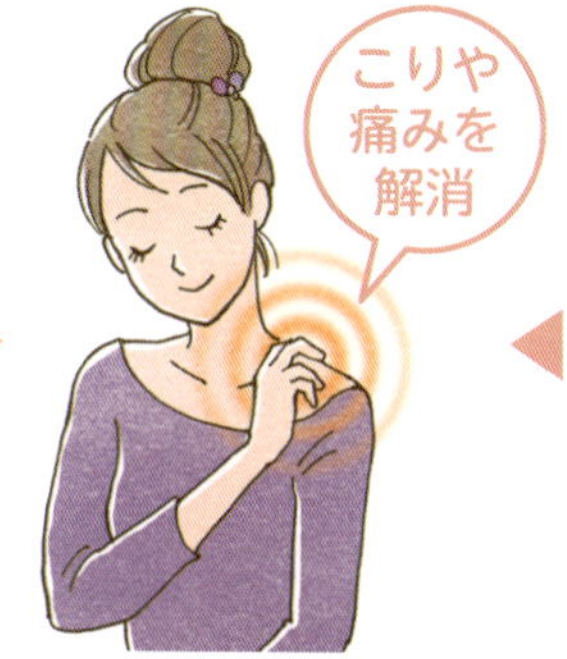

血流がアップ
痛みが軽減

よる刺激効果以外にも様々な効果があります。

筋肉が硬くこわばり動かなくなる状態を拘縮《こうしゅく》といいますが、その原因は筋肉の収縮に関わるアクチンとミオシンという2つの蛋白が、ガッチリとかみ合ったまま動かなくなるためです。ツボに強い圧を加えると、かみ合った2つの線維を強制的に引き離し、硬くなった筋肉が再びスムーズに動くようになります。その上、指圧でいったん血流を遮断することで、血管拡張物質が発生します。それにより局所の血流を改善し、痛みなども軽減させる効果があると考えられています。さらに皮膚を直接手で触れることにより、冷えている場所を直接温めるだけでなく、最近では、脳機能にもよい効果をもたらすことが期待されています。

指圧治療 2

ツボの探し方と押し方

痛みやシコリを感じる場所を探して、しっかりと押す。

ツボ探しの3つの方法

ツボの探し方には、なでる（触診）、つまむ（擦診）、押す（圧診）の3つの方法があります。

手順としては、最初は目的とするツボの位置に見当をつけ、人差し指や親指でツボのありそうな皮膚表面を、あまり力を入れずに軽くなでて調べます。それから人差し指と親指で皮膚や筋肉をつまんで、指をこするようにしてもんだり、少し強めに押してみて、痛みを感じる場所を特定します。

体内のツボ

異常があるツボの特徴は？

圧痛点

痛みが出る場所（圧痛点）は、血流が滞り、血流量が減っているために、組織に痛みを誘発する発痛物質が増え、痛みに敏感になっている（痛覚過敏）。

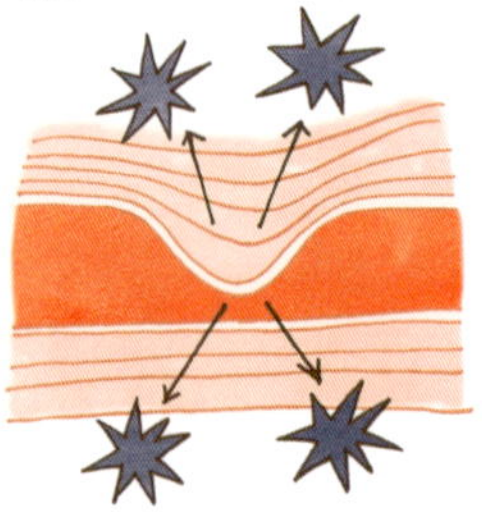

シコリ

小さくコリッとした硬いシコリを伴うことも多い。シコリの一部は、筋線維が固まったもの。

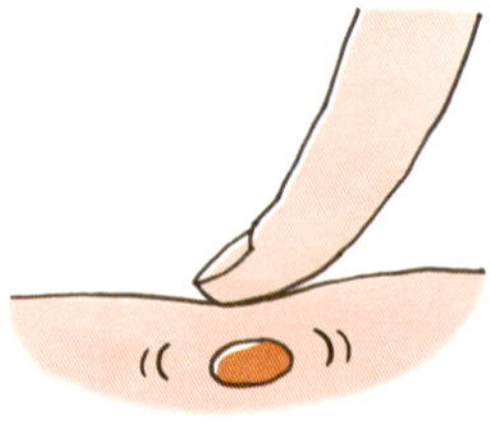

押してはいけないケースもある！

- 熱を持って腫れている場合
- 入浴などで血行がよくなると痛みが強くなる場合

→上記は、身体の中で炎症が起きている状態。ツボ押しを行うと、かえって症状を悪化させてしまう。

通常、ツボを押して出る痛みは、圧迫して初めて分かる圧痛です。痛みも縫い針を刺したような鋭い痛みではなく、打撲をしたときに感じるような鈍い痛みで、ときには気持ちよさを感じる場合もあります。

強めに押すのがコツ

痛みをとるためには、やや強めに押すのがコツです。しかし問題のある異常なツボは痛いものなので、痛くないように、つい力を弱めてしまいがちです。しかし個人で行うツボ療法がうまくいかない理由の大半は、正しいツボの位置が見つからないか、押し方が弱すぎるかなのです。したがって、最初は多少痛くてもしっかり押してみてください。押し方としては、平らな部位は、皮膚面に対して垂直に押すのが原則です。

ツボの探し方と押し方

1. ツボの位置を示した図や写真を見て、目的とするツボの位置の見当をつける。
2. 見当をつけた部分の皮膚の表面を、人差し指や親指で軽くなでたり、指でつまんでツボを探す。
3. ツボを押す。

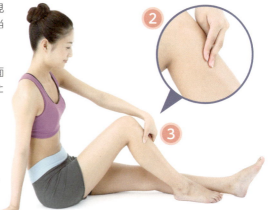

指の腹で判子を押す程度の強さで5秒間、３～５回繰り返す。ただし押し過ぎないこと。

足や頭などの円柱状や球状の部位を押す場合は、立体の中心に向かって押す。
背中など押しにくい部位のツボ押しには、野球ボールやソフトボールを使うとやりやすい。

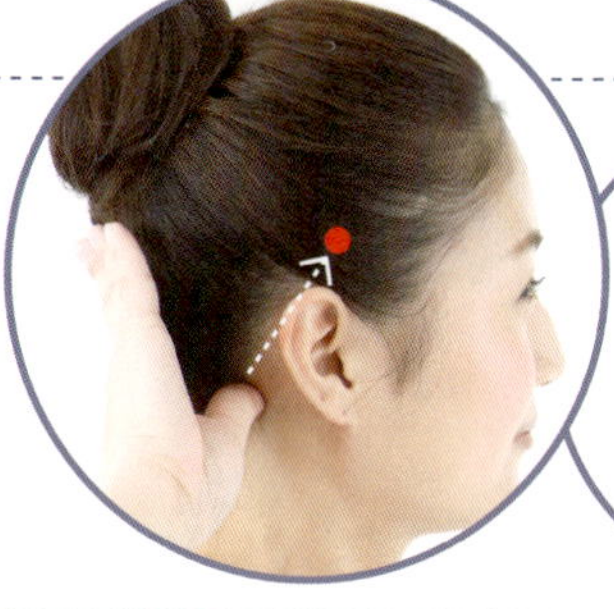

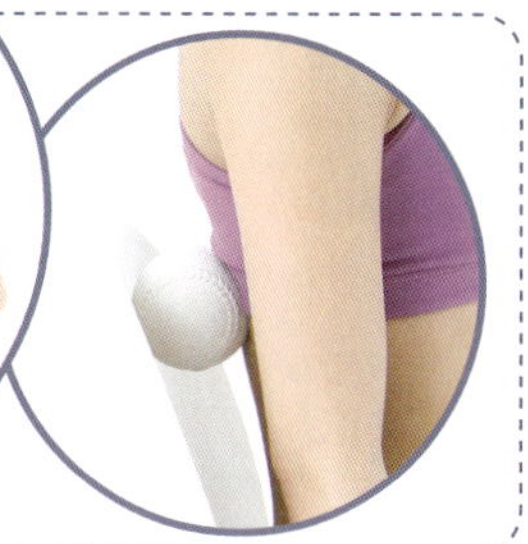

鍼灸の注意点
1

鍼灸《しんきゅう》にもある副作用

鍼《はり》の刺激によって、倦怠感《けんたいかん》やめまいなどの症状が出ることもある。

副作用と生理的反応

東洋医学においては、漢方薬が内科的な治療であるのに対して、鍼は皮下に鍼を刺入し、灸は火で皮膚に熱を加える外科的な治療法といえます。そのため治療に際し、多少の有害事象が出ることもあります。

それらの有害事象の大半の場合は大きな問題にはなりません。しかし治療を受ける際には、鍼灸といえども、副作用や不快に感じるような生理的反応が出る可能性もあることを理解しておく必要があります。

最も多いのが鍼治療の後の倦怠感です。体力の弱い人や高齢者は、鍼治療で筋肉が弛緩したり、心機能が弱っているところに急に末梢《まっしょう》の循環がよくなったりすると、身体がだるくなることがあります。

また、鍼刺激や刺入時の緊張などで迷走神経などの自律神経反射が起き、血圧が急に低下したり、脳貧血やめまいなどの症状を起こすこともあります。

また、皮膚や筋肉への血流が増えるのと同時に、一時的に脳内の血流が減るので眠くなることもしばしばありますが、これは通常の生理的反応なので心配ありません。

次に多いのは出血です。出血の仕方には、皮膚の外に血液が漏れ出る外出血、皮下や筋肉内などに漏れ出る皮下出血や内出血があります。しかし鍼灸で使う鍼の太さは、採血などで使う針のおよそ4分の1の太さです。通常は鍼を刺しても押手《おしで》をしてすぐ止血するので、出血することはあまりありません。その他、細い動脈に鍼が刺さった場合、血液が固まらないようにする薬を服用している場合には、出血が続き、皮下に血《けっ》

鍼灸治療の作用と副作用

鍼灸は、皮膚や内臓の血流を促す効果などがあるが、その効果によって副作用がみられることもある。

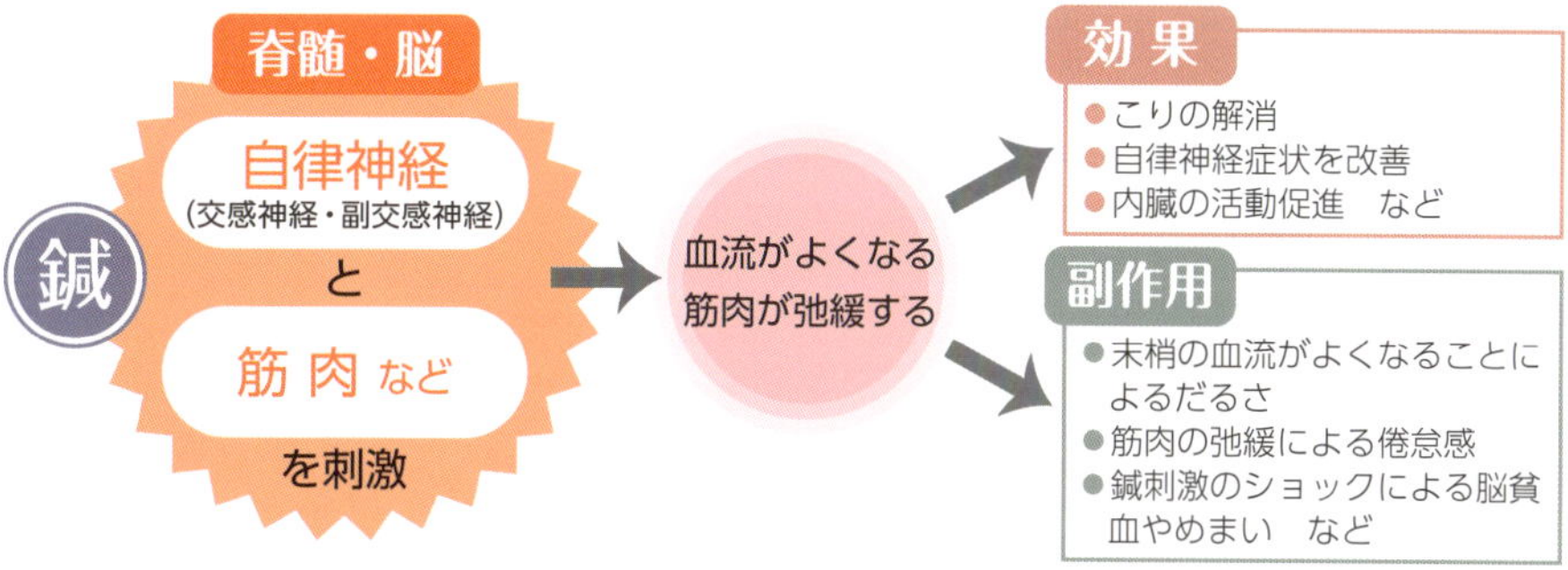

鍼の禁忌と予防

注意　心臓、肝臓などの内臓や目などに直接治療を行うのはたいへん危険なので、施術を行うことはない。深く鍼を刺すと臓器を傷つけ、気胸など重篤な健康被害につながる危険性がある。

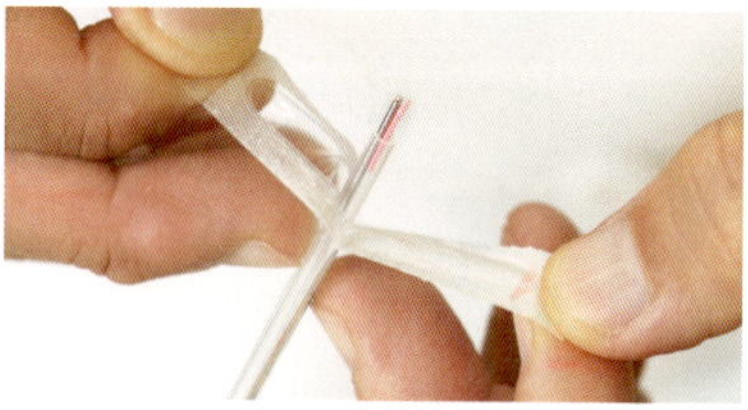
最近は使い捨てのディスポーザブル鍼を使うことが多い。感染症や、細菌の繁殖のリスクを軽減できる。

腫《しゅ》ができたりすることがあります。ただしその場で止血し直せば問題はありません。

その他に、まれに発熱や、鍼を刺した感覚が残ることもあります。

鍼による事故を防ぐ

通常、大きな事故はめったに起こりません。しかし鍼が肺や心臓など内臓を傷つければ、肺が空気を取り込めなくなる気胸や、心臓の拍動が阻害される心タンポナーデなど、重《じゅう》篤《とく》な状態を引き起こす可能性はあります。したがって信頼できる治療者を選びましょう。

鍼そのものが折れる折鍼《せっしん》や、抜けなくなる抜針困難などは、適切な処置をすれば解決します。なお、最近用いられているステンレス製の鍼は、折れにくくなっているので安心です。

鍼灸の注意点
2

鍼灸《しんきゅう》・指圧の治療を受けるには?

鍼灸院や治療院が一般的。治療者の資格を確認することも重要。

治療は一般的に鍼灸院やあん摩治療院で

一般的に、鍼《はり》と灸《きゅう》による治療は鍼灸師が開業している**鍼灸院**で、指圧治療は、**あん摩マッサージ指圧師の治療院**で受けることができ、鍼灸・指圧の両方の治療が受けられる治療院もあります。

ただし、実際の治療には、鍼治療ははり師、灸治療はきゅう師、指圧やマッサージはあん摩マッサージ指圧師の国家資格が必要です。

なお、医師はこれらすべての治療を職業として行う資格を持っていますが、通常の病院では受けることはできません。欧米では鍼治療は医師が行うことが一般的ですが、**日本では実際に鍼灸を行う医師は極めて少ない**ためです。まして私のように、指圧マッサージまで行う医師は希有《けう》といえます。

なお、整体やカイロプラクティック、リフレクソロジーなどは、法律上、日本国内においては医療に類する行為と認められておらず、これらに対応した正式な国家資格もありません。あん摩マッサージ指圧師以外の者にこれらの手技を受けた場合は個人の責任となります。

自由診療が基本、保険治療ができる場合も

保険治療に関しては、基本的に、保険が適用されない自由診療が多いですが、神経痛や関節リウマチなど、一部の疾病に対する治療には、保険が適用されます。ただし、適用にあたっては、**適用される病気は1つのみ**で重複は不可、**現代医療が無効の場合**といった条件が加わり、**医師の承諾書も必要**となります。

治療が受けられる施設

自分に合った治療院、資格を持った治療者を選ぶことが大切。

鍼灸院

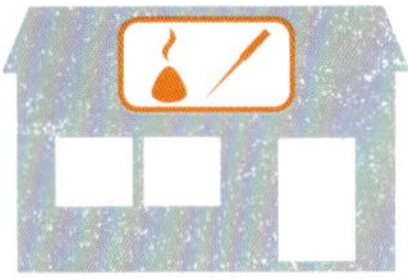

鍼灸ははり師、きゅう師の国家資格を持った者が治療を行っている鍼灸院や治療施設で受ける。

指圧・マッサージ治療院

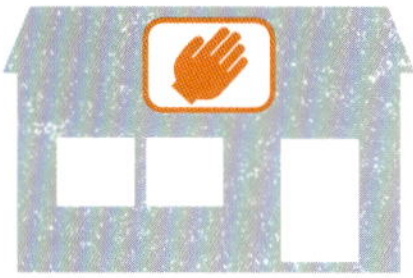

指圧マッサージはあん摩マッサージ指圧師の国家資格を持った者が治療を行っている治療院で受ける。

病院

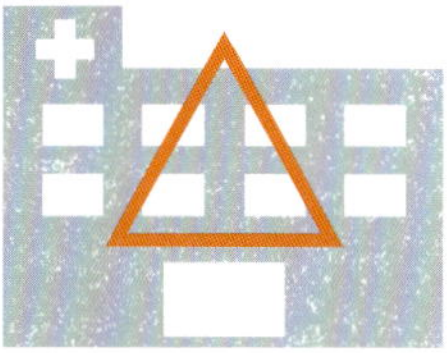

医師は、鍼灸・指圧のすべての治療を職業として行う資格を持つが、実際に行える医師は極めて少ない。病院内で行う鍼灸は治療費がとれないため、通常は受けられない。

鍼灸治療も指圧治療も行う治療院

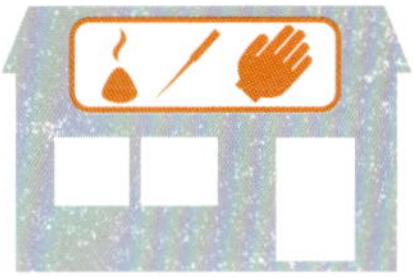

注意！

整体、カイロプラクティック、リフレクソロジーなどは、日本の法律では、医療に類する行為とは認められていない。

知っておきたい保険の知識

鍼灸・指圧の治療は、基本的に自由診療で行われるが、
一部、保険が適用されるケースもある。

自由診療とは…

国の医療保険（健康保険）の対象とならない診療のこと。医療機関との契約で、決まった金額を自己負担する。

鍼灸・指圧治療で保険が適用される疾患

- 神経痛
- 関節リウマチ
- 腰痛症
- 五十肩
- 頸肩腕《けいけんわん》症候群
- 頸椎《けいつい》捻《ねん》挫《ざ》後遺症

の治療に用いる場合

ただし！

対象になる病気は、１つに限る。２つの病気を同時に治療する場合は、どちらか１つが保険適用から外れる。
また、医師の承諾書が必要。

経脈

十四経脈《けいみゃく》の流れと経穴《けいけつ》の部位

気や血の主要経路である、大きな経脈の輪。

十二経脈と、その補佐をする奇経《きけい》八脈

主な経脈（↓122P）には、十二経脈と奇経八脈があります。十二経脈は、特定の臓器と関係を持っている主要な経脈のことで正経《せいけい》と呼ばれます。12の経脈は1本につながり、気血が身体全体を循環（流注《るちゅう》）する1つの輪をつくっています。奇経八脈は、気の量を調整する働きを持っている経脈のことです。特に重要なのが督《とく》脈《みゃく》と任脈《にんみゃく》で、十二経脈と合わせて十四経脈と呼ばれています。

十二経脈の流れ

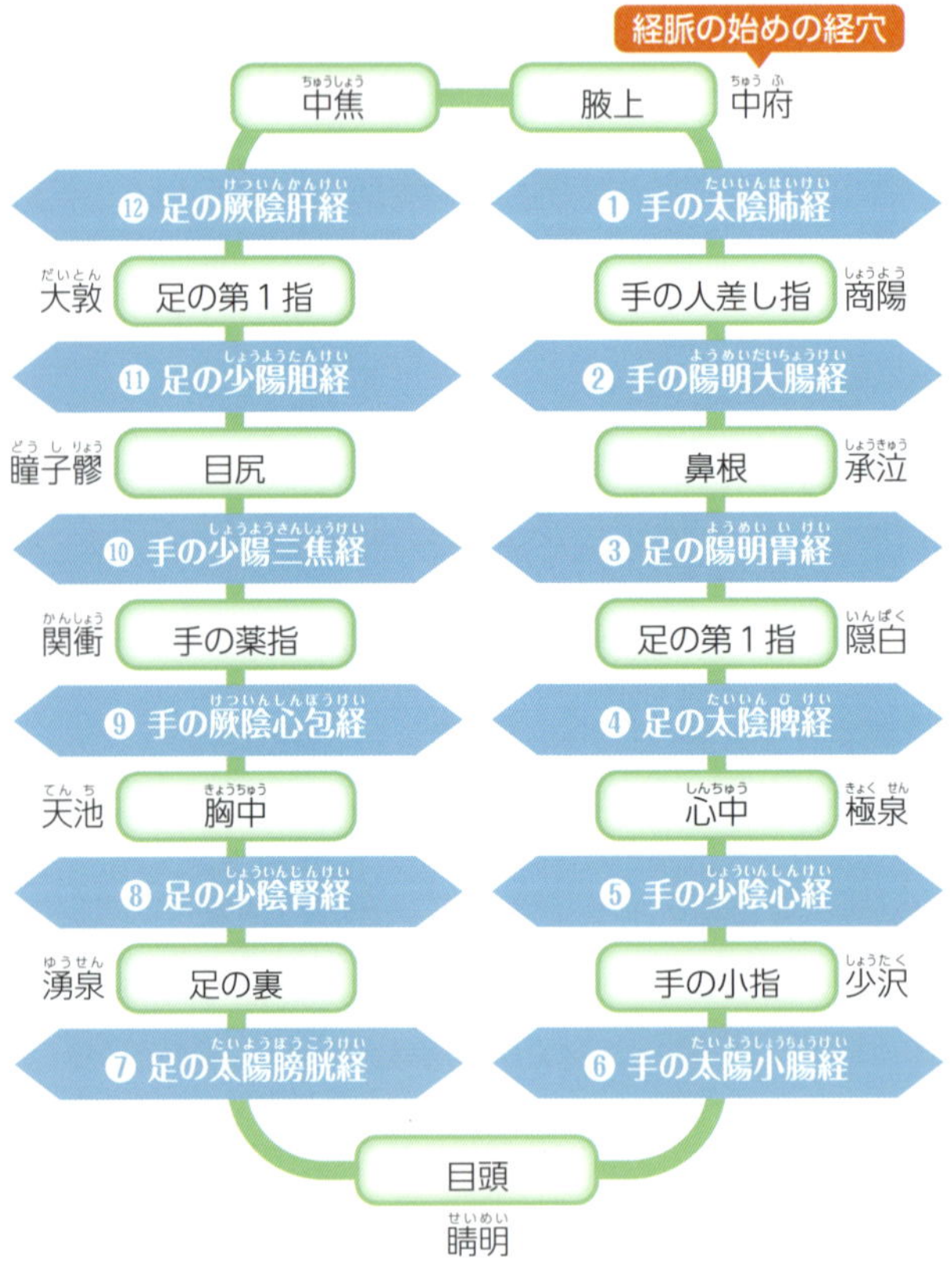

経脈の始めの経穴
中焦《ちゅうしょう》
腋上
中府《ちゅうふ》
❶ 手の太陰肺経《たいいんはいけい》
手の人差し指
商陽《しょうよう》
❷ 手の陽明大腸経《ようめいだいちょうけい》
鼻根
承泣《しょうきゅう》
❸ 足の陽明胃経《ようめいいけい》
足の第1指
隠白《いんぱく》
❹ 足の太陰脾経《たいいんひけい》
心中《しんちゅう》
極泉《きょくせん》
❺ 手の少陰心経《しょういんしんけい》
手の小指
少沢《しょうたく》
❻ 手の太陽小腸経《たいようしょうちょうけい》
目頭
睛明《せいめい》
❼ 足の太陽膀胱経《たいようぼうこうけい》
湧泉《ゆうせん》
足の裏
❽ 足の少陰腎経《しょういんじんけい》
天池《てんち》
胸中《きょうちゅう》
❾ 手の厥陰心包経《けついんしんぽうけい》
関衝《かんしょう》
手の薬指
❿ 手の少陽三焦経《しょうようさんしょうけい》
瞳子髎《どうしりょう》
目尻
⓫ 足の少陽胆経《しょうようたんけい》
大敦《だいとん》
足の第1指
⓬ 足の厥陰肝経《けついんかんけい》

❶ 手の太陰肺経《たいいんはいけい》

太陰の手陰経で、肺につながっている。体内の流れは、中《ちゅう》焦《しょう》（胃の辺り）から始まって下へ向かい、大腸から戻って胃の入り口に沿った後、横隔膜を通過して気管・喉頭から肺に入る。

腋上の中府《ちゅうふ》から始まり、腕の内面前側を通って親指の少商《しょうしょう》に終わる。ここから、②の手の陽明大《ようめいだい》腸経《ちょうけい》とつながっていく。

経穴は胃、大腸、肺、気管支、咽頭の疾患などに有効。

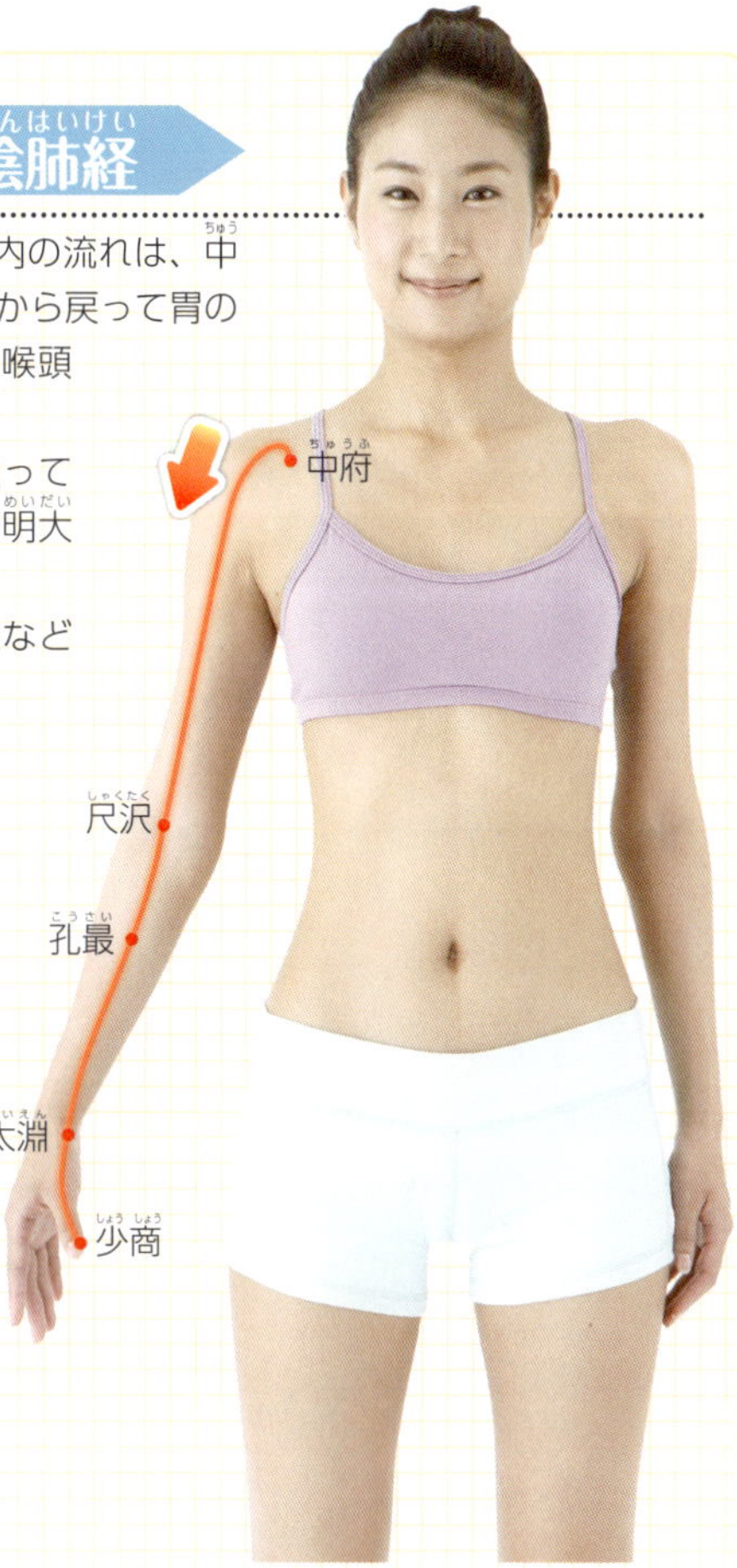

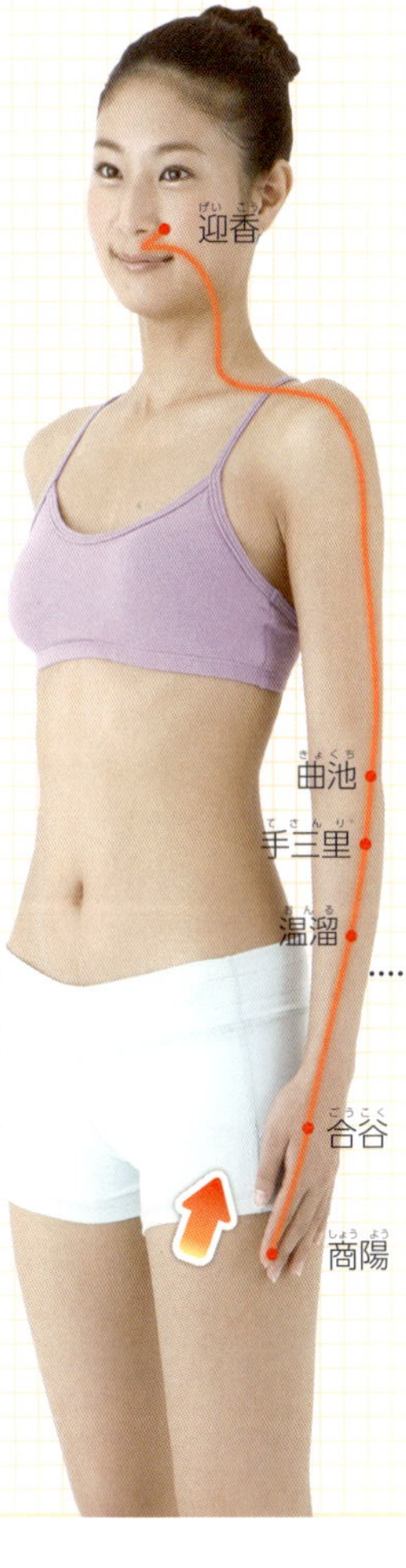

❷ 手の陽明大腸経《ようめいだいちょうけい》

陽明の手陽経で、大腸につながっている。体内の流れは、商陽《しょうよう》（人差し指）から始まって上へ向かい、手の甲から腕の外側を沿った後、首の側面をまわって、顎から鼻の両わきの迎香《げいこう》で終わる。ここから、③の足の陽明胃経《ようめいいけい》へとつながっていく。

経穴は下歯、肺、大腸の疾患などに有効。

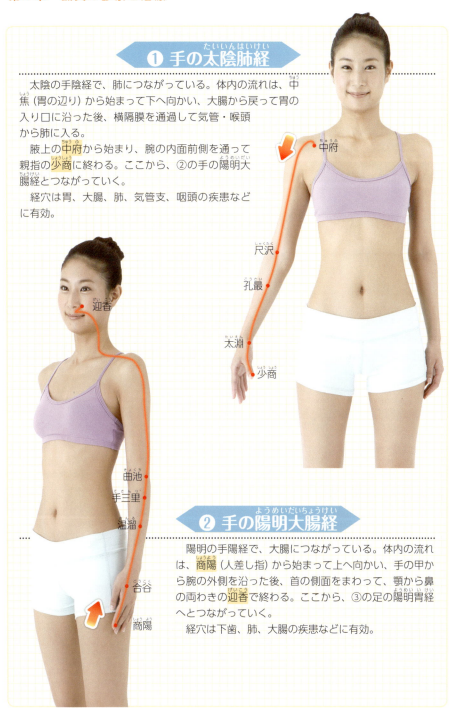

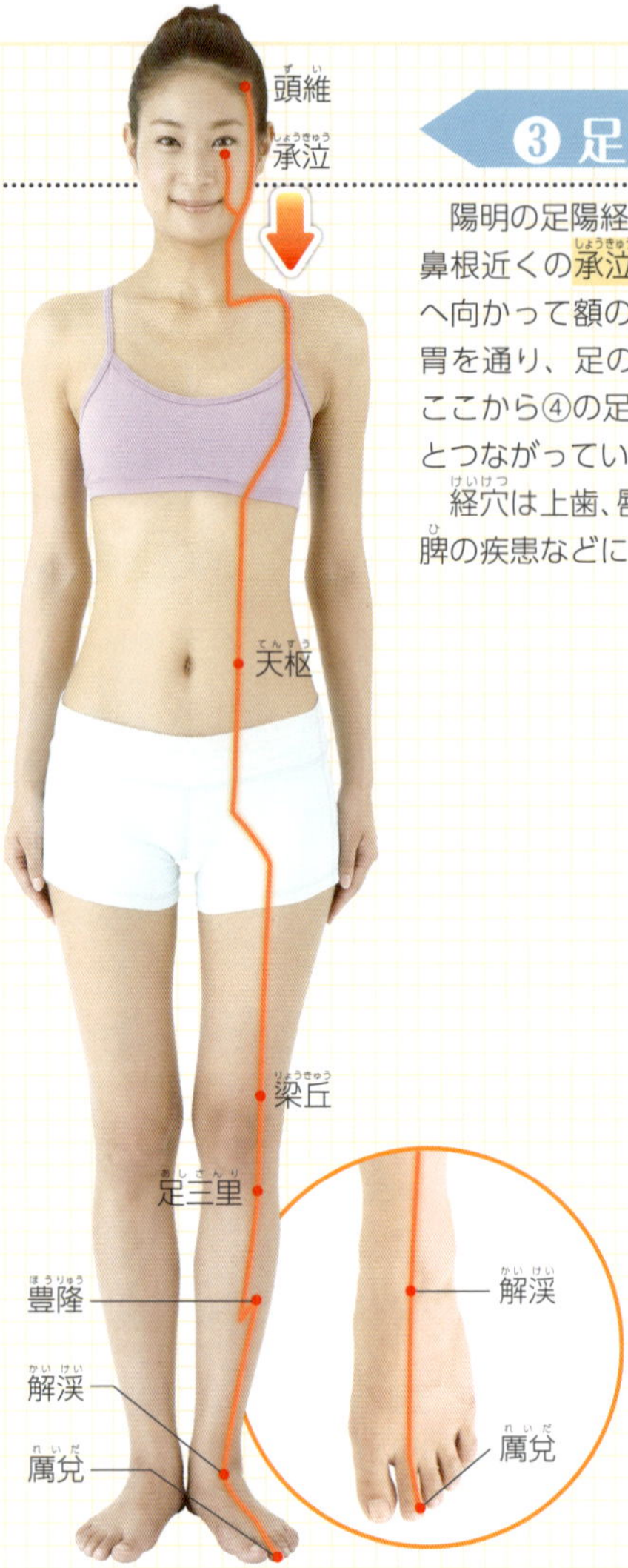

③ 足の陽明胃経《ようめいいけい》

陽明の足陽経で、胃につながっている。体内の流れは、鼻根近くの承泣《しょうきゅう》から始まって顎を通り、１つの流れは上へ向かって額の頭維《ずい》へ至る。もう１つの流れは頸部から胃を通り、足の前面を通って足の親指の厲兌《れいだ》に終わる。ここから④の足の太陰脾経《たいいんひけい》とつながっていく。

経穴《けいけつ》は上歯、唇、喉頭、胃、脾《ひ》の疾患などに有効。

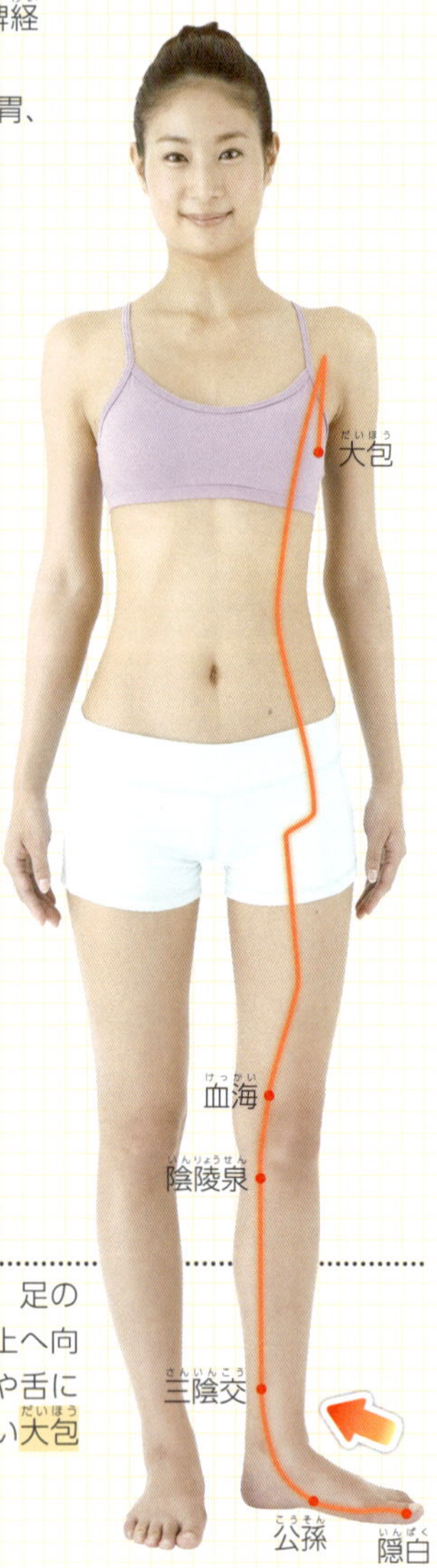

④ 足の太陰脾経《たいいんひけい》

太陰の足陰経で、脾につながっている。体内の流れは、足の親指にある隠白《いんぱく》から始まって足の内側から前面を通って上へ向かい、腹部から体内に入って脾や胃に至り、さらに咽頭や舌にもつながる。体内に入らないものは、脇から心臓に向かい大包《だいほう》に終わる。どちらも⑤の手の少陰心経《しょういんしんけい》とつながっていく。

経穴は、脾、胃、咽頭、舌、心の疾患などに有効。

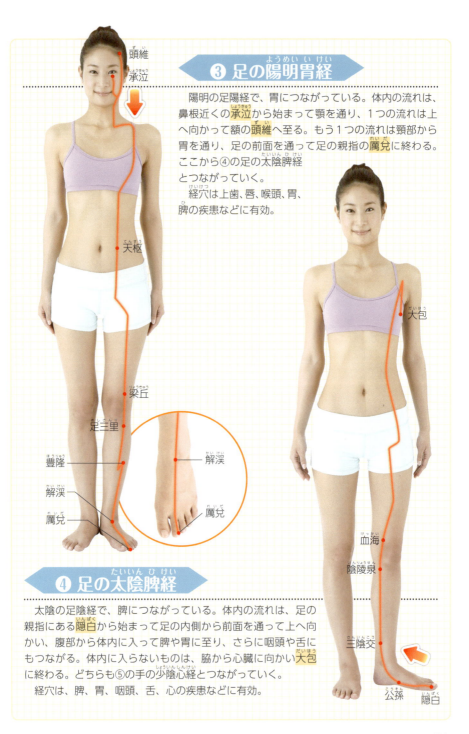

⑤ 手の少陰心経《しょういんしんけい》

少陰の手陰経で、心につながっている。体内の流れは心臓から始まり、腹部へ向かい、小腸からまた心臓へ戻って流れは２手に分かれ、一方は肺から腋を出た後、極泉《きょくせん》に始まり腕の内側後面を通って小指の少衝《しょうしょう》に終わる。他方は上行して眼球まで達する。小腸では⑥の手の太陽小腸経《たいようしょうちょうけい》とつながっていく。

経穴は心、大動脈、小腸、咽頭、眼球、肺の疾患などに有効。

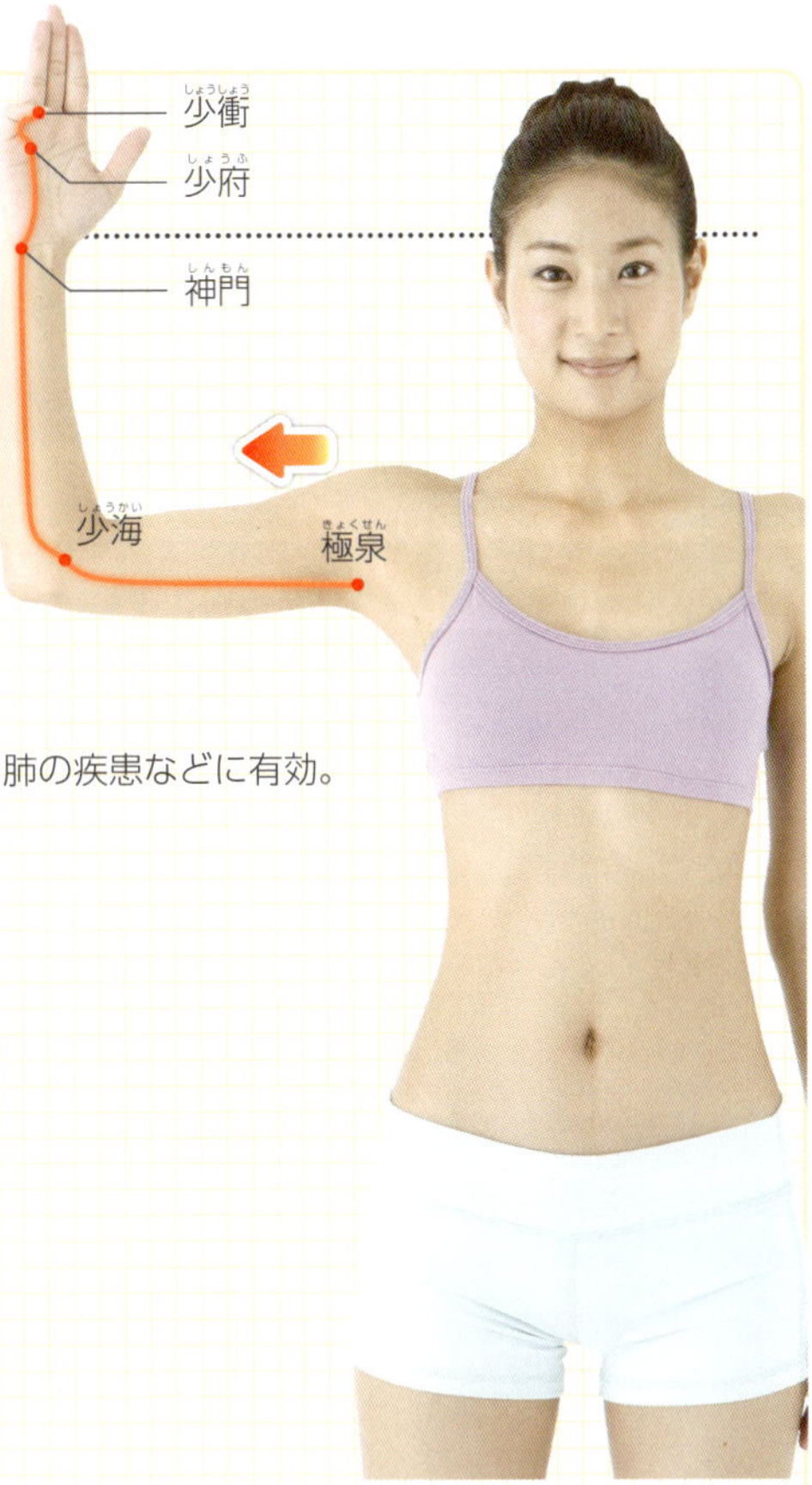
少衝《しょうしょう》
少府《しょうふ》
神門《しんもん》
少海《しょうかい》
極泉《きょくせん》

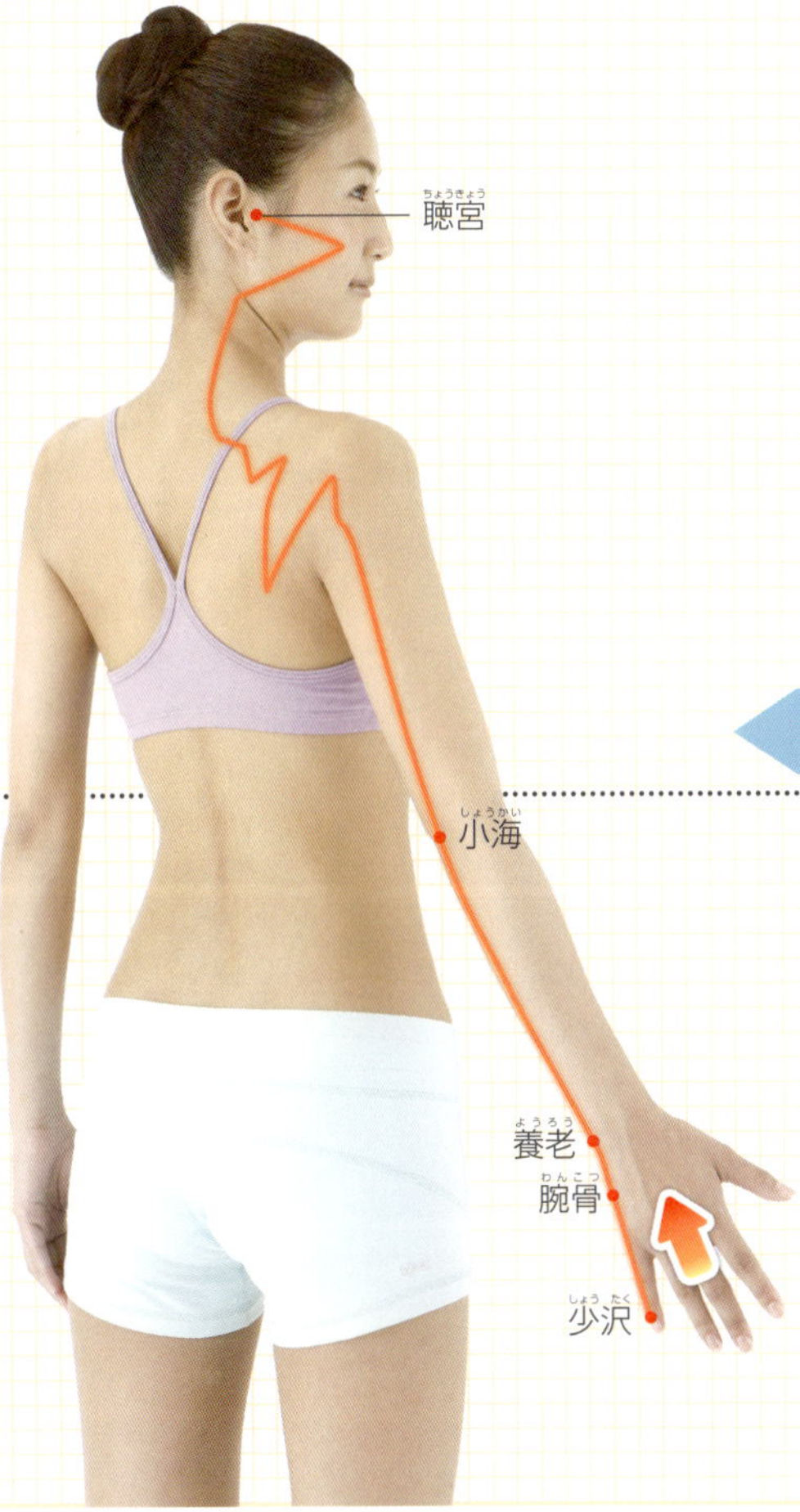
聴宮《ちょうきゅう》
小海《しょうかい》
養老《ようろう》
腕骨《わんこつ》
少沢《しょうたく》

⑥ 手の太陽小腸経《たいようしょうちょうけい》

太陽の手陽経で、小腸につながっている。体内の流れは手の小指にある少沢《しょうたく》から始まり、腕背面を上へ向かって、肩から鎖骨に入り、流れは２手に分かれる。一方は体内に入り心臓を通って小腸に達する。他方は肩から上へ向かって耳や目に達し、耳の聴宮《ちょうきゅう》に終わる。目からは、⑦の足の太陽膀胱経《たいようぼうこうけい》とつながる。

経穴は心、咽頭、胃、小腸、耳の疾患などに有効。

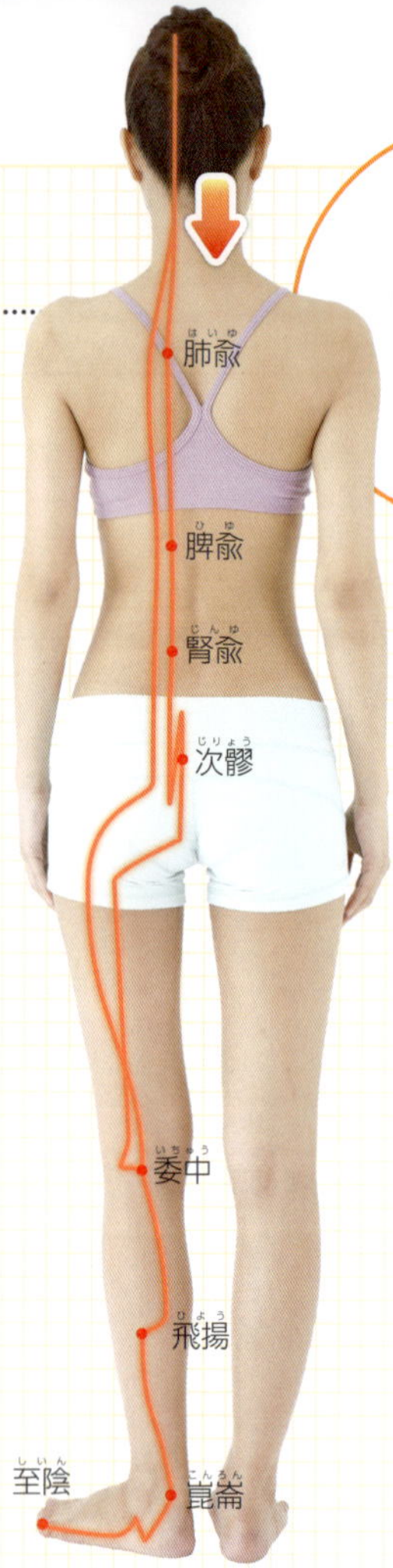

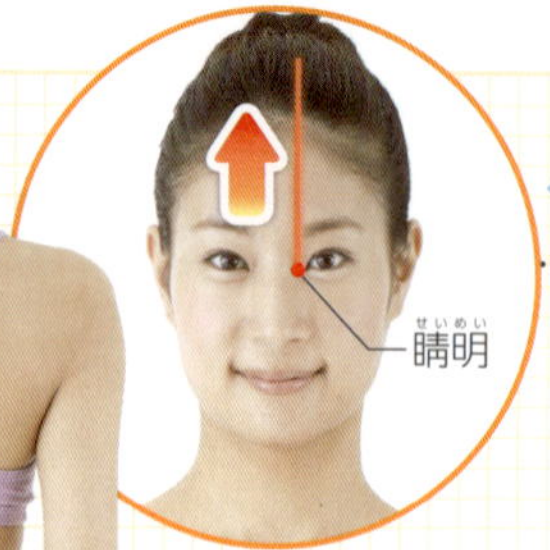

⑦ 足の太陽膀胱経《たいようぼうこうけい》

太陽の足陽経で、膀胱につながっている。流れは目の睛明《せいめい》より始まり頭頂部へ上がり脳を巡り、頸部から2手に分かれる。一方は下へ向かい、腰部の筋肉や腎を通り膀胱へ至る。他方はその外側を肩甲骨から下へ向かい、臀部を通過して膝で合流する。その後、足の背面中央を下って足の小指の外側にある至陰《しいん》に終わる。足の小指先で⑧の足の少陰腎経《しょういんじんけい》とつながる。

経穴《けいけつ》は脳、腎、膀胱、腰、膝、他の内臓すべてに関わる疾患などに有効。

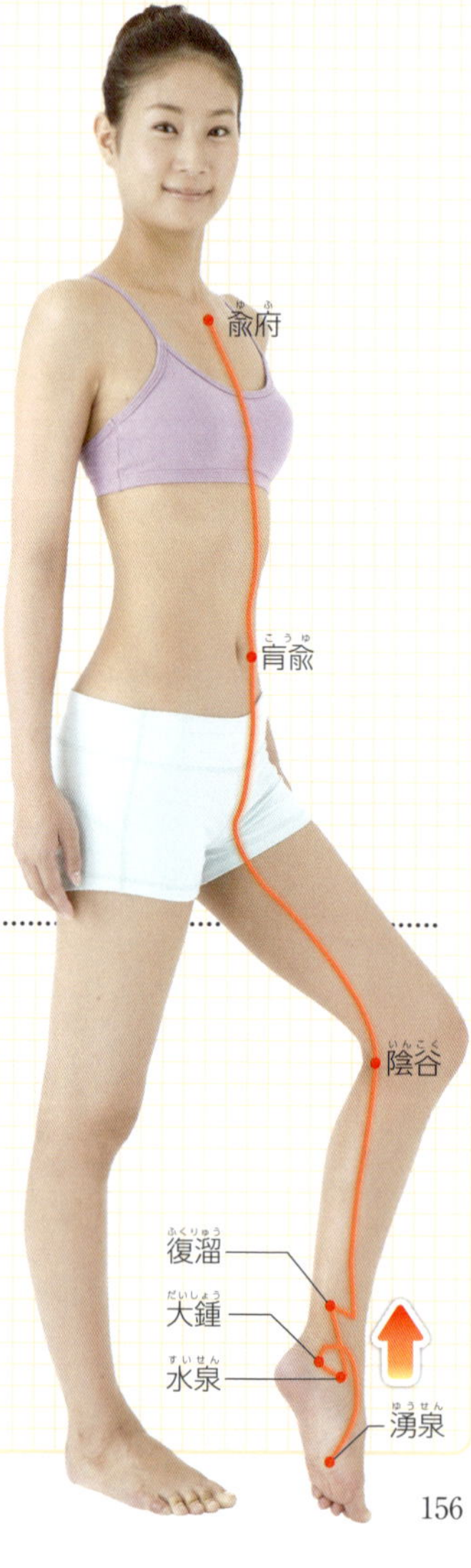

⑧ 足の少陰腎経《しょういんじんけい》

少陰の足陰経で、腎につながっている。流れは足の小指先から始まり、足底中央の湧泉《ゆうせん》から体表部に出て上へ向かい、体内に入って脊柱から腎へ至り、2手に分かれて一方は胸中を通って兪府《ゆふ》に終わり、一部は舌根に達する。もう一方は膀胱へ至る。胸中の支脈は、⑨の手の厥《けつ》陰心包経《いんしんぽうけい》とつながる。

経穴は腎、膀胱、肝、肺、気管、咽頭、舌根、心の疾患などに有効。

⑨ 手の厥陰心包経《けついんしんぼうけい》

厥陰の手陰経で、心包につながっている。体内の流れは胸中から始まり、心包で2手に分かれ、一方は下に向かって三焦《さんしょう》へ至る。他方は側胸部の天池《てんち》から出て手のひらから、中指先の中衝《ちゅうしょう》に至る。三焦と薬指先から、⑩の手の少陽三焦経《しょうようさんしょうけい》とつながっている。

経穴は心包、三焦の疾患などに有効。

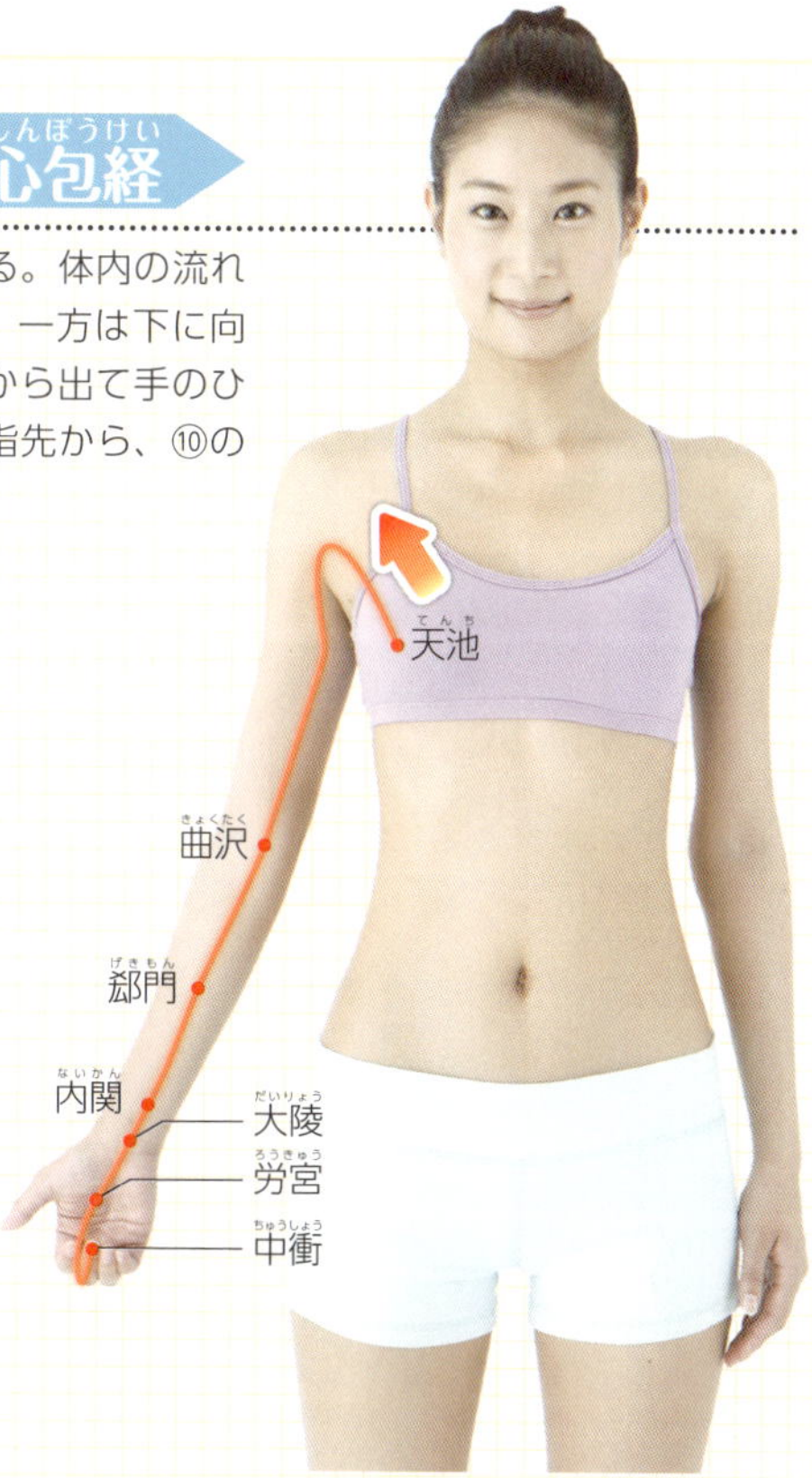

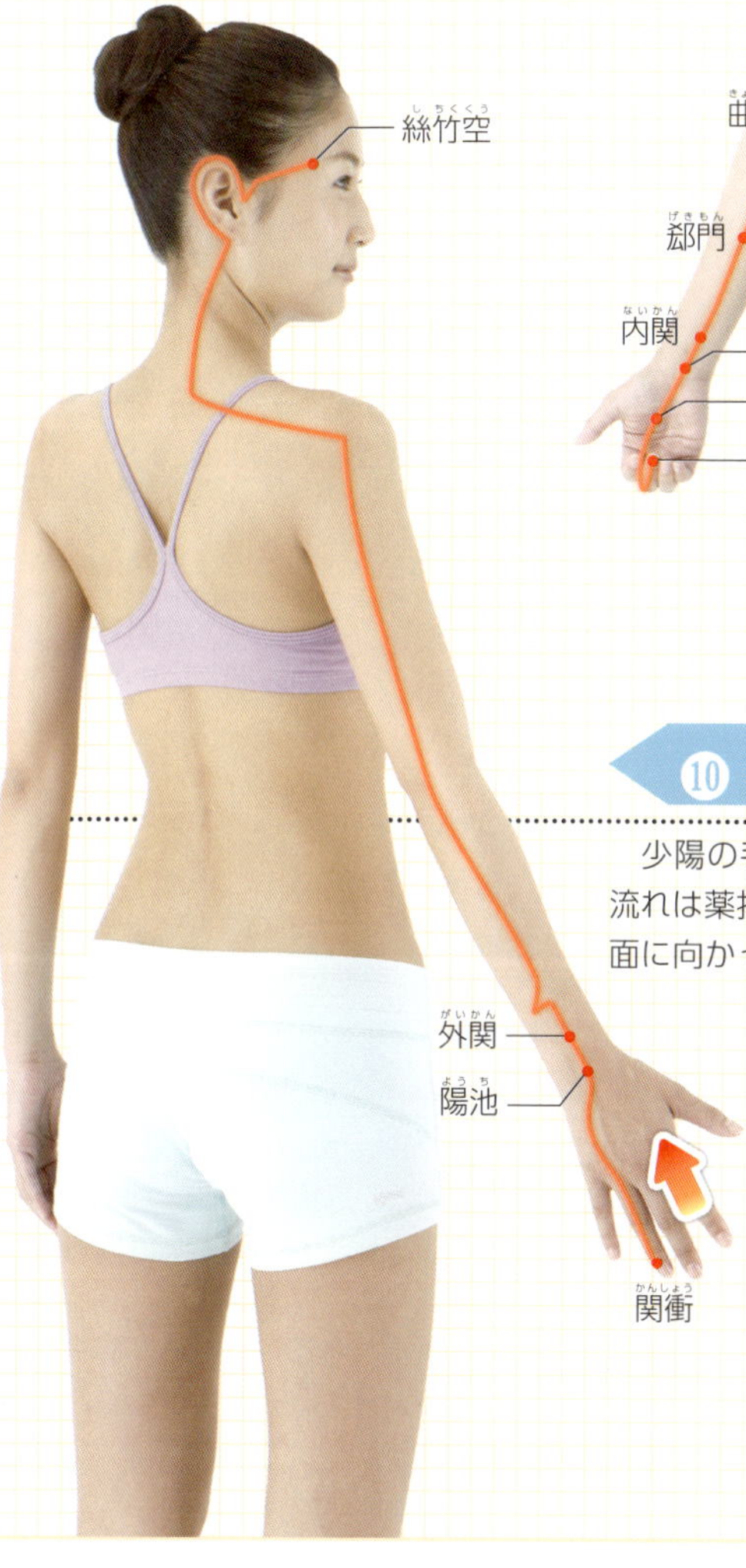

⑩ 手の少陽三焦経《しょうようさんしょうけい》

少陽の手陽経で、三焦につながっている。流れは薬指先の関衝《かんしょう》から始まり肩、身体の前面に向かって、胸中で2手に分かれる。一方は三焦へ至り、他方は頸部から耳を通り眉尻の絲竹空《しちくくう》に終わる。目尻に至るものが⑪の足の少陽《しょうよう》胆経《たんけい》とつながっていく。

経穴は心包、三焦、耳の疾患などに有効。

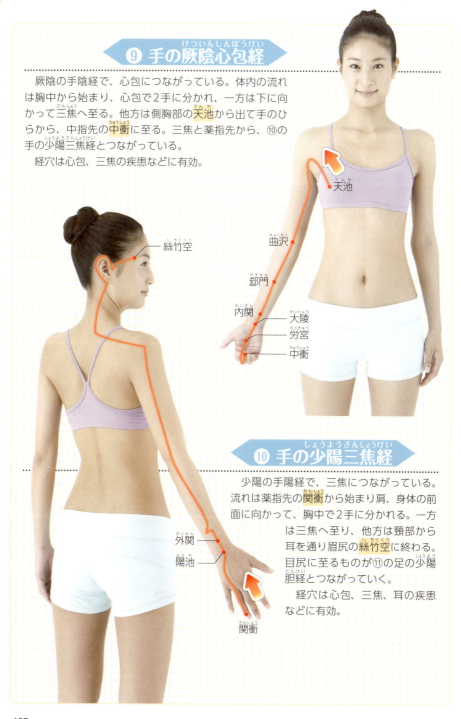

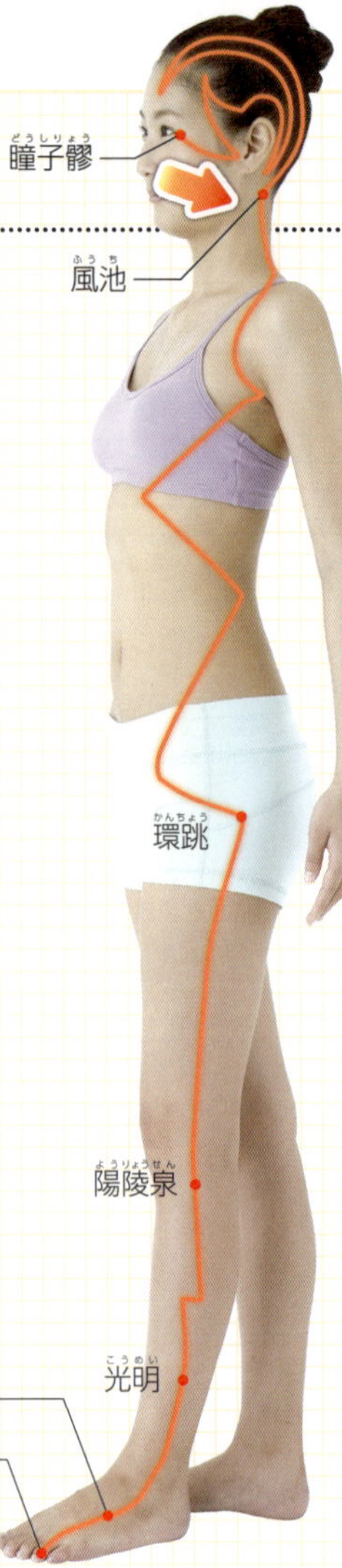

⑪ 足の少陽胆経《しょうようたんけい》

少陽の足陽経で、胆につながっている。流れは目尻の瞳子《どうし》髎《りょう》から始まり、耳の後ろで２手に分かれながら下へ向かい、足の外側中央を下っていき、足の薬指の足竅陰《あしきょういん》に終わる。つま先で⑫の足の厥陰肝経《けついんかんけい》とつながる。

経穴《けいけつ》は耳、肝、胆の疾患などに有効。

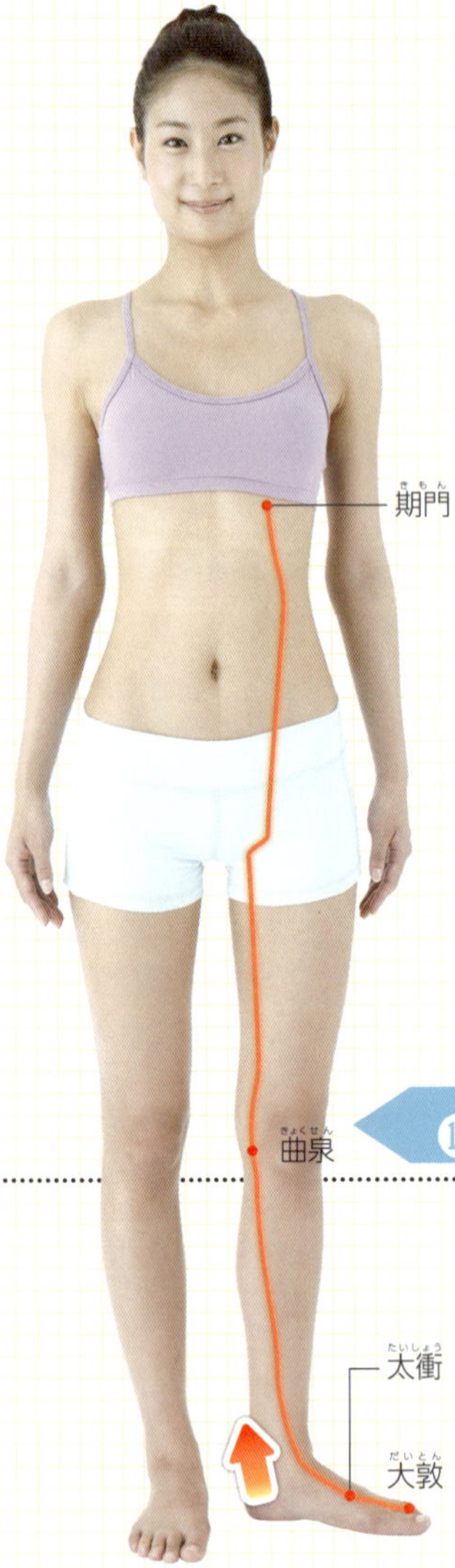

⑫ 足の厥陰肝経《けついんかんけい》

厥陰の足陰経で、肝につながっている。体内の流れは、足の親指の大敦《だいとん》から始まって足の内側中央を上へ向かい、陰部、下腹部から登り期門《きもん》に終わる。その後、肝臓を通って２手に分かれる。一方は頭頂部で、督脈《とくみゃく》とつながる。他方は肺を通って中焦《ちゅうしょう》へ至り、①の手の太陰肺経《たいいんはいけい》へとつながっていく。

経穴は陰部、肝、胆、眼球、唇の疾患などに有効。

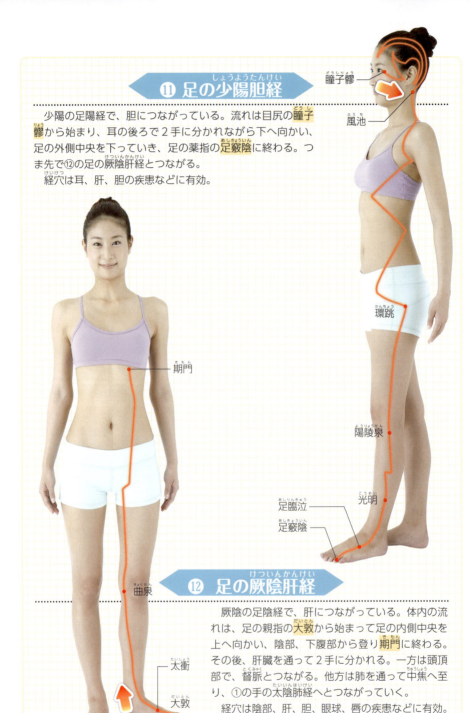

督脈《とくみゃく》

奇経八脈《きけいはちみゃく》の中で陽経を統括している。「陽脈の海」とも呼ばれている。体内の流れは、胞中（子宮）から始まって長強《ちょうきょう》より上へ向かい、脊柱を上って、頭の後ろから脳に入っていく。さらに、頭部の正中線を通って頭頂部から上唇小帯の齦交《ぎんこう》へ至る。

経穴は、鼻、頭、頸、背中、腰、大腸、小腸、膀胱《ぼうこう》の疾患などに有効。

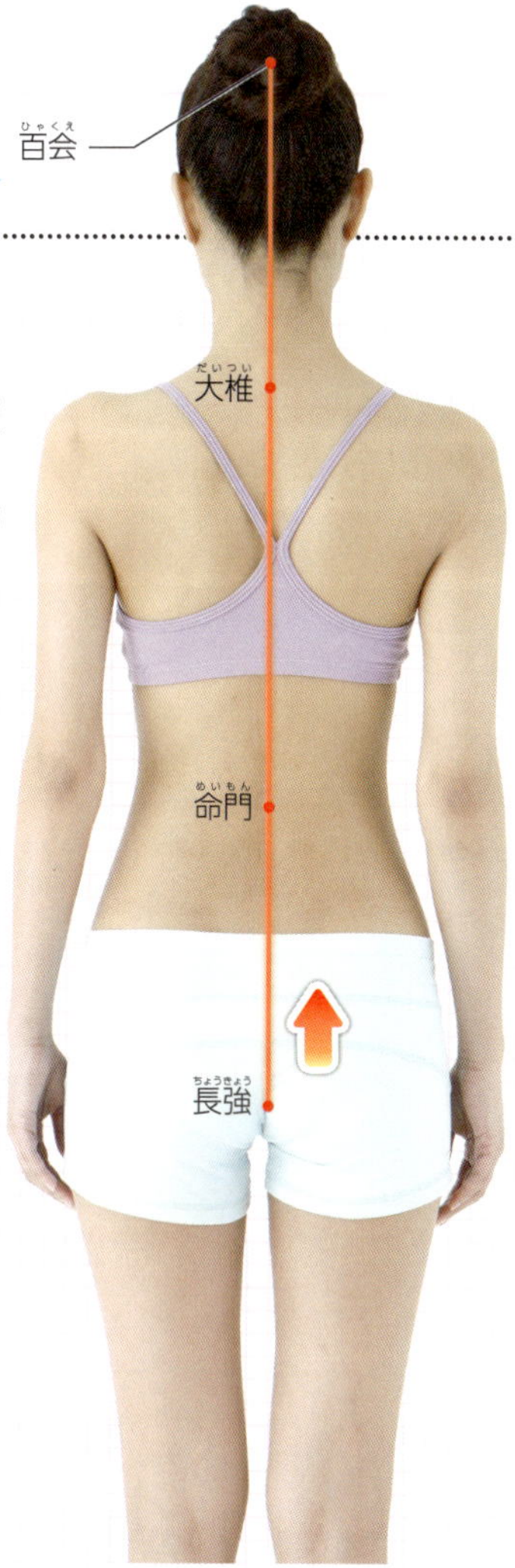

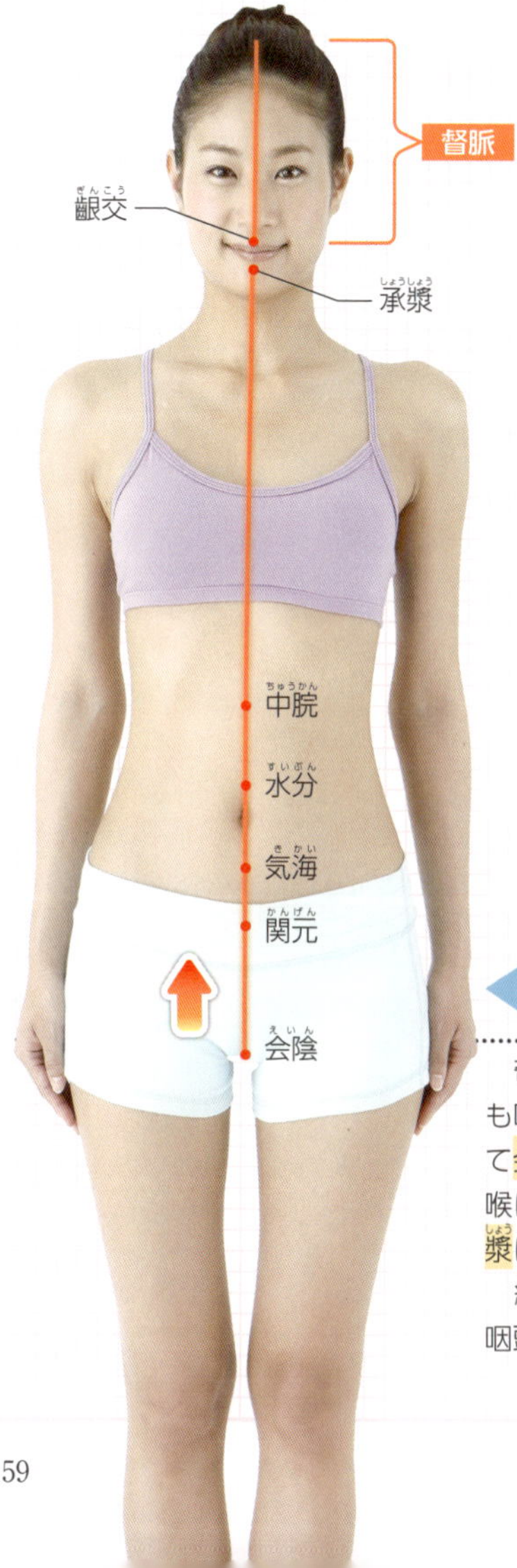

任脈《にんみゃく》

奇経八脈の中で陰経を統括している。「陰脈の海」とも呼ばれている。体内の流れは、胞中（子宮）から始まって会陰《えいん》から上へ向かい、腹部や胸部の正中線を通って、喉に至る。また下顎の中央から口唇の周辺を巡って承《しょう》漿《しょう》に終わる。その後、目のくぼみの下へ至る。

経穴は陰部、卵巣、子宮、膀胱、胃、腸、胸、心、咽頭の疾患などに有効。

経穴《けいけつ》MAP

ここでは、WHOが定めた361種類の正穴《せいけつ》を紹介しています。正穴は十四経脈《けいみゃく》上にあり、身体の上で1つの流れをつくっています。

頭部前面

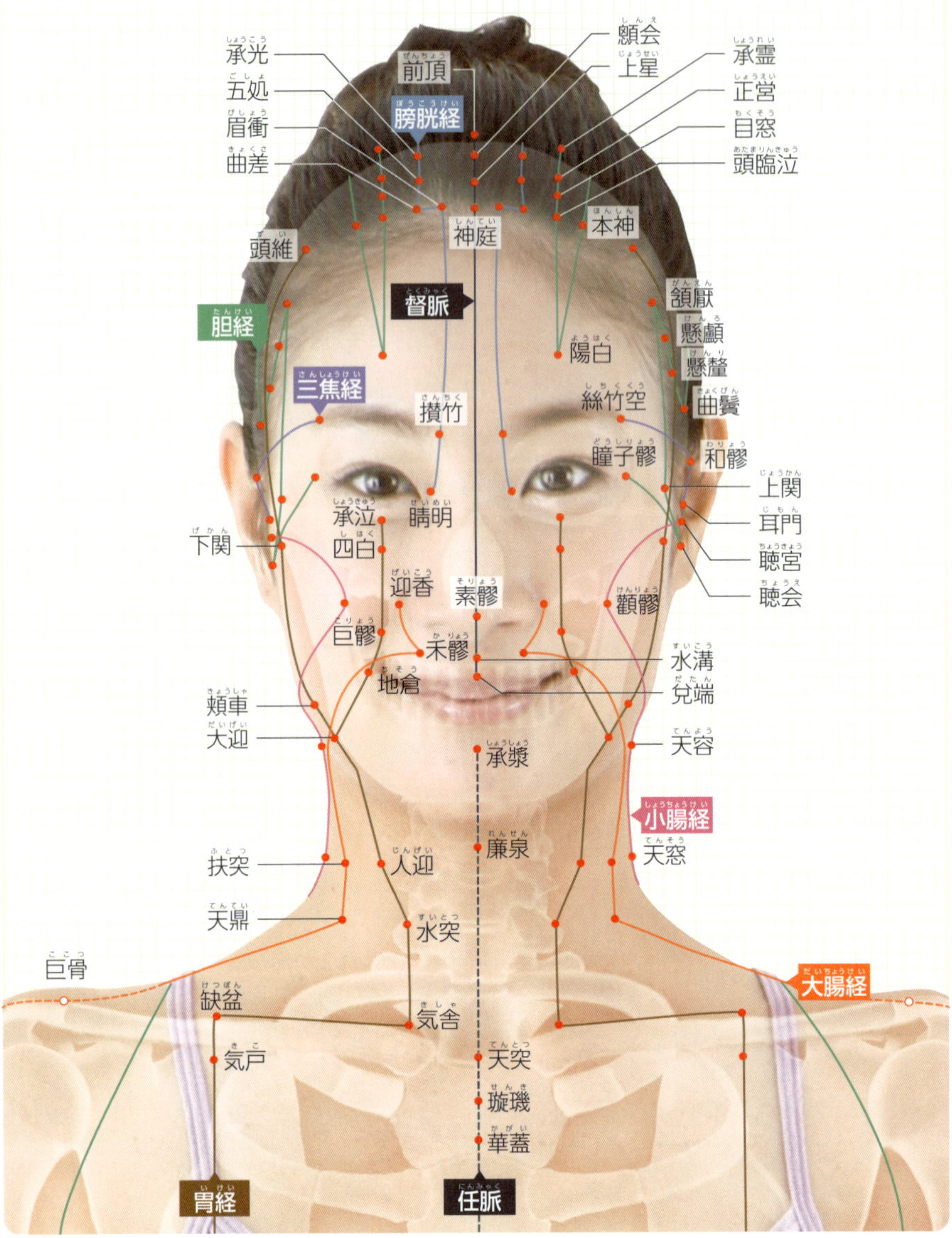

頭部後面

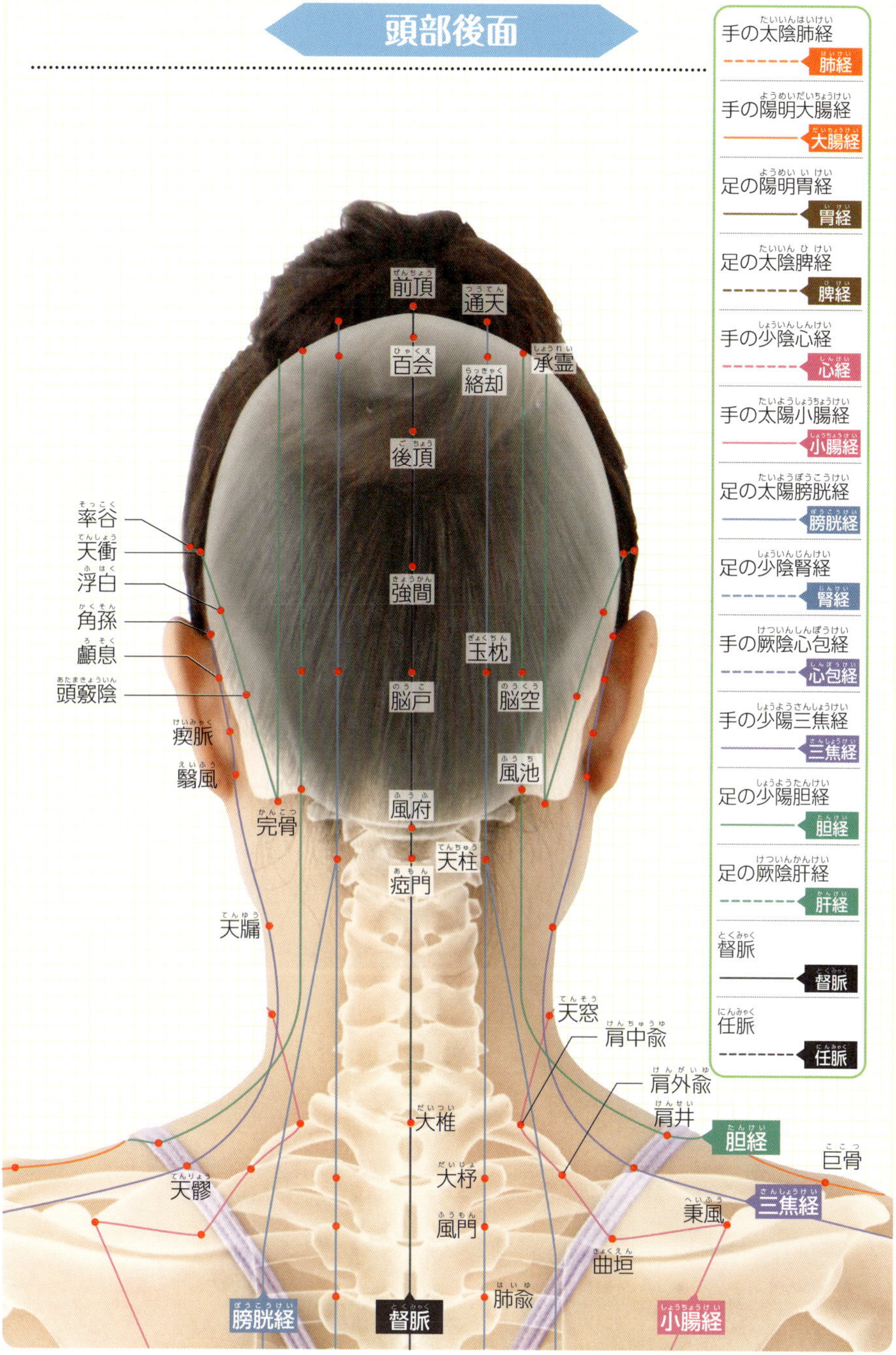
手の太陰肺経《たいいんはいけい》
肺経《はいけい》
手の陽明大腸経《ようめいだいちょうけい》
大腸経《だいちょうけい》
足の陽明胃経《ようめいいけい》
胃経《いけい》
足の太陰脾経《たいいんひけい》
脾経《ひけい》
手の少陰心経《しょういんしんけい》
心経《しんけい》
手の太陽小腸経《たいようしょうちょうけい》
小腸経《しょうちょうけい》
足の太陽膀胱経《たいようぼうこうけい》
膀胱経《ぼうこうけい》
足の少陰腎経《しょういんじんけい》
腎経《じんけい》
手の厥陰心包経《けついんしんぽうけい》
心包経《しんぽうけい》
手の少陽三焦経《しょうようさんしょうけい》
三焦経《さんしょうけい》
足の少陽胆経《しょうようたんけい》
胆経《たんけい》
足の厥陰肝経《けついんかんけい》
肝経《かんけい》
督脈《とくみゃく》
督脈《とくみゃく》
任脈《にんみゃく》
任脈《にんみゃく》
前頂《ぜんちょう》
通天《つうてん》
百会《ひゃくえ》
絡却《らっきゃく》
承霊《しょうれい》
後頂《ごちょう》
率谷《そっこく》
天衝《てんしょう》
浮白《ふはく》
角孫《かくそん》
顱息《ろそく》
頭竅陰《あたまきょういん》
強間《きょうかん》
玉枕《ぎょくちん》
脳戸《のうこ》
脳空《のうくう》
瘈脈《けいみゃく》
翳風《えいふう》
風池《ふうち》
風府《ふうふ》
完骨《かんこつ》
天柱《てんちゅう》
瘂門《あもん》
天牖《てんゆう》
天窓《てんそう》
肩中兪《けんちゅうゆ》
肩外兪《けんがいゆ》
肩井《けんせい》
胆経《たんけい》
大椎《だいつい》
巨骨《ここつ》
天髎《てんりょう》
大杼《だいじょ》
三焦経《さんしょうけい》
秉風《へいふう》
風門《ふうもん》
曲垣《きょくえん》
肺兪《はいゆ》
膀胱経《ぼうこうけい》
督脈《とくみゃく》
小腸経《しょうちょうけい》

頭部側面

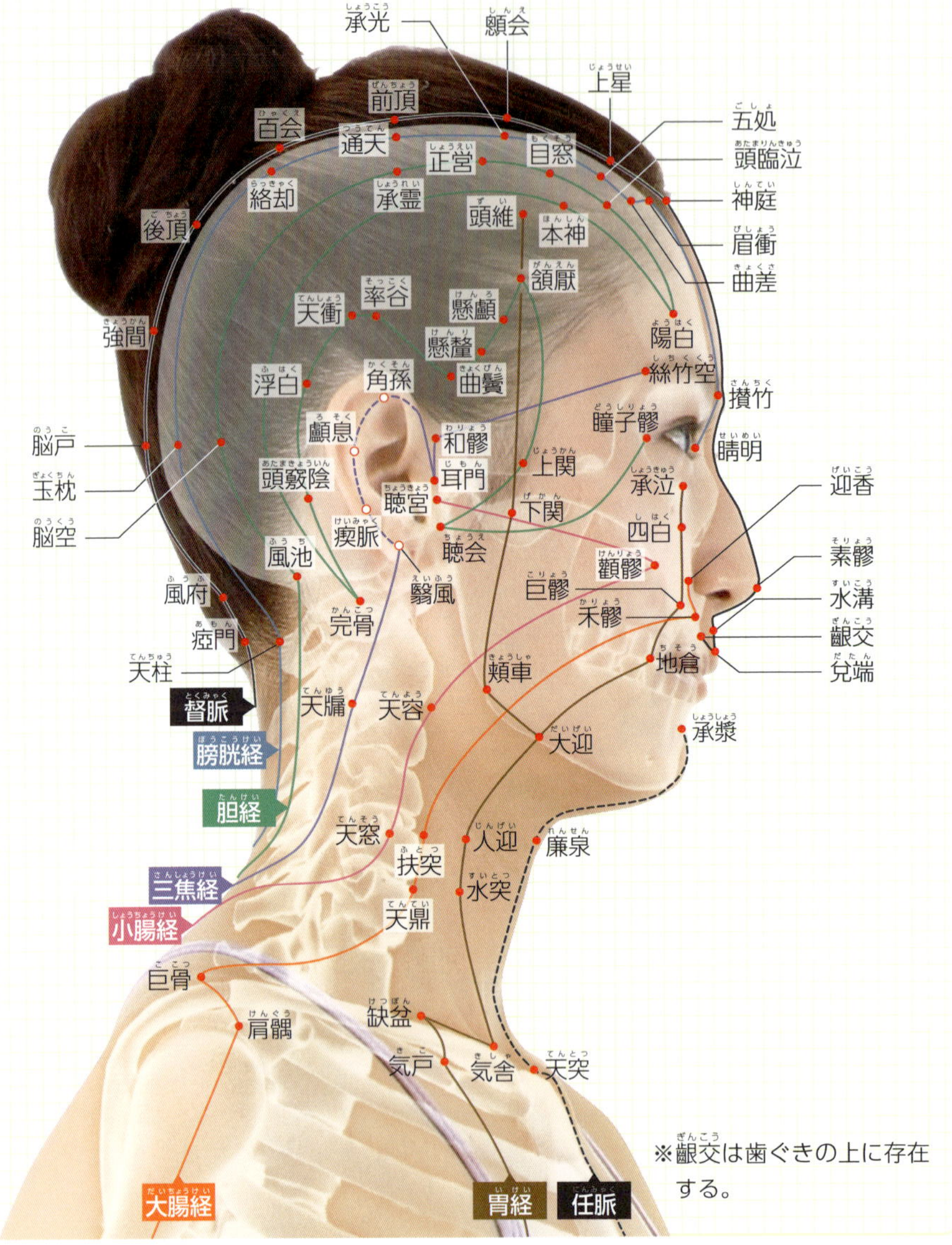

※齦交《ぎんこう》は歯ぐきの上に存在する。

体幹側面

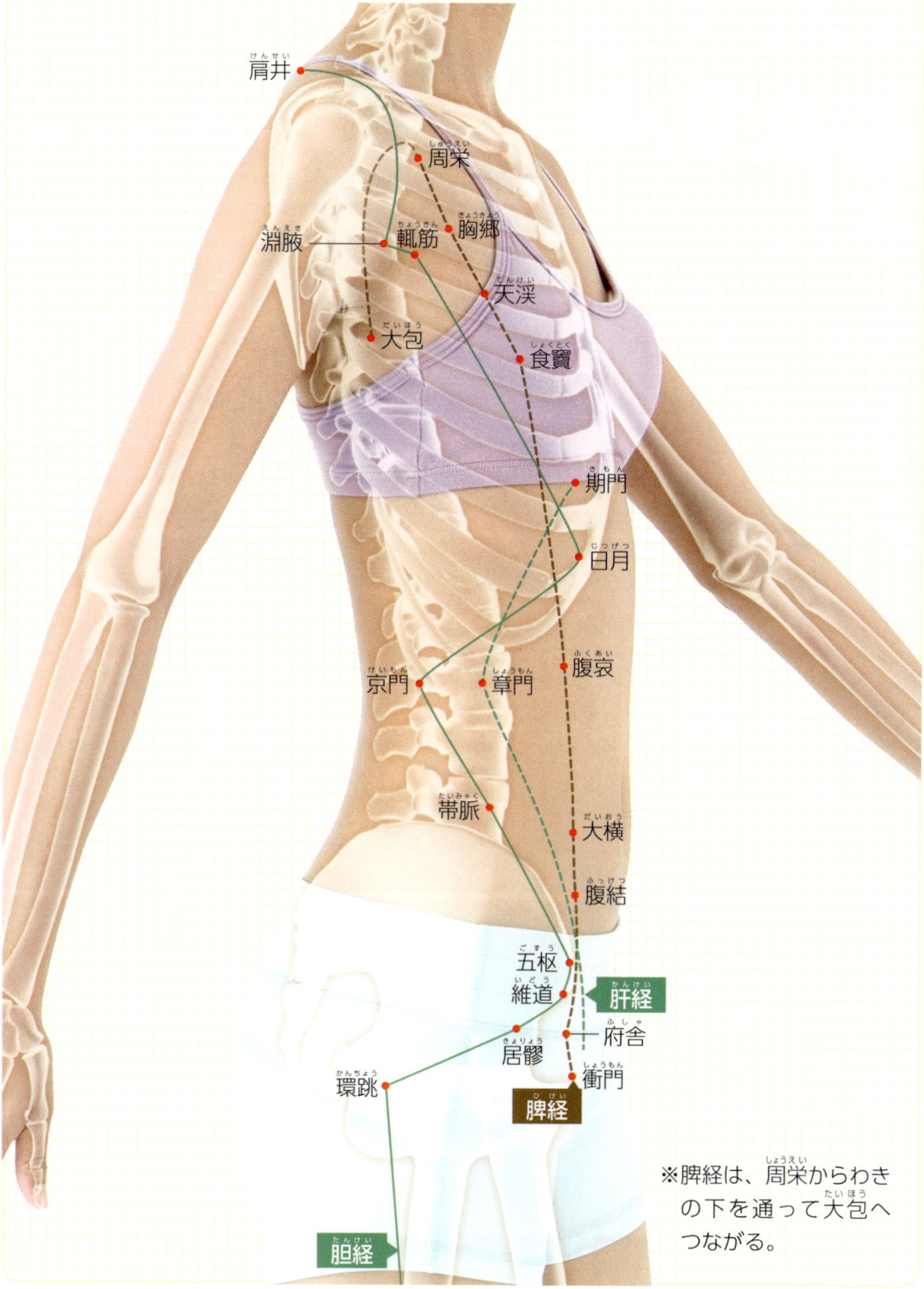

※脾経は、周栄《しょうえい》からわきの下を通って大包《たいほう》へつながる。

体幹前面

※会陰《えいん》は股の下、肛門より前面側に存在する。

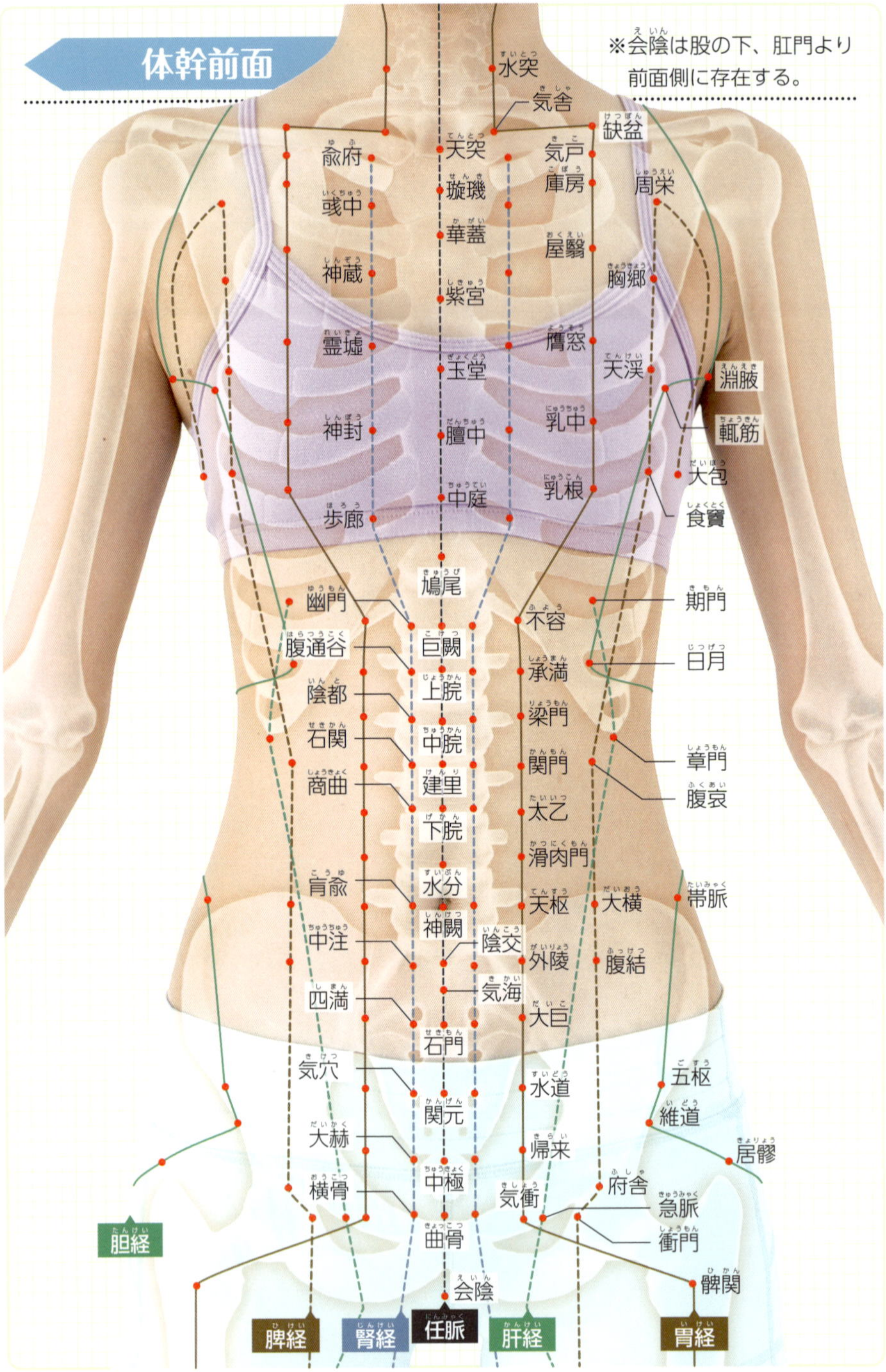

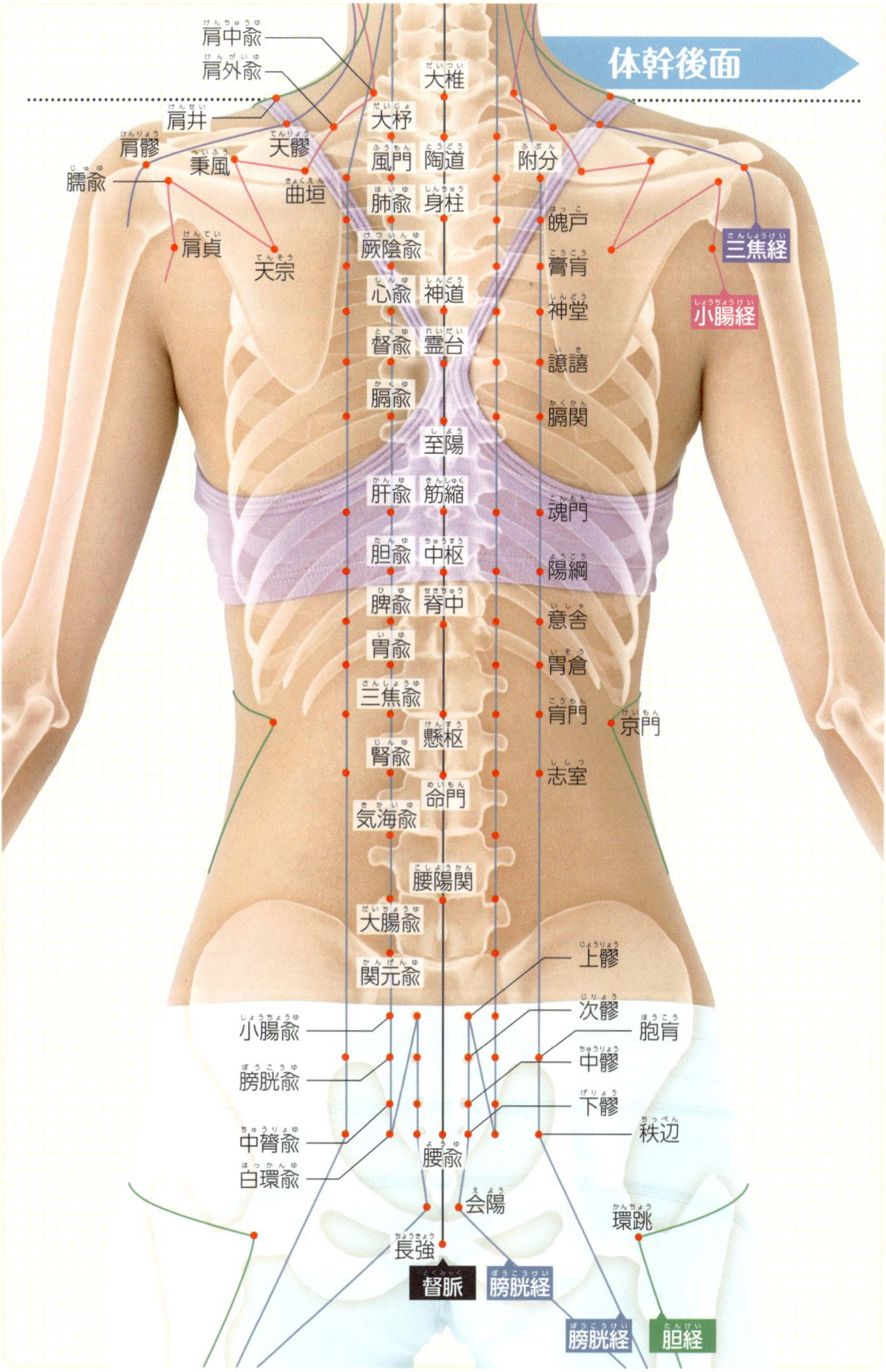
体幹後面
肩中兪《けんちゅうゆ》
肩外兪《けんがいゆ》
大椎《だいつい》
肩井《けんせい》
大杼《だいじょ》
肩髎《けんりょう》
天髎《てんりょう》
秉風《へいふう》
風門《ふうもん》
陶道《とうどう》
附分《ふぶん》
臑兪《じゅゆ》
曲垣《きょくえん》
肺兪《はいゆ》
身柱《しんちゅう》
魄戸《はっこ》
厥陰兪《けついんゆ》
肩貞《けんてい》
天宗《てんそう》
膏肓《こうこう》
三焦経《さんしょうけい》
心兪《しんゆ》
神道《しんどう》
神堂《しんどう》
小腸経《しょうちょうけい》
督兪《とくゆ》
霊台《れいだい》
譩譆《いき》
膈兪《かくゆ》
膈関《かくかん》
至陽《しよう》
肝兪《かんゆ》
筋縮《きんしゅく》
魂門《こんもん》
胆兪《たんゆ》
中枢《ちゅうすう》
陽綱《ようこう》
脾兪《ひゆ》
脊中《せきちゅう》
意舎《いしゃ》
胃兪《いゆ》
胃倉《いそう》
三焦兪《さんしょうゆ》
肓門《こうもん》
京門《けいもん》
懸枢《けんすう》
腎兪《じんゆ》
志室《ししつ》
命門《めいもん》
気海兪《きかいゆ》
腰陽関《こしようかん》
大腸兪《だいちょうゆ》
上髎《じょうりょう》
関元兪《かんげんゆ》
次髎《じりょう》
小腸兪《しょうちょうゆ》
胞肓《ほうこう》
中髎《ちゅうりょう》
膀胱兪《ぼうこうゆ》
下髎《げりょう》
中膂兪《ちゅうりょゆ》
秩辺《ちっぺん》
腰兪《ようゆ》
白環兪《はっかんゆ》
会陽《えよう》
環跳《かんちょう》
長強《ちょうきょう》
督脈《とくみゃく》
膀胱経《ぼうこうけい》
膀胱経《ぼうこうけい》
胆経《たんけい》

上腕前面（右）

※極泉《きょくせん》はわきの下に入る。
巨骨《ここつ》は鎖骨の裏にある。

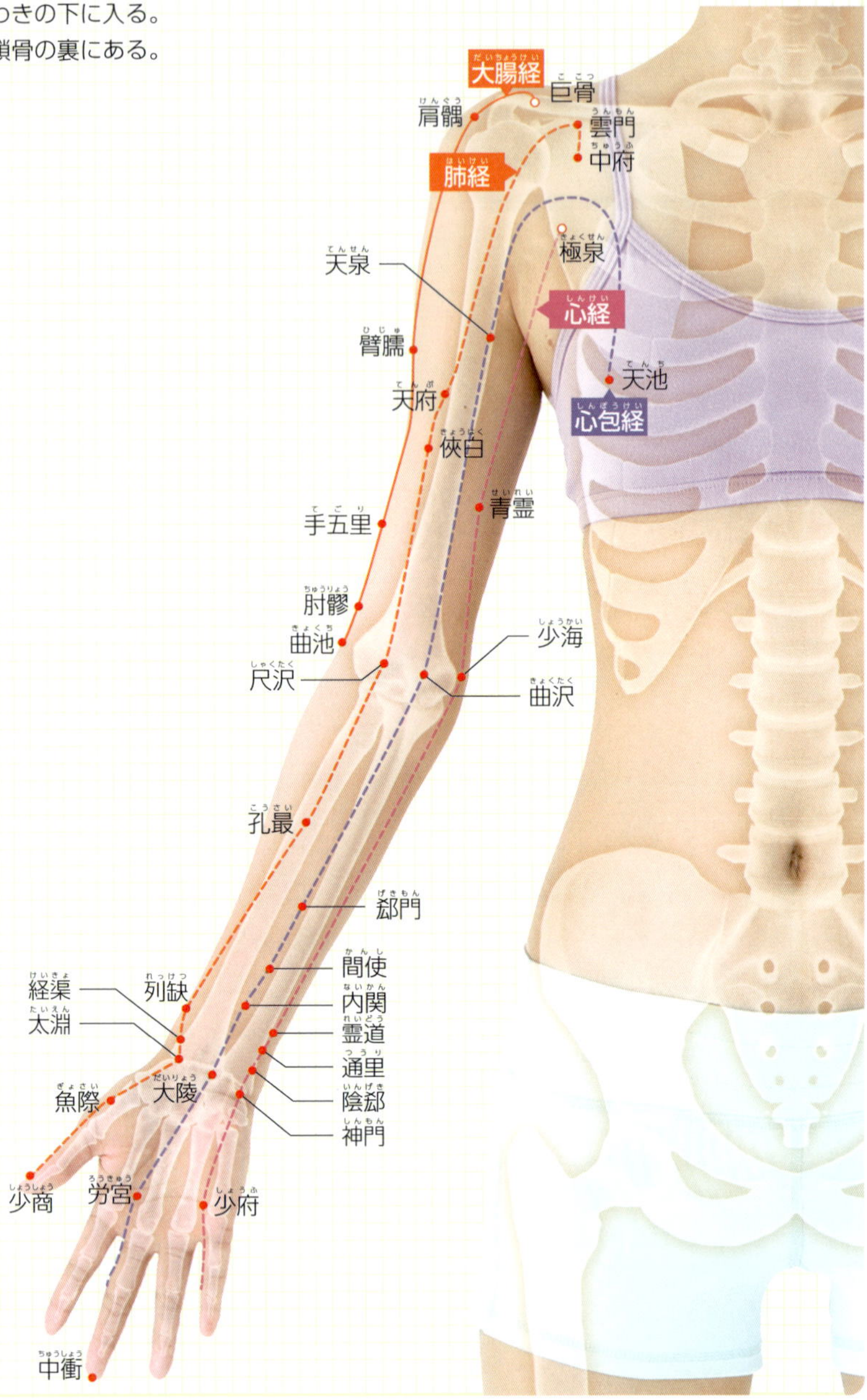

上腕後面（右）

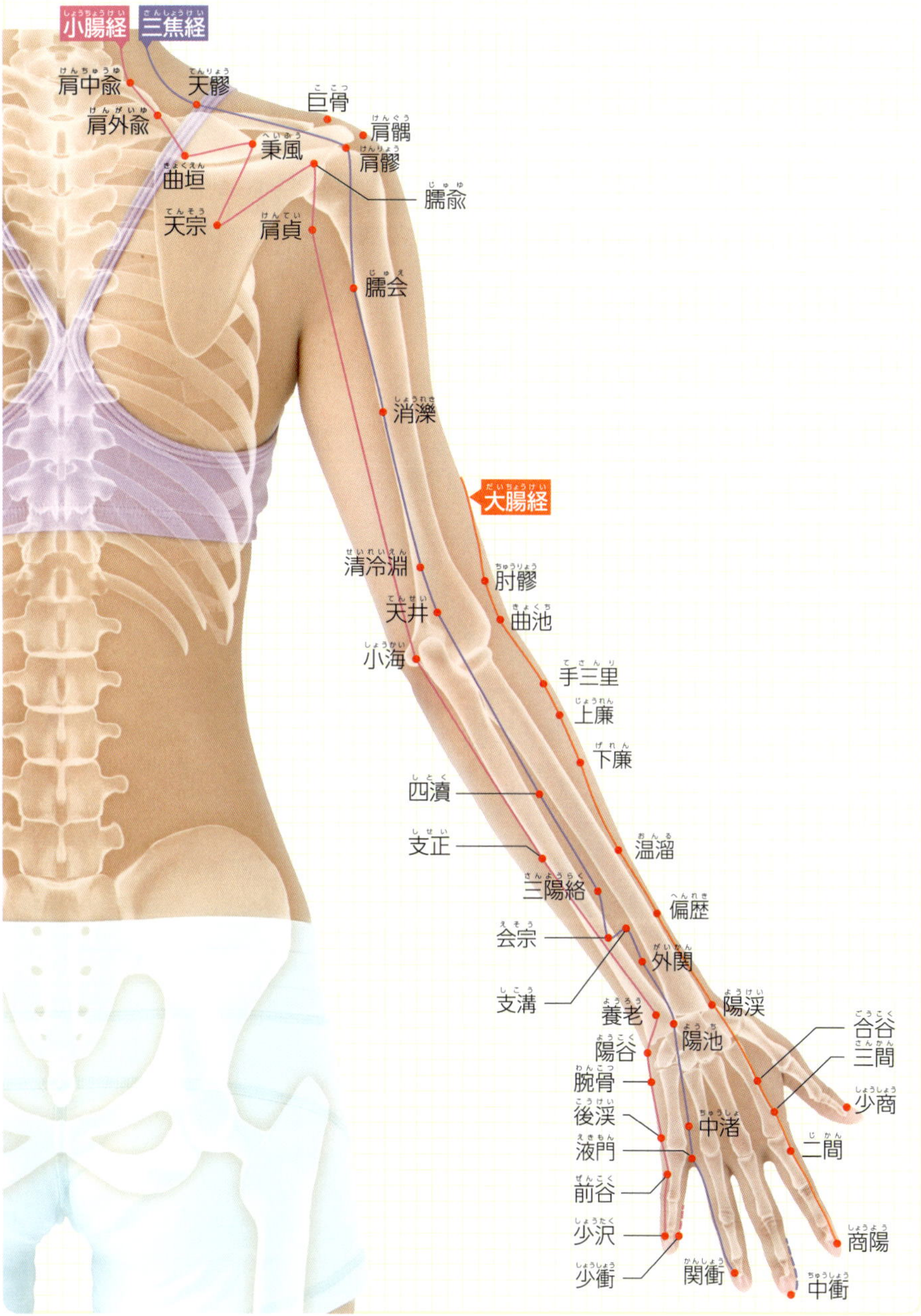

小腸経《しょうちょうけい》
三焦経《さんしょうけい》
肩中兪《けんちゅうゆ》
天髎《てんりょう》
巨骨《ここつ》
肩外兪《けんがいゆ》
肩髃《けんぐう》
秉風《へいふう》
肩髎《けんりょう》
曲垣《きょくえん》
臑兪《じゅゆ》
天宗《てんそう》
肩貞《けんてい》
臑会《じゅえ》
消濼《しょうれき》
大腸経《だいちょうけい》
清冷淵《せいれいえん》
肘髎《ちゅうりょう》
天井《てんせい》
曲池《きょくち》
小海《しょうかい》
手三里《てさんり》
上廉《じょうれん》
下廉《げれん》
四瀆《しとく》
温溜《おんる》
支正《しせい》
三陽絡《さんようらく》
偏歴《へんれき》
会宗《えそう》
外関《がいかん》
支溝《しこう》
養老《ようろう》
陽渓《ようけい》
陽池《ようち》
陽谷《ようこく》
合谷《ごうこく》
三間《さんかん》
腕骨《わんこつ》
少商《しょうしょう》
後渓《こうけい》
中渚《ちゅうしょ》
液門《えきもん》
二間《じかん》
前谷《ぜんこく》
少沢《しょうたく》
商陽《しょうよう》
少衝《しょうしょう》
関衝《かんしょう》
中衝《ちゅうしょう》

下腿外側（右）

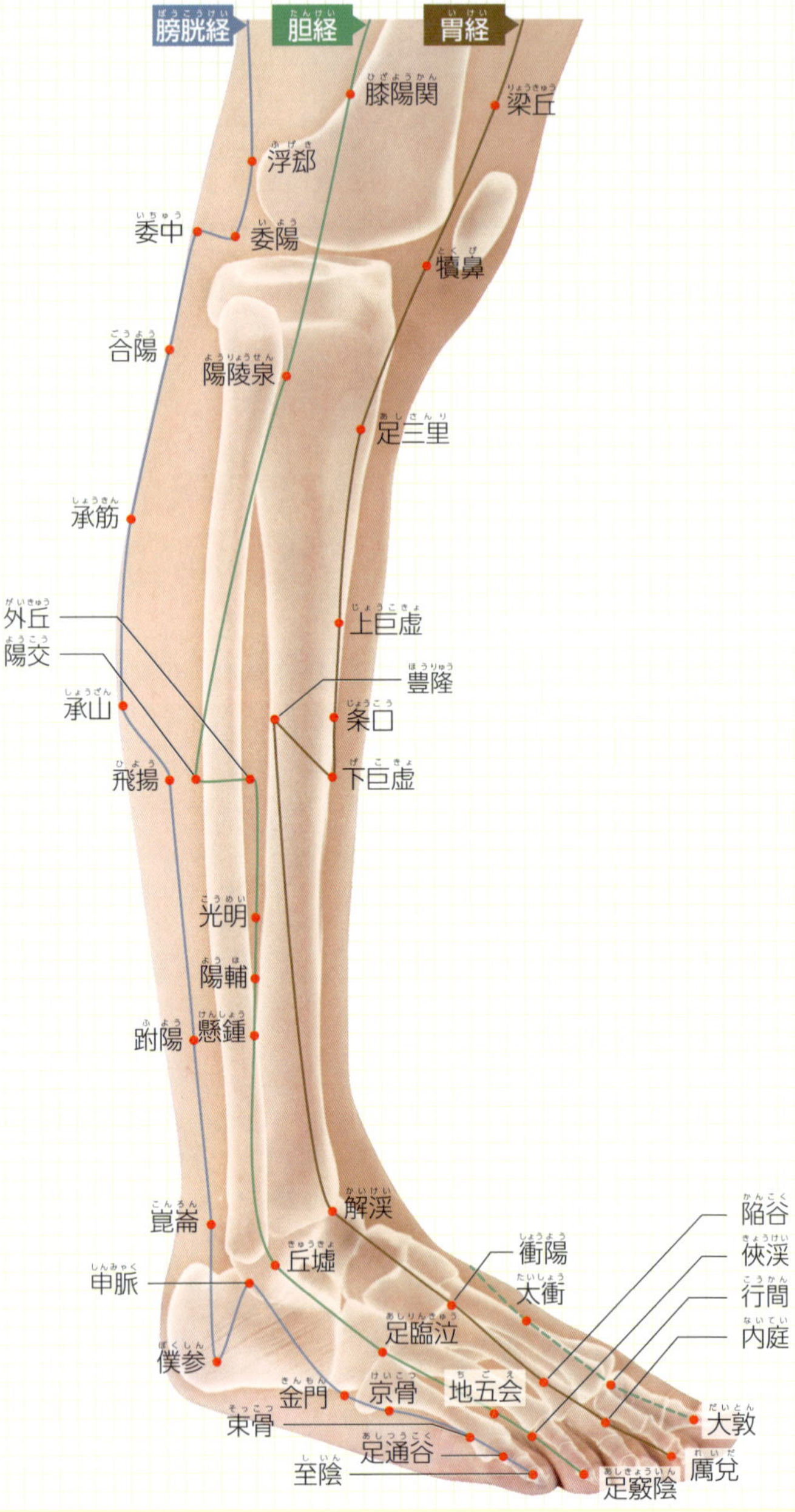
膀胱経《ぼうこうけい》
胆経《たんけい》
胃経《いけい》
膝陽関《ひざようかん》
梁丘《りょうきゅう》
浮郄《ふげき》
委中《いちゅう》
委陽《いよう》
犢鼻《とくび》
合陽《ごうよう》
陽陵泉《ようりょうせん》
足三里《あしさんり》
承筋《しょうきん》
外丘《がいきゅう》
陽交《ようこう》
上巨虚《じょうこきょ》
豊隆《ほうりゅう》
承山《しょうざん》
条口《じょうこう》
飛揚《ひよう》
下巨虚《げこきょ》
光明《こうめい》
陽輔《ようほ》
跗陽《ふよう》
懸鍾《けんしょう》
崑崙《こんろん》
解渓《かいけい》
陥谷《かんこく》
丘墟《きゅうきょ》
衝陽《しょうよう》
侠渓《きょうけい》
申脈《しんみゃく》
太衝《たいしょう》
行間《こうかん》
内庭《ないてい》
足臨泣《あしりんきゅう》
僕参《ぼくしん》
金門《きんもん》
京骨《けいこつ》
地五会《ちごえ》
大敦《だいとん》
束骨《そっこつ》
足通谷《あしつうこく》
厲兌《れいだ》
至陰《しいん》
足竅陰《あしきょういん》

下腿内側（右）

※陰谷《いんこく》のツボは膝の裏側にある。

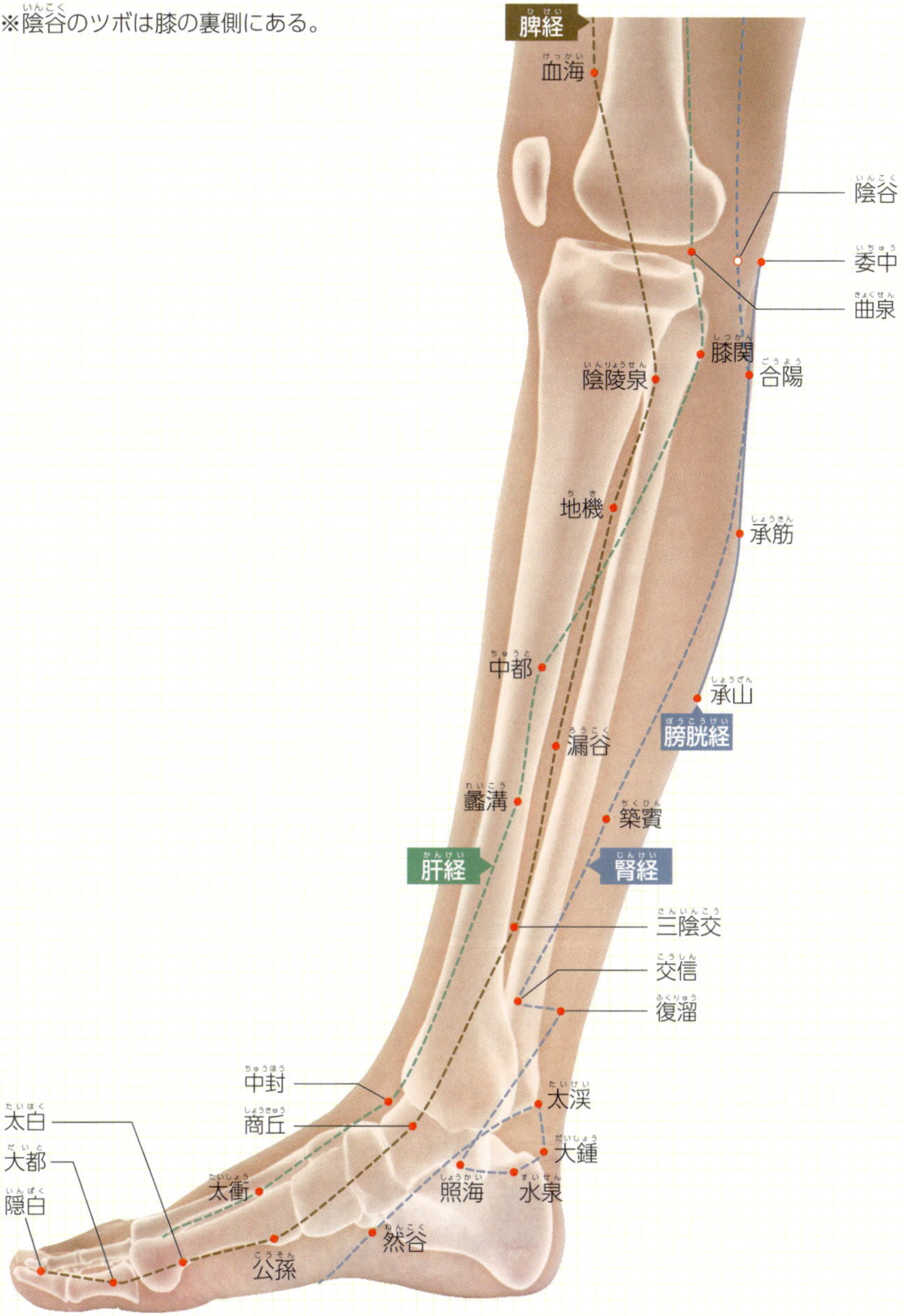

足底

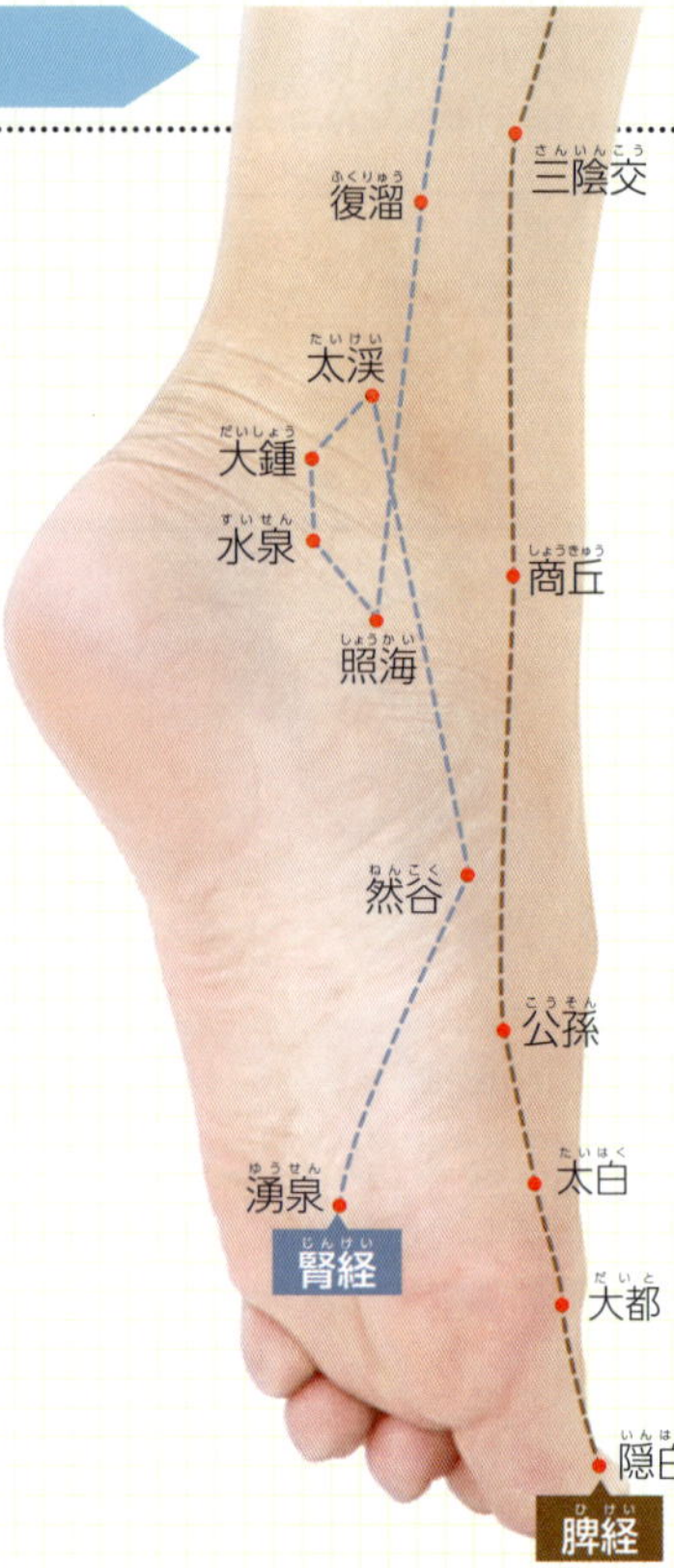

復溜《ふくりゅう》
三陰交《さんいんこう》
太渓《たいけい》
大鍾《だいしょう》
水泉《すいせん》
商丘《しょうきゅう》
照海《しょうかい》
然谷《ねんこく》
公孫《こうそん》
太白《たいはく》
湧泉《ゆうせん》
腎経《じんけい》
大都《だいと》
隠白《いんはく》
脾経《ひけい》

足背

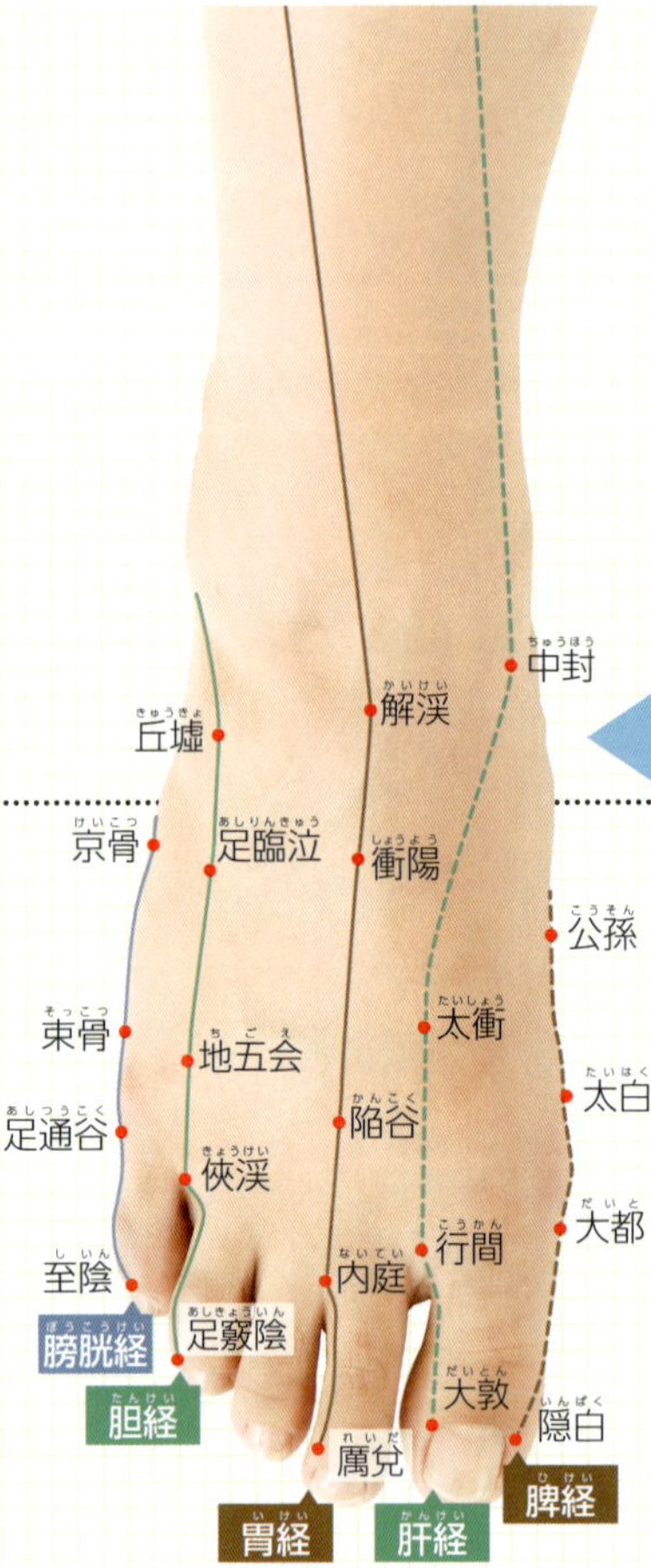

中封《ちゅうほう》
解渓《かいけい》
丘墟《きゅうきょ》
京骨《けいこつ》
足臨泣《あしりんきゅう》
衝陽《しょうよう》
公孫《こうそん》
太衝《たいしょう》
束骨《そっこつ》
地五会《ちごえ》
太白《たいはく》
足通谷《あしつうこく》
陥谷《かんこく》
侠渓《きょうけい》
大都《だいと》
行間《こうかん》
至陰《しいん》
内庭《ないてい》
膀胱経《ぼうこうけい》
足竅陰《あしきょういん》
胆経《たんけい》
大敦《だいとん》
隠白《いんぱく》
厲兌《れいだ》
脾経《ひけい》
胃経《いけい》
肝経《かんけい》

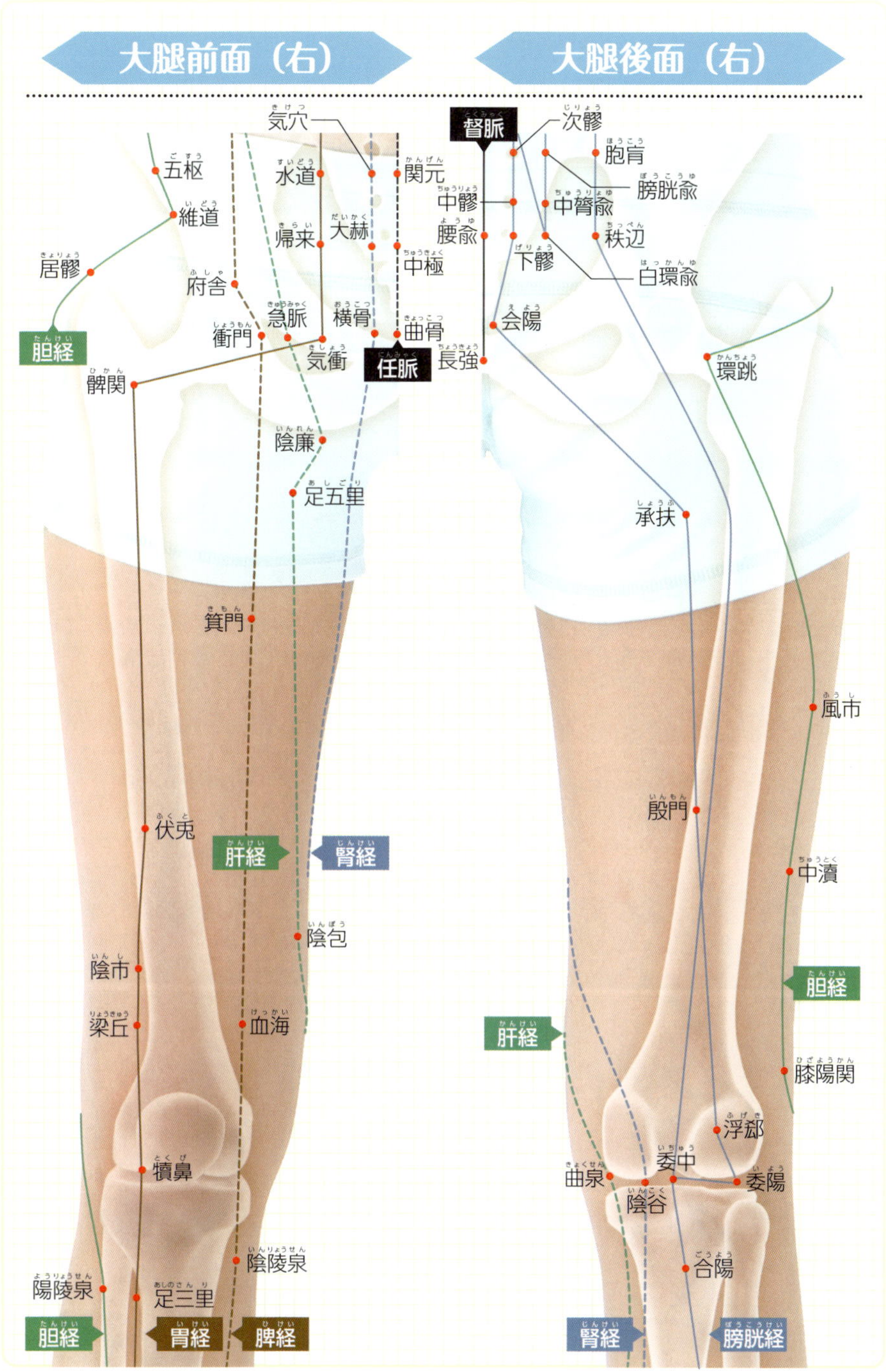

大腿前面（右）
大腿後面（右）
気穴《きけつ》
五枢《ごすう》
水道《すいどう》
関元《かんげん》
維道《いどう》
帰来《きらい》
大赫《だいかく》
中極《ちゅうきょく》
居髎《きょりょう》
府舎《ふしゃ》
急脈《きゅうみゃく》
横骨《おうこつ》
曲骨《きょっこつ》
衝門《しょうもん》
胆経《たんけい》
気衝《きしょう》
任脈《にんみゃく》
髀関《ひかん》
陰廉《いんれん》
足五里《あしごり》
箕門《きもん》
伏兎《ふくと》
肝経《かんけい》
腎経《じんけい》
陰包《いんぽう》
陰市《いんし》
梁丘《りょうきゅう》
血海《けっかい》
犢鼻《とくび》
陰陵泉《いんりょうせん》
陽陵泉《ようりょうせん》
足三里《あしさんり》
胆経《たんけい》
胃経《いけい》
脾経《ひけい》
督脈《とくみゃく》
次髎《じりょう》
胞肓《ほうこう》
膀胱兪《ぼうこうゆ》
中髎《ちゅうりょう》
中膂兪《ちゅうりょゆ》
腰兪《ようゆ》
秩辺《ちっぺん》
下髎《げりょう》
白環兪《はっかんゆ》
会陽《えよう》
長強《ちょうきょう》
環跳《かんちょう》
承扶《しょうふ》
風市《ふうし》
殷門《いんもん》
中瀆《ちゅうとく》
胆経《たんけい》
肝経《かんけい》
膝陽関《ひざようかん》
浮郄《ふげき》
委中《いちゅう》
曲泉《きょくせん》
委陽《いよう》
陰谷《いんこく》
合陽《ごうよう》
腎経《じんけい》
膀胱経《ぼうこうけい》

Column

アメリカから知れ渡った鍼《はり》治療

◉新聞記者の手術がきっかけ

鍼治療が世界的に知れ渡ったのは、１９７１年、アメリカ大統領補佐官のキッシンジャーが極秘裏に中国を訪問したときです。同行していた記者が虫垂炎《ちゅうすいえん》になり、中国で手術を受け、鍼治療と中薬の効果を記事にしたところ、アメリカでの関心が一気に広まったのです。

翌年、ニクソン大統領が国交正常化のため中国を訪問した際には、随行した記者たちにより疼痛《とうつう》緩和目的の鍼治療や、針麻酔《はりますい》下での手術などが大々的に報道され、世界的に鍼治療や針麻酔が知れ渡りました。その影響で、針麻酔の１つである脳内モルヒネの研究に火がつき、鍼灸《しんきゅう》の研究が世界中で行われるようになったのです。

◉WHOが世界標準を整備

世界保健機関（WHO）は、「現代医学と伝統医学の融和」をスローガンに鍼灸の国際標準化を目指しています。

１９９３年の標準鍼命名法をはじめ、鍼灸治療マニュアル、鍼臨床研究ガイダンス、鍼の基礎研修と安全性ガイドライン、西太平洋地域における伝統医学に関するWHO国際標準用語集などを発行。鍼灸の経穴《けいけつ》名、治療・教育・研究、標準用語などの世界標準を整備してきました。

特に、西太平洋湾岸諸国（中国、韓国、日本など）の協力のもと、経穴部位の国際的な標準化を目指し、２００８年にはWHO/WPRO標準経穴部位が発行され、３６１経穴の国際的な標準化が行われました。

その一方で、中国では鍼灸を中国伝統医学とし、国際的に統一しようとする動きが起こっています。この動きが広がると、日本の鍼灸が国際的に認められなくなる可能性があり、大きな問題になっています。

第5章

病気になる前に養生《ようじょう》を

心身のバランスを整え、病気を予防し長生きするための養生。健康になれる食事のとり方や運動法など、身近な生活に取り入れられる養生のヒントを紹介します。

疾病観

健康とは

「病気」という概念の違いからくる言葉の差。

「健康」という言葉の発祥

「健康」という言葉は、実は日本には江戸時代後期までありませんでした。それまでは健康に相当する言葉として、「養生」や「健やか」「康健」「壮健」「康寧《こうねい》」「元気」「丈夫」「強壮」などが一般的に使われていたのです。

健康という言葉は、江戸時代後期の医師であり蘭学者の高野長英《たかのちょうえい》によって、1836年『漢洋内景説《かんようないけいせつ》』という著書の中で初めて用いられ、その後適塾を開いた緒方洪庵《おがたこうあん》や、塾生だった福澤諭吉により使われるようになりました。

また1862年、堀達之助《ほりたつのすけ》は英語のhealth《ヘルス》を、初めて「健康安全」と訳しました。しかし明治以降、健康という言葉は、富国強兵策のもとに国民の体力を評価する目的で使われ広まっていったのでした。

東西の健康観からきた言葉

西洋医学では、治療をする際に必ず健康か健康でないかを確認し、病気の有無を判断するために、検査数値や診断病名（言語化）を必要とします。健康とは健康人と病人を分類決定し、人の体力を評価する用語です。それに対し東洋医学では、治療に際して必ずしも診断名や健康の有無は必要ではなく、症状や診察による身体的異常パターン（証《しょう》）（→60P）をもとに治療をしています。

東洋医学でいう「養生」は「病気にならない方法」を示し、「元気」は病気の有無ではなく身体の状態を示す言葉なのです。この東西医学における健康観の差は、西洋と東洋における脳機能の差そのものを反映しているようにみえます（→190P）。

東洋医学と西洋医学の疾病観の差

西洋医学での病気の認識

病名をつけてから治療を行う。

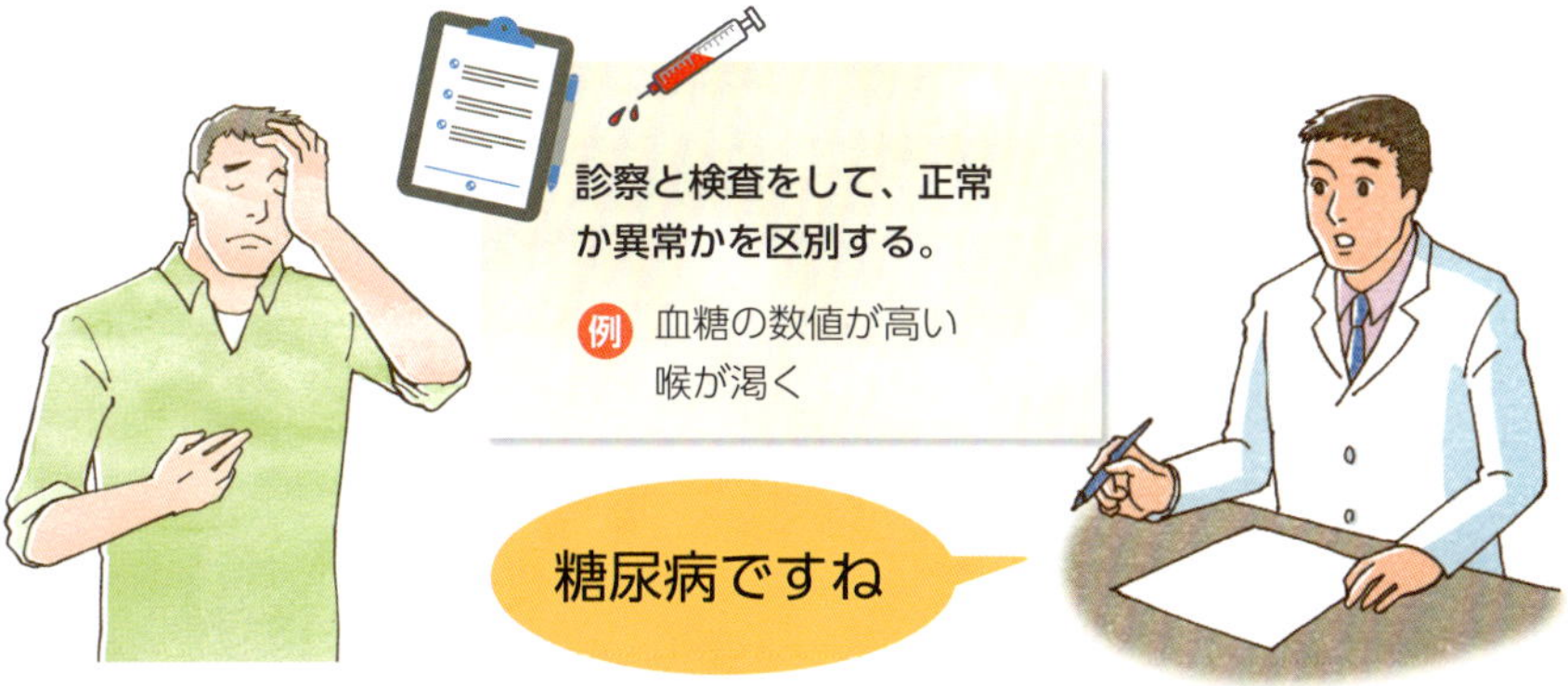
診察と検査をして、正常か異常かを区別する。
例　血糖の数値が高い
喉が渇く
糖尿病ですね

東洋医学での不調の認識

身体の異常を診て状態を把握。必ずしも診断名が必要なわけではない。

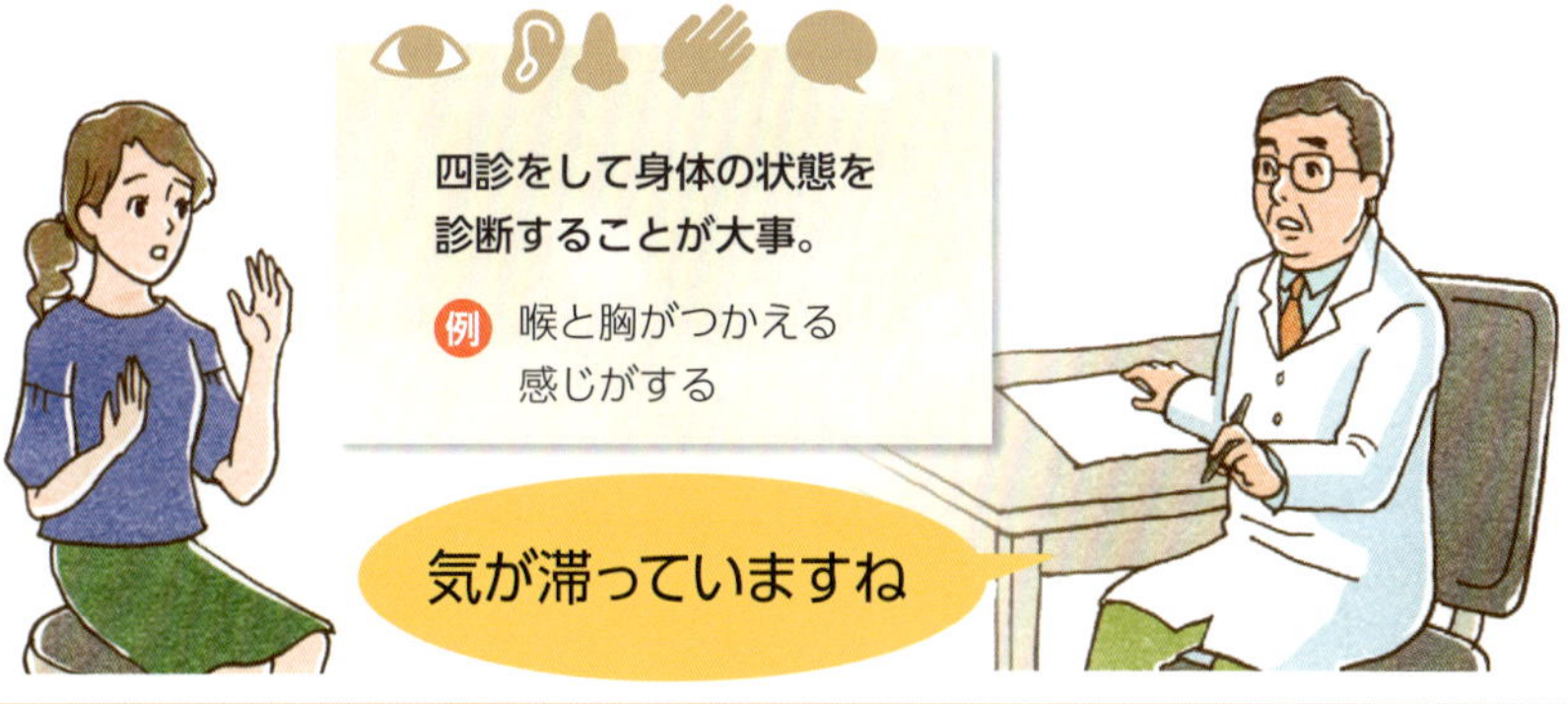
四診をして身体の状態を診断することが大事。
例　喉と胸がつかえる
感じがする
気が滞っていますね

現行の世界保健機関（WHO）憲章では「健康」は右のように定義されている。この国際的な健康の概念から、**東西の健康観の融和をみることができる。**

> 健康とは、身体、精神、および社会的に完全に満たされた状態であることを意味し、単に病気でないとか、虚弱でないということではない。

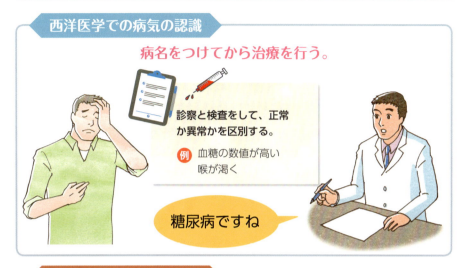

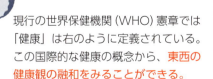

未病

現代に注目される未病《みびょう》

優れた医者は病気が現れる前に治療できる、という意味だった。

未病の本当の意味とは

いまや、未病という言葉は、東洋医学や漢方薬治療の一大特徴のように扱われ、マスコミなどでも一般的に使われるほどになっています。

「未病」とは、まだ病気になっていないが放っておくと病気になる可能性のある状態のことで、現代医学的には病前状態、半健康状態、前駆（病気が起こる前兆が出ている）状態などと解釈されています。これに対してすでに病気になってしまった状態は「已病《いびょう》」といいます。しかし未病のもともとの意味は、現在使われている意味とは少し異なっていたのです。

そもそもこの未病という言葉は、医学理論と鍼灸《しんきゅう》の書物である『黄帝《こうてい》内経《だいけい》（霊枢《れいすう》）』に初めて現れます。そこでは「治未病《ちみびょう》」と書かれており、「未《いま》だ病《や》まざるを治《ぢ》す」と読みます。その説明には、「優れた医者（上工）は、病がまだ現れないうちにその異常を察知して事前に治療を行い（治未病）、すでに病が重くなったときには手をつけない（不治已病《ふちいびょう》）」とあります。病気になってから治療することが困難な昔は、治療に失敗すると、責任をとらされ処刑されることもあったため、賢い医者は重い病気には手を出さず、病気を起こさないようにする医療を重視したことは想像に難くありません。

その後、紀元前100年頃に書かれた『難経《なんぎょう》』という鍼灸《しんきゅう》の書物では、この『黄帝内経』の話を引用し、「病が起こらないように先手を打つ（治未病）のが優れた医者（上工）で、すでに発症した病の治療（治已病）ばかりするのは普通の医者（中工）だ」といっています。この『難経』

によれば、現代医学における医師の多くは、普通の医者ということになってしまうでしょう。

現代でも重要視されつつある「予防」の精神

これら『黄帝内経』や『難経』は鍼灸の古典で、ここでいう治療とは主に鍼灸治療を指しています。一方漢方では『傷寒論《しょうかんろん》』と並ぶ重要な漢方臨床の古典『金匱要略《きんきようりゃく》』に「昔の書物に優れた医者は病がまだ現れないうちに事前に治療を行うとは、どういう意味か？」と、この『黄帝内経』の話が引用されています。こうして、漢方でも認識された未病や治未病の考えは、現代医学においても予防医学、公衆衛生学、医療経済学などで、その重要性が認識されるようになってきたのです。

未病と病気の状態は？

東洋医学での未病の状態

●**病前状態**
身体のバランスが崩れ始め、将来発病することが考えられる場合など。

●**半健康状態**
生活習慣の乱れなどにより不調が続いているが、はっきりとした症状や数値には出ていない場合など。

●**前駆状態**
自覚はしていないが、身体の中で病気が進行しており、なんらかの症状が出始めた場合など。

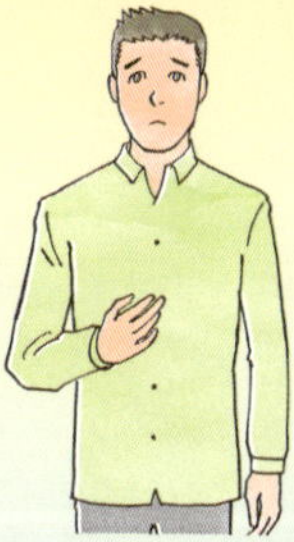

東洋医学では
●**病名がつかない段階でも対処が可能。**
●**予防が大切としている。**

西洋医学での病気の状態

●**検査結果に異常値が出ている状態**
検査の数値が正常範囲から外れている場合、自覚症状の有無に関わらず、病気と診断される。

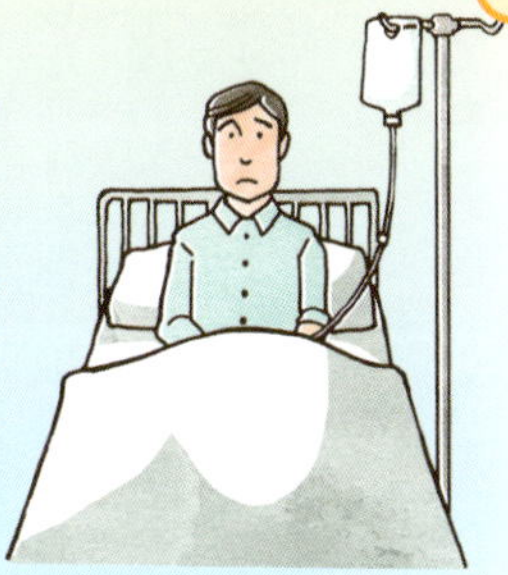

養生
1

養生《ようじょう》とは

病気を治すことではなく、病気にならないことを重視する。

養生の成り立ち

戦国～後漢時代の古代中国では、列国・諸侯の覇権争いで国が乱れていました。その世俗から逃れるために、隠遁《いんとん》思想や物欲を抑え無為自然に生き真理を求める老子や荘子の道《どう》家《か》思想が盛んになり、その中で過度な飲食を慎み、規則正しい習慣を心がける摂生を重視した養生という考え方が生まれました。その後、疾病予防・強壮・老化防止などの手段として、医学にも取り入れられていきました。

養生と気功

道家の老子は、養生として「静をもって生を養う」ことを重んじ、静を主体とする養生法として静的な気功を考案しました。それに対し、儒教で有名な孔子は、静と動による養生の有機的結合を重んじ、動静結合を提唱しました。

また、後漢時代の伝説的な名医である華佗《かだ》という人物は、「動をもって生を養う」ことを重んじ、五禽戯《ごきんぎ》という体操を考案しました。五禽戯とは、運動を主体とした養生法で、動的気功と導引《どういん》（古代中国の体操療法）を合わせ、虎・鹿・熊・猿・鳥の5種類の動物（禽獣）の動きや姿を模倣した動作を行う気功です。これは、中国の太極拳やわが国の柔道や空手など、武道にも影響を与えてきました。

日本でも発展した養生

中国では、その後も養生が発展していきます。隋・唐代の傑出した医薬学者であり、医者でもあった孫思《そんし》邈《ばく》は、老荘思想や仏教に基づいて『千金方《せんきんほう》』や『千金翼方《せんきんよくほう》』を著しました。特に『千金翼方』は、養生法が書かれた中国最古の書籍として知られています。また、孫思邈は自らも養生を実践し、当時としては驚くほどの長寿（102歳）を全うしたといわれています。

わが国では『千金翼方』に影響された貝原益軒《かいばらえきけん》が、江戸時代に『養生《ようじょう》訓《くん》』八巻を著しました。一般民衆にも分かりやすく書かれていたので、病気にならないための養生書として世間に普及しました。

このように治療技術が十分でない古代では、病気にならないことこそが長生きの秘訣でした。一生に一度しか授からない身体を無駄にせず、いかに大切に使っていくかは、公衆衛生が発達した現代でも解決されていない重要な問題なのです。

主な養生法

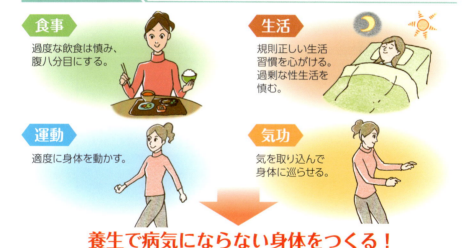

食事

過度な飲食は慎み、腹八分目にする。

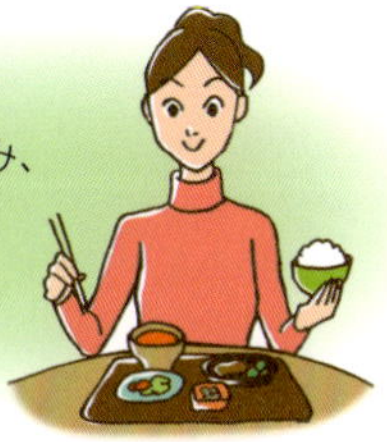

生活

規則正しい生活習慣を心がける。過剰な性生活を慎む。

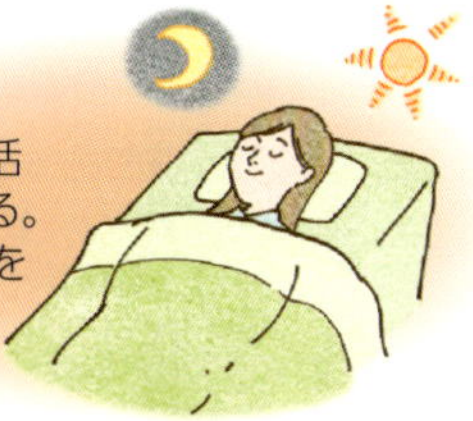

運動

適度に身体を動かす。

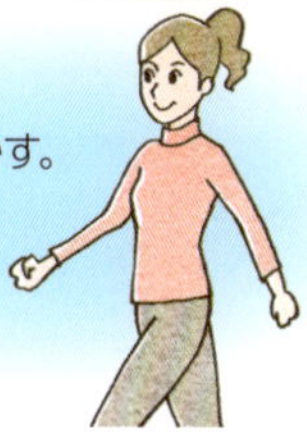

気功

気を取り込んで身体に巡らせる。

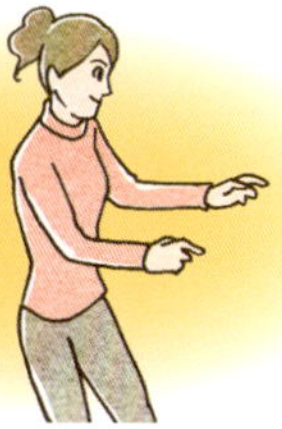

養生で病気にならない身体をつくる！

気功は、中国の体操療法である導引から発展したともいわれている。気功には、内気功《ないきこう》と外気功《がいきこう》とがあり、目的や方法が異なる。

- **内気功**：体内の気を自ら巡らせて、身体の不調を改善する。
  - **動功**：ゆっくりと身体を動かして行う。
  - **静功**：身体を動かさず、意識や呼吸を整える。
- **外気功**：人に対して気を送る。治療の他に武術に用いられることもある。

養生 2

日常で行える養生《ようじょう》

病気の治療とともに、その予防が重要とされる。

食事は薬に勝るもの

東洋医学では、病気にならないための予防を養生と呼び、古くから日常で行える養生を重視してきました。

食事量は、基本的に腹八分目がよいことはよく知られています。お腹が空いていないときの食事は、身体のためによくありません。食物の約80％は熱になるため、多く食べれば燃焼に必要な酸素も多くなり、身体に有害な活性酸素もたくさん生じます。その結果、身体の酸化が進んで早くさびつき、老化や寿命を早めるのです。必要な食物成分やカロリー量は、成長期の子どもと高齢者とでは違うように、年齢、性別、仕事、運動量によっても異なります。

現代人は体調が悪いと薬を服用し、さらに不足を感じればサプリメントで補ったりします。しかし、薬やサプリメントに頼りすぎるのは好ましくありません。江戸時代の養生書として有名な貝原益軒《かいばらえきけん》の『養生《ようじょう》訓《くん》』にも、「薬補は食補にしかず」とあります。つまり、体調の異常を薬で補うことには限界があり、食事

食品の特徴と理想的な食事

●食べる量は腹八分目
多く食べれば酸化が進み、老化や寿命を早める。

●食事は規則正しい時間に
必ずしも3食でなくてもよいので、ライフスタイルに合わせる。

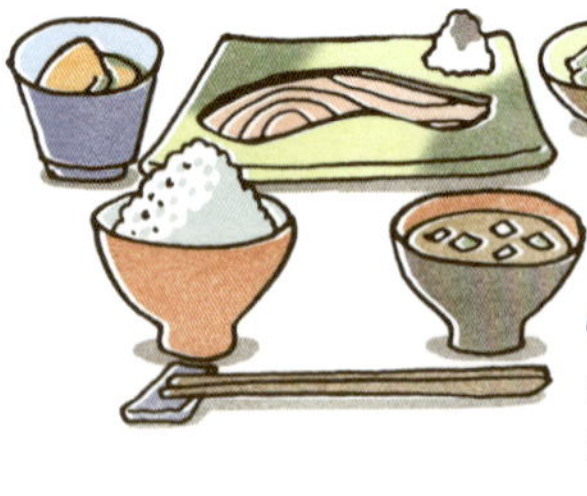

●五味はバランスよく
甘・辛・塩・苦・酸の五味のうち、いずれか1つの食べすぎは病気のもと。

●量のバランスをとる
夕食が多い人は朝食を少なめに、夕食が軽めの人は朝食を多くする。

で補う効果には及ばないのです。

1日15分、よい運動を

『養生訓』には、「養生には常に安閑無事でいることはよくない。心を静にして身を動かすのがよい。身を安閑にしているとかえって元気が滞り、塞がって病気を生ずる」と述べられています。

よい運動は、関節や筋肉を柔軟にし、適度な筋力をつけ、姿勢を正し、血流をよくして身体を温め、内臓や脳の血流を改善し、心肺機能を高めるものです。そのため激しいスポーツや器械を用いた筋力トレーニングなどは、養生の考え方ではよい運動とはいえません。最もよいのはストレッチ、体操、ウォーキング、軽いジョギングなどで、1日約15分でも毎日行えば効果大です。

ぶらんぶらんウォーキング法

ウォーキングの効果

ウォーキングは交感神経とともに副交感神経を誘導するため、自律神経のバランスをとる働きを強化する。**寒い日・暑い日など様々な自然環境の中に身体をさらすことで自律神経を鍛え、**環境の変化に強い身体をつくる。また、全身の血流だけでなく脳血流を高めるため、認知症予防にも役立つ。

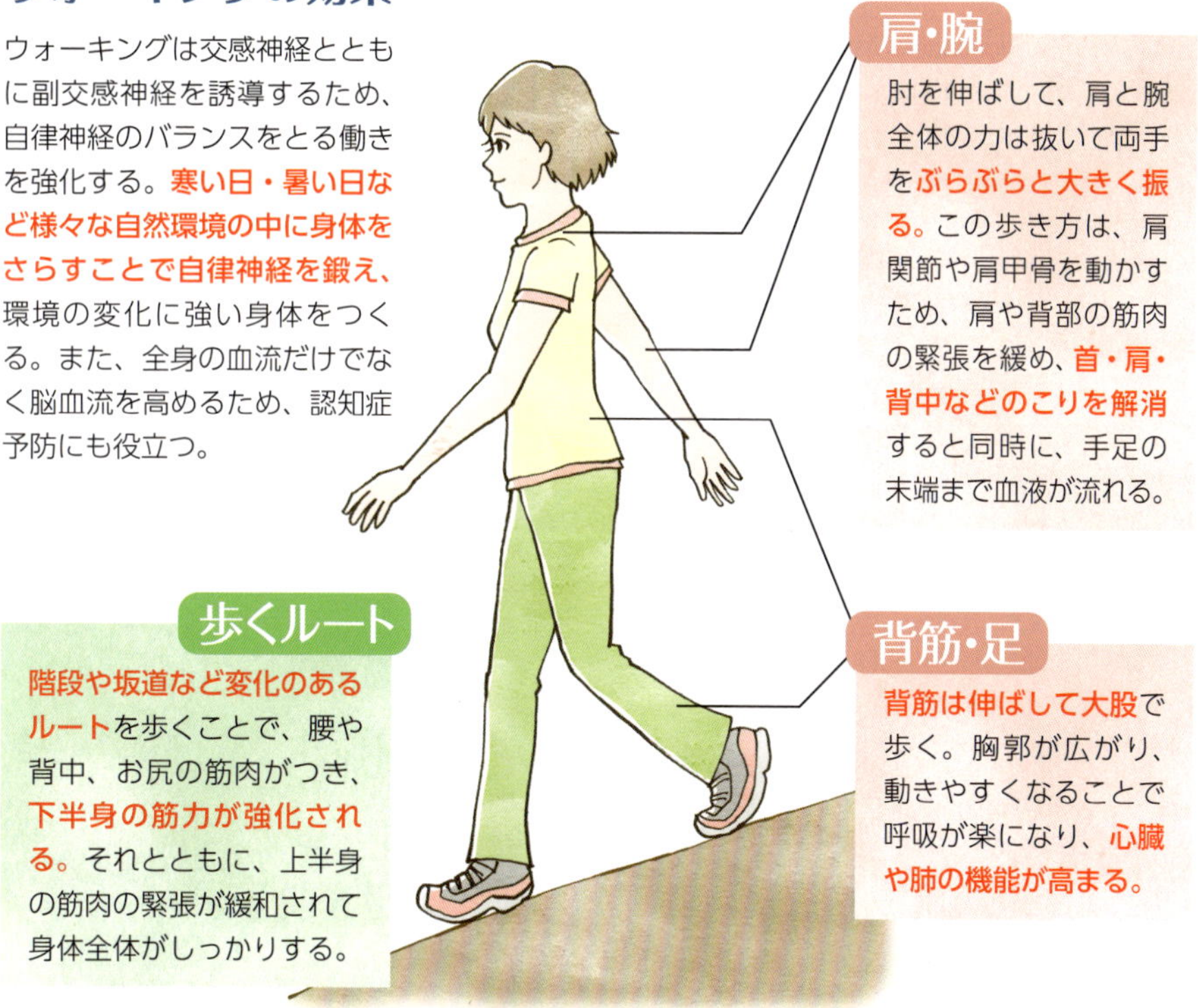
肩・腕
肘を伸ばして、肩と腕全体の力は抜いて両手を**ぶらぶらと大きく振る。**この歩き方は、肩関節や肩甲骨を動かすため、肩や背部の筋肉の緊張を緩め、**首・肩・背中などのこりを解消**すると同時に、手足の末端まで血液が流れる。
背筋・足
背筋は伸ばして大股で歩く。胸郭が広がり、動きやすくなることで呼吸が楽になり、**心臓や肺の機能が高まる。**
歩くルート
階段や坂道など変化のあるルートを歩くことで、腰や背中、お尻の筋肉がつき、**下半身の筋力が強化される。**それとともに、上半身の筋肉の緊張が緩和されて身体全体がしっかりする。

養生3

食養《しょくよう》と薬食同源《やくしょくどうげん》

薬を使う前に、「食事」で身体を整えておくことが大事。

食事を重視していた古代中国医学

漢方薬の煎じ薬はどのようにつくられたか知っていますか？ 実は、中国は商の時代（紀元前16～11世紀）に大臣を務め、医学・料理にも通じていたとされる伊尹《いいん》が、割烹料理より湯液《とうえき》（煎じ薬）をつくったとされています。湯とは中国語でスープのことで、現在でも漢方薬に「○○湯」と湯という文字が使われています。伊尹はもともと割烹料理人で、政治も料理と同じと考えたとされます。

周の時代（紀元前11世紀～前771年）になると、周王朝の制度習慣を記載した『周礼《しゅらい》』という書が成立します。その『周礼』には、「先《ま》ず味《あじ》わいて後薬《あとやく》す」とあるように食養が重視され、医者の位も、食養で治療する「食医」が最高位、病気を治療する「疾医」は二位とされていました。

7世紀から10世紀、唐の時代になると孫思邈《そんしばく》（→178P）は『千金方《せんきんほう》』にて、養生と食養について論じています。そこでは、食事による治療である「食治」を重視し、百余種の食物が養生と疾病予防に有効であると記載されています。また「まず食事療法で治し、だめな場合に薬を用いるべき」と述べています。こうした考えは『周礼』の「先ず味わいて後薬す」につながる考え方です。このように、薬を使う前の段階において養生のために用いる食事療法を食養と呼ぶのに対し、より薬的な意味を持つ治療食を薬膳と呼んでいます。

日本で生まれていた「医食同源」

ところで漢方といえば「医食同源」

という言葉が思い浮かぶかもしれません。

古代中国では「食」の「薬」としての重要性が古くから指摘されていたため、中国医学では「薬」と「食」の源は同じとみなされ、「薬食同源」（食薬同源）という概念が存在していました。しかし、「薬食同源」という言葉自体は中国でも比較的最近まであまり使われていなかったようです。

一方、「医食同源」（食医同源）という言葉は、実はわが国でつくられた造語です。１９７２年頃、新居裕《あらいひろ》久《ひさ》氏が、「薬食同源」からつくった「医食同源」という言葉をテレビ番組などで初めて用い、その後一般的に広く使われるようになったとされています。

食養と薬・望ましい順番

身体の不調を感じる → 食事療法を試みる → だめな場合には薬で治療

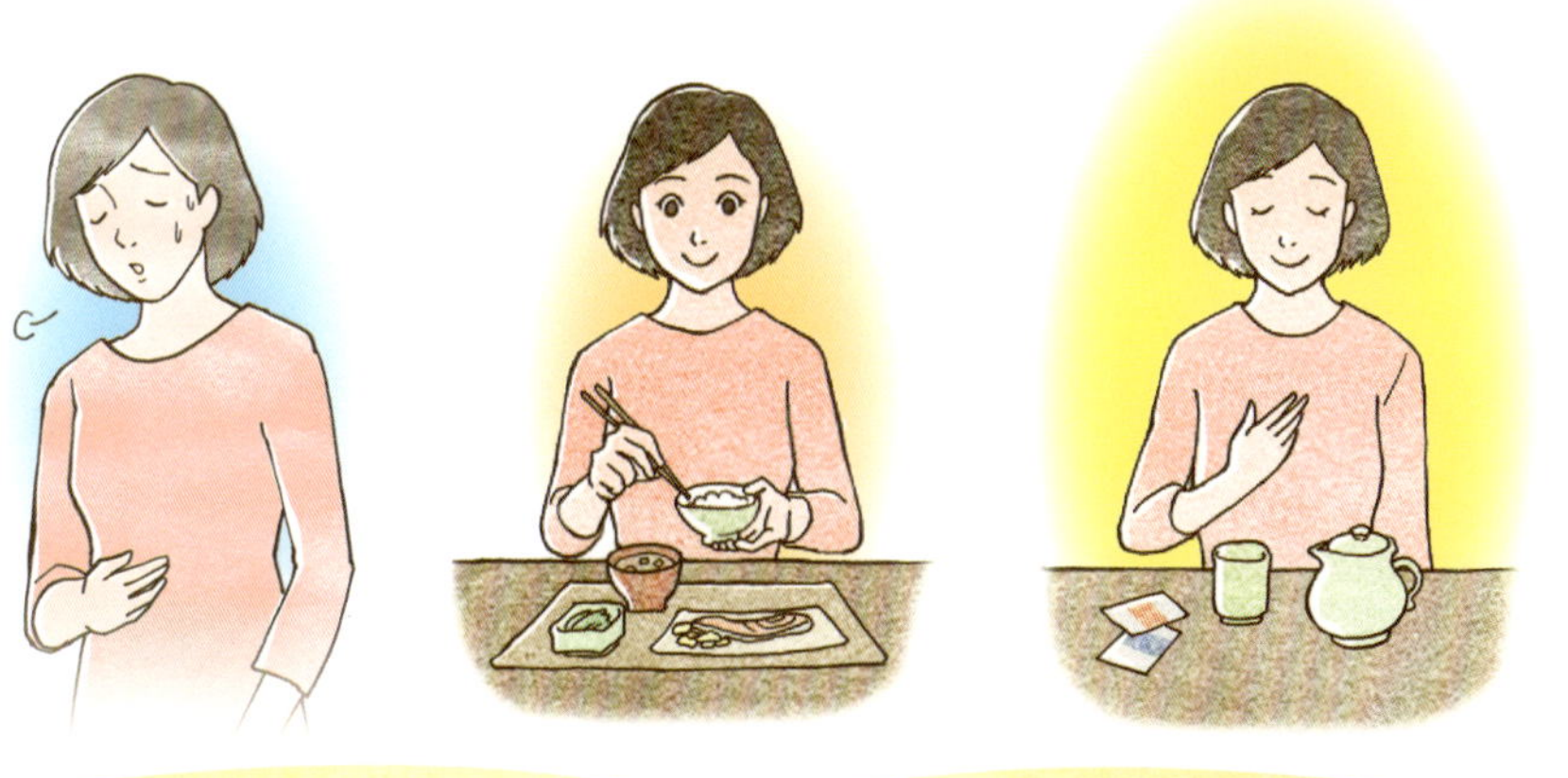

千金方とは？

孫思邈によって書かれた、30巻よりなる医学全書。医学の倫理から鍼灸《しんきゅう》治療、食事療法、あん摩など医療全般について書かれている。この『千金方』を補助するものとして、後に孫思邈が30巻からなる『千金翼方《せんきんよくほう》』を残したとされている。千金方を校訂した『備急千金要方《びきゅうせんきんようほう》』は、薬膳について書かれた最古の書物とされている。

高齢者

高齢者と東洋医学

老化予防、後遺症の改善などで成果を上げている。

加齢と老化に伴う心身の変化

「加齢」とは生物の経過時間と定義され、誰にも平等に訪れるのに対し、「老化」はいうなれば生物の酸化や消耗の程度であり、その程度には個人差があります。活性酸素などの酸化ストレスにより身体は時間とともにさびついていきます。また寿命の回数券といわれる細胞内のテロメアの長さの短縮が老化と密接な関係があることが分かっています。漢方薬に用いられる生薬《しょうやく》には、こうした活性酸素を除去する作用を持ったものも多くあります。漢方薬治療や鍼灸《しんきゅう》治療は、こうした血行障害による機能低下を改善させる働きがあります。このように東洋医学は健康維持と同時に老化予防にも役立つ可能性があります。

高齢者の心身における特徴

高齢者の身体面の特性は、重要臓器の機能低下、組織の萎縮、身体の状態を一定に保つ力（恒常性・ホメオスタシス）の減退、血管系・神経系・内分泌系の機能低下、脱水、基礎代謝低下、低体温など様々です。特に消化機能障害では自覚症状は軽度で出現しにくく、また消化管の運動障害によるものが多く、動脈硬化や組織が弱いため、出血しやすく止血しにくいので注意が必要です。さらに他に疾患を合併していたり、薬剤による副作用も出やすいのでなおさらです。

江戸時代の漢方医、香月牛山《かつきぎゅうざん》は『老人必要養草《ろうじんひつようやしないぐさ》』で「老人は、脾胃《ひい》の気がよく行れば病なし。腎を補うよりは、脾を補うにはしかず」というように老人における消化機能維持の重要性を指摘しています。

一方、心理面の特性として脳の加齢性変化や心理的危機を背景に、若い頃の性格が顕著になり頑固になる人もいます。また脳・神経機能障害として、抑うつ気分、不機嫌、焦燥感、心気的、他者への非難や猜疑心《さいぎしん》が強くなり、攻撃的色彩を帯びた妄想などを持ちやすいのも特徴です。疾患としても不眠症、脳血管障害（脳梗塞《のうこうそく》・脳出血）、健忘症《けんぼうしょう》、認知症（アルツハイマー型など）、パーキンソン病などによる脳・神経障害など、枚挙にいとまがありません。

こうした複雑かつ複合的な高齢者独特の病態に対して、疾患や症状からではなく、**心身全体を証《しょう》などの異常としてとらえる東洋医学的治療が役立つ**ことも多いのです。

東洋医学による高齢者への治療例

身体のさびつきに

暑さや冷たさを感じにくい、皮膚血管の収縮が少なくなる、発汗の低下など体温調節反応が鈍くなるほか、消化機能が低下して吐き気や下痢・便秘などを起こしやすくなる。このような身体の**老化によって起こる症状に対し、生薬には酸化を防ぐ天然抗酸化剤を含む**ものが多い。

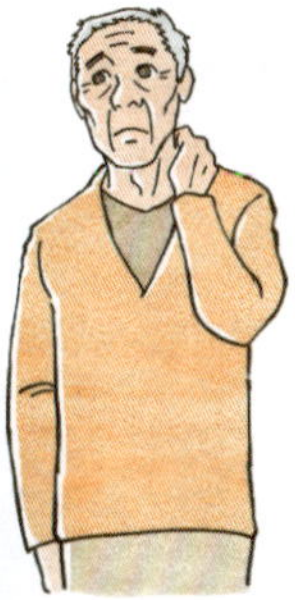

生薬で抑えることができる

ビタミンC	茶《ちゃ》
アルカロイド	麻黄《まおう》
フラボノイド	橙皮《とうひ》・陳皮《ちんぴ》・緑茶《りょくちゃ》・十薬《じゅうやく》・葛根《かっこん》・甘草《かんぞう》・大棗《たいそう》・紅花《こうか》・桑白皮《そうはくひ》・麻黄《まおう》　など

精神障害に

例▶ 抑肝散《よくかんさん》で認知症の周辺症状を抑制

抑肝散《よくかんさん》は、神経症や不眠症などの改善に用いられる漢方薬だが、認知症にも効果がある。セロトニン受容体という、心のバランスを整える部分に作用し、**攻撃行動、不安、うつ状態を改善する。**また、意識・活動の低下などの副作用が、向精神薬よりも少ないといわれている。

血流、痛み、後遺症に

例▶ 脳血管障害での鍼治療

鍼灸により脳血管障害の後遺症が改善された症例は多い。後遺症により、まひした手足に深く鍼《はり》を刺す醒脳開竅法《せいのうかいきょうほう》を発症直後から採用することで、**死亡率の低下、ADL（日常生活動作）の向上などに効果**があることが知られている。

漢方医学で重視される看護

世界に先駆けていた、漢方医学の看護の精神。

病気を治すだけでなく、防ぐのも目的

日本では、奈良時代に僧医や看病僧が現れ、鎌倉時代には人間の苦しみを救済する救療施設などが僧侶によってつくられ、仏教看護が盛んになりました。

1240年頃、日本最古の看護専門書といわれる良忠《りょうちゅう》の『看病用心《かんびょうようじん》鈔《しょう》』には、「病人は看病人を仏と思い、看病人は病人をわが子と思い慈悲の心で看護にあたる」という心得が記されています。

江戸時代になると、仏教より儒教の影響が強くなり、家族による肉親看護が主に行われるようになりました。1832年、漢方医家の平野重《ひらのじゅう》誠《せい》は、真心を尽くす儒教的精神を背景に『病家須知《びょうかすち》』（病人のいる家の心得）を著しました。この書は明治時代以前における、わが国最高の看護書の1つとされており、養生とともに、看護についての重要性が書かれています。

そこでは、「看病というのは、必ずしも病人の飲食、寝起きの介抱と、薬を服用させるだけでなく、大切なのは、第一に病の萌《きざ》しを防ぐこと、第二にすでに病があるならその原因を考え、速やかに名医の診察を請うこと、第三に病勢が進んで、気力が衰え飲食も減り、起居に介助が必要な病人には薬に頼ることはあるとしても、看侍者の心得の良し悪しで予後に差が出る」などと述べています。

「医者三分、看病七分」という江戸時代のことわざもあるように、すでにこの時代に看護の重要性と末期の病人および病人の精神的看護にも注意を払っていたのです。

漢方医学が重要とする『病家須知』の精神

『病家須知』では、食事・睡眠などの養生の心得から、看護・介護の方法まで紹介している。患者の身体的な対処法だけでなく、精神的な配慮なども書かれている。

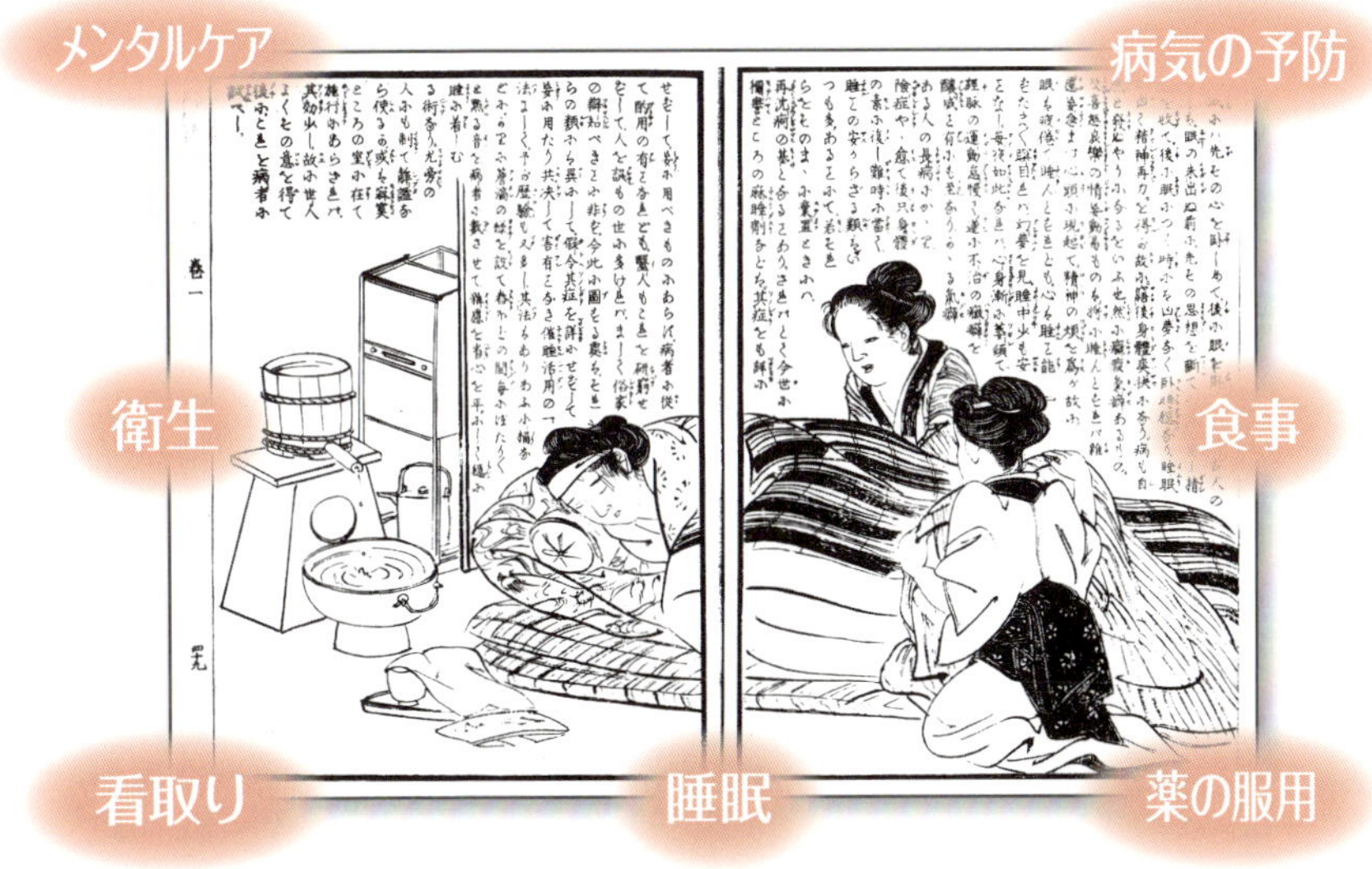
メンタルケア
病気の予防
衛生
食事
看取り
睡眠
薬の服用

現代の公衆衛生看護や、精神的看護に通じている。

江戸時代から現代まで続く看護の精神

一方、西洋では1859年、クリミア戦争での体験からナイチンゲールが『看護覚え書』という書を著し、近代看護論の方向性を決定づけました。西洋の看護技術は戦争によって発展してきた歴史があり、ナイチンゲール方式を東洋でいち早く導入した明治政府も、度重なる戦争における看護の必要性があったからでした。

そのような西洋看護に比べ、『病家須知』のように漢方理論に基づき、個人の養生や未病を治す（病気を未然に防ぐ）ことを理想とした公衆衛生看護や精神的看護など、現代に通じる看護理論が、ナイチンゲールの『看護覚え書』に先んじること26年前日本では書かれていたのです。

Column

日本における看護のルーツ

◉看護は仏教から生まれた

看病という言葉は、古くは初期仏教の経典『阿含経《あごんきょう》』に、釈迦《しゃか》が弟子たちの病床を見舞い、看護したのが始まりとされています。また、仏教の経典『梵網経《ぼんもうきょう》』には、多くの善行のうち、病者に対する看護が最大のものとされ、三世（過去・現在・未来）の苦悩を除くため、3つの仏（観世音菩《かんぜおんぼ》薩《さつ》・地蔵菩薩《じぞうぼさつ》・薬師如来《やくしにょらい》）を設定しています。そして、看護する者は薬師如来と同格とされ、人の命を助けた喜び・感激が仏教の説く、現世の浄土とされているのです。

そもそも「看」には、「みまもる」という意味の他に、臨終を「みとる」という意味もあります。そのため、「看護」は仏教用語「看病」より派生し、宗教と密接な関係を持って発展したと考えられます。

◉東洋で初めての看護職、医女《いじょ》

中国の『漢書《かんじょ》』列伝には、出産を扱う「乳医」という職業が記されています。現代でいえば、女医・助産師でしょうか。その後、漢の時代に、インドの仏教教典から看護の精神が伝わり、唐の時代には、寺院に付属した仏教の救療慈善施設である「病坊」で、僧尼《そうに》による看護が行われました。これは仏教看護の先駆けでした。

しかし、それ以降、国家的な医書が編纂《へんさん》され、病院や診療施設がつくられ、仏教から儒教へと宗教も変わっていく中で、中国における古代崇拝、男尊女卑などの理由により、看護という職業は歴史上の表舞台に現れなくなります。

朝鮮の看護は、李朝の時代、「医女」という制度がありました。医女とは、看護師、助産師、下級医師としての、東洋で初めての看護職です。このうち「内医女」は下級医師として診断、調剤、施術（鍼灸《しんきゅう》）をすることができました。最近は韓国のテレビドラマなどでもたびたび内医女が登場し、日本でも知られるようになりました。

第6章

東洋医学と西洋医学

相反《あいはん》するものと考えられている東西の医学ですが、実は共通することがたくさんあります。現在、この2つの医学を統合・融合しようとする動きもあります。

違いのルーツ

2つの脳、2つの医学

東西の医学は、右脳と左脳のように両方なくてはならない。

本章では、東洋医学と西洋医学の違いに触れながら、東洋医学の本質的な特徴を説明していきます。

西洋医学より劣ると考えられてきた東洋医学

これまで漢方や鍼灸《しんきゅう》などの伝統医学（東洋医学）は、現代医学（西洋医学）より劣った亜流の医療と考えられてきました。そのように扱われてきた根元的な理由を知るには、まず私たちの思考を規定している脳の働きから考える必要があります。

ヒトの左大脳半球（左脳）には、話の中枢であるブローカ野や、読み書きと会話の中枢であるウェルニッケ野があるため、左脳は言語をつくり、理解する重要な半球と考えられ、優位半球と呼ばれてきました。

それに対し、右大脳半球（右脳）は長い間、特殊な機能を持たず、優位半球（左脳）に統制され従属した半球と考えられ、劣位半球と呼ばれてきたのです。

右脳と左脳の機能

しかし最近、脳科学の進歩から左脳と右脳の機能の特徴が明らかにされてきました。左脳の機能には、分析的・部分的、時間や精密な運動技能と制御、詳細で連続的な処理、言語的、科学的、理性的などがあり、最も特徴的なのは言語処理を行っていることです。

一方、右脳の機能は、統合的・全体的、空間パターンと空間関係認知、非言語的・視覚的、芸術的、直感的などがあり、最も特徴的なのは低速・アナログ的でありながら複雑な情報処理を行い、空間認知やパターン認知など非言語的な処理を行っていることです。

右脳・左脳と東西の医学

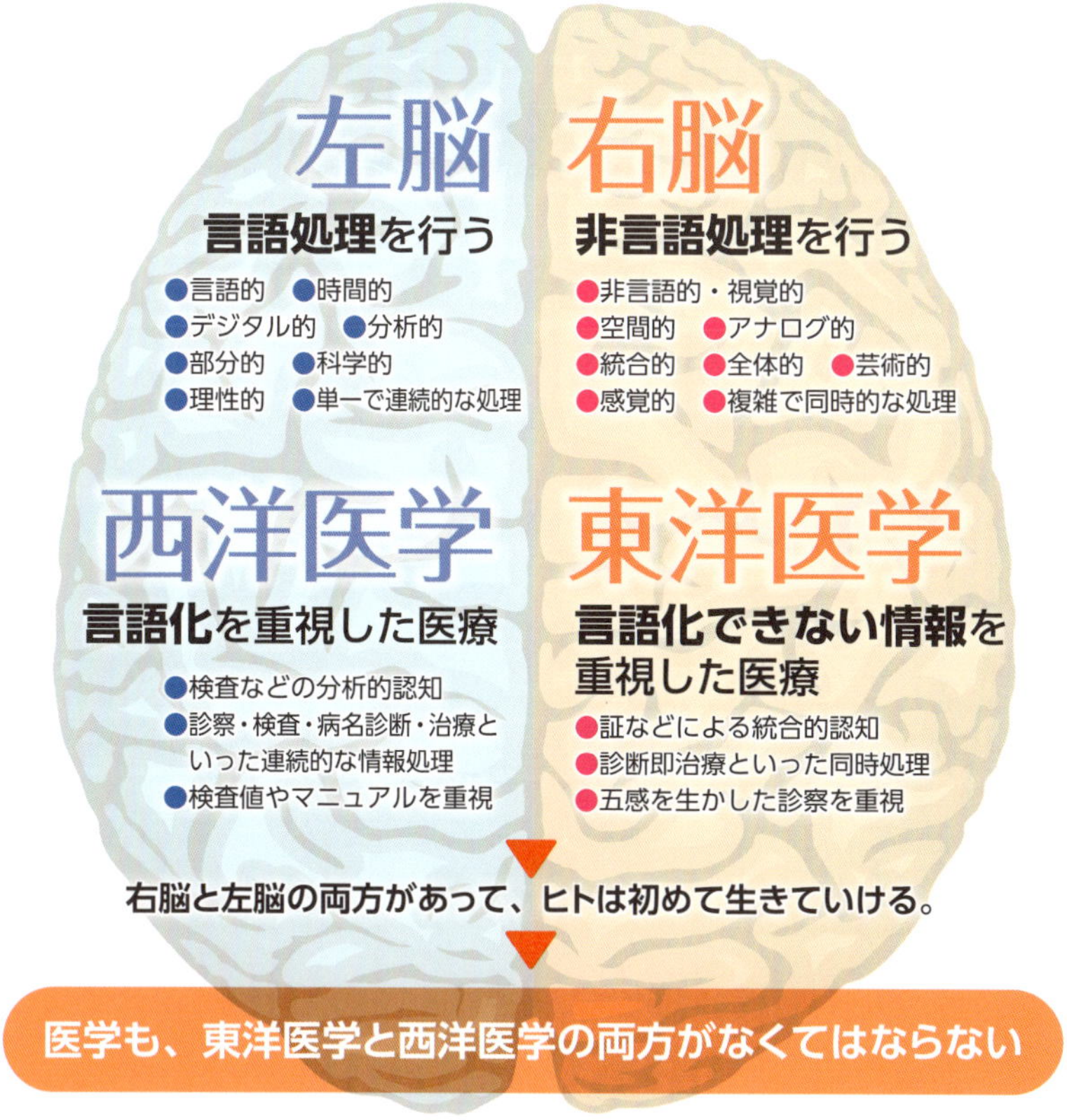
左脳
言語処理を行う
●言語的　●時間的
●デジタル的　●分析的
●部分的　●科学的
●理性的　●単一で連続的な処理
右脳
非言語処理を行う
●非言語的・視覚的
●空間的　●アナログ的
●統合的　●全体的　●芸術的
●感覚的　●複雑で同時的な処理
西洋医学
言語化を重視した医療
●検査などの分析的認知
●診察・検査・病名診断・治療といった連続的な情報処理
●検査値やマニュアルを重視
東洋医学
言語化できない情報を重視した医療
●証などによる統合的認知
●診断即治療といった同時処理
●五感を生かした診察を重視
右脳と左脳の両方があって、ヒトは初めて生きていける。
医学も、東洋医学と西洋医学の両方がなくてはならない

西洋医学は左脳型、東洋医学は右脳型

現代の西洋医学は、診察・検査・病名診断・治療といった連続的な情報処理に加え、検査値やマニュアルなど言語化されたものを重視するところから、左脳型の医学といえるでしょう。

それに対し、視診《ししん》や舌診《ぜっしん》などの視覚・聴覚、脈診《みゃくしん》や腹診《ふくしん》などの触覚により言語化できない情報を重視し、診断即治療（随証《ずいしょう》治療）といった同時的な情報処理を行う東洋医学は、右脳型の医学といえます。

ヒトが生きていくには、右脳と左脳の調和と統合が不可欠です。東西の医学はともに右脳と左脳がつくり出したものであり、どちらもなくてはならない存在なのです。

歴史と効能

古代の医学が現代に通用するのは

いわば人体実験の繰り返しにより、安全な治療法が今に残った。

古代人も現代人も脳や身体の構造は変わらない

鍼灸《しんきゅう》や漢方薬など、そもそも古代の治療法は、現代にはまったく通用しないと考える方がいるかもしれません。確かに古代に比べ、現代の人間を取り巻く環境や社会は大きく変わりました。しかし、人間自体はどれだけ変わったのでしょうか?

300万年の進化の過程でヒトの脳は約3倍の大きさになったとされていますが、少なくともここ数万年、ヒトの頭蓋骨は解剖学的に大きな変化がなく、脳の容積はむしろ縮小傾向にあるといわれています。

まして、たかだか数千年の間、古代人と現代人の間で脳が構造的に進化した形跡はなく、現代人は古代人より内臓の種類が増えたという証拠もありません。

本質的な脳の能力において、古代人も現代人もさして差はないと考えるのが妥当です。エジプトのピラミッドを見て、「昔の人によくこんなものがつくれたものだ!」などと驚くのは古代の人に失礼なことだったりするのです。

薬効のある天然物質を見つけ出して活用

もともと人間にとって様々な症状や病気を改善させる物質は、自然界にある草木や動物、鉱物などから得てきました。古代の人たちも偶然そうした物質を見つけ出し、経験的に治療薬として用いてきたのです。

「薬」という漢字も、〝身体を楽にしてくれる草〟という意味です。こうした薬の作用や効果は、古代人であれ、現代人であれ、基本的には変わることはないはずです。

たとえば西洋薬として今日でも使われている重要な薬であるアスピリンは柳の枝から、抗生物質のペニシリンは土壌にあるカビから抽出された成分です。このように、現代用いられている薬も、もとはといえば天然物から偶然見つかったものがほとんどで、人工的に製造された薬は思わぬ副作用が出たりして、実用化されたものは非常に少ないのが実状なのです。

東洋医学では、そうした貴重な作用を持つ天然物質を、中国、朝鮮、日本などの国々で長くは数千年にわたり、数えきれないほどの多くの人が服用してきました。そういったいわば人体実験を繰り返し、本当に薬効があり、比較的安全性の高いものだけが今日でも用いられているのです。

薬の発見と活用

古代人

病気の改善効果がある自然物を見つけ、実際に試しながら、薬として活用してきた。

古代人に効いていた治療は現代人にも有効

2000~3000年

脳や身体の構造はほとんど変わっていない

柳の枝▶アスピリン

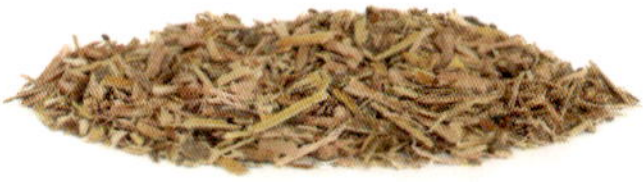

柳の枝（樹皮）は、紀元前から鎮痛・解熱に使われていた。それをもとにアスピリンが合成された。

ケシの実▶モルヒネ

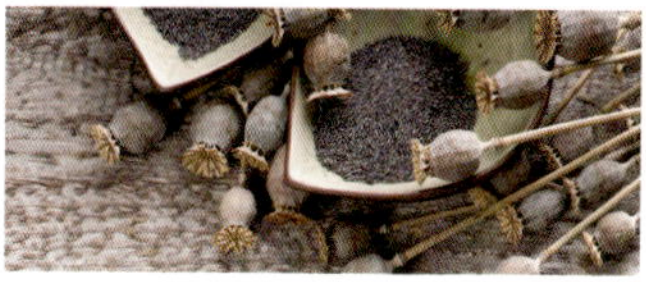

ケシの実から出る乳液を乾燥させ、固めてつくる阿片。その阿片から取り出した麻酔鎮痛物質がモルヒネ。

八角《はっかく》（大茴香《だいういきょう》）▶抗インフルエンザ薬

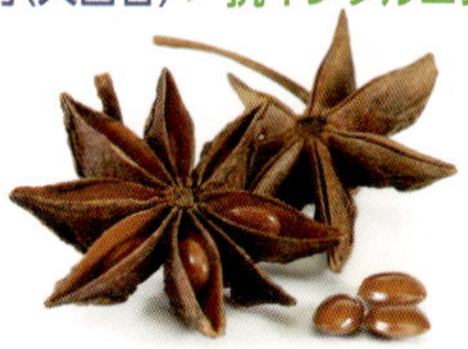

シキミ科の常緑高木の果実を乾燥させたもの。八角の成分を化学合成させて、薬の原料をつくる。

トリカブト▶附子《ぶし》（漢方生薬《しょうやく》）

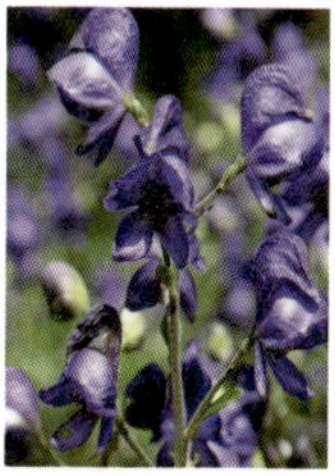

有毒成分を減らして使用する。新陳代謝の促進や、鎮痛作用などがあり、様々な漢方薬に配合されている。

本当に効果があり、安全性の高い漢方薬が現在使われている

現代人

東西の共通概念

東西古代医学に共通する疾病観

自然治癒力が保たれると健康になり、破れると病気になる。

古代では似ていた東西の医学

東洋医学と西洋医学は、相対立した医療と思っている人がいるかもしれません。しかし、古代では現代で考えられているほどかけ離れたものではありませんでした。

西洋医学の源流は古代ギリシャ医学とされていますが、紀元前4～5世紀の医師ヒッポクラテスは、身体の中には健康を維持する自然（自然治癒力）があると説いています。

この自然に対して、外因である空気・水・土地などが作用し、双方の均衡が保たれていれば健康で、破れると病気になると考えていました。

一方、現在の東洋医学の源流は、古代インド医学やアラビア医学、そして最も影響力の大きかった古代中国医学です。ヒッポクラテスとほぼ同時代の古代中国医学がまとめられて編纂《へんさん》された『黄帝内経《こうていだいけい》』という書物には、「陰陽」「虚実《きょじつ》」「五行」「気血」などの要素で病気の原因、経過などを診断する方法が書かれています。

このうち生命を営むために重要な「気」には、正気と邪気があり、正気は身体の抵抗力を表し、邪気は病気を起こす主な原因とされ、病気の進行や病状などは、身体の中の正気と、身体の外から入り込む邪気との戦いの結果と考えられていました。

正気と邪気の基本的な関係は、ヒッポクラテスの言う自然（治癒力）と外因の関係によく似ているのです。つまり、東西の古代医学では、自然治癒力を保つことで生命や健康が維持され、また自然治癒力が破綻すると病気になるという概念を共有していたのです。

東西の古代医学の疾病観

東洋『黄帝内経』

正気と邪気との戦い

身体の中には、病気に対抗する力である正気があり、病気の原因である邪気と戦っている。正気が邪気に負けると、病気になる。

西洋 ヒッポクラテス

自然と外因との戦い

生活している環境(暑さ・寒さ、乾燥・湿気、汚い水、日の当たらない土地など)=外因が、人間の身体に作用。人間が持つ自然(治癒力)と、外因のバランスが崩れると病気になる。

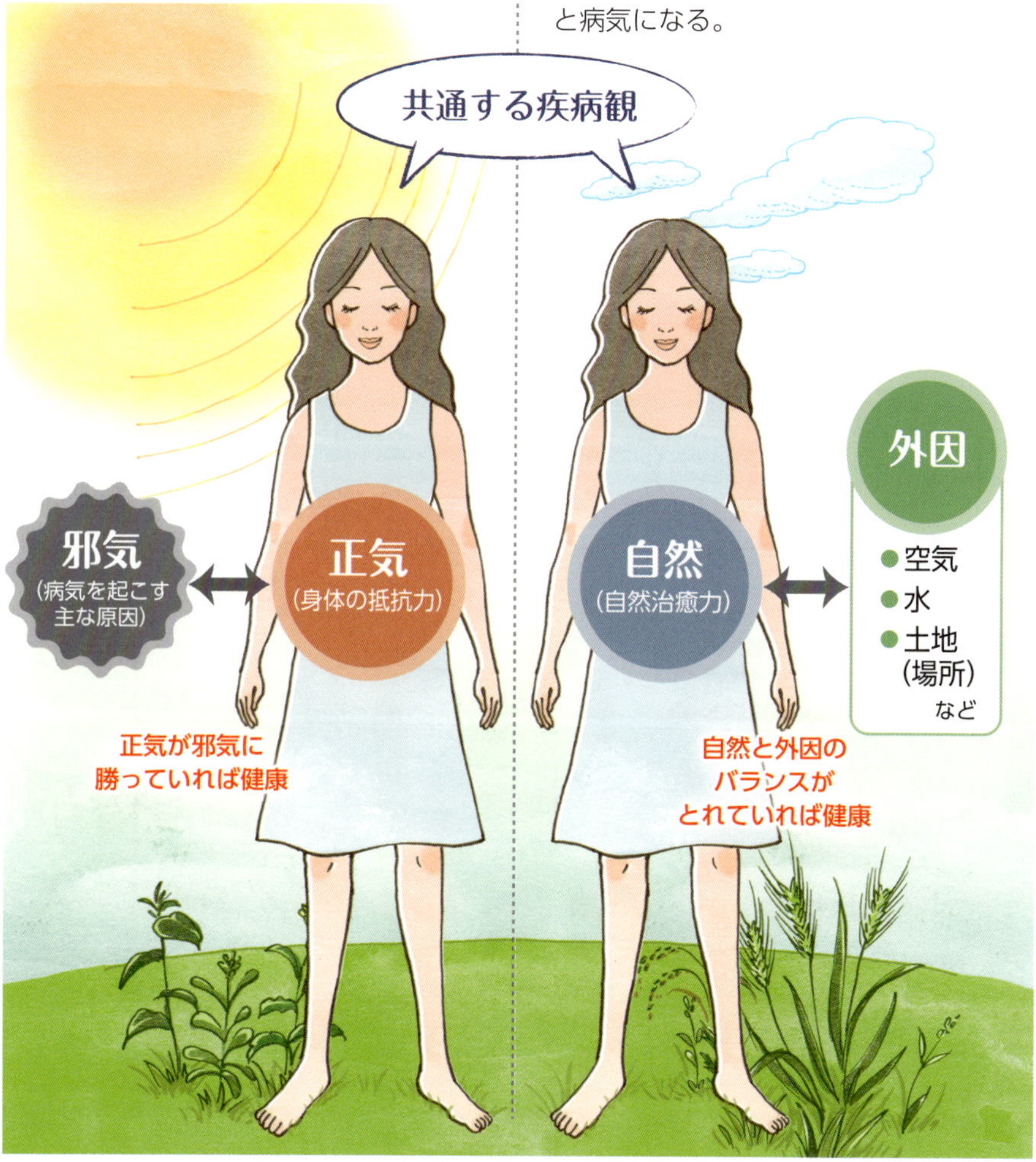

進歩と発展

東西医学の進歩に差はあるか？

天然痘の予防も、西洋より前に東洋で行われていた。

西洋医学のほうが進歩している!?

西洋医学は、東洋医学より消毒法や解剖学、予防法などが優れているイメージを持つ人が多いと思います。本当にそうでしょうか？

まず消毒法については、西洋で初めて水銀軟膏《なんこう》が消毒剤として使用されたのは、12世紀のイタリアでした。しかし、それから1000年以上昔の中国では、外傷の傷口からの感染を防ぐ目的で、消毒用アルコールとして酒が応用されていました。

また、疥癬《かいせん》という感染症の治療に雄黄《ゆうおう》（二硫化砒素《ひそ》）や水銀などの消毒薬が用いられていたことが、漢代の『五十二病方《ごじゅうにびょうほう》』という中国最古の医学書に書いてあります。

次に、解剖学ではどうでしょうか？　西洋では紀元前300年、アレキサンドリアのヘロヒロスの解剖学が最も古いとされていますが、人体の解剖が大学で実施されたのは12世紀、モンディノの『解剖学』が出版されたのは14世紀です。

一方、中国では『黄帝内経《こうていだいけい》（霊枢《れいすう》）』経水篇《けいすいへん》に「解剖して之を見るべし」と書かれており、すでに**古代中国でも解剖が行われていた**ことがうかがえます。また、11世紀には『欧希範《おうきはん》五臓図《ごぞうず》』という解剖図譜が書かれ、12世紀には『存真環中図《そんしんかんちゅうず》』という解剖書が書かれています。

天然痘の予防法は中国で先に発見

西洋医学の治療が近代化したのは、エドワード・ジェンナーが牛痘接種による天然痘の予防法を発表した1798年以降とされています。これが日本で西洋医学が広まるきっかけにもなりました。

しかし、実は明代の中国でも天然痘の予防法が発見されていました。中国では、治癒期の天然痘患者のかさぶたを粉末にして鼻腔《びこう》内に吹き付ける「早苗法」など、患者の身体の一部を使った予防法が実際の治療で行われていたのです。これが17～18世紀の書物に記されています。

このようにみていくと、**東西医学の進歩に思っているほど大きな差がない**ことが分かります。感染症においても、西洋医学による優れた治療法が確立されたのは１９２９年、アレクサンダー・フレミングによってペニシリンが発見され、１９４２年にベンジルペニシリンが実用化されてからといわれます。しかし、それから現代まではまだ２００年余りしか経っていないのです。

東西医学における天然痘の予防法

東洋　天然痘患者のかさぶたを使用した人痘接種
（1600 ～ 1700年）

17世紀に発刊された『張氏医通《ちょうしいつう》』、18世紀に発刊された『医宗金鑑《いそうきんかん》』などに、天然痘の予防法が書かれている。
そこでは、患者のかさぶたを使用した「早苗法」や「水苗法」などが紹介されている。

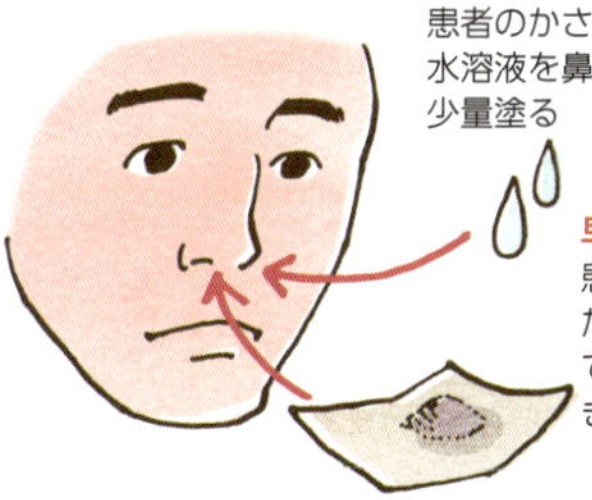
水苗法
患者のかさぶたの水溶液を鼻腔内に少量塗る
早苗法
患者のかさぶたを粉末にして鼻腔内に吹き付ける

西洋　牛痘患者にできた膿疱液を使用した牛痘接種
（1798年）

イギリスの外科医、エドワード・ジェンナーが治療法を確立させる。
弱い天然痘である牛痘にかかった人は、天然痘にはかからないことを発見し、牛痘患者にできた水疱の液体を違う人に接種して、効果を実証した。

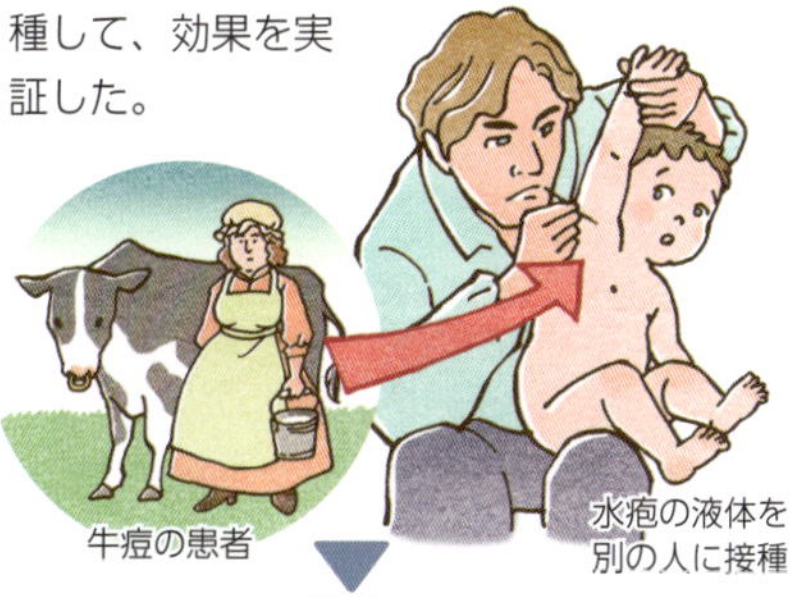
牛痘の患者
水疱の液体を別の人に接種

西洋医学が広まるきっかけに

西洋医学における天然痘の予防法は江戸時代の日本にも伝わり、そこから西洋医学が東洋医学に代わって広まったとされている。しかし、天然痘の予防法が発見されたのは、中国のほうが先だった。

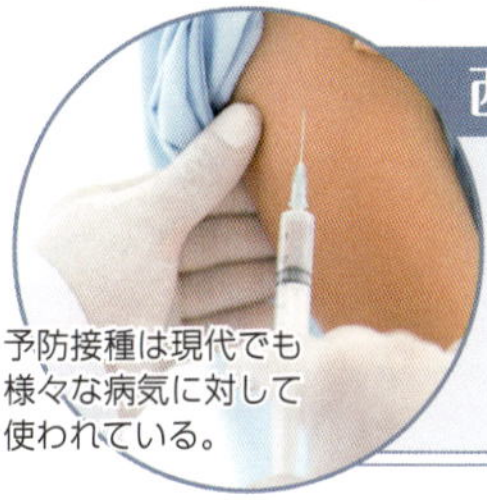
予防接種は現代でも様々な病気に対して使われている。

東西医学の融合

現代医学と伝統医学の融合

東西の医学を合わせた統合医療、融合医療の時代へ。

代替医療とは

代替医療とは、一般に「医師によって行われている主流の現代西洋医学以外の医療」と定義され、以前は「伝統医学は現代西洋医学より劣る医療」という認識がありました。代表的なものに鍼灸《しんきゅう》、マッサージ、ハーブ療法、アロマテラピーなど、世界で行われている多くの伝統医学が含まれます。しかし日本の漢方医学は、医学理論と体系を持った伝統医学であり、決して現代医学の代替などではありません。

米国では成人の3分の1以上が相補的な代替医療を利用しているといわれ、64％以上の医学部では代替医療の講義が行われています。米国政府は、1992年、国立衛生研究所（ＮＩＨ）内に代替医療研究所を設置し、莫大な研究予算で代替医療、特に鍼灸の研究、治療効果の評価などに着手しました。

ドイツではホメオパシー（※1）が盛んで、全医学部に伝統医療を研究する講座が設置され、医師国家試験にも生薬《しょうやく》や鍼《はり》治療が出題されているようです。

現代医学と伝統医学の融和

西洋医学の進歩の中で、20世紀にストレス学説（※2）が登場したことは東洋医学においても画期的なことでした。それは、東洋医学理論自体が医学的に理解されるきっかけとなったからです。ストレス学の先駆者、田多井吉之介《たたいきちのすけ》は早くからストレス学と東洋医学の関連性に気づき、1953年、セリエの『汎適応症候群』の翻訳を行った際、「ストレス学説は、思想的にみて東洋医学と西洋医学の架け橋ともなりうる」と述

※1　ドイツ人医師、サミュエル・ハーネマンが創始した医療体系。
※2　ストレスのもとであるストレッサーが生体に影響を与えると、生体のストレス反応により様々な疾患が生じるというもの。ストレッサーは物理的なものと精神的なものがある。

べています。

ＷＨＯによる世界中の伝統医学の保護、「現代医学と伝統医学の融和」という立場から伝統医学が見直され、現在では代替医療の同義語として相補・補完医療（ＣＡＭ）という用語が用いられています。

最近、統合医療や融合医療という言葉を耳にします。西洋医学に中国医学、インド医学（アーユルベーダ）、アラビア医学（ユナニ医学）、漢方医学など伝統的医学を統合または融合した医療により、病気の超早期発見や予防、病気の根本からの完治、健康維持の増進、医療費の削減効果が期待されています。

しかし、統合医療の具体的な実施はまだ確立したものではなく、保険適用や資格制度の導入などいろいろな課題があります。

世界の伝統医療

漢方薬・湯液《とうえき》

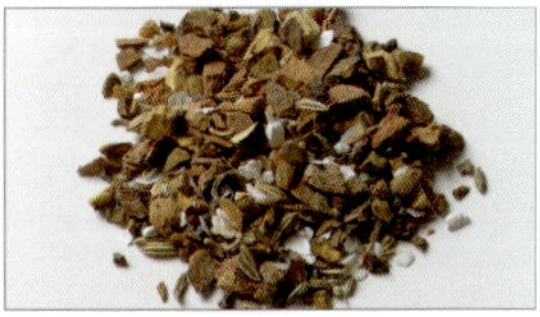

自然由来の生薬によってつくられた漢方薬を煎じて飲み、病気を治す。

鍼灸

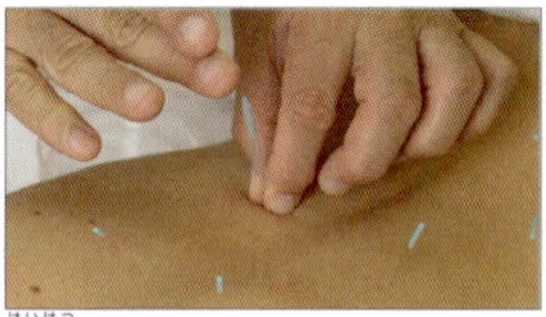

経穴《けいけつ》の刺激により、身体の異常を調整する。

マッサージ

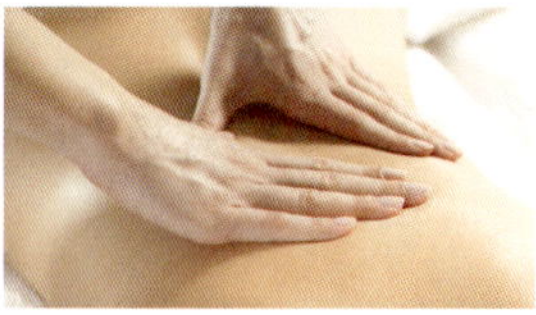

ヨーロッパの手技療法で、身体のリンパの流れをよくする。

ハーブ療法

薬効のある植物を用いて、治療を行う。

アロマテラピー

植物からできる香りのある精油を使い、心身の健康を保つ。

ホメオパシー

病気の症状に対して、似た症状を起こす薬を用いて治療を行う。

現代医学＋伝統医学の治療

現代医学 ＋ 伝統医学（中医学、インド医学、アラビア医学、漢方医学、韓医学など） → 統合医療

お互いの医療を補い合うことで、病気のよりよい治療・予防を目指す。

Q 35歳を過ぎてからひどく疲れを感じます。病院で検査を受けても「異常なし」と言われて…

A 漢方医学では「疲れ」を全身の自覚症状と併せてとらえ、治療します

現代の西洋医学では、疲れの原因に大きな病気が潜んでいなければ、治療の対象にならない場合があります。これに対し、漢方医学では、「疲れ」という身体機能の低下を、全身の様々な自覚症状と併せて総合的にとらえ、きめ細かく診察していきます。

加齢による「疲れ」には、3つの種類があります。1つ目は、身体の中にエネルギーを補給するシステムの老化。これは胃腸の弱い人によく現れます。2つ目は、身体の中の老廃物を排泄するシステムの老化。これは高血圧や動脈硬化にも関わります。3つ目は、皮膚が乾燥してつやがなくなったり、頭髪が抜けたりするものです。漢方医学には、それぞれの疲れに応じた漢方薬があるので、医師による診察を受け、症状を詳しく話してみるのがよいでしょう。

Q 漢方薬は苦く、においもありますが小学生の子どもでも飲めますか?

A 少しずつ慣れていけば楽に飲めるようになります

漢方薬は独特の味とにおいがあるので、初めて飲む場合、大人でも飲みづらいことがあります。幼い子どもであれば、最初は飲めないことがあるかもしれません。

子どもに飲ませるときは、最初は味とにおいがあまり強くない漢方薬から飲み始めたり、少量から始めて徐々に量を増やしたりするとよいでしょう。少しずつ慣れていくことで、たいていの場合は無理なく飲めるようになります。また、乳児の場合は母親が漢方薬を飲み、母乳を通して漢方薬を与える「経母乳投与」という方法もあります。

第7章

症状別にみる原因と対処

頭痛や肩こり、胃痛、便秘…など、悩まされている人が多い症状を取り上げ、その原因と、東洋医学における実用的な対処法や治療法をアドバイスします。

CASE 01

頭痛

急な頭痛、長引く頭痛など頭痛には様々なタイプがありますが、いずれにも漢方薬、鍼《しん》灸《きゅう》、指圧が有効です。

首や後頭部の緊張で血液が滞ることで起こる

頭痛には様々なタイプがありますが、緊張型頭痛、片頭痛、群発頭痛といった機能性頭痛と、その他の症候性頭痛に大別されます。この中で最も多いのが緊張型頭痛で、次が片頭痛です。

緊張型頭痛は、頭の両側が締めつけられる痛みで、入浴で温まると症状が軽減するなどの特徴があります。

緊張型頭痛の原因は、姿勢や枕、ストレスなどによって、首や後頭部の筋肉が緊張し続け、血液の循環が悪くなって生じるこり（筋収縮）です。こりによって、首や頭の後ろや側面などの筋肉に痛みが起こります。

一方、片頭痛は、頭の片側がズキズキと痛み、拍動性で吐き気やおう吐を伴うことがあり、光や音に敏感で、身体を動かしたり入浴で温まると悪化するなどの特徴があります。

片頭痛が起こる理由については、現在、脳内の三叉神経《さんさしんけい》の炎症と髄膜（脳を包む膜の1つ）の血管拡張が関係していると考えられています。

頭痛には漢方薬・鍼灸・指圧が有効

最近では、片頭痛に対して、特異的治療薬（セロトニン作動薬）が第一選択薬となっていますが、漢方薬の呉茱萸湯《ごしゅゆとう》なども有効です。

緊張型頭痛は頭痛薬などを用いても改善しにくい場合がありますが、葛根湯《かっこんとう》や独活《どっかつ》葛根湯、桂枝加葛根湯《けいしかかっこんとう》などの漢方薬が有効です。

また、筋肉の緊張を取り除いたり、血管の拡張を抑制する鍼灸や指圧はどちらの頭痛にも有効です。

なお頭痛の中には、脳腫瘍、髄膜炎、脳出血など危険な病気が隠れていることもあるため、症状が強い場合は、専門医に相談しましょう。

対応する漢方薬

＜片頭痛＞

●呉茱萸湯《ごしゅゆとう》

発作的に起こる激しい頭痛に有効。

●半夏白朮天麻湯《はんげびゃくじゅつてんまとう》

気候の変化で出現する頭痛に用いる。胃腸が弱い人の頭痛にも有効。

●五苓散《ごれいさん》

口の渇き、尿不利《にょうふり》、悪心《おしん》おう吐《と》を伴う頭痛に有効。

●当帰四逆加呉茱萸生姜湯《とうきしぎゃくかごしゅゆしょうきょうとう》

手足の冷えが強く、寒冷により頭痛が悪化する場合に適する。

＜緊張型頭痛＞

●葛根湯《かっこんとう》／独活葛根湯《どっかつかっこんとう》／川芎茶調散《せんきゅうちゃちょうさん》

体力があって、首筋・肩のこり（項背強《こうはいきょう》）がある場合、また風邪とともに起こる場合に用いる。

●桂枝加葛根湯《けいしかかっこんとう》／桂枝人参湯《けいしにんじんとう》

胃が弱い人の頭痛に有効。

＜その他の頭痛＞

●桂枝茯苓丸《けいしぶくりょうがん》／桃核承気湯《とうかくじょうきとう》

冷え・のぼせや生理で頭痛が悪化する場合に。

●釣藤散《ちょうとうさん》

早朝時に悪化し、神経症や抑うつを伴う頭痛に用いる。

ツボ治療

側頭部の痛みに

●懸釐《けんり》・率谷《そっこく》

懸釐《けんり》はもみあげを上にたどり、眉の高さと交わるところ。率谷《そっこく》は、耳の中心線を上にたどり、耳たぶの一番高いところの真上。

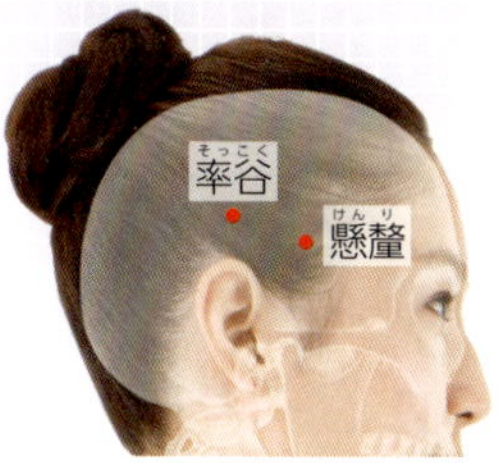

後頭部の痛みに

●風池《ふうち》・天柱《てんちゅう》・完骨《かんこつ》

風池《ふうち》は後頭部の髪の生え際のくぼみとなっているところ。天柱《てんちゅう》は頭蓋骨の下のくぼみ。完骨《かんこつ》は耳の後ろのでっぱりの下。

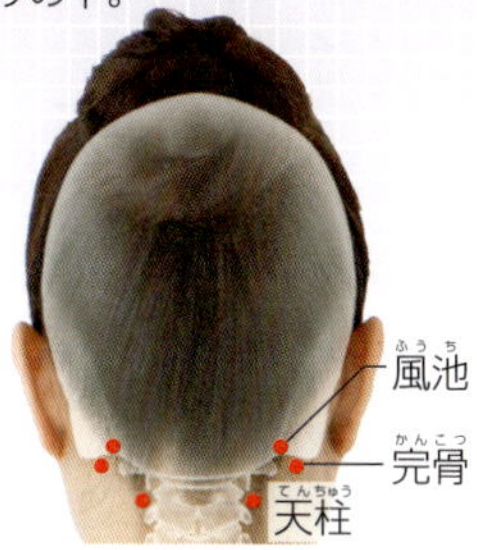

前頭部の痛みに

●攅竹《さんちく》・太陽《たいよう》・陽白《ようはく》・上星《じょうせい》

攅竹《さんちく》は、眉頭にある小さなくぼみ。太陽《たいよう》は、いわゆる「こめかみ」。陽白《ようはく》は、前を向いたときの瞳の位置の真上。上星《じょうせい》は頭の真ん中を通る線上で生え際から指２本分上。

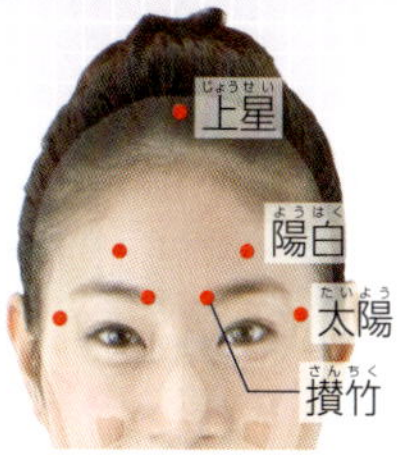

CASE 02

肩こり

こりは、緊張状態で筋肉を使い続けることで起こります。様々な症状に合った漢方薬があり、鍼灸《しんきゅう》や指圧も有効です。

女性のほうが自覚しやすいこりの代表、肩こり

こりとは身体を支える筋肉に生じる不快な感覚とこわばり（硬結）です。こる部位のほとんどは身体の後ろ側で、こりの中でも肩こりが最も多く、次いで背中、首、腰の順です。

また肩こりを自覚するのは、女性のほうが男性の約2倍多いという報告（２０２２年厚生労働省）もあります。

交感神経が緊張したまま筋肉を酷使すると起こる

こりは、人間が直立歩行することと引き換えに得た宿命ともいえます。直立歩行では、前傾姿勢をするために腰の筋肉、腕を下げるため、肩の筋肉に負担がかかり、さらに、前を凝視して前屈みになるために首の筋肉などにも負担がかかります。このような負担で筋肉が緊張し、それが持続すると肩がこるのです。

最近では座った姿勢での、パソコンやスマートフォンなどの作業がこりの原因となっています。

こりのメカニズムとして、原因となるのは、交感神経が緊張した状態で持続的に筋肉を酷使することです。これにより、筋肉の血流が低下し発痛物質が発生します。すると痛覚過敏で筋肉がこわばり、こりを生じるのです。そのため緊張しやすい性格の人はこりやすくなります。

正しい対処法としては、心身の緊張をゆるめてリラックスするために、ストレッチや体操などで身体の筋肉をほぐすことが効果的です（本書の経筋ストレッチ（↓252Ｐ）も参考にしてください）。また仕事ではよい姿勢を保ち、長時間同じ姿勢を続けないことなどが重要です。

葛根湯《かっこんとう》などの漢方薬や、筋肉の緊張をゆるめる鍼灸や指圧など、東洋医学には有効な治療が多くあります。

対応する漢方薬

●葛根湯《かっこんとう》

首筋から肩、背中にかけて（僧帽筋の範囲）のこりや発熱時のこりで、脈に力があり、体力がある場合の第一選択薬。

●独活葛根湯《どっかつかっこんとう》・桂枝加葛根湯《けいしかかっこんとう》

体力がなく胃が弱い人の肩こりにも有効。

●呉茱萸湯《ごしゅゆとう》

冷えと発作性の激しい頭痛に伴う肩こりに有効。

●大柴胡湯《だいさいことう》・小柴胡湯《しょうさいことう》・柴胡桂枝湯《さいこけいしとう》

胸脇苦満《きょうきょうくまん》（→98P）のあるこりには、大柴《だいさい》胡湯《ことう》、小柴胡湯《しょうさいことう》、柴胡桂枝湯《さいこけいしとう》などの柴胡剤を、体力や証に合わせて用いる。

●延年半夏湯《えんねんはんげとう》

左肩のこりと冷えがある場合に用いる。

●治肩背拘急方《ぢけんぱいこうきゅうほう》

PC作業やストレスなど精神的緊張による、首・肩こり、背部のこりに有効。

●桂枝茯苓丸《けいしぶくりょうがん》・加味逍遙散《かみしょうようさん》

女性で子宮内膜症、生理痛、冷え、あるいは更年期障害があり、瘀血《おけつ》を伴う肩こりに有効。

ツボ治療

首と肩のこりに効く

●肩井《けんせい》

うつむいたときに、首のつけ根に見える骨（第7頸椎棘《けいついきょく》突起《とっき》）と肩先の骨を結んだ線の真ん中あたり。

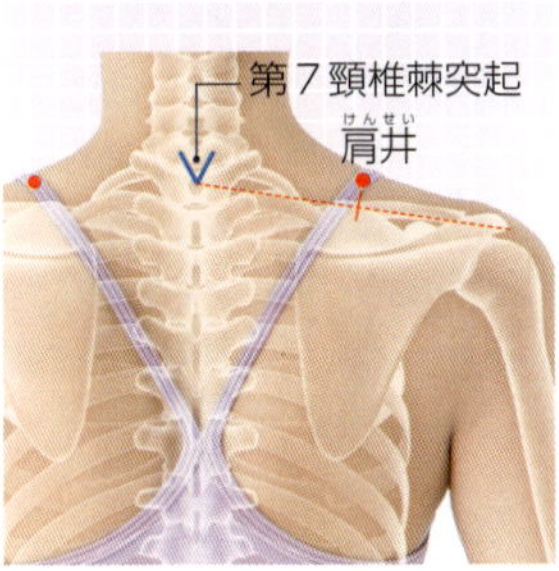

肩甲骨周りの筋肉のこりに

●天髎《てんりょう》・肩中兪《けんちゅうゆ》

天髎《てんりょう》は肩甲骨を触って、最もとがった位置にあるツボ。肩中兪《けんちゅうゆ》は第7頸椎棘突起から横に指3本分のところ。

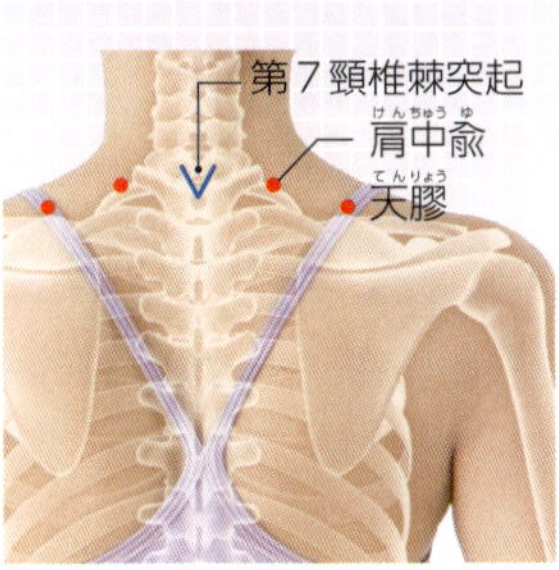

後頭部から首のこりに

●風池《ふうち》・天柱《てんちゅう》

風池《ふうち》は、後頭部の髪の生え際のくぼみになっているところ。天柱《てんちゅう》は頭蓋骨の下のくぼみ。

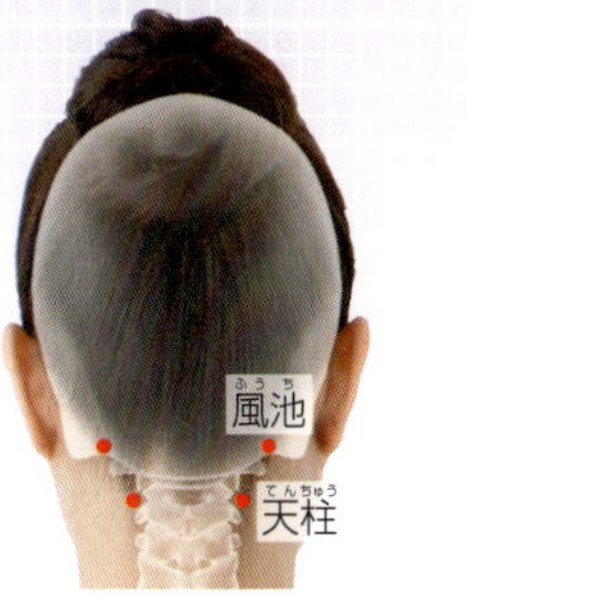

CASE 03

風邪（せき・痰《たん》）

漢方薬やツボ治療は、その人の身体の状態に合わせた対処が可能です。安易に風邪薬に頼らないことが重要です。

ウイルスや細菌が原因の感染症

風邪は初期の段階では、悪寒、喉の痛み、くしゃみ、鼻水、肩こり、頭痛、筋肉痛などの症状を伴い、その後、心窩部《しんかぶ》（みぞおち）の不快感、食欲不振、便秘あるいは下痢などの消化器症状が出てきます。

また発熱と発汗があると、めまいや全身倦怠感《けんたいかん》など様々な症状が起きます。さらに、せきは苦しく、長く続くと体力を消耗します。喉にからむ痰も不快です。風邪は空気を介して伝染する感染症で、ウイルスまたは細菌などが原因になります。

身体を休め、温めてから治癒力を高める

基本的に初期は身体を休め、身体を温める必要があります。

また、風邪というと「風邪薬（感冒薬）」に頼りがちですが、一般的な風邪薬は発熱、喉の痛み、鼻水、くしゃみなどの初期症状をやわらげる薬ではあっても、風邪自体を治す薬ではありません。それどころか、中に含まれる解熱鎮痛剤は体温だけでなく、身体の抵抗力をも低下させてしまうことがあり、かえって風邪をこじらせる原因になることもあります。ただし、細菌性の風邪には抗生物質、インフルエンザには抗インフルエンザ薬が有効です。

一方、東洋医学的治療は身体の治癒力を高めて治す作用があります。漢方薬は、初期には葛根湯《かっこんとう》、中期には小柴胡湯《しょうさいことう》というように風邪の経過に合わせて治療することができる上、眠れないほどのせきに効く竹茹温胆湯《ちくじょうんたんとう》など、症状に応じて用いることも可能です。風邪に対して鍼灸《しんきゅう》では風門《ふうもん》への灸《きゅう》が代表的ですが、天突《てんとつ》・気舎《きしゃ》・気戸《きこ》など、喉の痛みやせきに有効なツボもあります。

対応する漢方薬

＜風邪の初期＞

●葛根湯《かっこんとう》
悪寒・発熱があっても汗は出ず、頭痛・項頸部のこり（項背強《こうはいきょう》）がある場合に有効。

●葛根湯加桔梗石膏《かっこんとうかききょうせっこう》
咽頭扁桃炎《いんとうへんとうえん》など、喉の痛みが強い場合に有効。

●麻黄湯《まおうとう》
高熱で発汗はなく、筋肉・関節の疼痛《とうつう》や腰痛が強い場合に。インフルエンザなどにも有効で、特に小児に多く用いる。

●麻黄附子細辛湯《まおうぶしさいしんとう》
高齢者や虚弱者の感冒に用いる。喉の痛みや鼻水、くしゃみなどに有効。

●小青竜湯《しょうせいりゅうとう》
鼻風邪で鼻水とくしゃみ、水様の痰が頻発するせき、息苦しさ、水様泡沫痰がある場合。アレルギー性鼻炎にも有効。

●桂枝湯《けいしとう》
悪寒がある高齢者や虚弱者で、麻黄附子《まおうぶし》細辛湯《さいしんとう》、麻黄剤《まおうざい》を服用できないときに有効。

●香蘇散《こうそさん》
胃腸虚弱、うつ傾向のある場合、また高齢者に有効。

＜風邪の中期＞

●小柴胡湯《しょうさいことう》
寒気はとれたものの口が苦く、白苔《はくたい》、胸《きょう》脇苦満《きょうくまん》がある場合に有効。

●五苓散《ごれいさん》
発熱、おう吐、下痢がある場合。また、小児のおう吐や下痢を伴う風邪に。

●参蘇飲《じんそいん》
胃腸が弱い人で、風邪が長引いた場合。

＜風邪の後期＞

●竹茹温胆湯《ちくじょうんたんとう》
熱が下がった後にも、せきや痰《たん》が多く、せきのため眠れない場合に有効。

●補中益気湯《ほちゅうえっきとう》
虚弱体質で疲れやすく、体力の消耗が激しい場合。また食思不振《しょくしふしん》、寝汗、微熱などの症状がある場合も有効。

ツボ治療

喉の痛みに

●天突《てんとつ》・気舎《きしゃ》
天突《てんとつ》は両鎖骨の真ん中、胸骨の上の端にあるくぼみのところ。気舎《きしゃ》は鎖骨の上、内側のくぼみ。

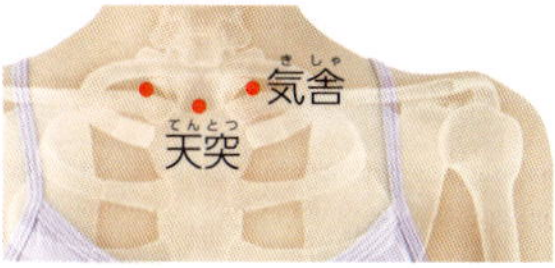

せきや痰をやわらげる

●気戸《きこ》・中府《ちゅうふ》
気戸《きこ》は、鎖骨の下の縁にあるくぼみ。中府《ちゅうふ》は鎖骨と肩関節の骨の間のくぼみ。

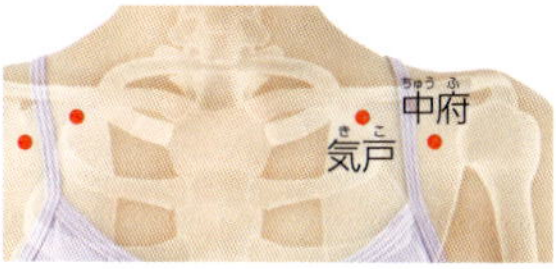

せきや息苦しさを改善

●肺兪《はいゆ》・風門《ふうもん》・膏肓《こうこう》
肺兪《はいゆ》は肩甲骨の上から約1/3の高さで、棘突起《きょくとっき》と肩甲骨の中間。風門《ふうもん》はその上、第2胸椎棘突起の高さ。膏肓《こうこう》は肩甲骨の内側の縁にある。

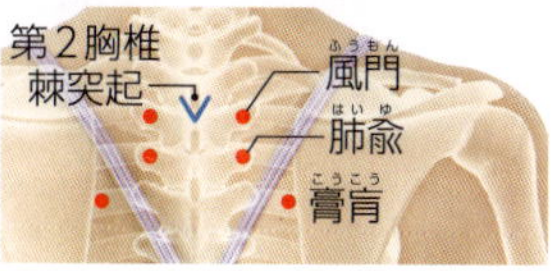

CASE 04

胃痛・胃もたれ・食欲不振

デリケートな臓器である胃のトラブルは、様々な原因で起こります。胃の機能に合わせて対処することが大切です。

精神的な要因にも弱いデリケートな臓器

胃痛や胃もたれは、胃酸の出過ぎ、胃の血流低下や粘膜障害による胃炎や潰瘍《かいよう》で起こるだけでなく、胃液不足による消化不良、胃の運動機能低下、痙攣《けいれん》によっても引き起こされます。また、胃もたれの多くは、食べたものが腸に送られず、胃にとどまるために引き起こされます。

食欲不振は、胃痛や胃もたれと同様の要因に加え、胃炎、胃の運動障害、食欲を増進させるペプチドホルモンのグレリンの分泌低下、そして便秘によってももたらされます。そしてこれらの症状は、自律神経やホルモンの調節の乱れで、さらに悪化するのです。

胃は、胃酸として塩酸を分泌する強靭な臓器であるとともに、ストレスなど精神的な要因によって影響を受けやすい、とてもデリケートな臓器です。そのため、うつ病などの精神的要因でも、様々な症状が起こりえます。

胃の持つ機能に合わせて対処法を選ぶことが大切

胃痛や胃もたれ、食欲不振に対処するには、胃の持つ機能別に考えます。

胃の分泌能（胃酸・ペプシンの分泌など）、防御能（粘液分泌、粘膜血流など）、運動能（蠕動《ぜんどう》、形態異常など）など、それぞれの機能の異常に合わせて、対処することが重要です。

漢方薬では、胃酸が多い胃痛なら安中散《あんちゅうさん》を、胃の運動機能が低下して起こる胃痛や胃もたれには六君子湯《りっくんしとう》などを用います。

また、鍼灸《しんきゅう》・指圧治療では、足三《あしさん》里《り》を用いて胃を動かし、内関《ないかん》で胃の動きを制御することができます。

対応する漢方薬

●安中散《あんちゅうさん》
胃痛があり、過酸傾向がある場合に有効。

●半夏瀉心湯《はんげしゃしんとう》
みぞおちがつかえる感じを伴う食欲不振に有効。

●六君子湯《りっくんしとう》
胃もたれ（胃内停水《いないていすい》、振水音）があり、気分がふさぎ、抑うつ傾向のある場合に。

●人参湯《にんじんとう》
食欲不振で、唾液がたまり、冷えると胃が痛むときに有効。

●茯苓飲《ぶくりょういん》
胃にガスと水が充満していて、食欲がない場合に有効。

●呉茱萸湯《ごしゅゆとう》
冷えと頭痛がある胃痛などに用いる。

ツボ治療

胃の運動機能の低下による もたれ、食欲不振に

●足三里《あしさんり》
足の外側。膝のお皿の下から、指4～5本分下がったところ。

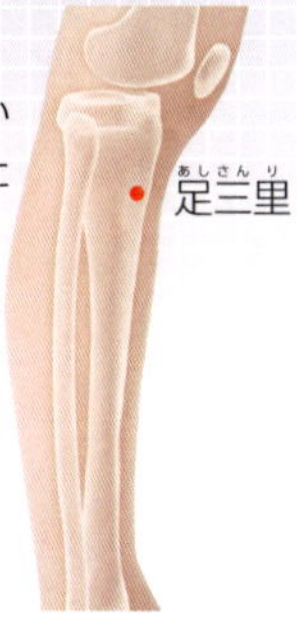

胃酸過多などの 運動過剰に

●内関《ないかん》
腕の手のひら側にあり、手首のしわから肘に向かって指2～3本分のところ。

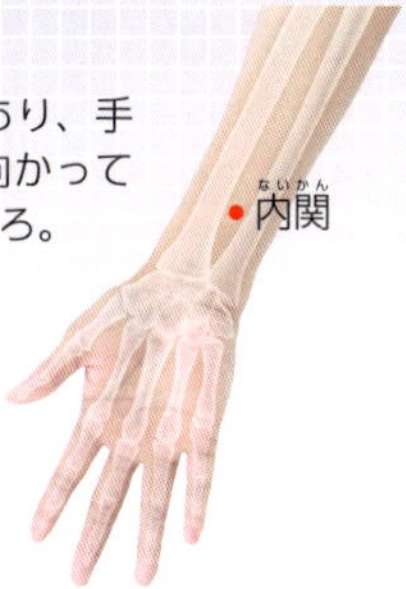

胃の血流を正常化して 胃痛を解消

●脾兪《ひゆ》・胃兪《いゆ》
脾兪《ひゆ》は背骨と一番下の肋骨でできる角の上。背骨の中心から左右に指2本分のところ。胃兪《いゆ》はその下。

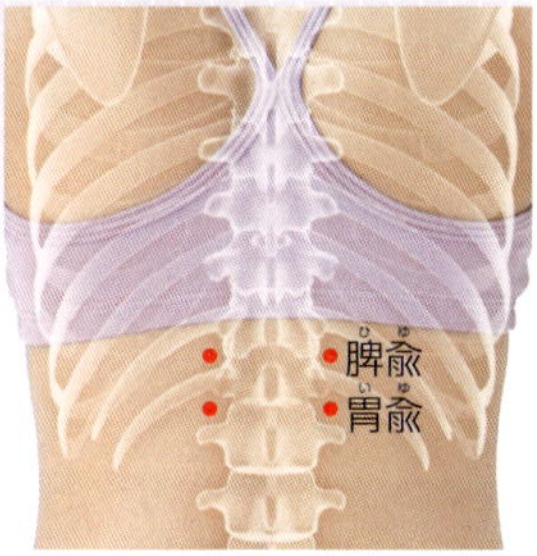

胃痛を軽減

●中脘《ちゅうかん》
へそと胸骨の下の縁を結ぶ線の真ん中。

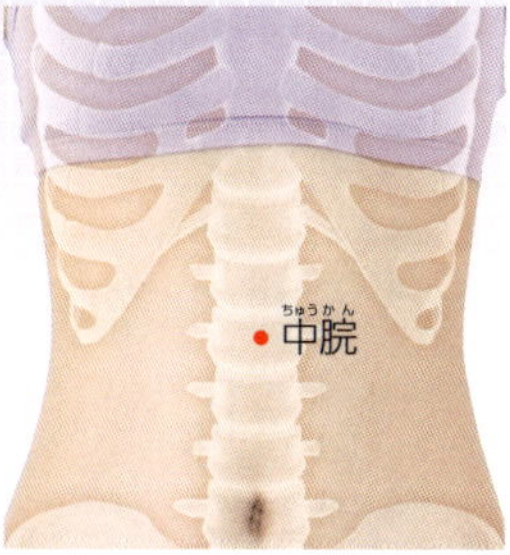

CASE 05

吐き気・おう吐・乗り物酔い

消化器官を直接刺激されて起こるタイプと、緊張や乗り物酔いで起こるタイプがあります。ツボや漢方薬で対処できます。

消化器系の問題や精神的緊張で起こる

吐き気やおう吐が起こるケースは2種類あります。1つは、食中毒やウイルス、細菌感染など消化器の病気に伴う胃腸への直接的な刺激により起こる場合。もう1つは、乗り物酔いや精神的緊張などで起こる場合です。

乗り物酔いは、乗り物による動きや周りの景色が動くことによって、三半規管や小脳の平衡感覚などが強い刺激を受け、脳のおう吐中枢が刺激されることで起こります。

吐き気が少なく、おう吐のみの場合は、脳腫瘍や脳出血などの病気によって、頭蓋骨内の圧力が高まり、おう吐中枢が刺激されることが原因となっている可能性もあります。

原因を明らかにして正しい対処を

飲みすぎや食べすぎに気をつけ、ストレスをためない生活スタイルを心がけることはもちろん、まず大切なのは、吐き気やおう吐の原因を明確にすることです。

脳腫瘍などの重篤《じゅうとく》な病気でないことが明確ならば、吐き気やおう吐、乗り物酔いなどに有効な漢方薬、鍼《しん》灸《きゅう》・指圧治療があります。

漢方薬では、五苓散《ごれいさん》や小半夏加茯苓湯《しょうはんげかぶくりょうとう》などが治療に役立ちます。

鍼灸では、手首の近くにある内関《ないかん》の吐き気を止める効果が医学的にも証明されています。消化器が原因の吐き気だけでなく、乗り物酔い、妊娠時のつわりなどにも効果があります。そのため、胃を動かす作用のある足三里《あしさんり》も合わせると、幅広い吐き気の症状に対応できます。

対応する漢方薬

●小半夏加茯苓湯《しょうはんげかぶくりょうとう》
みぞおちに停水があって、おう吐する場合に用いる。

●五苓散《ごれいさん》
吐いた後に水をほしがり、尿量が減少する熱性の吐き気・おう吐に有効。

●人参湯《にんじんとう》
水は飲みたがらないが、尿量が多い寒性の吐き気・おう吐に有効。

●呉茱萸湯《ごしゅゆとう》
激しい頭痛に伴うおう吐や、冷えて吐き気が出る場合に有効。

●小柴胡湯《しょうさいことう》
発熱に伴うおう吐で、胸脇苦満《きょうきょうくまん》時に用いる。

ツボ治療

吐き気・乗り物酔い・つわりに有効

●内関《ないかん》
腕の手のひら側にあり、手首のしわから肘に向かって指２～３本分のところ。

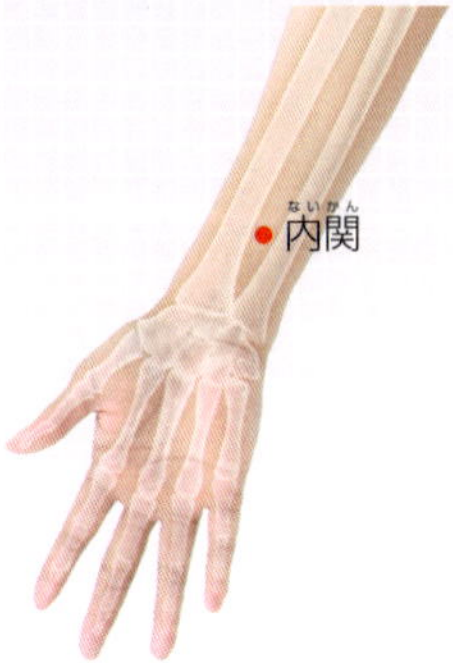

胃を動かす作用を持つ

●足三里《あしさんり》
足の外側。膝のお皿の下から、指４～５本分下がったところ。

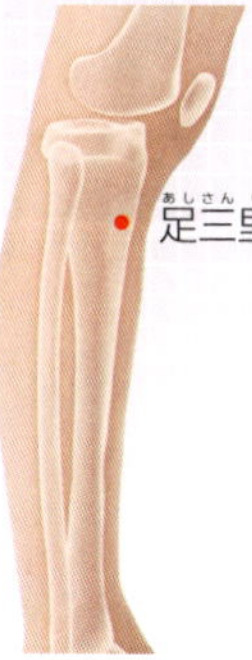

吐き気で背中が張る場合に

●脾兪《ひゆ》・胃兪《いゆ》
脾兪《ひゆ》は背骨と一番下の肋骨でできる角の上。背骨の中心から左右に指２本分のところ。胃兪《いゆ》はその下。

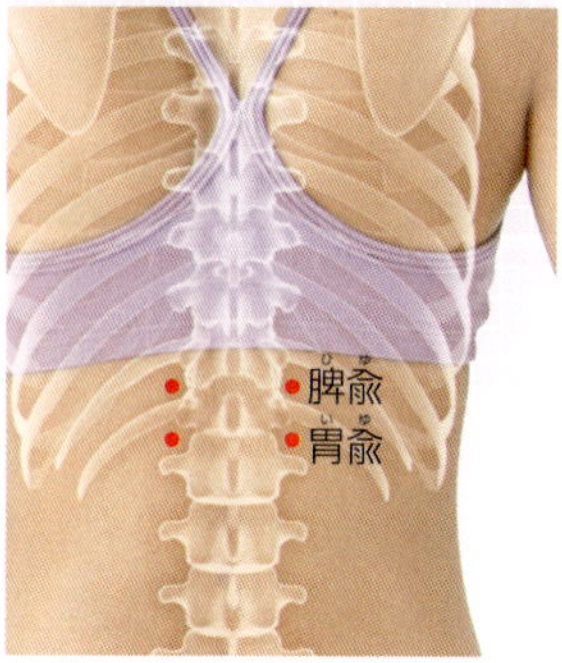

CASE 06

下痢

様々な要因で起こる下痢。漢方薬、ツボ押しなどを組み合わせることで、ほぼすべての症状に対処できます。

機能低下やウイルス感染、様々な原因で起こる下痢

一口に下痢といっても、その原因は様々です。腸の働きが悪いため起こるのが機能性下痢で、消化吸収不良や冷え、暴飲暴食などによって引き起こされる下痢は、漢方では泄瀉《せっしゃ》といいます。風邪や食中毒などによって起こるウイルスや細菌が原因の下痢は、感染性下痢と呼ばれ、漢方では痢疾《りしつ》といいます。

腸粘膜の病気によるものは炎症性下痢といい、潰瘍性大腸炎《かいようせいだいちょうえん》などがこれにあたります。その他、ストレスや神経過敏などによるものは、運動障害性下痢といい、過敏性腸症候群などがその例です。

また、漢方では裏急後重《りきゅうごじゅう》といいますが、何度もトイレに行きたくなるような、厄介な腹痛と下痢を伴うものは感染性下痢です。

症状に合わせて腸の調子を整える

下痢はなぜ起こるのでしょう。1つには、腸が動きすぎて食物の通過時間が短くなること、さらに腸の粘膜に異常をきたして、腸で食物が消化されないまま、または水分を十分吸収できないまま食物が排泄されてしまうことが挙げられます。

漢方薬は、感染性の下痢とともに、体質による慢性的な下痢の症状にも対応しています。体力の低下、冷え、熱など、あらゆる状態の下痢に効果が期待できます。しかしその使い方には、専門的知識を要します。

また、鍼灸《しんきゅう》・指圧治療では、**動きすぎる腸を落ち着かせる足三里《あしさんり》**をはじめ、**下腹部の冷えや痛みを伴う場合に有効なツボ、関元《かんげん》や天枢《てんすう》**などを使って治療が行われます。

下痢と便秘を繰り返すようなら、便秘のツボも刺激してみるとよいでしょう（→215P）。

対応する漢方薬

＜慢性下痢(泄瀉)＞

●四君子湯《しくんしとう》・香砂六君子湯《こうしゃりっくんしとう》

体力がない虚証の下痢に有効。

●人参湯《にんじんとう》

虚証で冷えて下痢をする場合に有効。

●真武湯《しんぶとう》

虚証で冷えて下痢し虚脱するときに用いる。

●桂枝人参湯《けいしにんじんとう》

虚証で悪寒・発熱・頭痛などがある場合に有効。

●半夏瀉心湯《はんげしゃしんとう》

体力があり、腹がゴロゴロ鳴る下痢に有効。

●啓脾湯《けいひとう》・参苓白朮散《じんれいびゃくじゅつさん》・断痢湯《だんりとう》

真武湯《しんぶとう》で効果のないものに啓脾湯《けいひとう》や参苓《じんりょう》白朮散《びゃくじゅつさん》、それでも効果のない下痢には断《だん》痢湯《りとう》を用いる。

＜感染性下痢(痢疾)＞

●葛根湯《かっこんとう》・葛根黄芩黄連湯《かっこんおうごんおうれんとう》

体力があり、風邪などの初期で悪寒・発熱がある場合。

●五苓散《ごれいさん》

風邪などの初期で、腹痛・おう吐などを伴うときに用いる。

●柴苓湯《さいれいとう》

感冒の急性期を過ぎても下痢症状が残るときに有効。

●加味逍遙散《かみしょうようさん》

下痢と便秘を交互に繰り返すような場合(痙攣《けいれん》性便秘)に用いる。

ツボ治療

胃腸の動きを調整

●足三里《あしさんり》

足の外側。膝のお皿の下から、指4～5本分下がったところ。

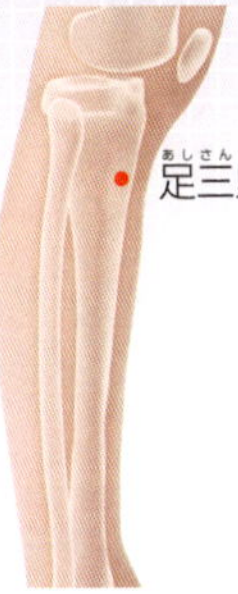

下腹部の冷えや痛みを伴う下痢に

●関元《かんげん》・天枢《てんすう》

関元《かんげん》はへその中心から下に、指4本分のところ。天枢《てんすう》はへその中心から外側に指2～3本分のところ。

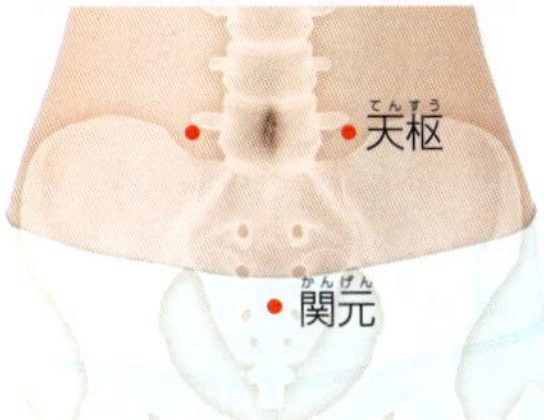

小腸や大腸の動きを調整

●小腸兪《しょうちょうゆ》

背中側、仙骨《せんこつ》の上の端から少し下で、中心線から左右に指2本分のところ。

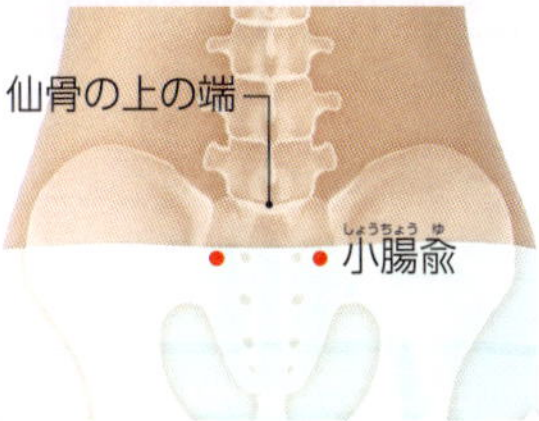

CASE 07

便秘

毎日排便がなければ便秘です。下剤に頼らず、普段の生活を見直し、漢方薬やツボ治療を上手に利用しましょう。

女性は便秘になりやすい。ダイエットも原因に

便秘とは、毎日排便がない状態をいいます。本来、排便は胃大腸反射と呼ばれる神経調節により、食事をするたびにあるものです。しかし便意を我慢しているうちに排便回数が減り、1日に1回も出なくなった状態が便秘なのです。

便秘は、大腸の動きが弱くなったり、便が硬くなったりして、便が大腸内を移動しにくくなることが原因です。便が移動せず、腸内に長くとどまれば、便の水分が吸収され便はさらに硬くなってしまいます。

また女性に便秘が多いのは、女性の身体特有の理由があります。1つは腹筋も腹圧も弱いことです。また、女性ホルモンである黄体ホルモンに腸管内から水分を引く作用があり、便を硬くしたり腸を緊張させたりするのです。

さらに、ダイエット志向で食事摂取量が少ないこと、人目を気にしてトイレを我慢しがちなことなど、日常生活上においても、女性には男性にない様々な原因があります。

食事や運動を見直し東洋医学で改善を

便秘が常習化している場合、食事・運動・睡眠の質を見直し、日常生活を振り返ってみましょう。

下剤に頼ってばかりいては、習慣性となり効きが悪くなってしまいます。まずは腸をしっかり動かし、便を硬くさせず、詰まらせないことが大切です。その上で、漢方薬や鍼《しん》灸《きゅう》・指圧治療を取り入れてみましょう。漢方薬には、様々なタイプの便秘に対する薬がそろっています。たとえば女性の慢性的な便秘や月経痛に伴う便秘には、桃核承気湯《とうかくじょうきとう》が有効です。また、ツボの中にも、大腸の働きを改善させるものもあり、効果が期待できます。

対応する漢方薬

●大黄甘草湯《だいおうかんぞうとう》・調胃承気湯《ちょういじょうきとう》
一般的な便秘に効果が期待できる。

●防風通聖散《ぼうふうつうしょうさん》
肥満気味の実証の便秘に有効。

●桃核承気湯《とうかくじょうきとう》
女性の常習便秘に用いる。また、月経痛や瘀血《おけつ》症状がある場合にも効果がある。

●三黄瀉心湯《さんおうしゃしんとう》
のぼせ、精神不安、出血などがある場合。体力がある人の便秘には、三黄瀉心湯《さんおうしゃしんとう》のように大黄《だいおう》を含む処方を用いる。

●潤腸湯《じゅんちょうとう》・麻子仁丸料《ましにんがんりょう》
虚証で、兎糞状のコロコロ便に有効。また大黄のみを用いると腹痛が強くなる場合に。

●当帰芍薬散《とうきしゃくやくさん》・当帰四逆加呉茱萸生姜湯《とうきしぎゃくかごしゅゆしょうきょうとう》・五積散《ごしゃくさん》
虚証で冷えのある便秘に有効。

●加味逍遙散《かみしょうようさん》
下痢あるいは便秘を伴う痙攣《けいれん》性便秘に効果がある。大黄で腹痛が出る場合にも用いる。

ツボ治療

止まっている腸を動かす

●足三里《あしさんり》
足の外側。膝のお皿の下から、指4～5本分下がったところ。

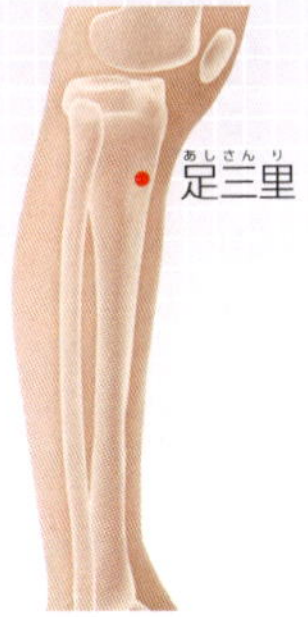

大腸の血流と運動を高める

●大腸兪《だいちょうゆ》
腸骨の上の端のあたり、第4腰椎棘突起《ようついきょくとっき》の高さで、左右に指2本分のところ。

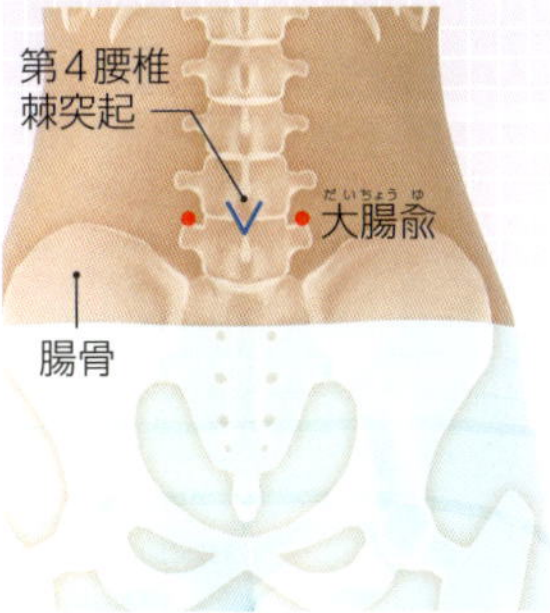

便秘の特効ツボ

●支溝《しこう》
手の甲側で、手首のしわの中間から指4本分のところ。

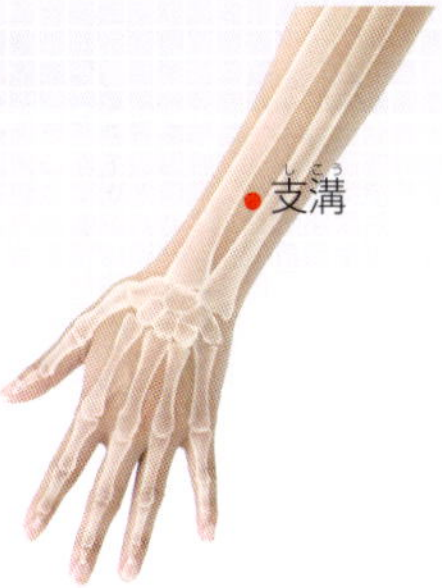

●その他：天枢《てんすう》(→213P)

CASE 08

月経痛・月経不順・月経困難症

すぐ鎮痛剤に頼らず、漢方薬やツボ押しなど、安全な治療を心がけましょう。

病気がなくてもストレスが不調の原因に

月経痛とは、月経時の前後に起こる下腹部や腰の痛みをいいます。頭痛や吐き気、めまい、イライラ感なども伴い、起き上がれないほどつらい場合は月経困難症と呼ばれます。また、月経の周期が乱れたり、月経血が多すぎたり少なすぎたりするのが月経不順です。

月経痛や月経不順、月経困難症には、子宮や卵巣などの病気（子宮内膜症や卵巣炎など）や、ホルモン分泌異常で起こる場合があります。

しかし、子宮や卵巣の病気がないにも関わらず、環境の変化やストレスなど主に精神的な影響で起こる場合もあります。精神的な要素で起こる月経困難症を、機能性月経困難症と呼びます。

東洋医学で安全にバランスを整える治療を

月経痛を起こすと、女性は鎮痛剤に頼りがちですが、長い期間服用し続けると、身体の抵抗力を落とすなど、副作用による悪い影響が心配されます。その点、漢方薬や鍼灸《しんきゅう》治療は安全で、優れた効果もあります。

漢方的な診断では、瘀血《おけつ》や気血水の異常が認められる場合が多いため、症状や証《しょう》により、駆瘀血《くおけつ》剤や気剤、血剤、利水剤（↓108Ｐ）などを用いて治療します。

また、女性の健康維持・増進に欠かせないツボとして知られている三陰《さんいん》交《こう》への鍼灸《しんきゅう》や指圧は、成人女性の月経困難症や原発性無月経に有効なことが、医学的にも明らかにされています。まずは冷えに注意し、ストレスを除く生活スタイルを心がけるとともに、漢方治療、鍼灸・指圧治療を試してみましょう。

対応する漢方薬

●通導散《つうどうさん》・桃核承気湯《とうかくじょうきとう》
実証で便秘を伴う場合に有効。

●桂枝茯苓丸《けいしぶくりょうがん》・温清飲《うんせいいん》
虚実中間証の場合に用いる。

●加味逍遙散《かみしょうようさん》・当帰芍薬散《とうきしゃくやくさん》・温経湯《うんけいとう》
虚証でのぼせやむくみを伴う場合に用いる。

●芎帰膠艾湯《きゅうききょうがいとう》
過多月経で出血が止まらない場合に用いる。

●五積散《ごしゃくさん》・安中散《あんちゅうさん》・芍薬甘草湯《しゃくやくかんぞうとう》
月経痛がある場合に用いる。

ツボ治療

月経困難症や原発性無月経に

●三陰交《さんいんこう》
内くるぶしの上。膝方向に指３～４本分のところ。

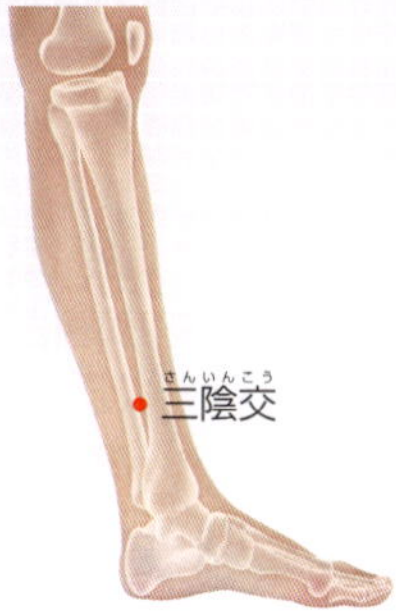

月経痛・月経不順に効き、ホルモンバランスを整える

●血海《けっかい》
膝上内側。膝のお皿の上端から指３本分斜め上にある。

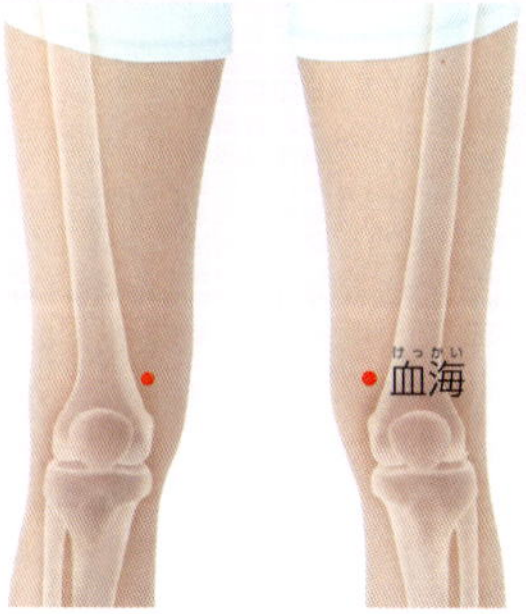

子宮・卵巣の血流を増加

●次髎《じりょう》・中髎《ちゅうりょう》・下髎《げりょう》
背中側。次髎《じりょう》は腰下の仙骨の中心線から、左右に指２本分の位置にある。仙骨の上から２番目のくぼみの中。中髎《ちゅうりょう》は上から３番目、下髎《げりょう》は上から４番目のくぼみの中。

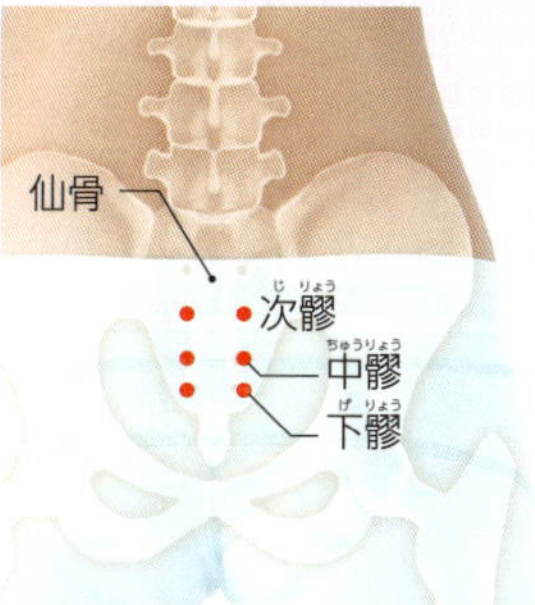

CASE 09

腰痛

整形外科的な治療が必要な場合や、原因が特定できない場合にも、東洋医学的治療が役立ちます。

腰の筋肉が緊張し続け、筋肉が硬直して起こる

腰が痛いとき、骨そのものから痛みを発している場合のほか、骨を外側から覆う骨膜から痛みがくる骨膜《こつまく》性疼痛《せいとうつう》、炎症、腫瘍、外傷、骨粗鬆《こつそしょう》症《しょう》などが原因になっていることもあります。

一般的な腰痛では、交感神経が刺激され、腰の筋肉が緊張し続けることで筋肉内の血流が減ります。すると、発痛物質が増え、神経が痛みに過敏になると、痛みにより筋肉が縮んで硬直します。これを拘縮《こうしゅく》といい、拘縮によって再び交感神経を刺激するという悪循環に陥ります。その結果、腰の筋肉はこり、痛みが慢性化するのです。筋内にできる硬結（トリガーポイント）による筋・筋膜性疼痛も同様です。

その他にも、椎間板の変性や損傷によって起こる椎間板性疼痛をはじめ、帯性《たいせい》疼痛、馬尾《ばび》、腰の仙骨の神経根の直接障害である根性《こんせい》疼痛、軟骨の変性、関節を包む筋の肥厚《ひこう》、ぎっくり腰などの椎間関節性疼痛などの種類があります。

原因が特定されづらい腰痛にも有効

腰痛を防ぐためには、日常生活において正しい姿勢を保つことが基本となります。腰痛体操や入浴、十分な睡眠などで腰の筋肉をゆるめることが大切なのはいうまでもありません。ただし、椎間板ヘルニアなど骨や神経に明らかな異常が疑われる場合は、整形外科的な診断や検査が優先されます。

しかし、大多数の人の腰痛は検査しても原因が特定できない、いわゆる〝腰痛症〟です。そのため、筋肉の緊張をゆるめ、痛みを軽減することができる漢方薬や鍼灸《しんきゅう》・指圧治療が有効なのです。

対応する漢方薬

●八味地黄丸《はちみじおうがん》・牛車腎気丸《ごしゃじんきがん》
胃は丈夫だが虚労で臍下不仁《さいかふじん》がある場合や、糖尿病、腎疾患、高血圧症、老人性亀背《きはい》などで腰痛のある場合に有効。

●疎経活血湯《そけいかっけつとう》
筋肉痛によるものや脳梗塞後の片まひに起因する腰痛に。

●芍薬甘草湯《しゃくやくかんぞうとう》
いわゆるぎっくり腰やこむら返りなど、筋痙攣《きんけいれん》で足腰が攣急《れんきゅう》疼痛する場合に用いる（症状が出た場合に使用する）。

●当帰四逆加呉茱萸生姜湯《とうきしぎゃくかごしゅゆしょうきょうとう》
虚証で、手足の冷えやしもやけの症状が出たことがあり、冷えると下腹部痛がある場合に有効。

●当帰芍薬散《とうきしゃくやくさん》
虚証で婦人科疾患や妊娠中・産後などに伴う腰痛に用いる。

●五積散《ごしゃくさん》
足が冷えて痛み、冷えのぼせや便秘で冷房病に伴う腰痛に有効。

●桂枝茯苓丸《けいしぶくりょうがん》・桃核承気湯《とうかくじょうきとう》
実証で肩こり、月経痛と関連がある場合に。

ツボ治療

腰痛治療の定番ツボ

●腎兪《じんゆ》・志室《ししつ》
背中側。腎兪《じんゆ》は第２腰椎棘《ようついきょく》突起《とっき》から左右に指２本分の位置。志室《ししつ》は左右に指４本分の位置。

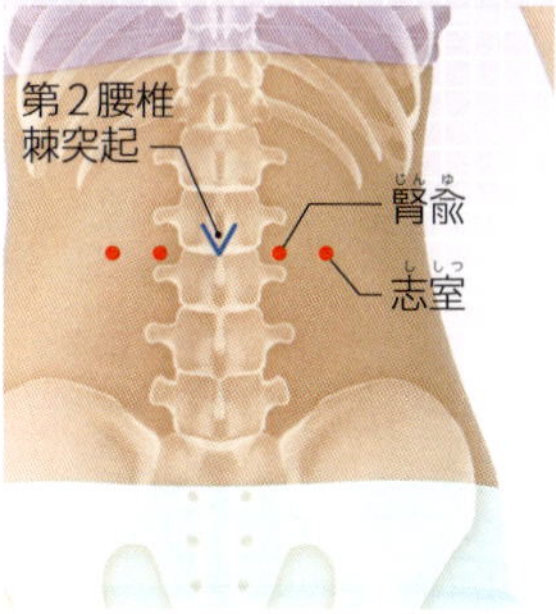

腰背痛にも有効

●三焦兪《さんしょうゆ》・大腸兪《だいちょうゆ》
背中側。三焦兪《さんしょうゆ》は第１腰椎棘突起の下から左右に指２本分。大腸兪《だいちょうゆ》は第４腰椎棘突起から左右に指２本分。

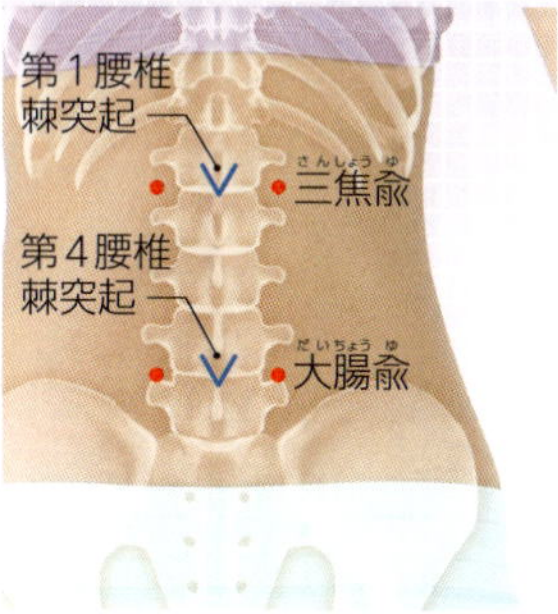

離れた場所の特効ツボ

●委中《いちゅう》・築賓《ちくひん》
委中《いちゅう》は膝裏。横に入ったしわの真ん中。築賓《ちくひん》はふくらはぎの内側で、委中《いちゅう》と内くるぶしの間、下から1/3の位置。

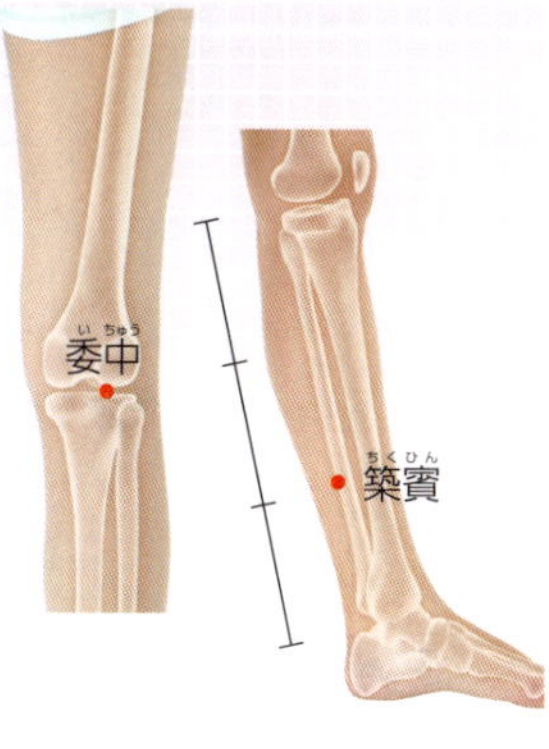

CASE 10

冷え 1

下半身の冷え

冷え症とは、冷えを苦痛と感じる自覚症状のある人のことです。その冷え症のタイプ別東洋医学的治療法について紹介していきます。

〈冷え症のタイプ〉
「下半身型」「四肢末端型」「内臓型」「全身型」と、冷えが局在する「局所型」、さらに「内臓型＋下半身型」のような「混合型」の主に6つに分類されます。

男女とも最も多い下半身型冷え症

下半身型冷え症は、漢方的には上熱下寒（→66P）を示します。時に、下半身が冷え、上半身がのぼせる「冷えのぼせ」症状を伴います。女性の更年期だけでなく、老化に伴い男女ともに30代から中高年者に多く、冷え症の中では最も多いタイプです。

原因は、下肢に熱をうまく運べないことです。インナーマッスル、特に仙骨と股関節をつなぐ梨状筋《りじょうきん》などの筋肉が硬直し、腰仙部から足へ伸びる坐骨神経（交感神経を含む）を圧迫して、下肢の動脈血流が低下することが一因です。この圧迫がさらに強まると、坐骨神経痛（梨状筋症候群）を引き起こす場合もあります。

また別の原因として、こりなどによりふくらはぎの腓腹筋《ひふくきん》がこわばり、下肢静脈の流れがうっ滞するために冷える場合もあります。冷えのぼせは下肢の血流が減ると同時に、上半身の血流が増えて上半身に熱がこもるため、顔や頭が熱くなったり汗をかいたりします。下肢の冷えだけでなく痛みを伴う場合は、閉塞性《へいそくせい》動脈硬化症《どうみゃくこうかしょう》など動脈硬化から起こる下肢の血流障害や、坐骨神経痛、腰《よう》部《ぶ》脊柱管狭窄症《せきちゅうかんきょうさくしょう》などの可能性もあるので、必ず検査を受けてください。

対処法としては、お尻に圧痛がある場合は、梨状筋のストレッチやボール指圧を、足先の冷えが強い場合は足指のストレッチをすると、症状がすぐに緩和します。漢方治療や鍼灸《しんきゅう》・指圧治療が有効です。

対応する漢方薬

●八味地黄丸《はちみじおうがん》
老化に伴う中高年に有効。症状の程度や腎虚の証を参考に用いる。

●疎経活血湯《そけいかっけつとう》
下半身だけでなく上半身のこりが強い場合にも有効。

●牛車腎気丸《ごしゃじんきがん》・独活寄生湯《どっかつきせいとう》
下肢の冷えが強く、しびれもあるときに用いる。

●桂枝茯苓丸《けいしぶくりょうがん》・五積散《ごしゃくさん》・三物黄芩湯《さんもつおうごんとう》
冷えとのぼせがあるときに有効。

●加味逍遙散《かみしょうようさん》・桃核承気湯《とうかくじょうきとう》
便秘傾向がある場合に有効。

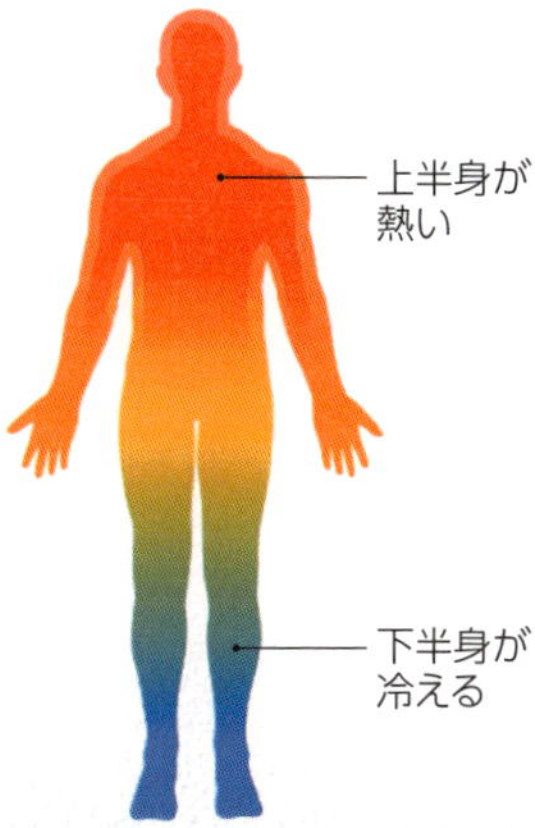
上半身が熱い
下半身が冷える

下半身型冷え症

●下半身の冷え（と上半身ののぼせ）
●男女ともに30代～中高年に多い
原因 梨状筋などインナーマッスルが硬くなって坐骨神経を圧迫。下肢の血流が減ることで冷える。

ツボ治療

お尻に痛みがある場合に

●臀中《でんちゅう》・環跳《かんちょう》・胞肓《ほうこう》
臀中《でんちゅう》はお尻の筋肉の、真ん中あたりにある圧痛点。環《かん》跳《ちょう》はお尻の少し外側で、大《だい》転子《てんし》から指４本分内側。胞《ほう》肓《こう》は次髎《じりょう》（→217P）と同じ高さ、仙骨の中心線から左右に指4本分。

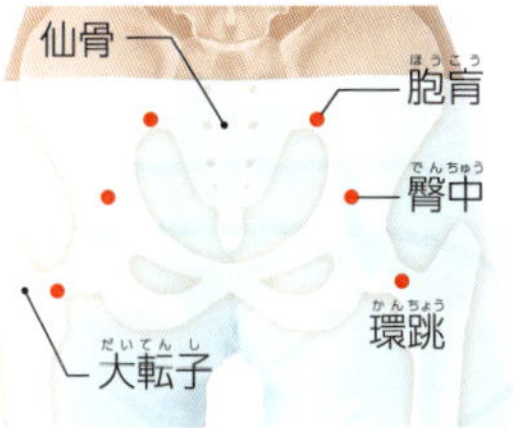
仙骨
胞肓《ほうこう》
臀中《でんちゅう》
環跳《かんちょう》
大転子《だいてんし》

ふくらはぎ上部にむくみがある場合に

●築賓《ちくひん》
ふくらはぎの内側で、くるぶしから膝が曲がる場所の長さのうち、下から1/3のところ。

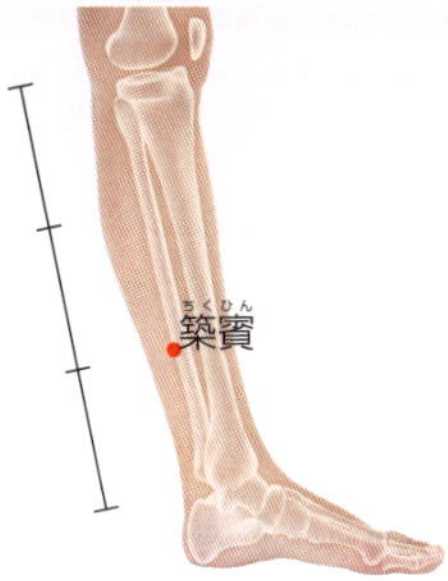
築賓《ちくひん》

足先の血行を促進

●湧泉《ゆうせん》
足の裏。人差し指と中指の間からかかとに下ろした線の上で、上から約1/3の位置のくぼみ。

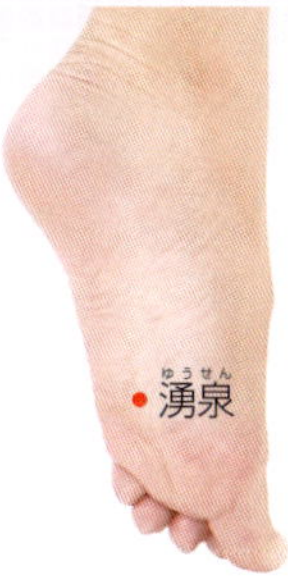
湧泉《ゆうせん》

CASE 11

冷え 2

手足の冷え

温めるだけでなく、食事を見直し、運動を心がけ、足の指のストレッチをしてみましょう。

若い女性に多い四肢末端型冷え症

四肢末端型冷え症は、漢方的には手足厥寒《しゅそくけつかん》（↓62P）を示します。10～20代の、比較的若い女性に多い冷えのタイプです。ただし、やせ形で食事の摂取量が少ない中年女性にもみられることがあります。

原因は、熱を十分につくれず、かつ熱をうまく運べないことです。熱がつくれない原因には、食事での摂取カロリーの不足、基礎代謝の低下、運動不足などが挙げられます。

この冷えが起こるのは、熱のエネルギー量が少ないために生ずる体温低下を回避するため、脳が自己防衛的に過剰に働き、末梢《まっしょう》の血管を収縮させてしまうからです。その結果、血流が減り、冷えるのです。

その他、緊張症で手のひらや足底に精神性発汗が絶えず、この汗が冷えて手足が冷える場合もあります。

食事と運動で熱をつくり、血流を改善する

足指の交感神経が過度に緊張し、血管が収縮しているため、カイロ、湯たんぽ、重ね履き靴下などを用いて外からいくら温めても、抜本的な改善は望めません。

冷えをなくすためには、食事の量を増やして、もっと熱をつくることが必要です。また、食事内容も炭水化物だけでは熱はつくりにくいため、蛋白質の摂取を増やし、ウォーキングなどの軽い運動を毎日するように心がけます。

そうすることで、筋肉で熱がつくられ、同時に血流も改善します。また、八風《はちふう》、湧泉《ゆうせん》、築賓《ちくひん》への鍼灸《しんきゅう》・指圧、ならびに足指のストレッチも有効です。

漢方薬においても、当帰四逆加呉《とうきしぎゃくかご》茱萸生姜湯《しゅゆしょうきょうとう》など、四肢末端の血流改善に有効な薬があります。

対応する漢方薬

当帰四逆湯《とうきしぎゃくとう》・当帰四逆加呉茱萸生姜湯《とうきしぎゃくかごしゅゆしょうきょうとう》
四肢末端型冷え症で最も一般的に用いられる。温めるのではなく、四肢末端の血流を増やして冷えを改善する効果がある。

当帰芍薬散《とうきしゃくやくさん》
むくみなどを伴う冷えに有効。

四逆散《しぎゃくさん》・茯苓補心湯《ぶくりょうほしんとう》・玉屏風散《ぎょくへいふうさん》
緊張症で精神性発汗により手足の末端が冷える場合に有効。血流の低下が原因ではないため、緊張をゆるめて汗を止める目的で用いる。

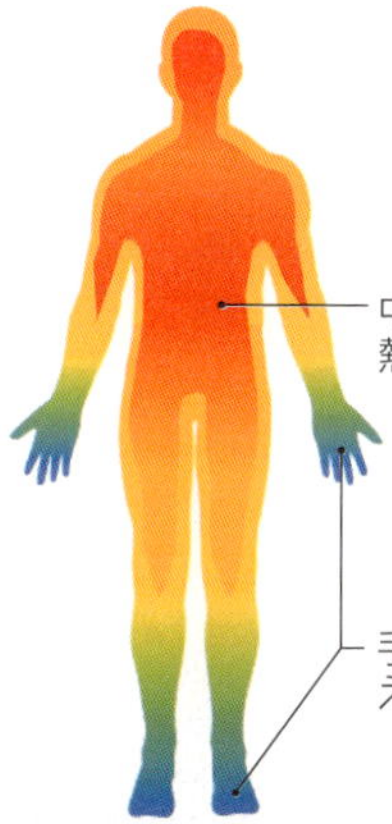

四肢末端型冷え症

- 手足の末端が冷える
- 10～20代女性に多い

原因 カロリー不足や運動不足などで熱を十分につくれず、運べない結果、末梢の血流が減り、冷える。

ツボ治療

足先の冷えを改善

●八風《はちふう》
足の甲の側、指と指の間のくぼみ。両足で8カ所ある。

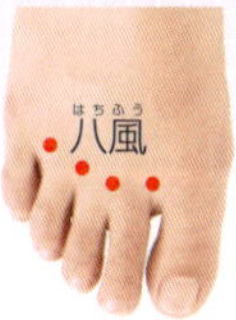

足から全身の血行を促進

●湧泉《ゆうせん》
足の裏。人差し指と中指の間からかかとに下ろした線の上で、足先から約1/3の位置のくぼみ。

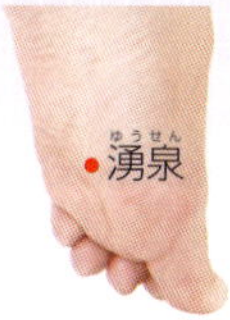

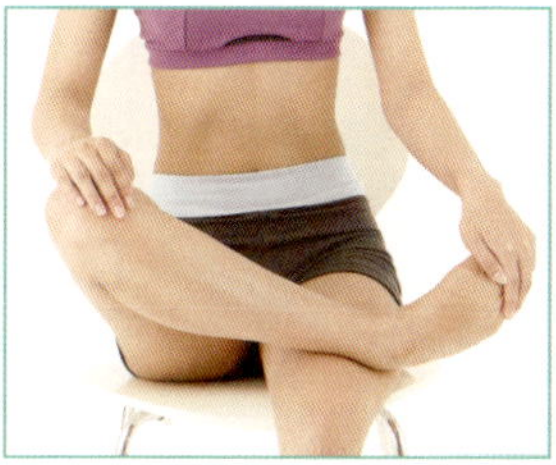

オススメ!
冷え改善！ 足指ストレッチ

1. 足の指先を５秒間曲げて、キープする
2. 曲げた指をパッと伸ばす。これを５回、繰り返す

詳しくは、本書258Pを参照。

CASE 12

冷え 3

内臓の冷え

熱が逃げていってしまう症状なので、身体を温めつつ、汗をかきすぎないよう衣服の調整に気をつけましょう。

中高年の女性に多い内臓型冷え症

内臓型冷え性は、漢方的には表熱裏寒（↓66P）を示します。30代ぐらいから中高年の女性に多い傾向がありますが、男性にもみられます。生まれつき副交感神経の働きが強く、交感神経の働きが弱い人や、アレルギー体質の人に多い傾向があります。

また、体質以外の原因では、腹部手術による癒着《ゆちゃく》や血流障害が原因となっている場合があります。

内臓のうち、特に消化管は冷えやすいので、腸にガスがたまり膨満感が出やすいのも特徴です。また、二の腕（上腕）やもも（大腿部）が冷えることもあります。

主な原因は、熱が逃げやすいこと。交感神経の働きが弱いため、寒い環境でも末梢《まっしょう》の血管が収縮せず、体内から外へ熱がどんどん逃げてしまうことです。結果的に身体の表面は温かいのに、身体の中心部は冷え、内臓の温度が低下してしまうのです。

保温しながら熱をこもらせない工夫を

対処法としては、熱が逃げすぎないよう保温が重要です。ただし、このタイプは汗をかきやすいので、汗が冷えるとさらに熱が奪われやすくなります。衣類においても厚着をしすぎず、温かさを維持しながら、熱や汗をこもらせない通気性のよい服を着るよう工夫が必要です。また、食べすぎると汗が大量に出るので注意が必要です。運動して軽く汗をかき、自律神経の調節をリセットするとよいでしょう。

ただしこのような内臓型冷え症では、漢方薬治療が必要なことも多く、また、内臓を温めるのに鍼灸《しんきゅう》治療も活用するとよいでしょう。

対応する漢方薬

●四逆湯《しぎゃくとう》・通脈《つうみゃく》四逆湯《しぎゃくとう》・当帰《とうき》四逆湯《しぎゃくとう》

冷えた状態の内臓を温めるため、附子《ぶし》や乾姜《かんきょう》の入った処方を用いる。

●温経湯《うんけいとう》

女性であれば、手足や顔などのほてりを軽減し、子宮や膀胱《ぼうこう》、そして腸管の血流を増やして温める。

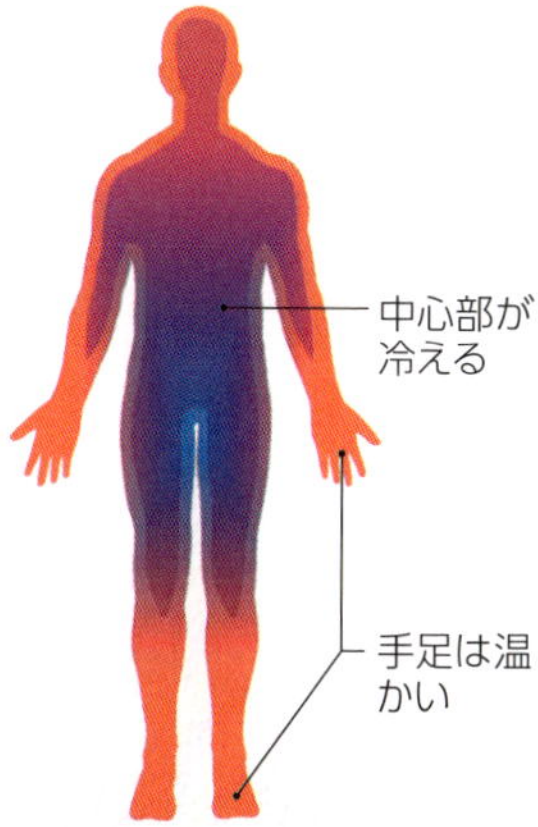

内臓型冷え症

- 表面は温かく、汗かきだが腹が冷える
- 30代～中高年女性に多い

原因　交感神経の働きが弱いため、末梢の血管が収縮せずに体内から外へ熱が逃げてしまう。

ツボ治療

下腹部の内臓の血流を改善

●三陰交《さんいんこう》

内くるぶしの上。膝方向に指３～４本分のところ。

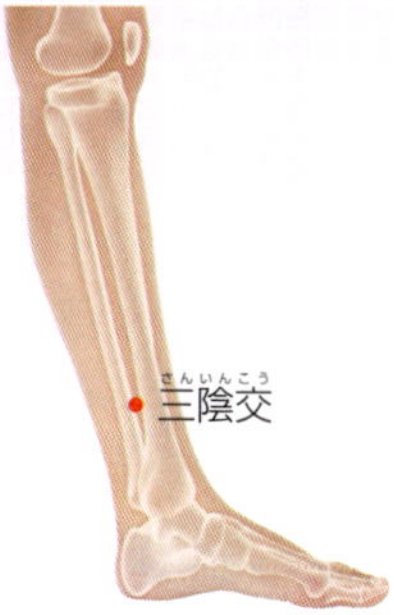

骨盤内部の血流を増やす

●次髎《じりょう》

背中側、仙骨の中心線から左右に指２本分。仙骨をたどって、上から２番目のくぼみの中。

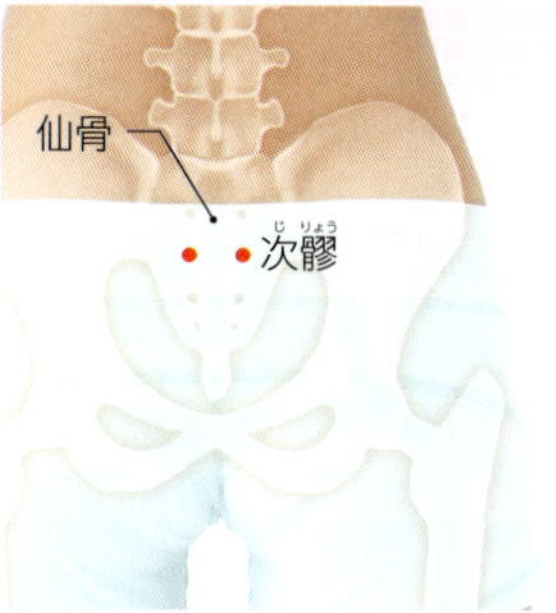

下腹部を内側から温める

●下髎《げりょう》

背中側、仙骨の中心線から左右に指２本分。仙骨部のいちばん下、上から４番目のくぼみの中。

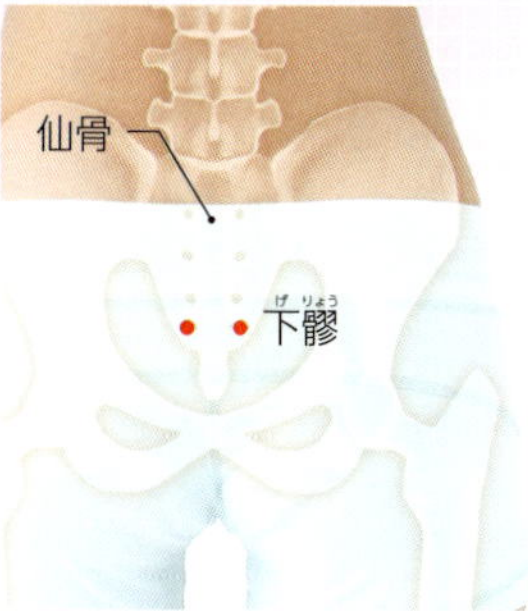

CASE 13

冷え4

全身と局所の冷え

全身が均等に冷える全身型冷え症にも、身体の一部だけ強い冷えを感じる局所型にも、漢方薬やツボ治療が効果的です。

自覚症状がなくても怖い全身型冷え症

全身型冷え症は、漢方的には表裏《ひょうり》倶寒《ぐかん》を示します。頻度は少ないですが、若年者や高齢者に比較的多くみられます。冷えを自覚しない場合は冷え症ではありませんが、自覚症状がなくても身体機能に支障をきたすので、特に「隠れ冷え」症と呼んで注意を喚起しています。

全身型の主な原因は、身体の中で熱がつくれないことです。基礎代謝の低下や、体温のセットポイント（基準）が低下しているために、全身が冷えている状態です。ストレスや不摂生な生活、甲状腺機能低下などが要因になっていることもあります。

対処としては、身体の中も外も冷えているため、まずは熱が逃げないよう保温が大切です。同時に熱を生み出すために、食事摂取を増やし、十分な睡眠をとり、ストレスを減らし、代謝を上げるための運動などが大事です。しかし対処法のみで解決しない場合は、漢方薬治療が必要です。

身体の一部に強く冷えを感じる局所型冷え症

全身型とは反対に、足のかかと、背中や腕の一部など身体のある範囲だけ強く冷えを感じる場合を、局所型冷え症といいます。

原因としては、局所の神経障害や、血管圧迫や狭窄《きょうさく》などによる血行障害が考えられます。局所の筋肉がこって、循環が悪くなるために起こることもあります。

対処としては、原因となっている異常を診断してもらうことが大切です。治療は原因によって異なりますが、漢方薬治療や鍼灸《しんきゅう》治療も効果的です。

対応する漢方薬

●四逆湯《しぎゃくとう》・当帰四逆湯《とうきしぎゃくとう》

全身型冷え性に対し、代謝を上げ、体温を上げる作用のある附子《ぶし》や乾姜《かんきょう》の入っている漢方薬を証に合わせて用いる。

●通脈四逆湯《つうみゃくしぎゃくとう》

全身型冷え症で冷えが強く、顔がほてる場合に効果的。

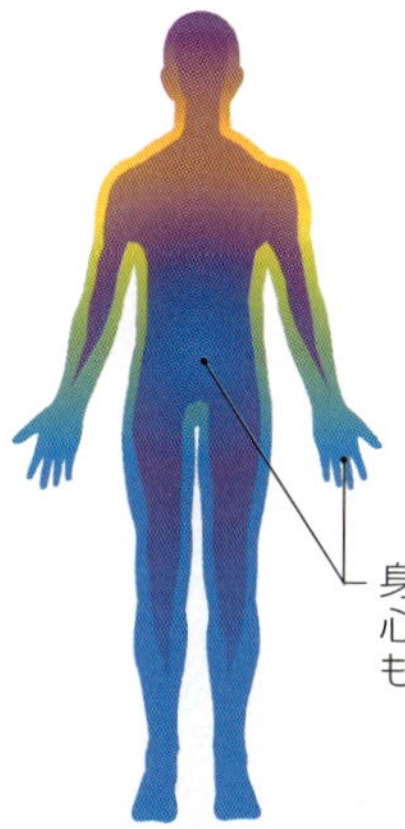

全身型冷え症

●冷えの自覚がないことも
●若年層や高齢者に多い

原因　ストレスや不摂生な生活で基礎代謝が低下し、身体の中で熱がつくれない。甲状腺機能低下にも注意。

ツボ治療

ツボ押しだけでなく 灸《きゅう》も有効

●膏肓《こうこう》

肩甲骨の内側の縁に位置する。肩甲骨の上から約1/2。

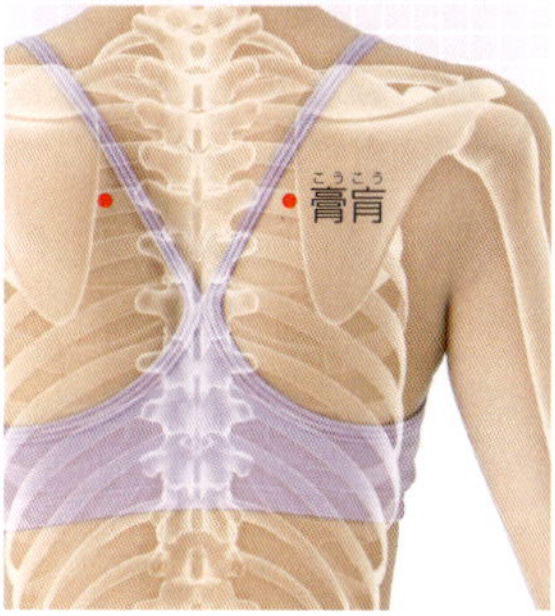

全身の 冷え、だるさに

●足三里《あしさんり》

足の外側。膝のお皿の下から、指4～5本分下がったところ。

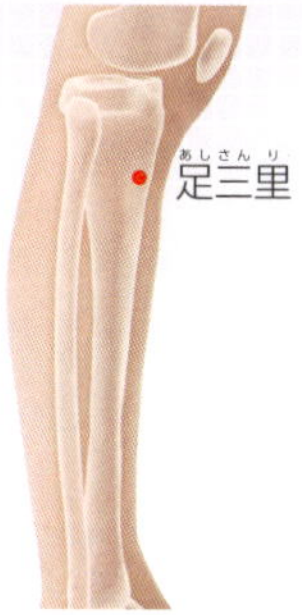

足から全身の 血流を促す

●湧泉《ゆうせん》

足の裏。人差し指と中指の間からかかとに下ろした線の上で、足先から約1/3の位置のくぼみ。

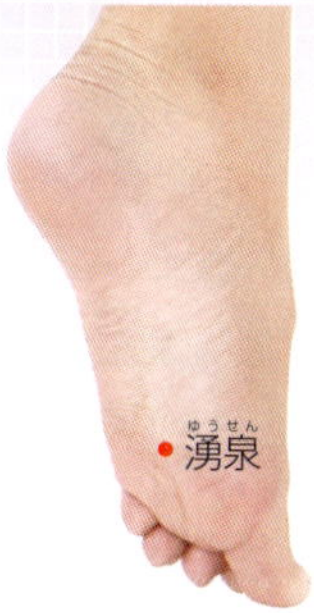

医療用漢方製剤一覧

日本で使われている漢方薬のうち、保険が適用されているのは「医療用漢方製剤」と呼ばれる148種類のみです。その中でよく使われている53種類の処方について、構成している生薬《しょうやく》と有効とされている症状を紹介します。ただし現在、これらの効能のうち保険が適用できる症状は限られているので注意が必要です。その他の処方については、有効な症状のみを載せています。

	漢方薬	構成生薬	効能・適応症
あ	安中散《あんちゅうさん》	桂皮《けいひ》、延胡索《えんごさく》、牡蠣《ぼれい》、茴香《ういきょう》、縮砂《しゅくしゃ》、良姜《りょうきょう》、甘草《かんぞう》	胃痛、腹痛、胸やけ、げっぷ、胃もたれ、食欲不振、吐き気、おう吐、神経性胃炎、慢性胃炎、胃腸虚弱など
	温経湯《うんけいとう》	半夏《はんげ》、麦門冬《ばくもんどう》、当帰《とうき》、川芎《せんきゅう》、芍薬《しゃくやく》、人参《にんじん》、桂皮《けいひ》、阿膠《あきょう》、牡《ぼ》丹皮《たんぴ》、甘草《かんぞう》、呉茱萸《ごしゅゆ》、生姜《しょうきょう》	月経不順、月経困難、おりもの、更年期障害、不眠、神経症、湿疹・皮膚炎、足腰の冷え、しもやけ、手荒れ　など
	温清飲《うんせいいん》	当帰《とうき》、地黄《じおう》、芍薬《しゃくやく》、川芎《せんきゅう》、黄《おう》芩《ごん》、山梔子《さんしし》、黄連《おうれん》、黄柏《おうばく》	月経不順、月経困難、血の道症、更年期障害、神経症、湿疹、皮膚炎(アトピー性皮膚炎)　など
	越婢加朮湯《えっぴかじゅつとう》	石膏《せっこう》、麻黄《まおう》、蒼朮《そうじゅつ》、大棗《たいそう》、甘《かん》草《ぞう》、生姜《しょうきょう》	むくみ、腎炎、関節の腫れや痛み（関節リウマチ）、湿疹・皮膚炎、夜尿症、目のかゆみ・痛みなど
	黄耆建中湯《おうぎけんちゅうとう》	芍薬《しゃくやく》、黄耆《おうぎ》、桂皮《けいひ》、大棗《たいそう》、甘《かん》草《ぞう》、生姜《しょうきょう》	虚弱体質、病後の衰弱、寝汗、湿疹・皮膚炎（アトピー性皮膚炎）、腹痛、冷え症　など
	黄連解毒湯《おうれんげどくとう》	黄芩《おうごん》、黄連《おうれん》、山梔子《さんしし》、黄柏《おうばく》	鼻出血、不眠症、神経症、胃炎、二日酔い、血の道症、めまい、動悸《どうき》、更年期障害、湿疹・皮膚炎（アトピー性皮膚炎）、皮膚のかゆみ、口内炎など
か	葛根湯《かっこんとう》	葛根《かっこん》、大棗《たいそう》、麻黄《まおう》、桂枝《けいし》、芍《しゃく》薬《やく》、甘草《かんぞう》、生姜《しょうきょう》	感冒の初期（汗をかいていないもの）、鼻風邪、鼻炎、頭痛、肩こり、筋肉痛、上半身の神経痛、手や肩の痛み、中耳炎、結膜炎、乳腺炎　など
	加味逍遙散《かみしょうようさん》	当帰《とうき》、芍薬《しゃくやく》、白朮《びゃくじゅつ》(蒼朮《そうじゅつ》)、茯《ぶく》苓《りょう》、柴胡《さいこ》、牡丹皮《ぼたんぴ》、山梔子《さんしし》、甘草《かんぞう》、薄荷《はっか》、生姜《しょうきょう》	のぼせ、肩こり、疲れやすく精神不安いら立ちなどの精神神経症状、冷え症、虚弱体質、月経不順、月経困難、更年期障害、痙攣《けいれん》性便秘、慢性肝炎、湿疹、不眠症　など

漢方薬	構成生薬	効能・適応症
桂枝《けいし》加《か》芍薬《しゃくやく》湯《とう》	芍薬《しゃくやく》、桂皮《けいひ》、大棗《たいそう》、甘草《かんぞう》、生姜《しょうきょう》	腹痛、しぶり腹、下痢、便秘、過敏性腸症候群　など
桂枝《けいし》加《か》朮《じゅつ》附《ぶ》湯《とう》	桂皮《けいひ》、芍薬《しゃくやく》、大棗《たいそう》、蒼朮《そうじゅつ》、甘草《かんぞう》、附子《ぶし》、生姜《しょうきょう》	関節痛(慢性関節リウマチ)、神経痛、手足の冷えとこわばり、腰痛症、筋肉痛　など
桂枝《けいし》加《か》苓朮《りょうじゅつ》附《ぶ》湯《とう》	桂皮《けいひ》、芍薬《しゃくやく》、大棗《たいそう》、蒼朮《そうじゅつ》、茯苓《ぶくりょう》、甘草《かんぞう》、附子《ぶし》、生姜《しょうきょう》	関節痛、神経痛、筋肉のぴくつき、手足の冷えとこわばり、腰痛症　など
桂枝湯《けいしとう》	桂皮《けいひ》、芍薬《しゃくやく》、大棗《たいそう》、甘草《かんぞう》、生姜《しょうきょう》	体力虚弱、風邪の初期（汗が出るもの）、悪寒、悪風《おふう》、頭痛、身体痛　など
桂枝茯苓丸《けいしぶくりょうがん》	桂皮《けいひ》、茯苓《ぶくりょう》、牡丹皮《ぼたんぴ》、桃仁《とうにん》、芍薬《しゃくやく》	月経不順、月経異常、月経痛、更年期障害、肩こり、冷えのぼせ、めまい、頭重《ずじゅう》、打撲症、しもやけ、しみ、湿疹・皮膚炎、にきび、慢性肝炎、痔核《じかく》、不妊症　など
香蘇散《こうそさん》	香附子《こうぶし》、陳皮《ちんぴ》、蘇葉《そよう》、甘草《かんぞう》、生姜《しょうきょう》	かぜ・感冒の初期（体力と胃腸の弱いもの）、神経過敏、心気症、食物アレルギー、慢性じんましん　など
五積散《ごしゃくさん》	蒼朮《そうじゅつ》、陳皮《ちんぴ》、茯苓《ぶくりょう》、半夏《はんげ》、当帰《とうき》、厚朴《こうぼく》、芍薬《しゃくやく》、川芎《せんきゅう》、白芷《びゃくし》、枳殻《きこく》、桔梗《ききょう》、乾姜《かんきょう》、桂皮《けいひ》、麻黄《まおう》、大棗《たいそう》、甘草《かんぞう》、生姜《しょうきょう》	胃腸炎、腰痛、神経痛、関節痛、筋肉痛、月経痛、頭痛、感冒、更年期障害、冷えのぼせ（クーラー病）　など
呉茱萸湯《ごしゅゆとう》	大棗《たいそう》、生姜《しょうきょう》、呉茱萸《ごしゅゆ》、人参《にんじん》	片頭痛、頭痛・月経痛に伴う吐き気・おう吐、しゃっくり　など
五苓散《ごれいさん》	沢瀉《たくしゃ》、猪苓《ちょれい》、茯苓《ぶくりょう》、蒼朮《そうじゅつ》、桂皮《けいひ》	水様性下痢、胃腸型感冒、暑気あたり、頭痛、むくみ、めまい、吐き気、おう吐、二日酔い、腎炎・ネフローゼ　など
さ **柴胡《さいこ》加《か》竜骨《りゅうこつ》牡蠣《ぼれい》湯《とう》**	柴胡《さいこ》、半夏《はんげ》、茯苓《ぶくりょう》、桂皮《けいひ》、大棗《たいそう》、人参《にんじん》、竜骨《りゅうこつ》、牡蠣《ぼれい》、生姜《しょうきょう》、(大黄《だいおう》)、黄芩《おうごん》	動悸、精神不安、不眠、高血圧に伴う症状、便秘、神経症、躁病、小児夜泣き
柴胡桂枝乾姜湯《さいこけいしかんきょうとう》	柴胡《さいこ》、栝楼根《かろこん》、桂皮《けいひ》、黄芩《おうごん》、牡蠣《ぼれい》、甘草《かんぞう》、乾姜《かんきょう》	神経症、更年期障害、不眠症、風邪の後期の症状、動悸、息切れ、気管支炎、自律神経失調症、頭部の発汗　など

漢方薬	構成生薬	効能・適応症
柴胡桂枝湯《さいこけいしとう》	柴胡《さいこ》、半夏《はんげ》、桂皮《けいひ》、黄芩《おうごん》、大《たい》棗《そう》、人参《にんじん》、芍薬《しゃくやく》、甘草《かんぞう》、生姜《しょうきょう》	風邪の中期から慢性期の症状（微熱・寒気・頭痛・吐き気）、腹痛、胃腸炎、慢性膵炎《まんせいすいえん》、頭痛、関節痛　など
柴朴湯《さいぼくとう》	柴胡《さいこ》、半夏《はんげ》、茯苓《ぶくりょう》、生姜《しょうきょう》、黄《おう》芩《ごん》、厚朴《こうぼく》、大棗《たいそう》、人参《にんじん》、甘草《かんぞう》、蘇葉《そよう》	気管支喘息《ぜんそく》、気管支炎、せき、不安神経症（咽喉部《いんこうぶ》異物感）、アレルギー体質　など
柴苓湯《さいれいとう》	柴胡《さいこ》、沢瀉《たくしゃ》、猪苓《ちょれい》、半夏《はんげ》、茯《ぶく》苓《りょう》、蒼朮《そうじゅつ》、黄芩《おうごん》、大棗《だいそう》、人参《にんじん》、桂皮《けいひ》、甘草《かんぞう》、生姜《しょうきょう》	急性胃腸炎、水様性下痢、暑気あたり、慢性腎炎・ネフローゼ、むくみ　など
四逆散《しぎゃくさん》	柴胡《さいこ》、芍薬《しゃくやく》、枳実《きじつ》、甘草《かんぞう》	胃腸炎、心窩部《しんかぶ》痛、胃十二指腸潰《いじゅうにしちょうかい》瘍《よう》、胆石症、神経症（不安・不眠）、うつ病　など
四物湯《しもつとう》	当帰《とうき》、芍薬《しゃくやく》、川芎《せんきゅう》、地黄《じおう》	月経不順、月経異常、更年期障害、不妊症、冷え症、しもやけ、しみ、貧血、産後の疲労　など
芍薬甘草湯《しゃくやくかんぞうとう》	芍薬《しゃくやく》、甘草《かんぞう》	こむら返り、筋肉の痙攣《けいれん》、腹痛、腰痛、尿路結石、坐骨神経痛　など
十全大補湯《じゅうぜんたいほとう》	地黄《じおう》、当帰《とうき》、白朮《びゃくじゅつ》、茯苓《ぶくりょう》、人《にん》参《じん》、黄耆《おうぎ》、芍薬《しゃくやく》、川芎《せんきゅう》、桂皮《けいひ》、甘草《かんぞう》	病後・術後の体力低下、疲労倦怠感《ひろうけんたいかん》、食欲不振、寝汗、貧血、アトピー性皮膚炎　など
小建中湯《しょうけんちゅうとう》	芍薬《しゃくやく》、桂皮《けいひ》、大棗《たいそう》、甘草《かんぞう》、膠《こう》飴《い》、生姜《しょうきょう》	小児虚弱体質、疲労倦怠感、慢性胃腸炎、腹痛、神経質、小児夜尿症、夜泣き　など
小柴胡湯《しょうさいことう》	柴胡《さいこ》、半夏《はんげ》、黄芩《おうごん》、大棗《たいそう》、人《にん》参《じん》、甘草《かんぞう》、生姜《しょうきょう》	食欲不振、吐き気、胃炎、胃痛、胃腸虚弱、肝炎、腎炎、疲労感、風邪の中期の諸症状、気管支炎、虚弱児の体質改善　など
小青竜湯《しょうせいりゅうとう》	半夏《はんげ》、麻黄《まおう》、芍薬《しゃくやく》、桂皮《けいひ》、細《さい》辛《しん》、五味子《ごみし》、甘草《かんぞう》、乾姜《かんきょう》	気管支炎、気管支喘息《ぜんそく》、鼻炎、アレルギー性鼻炎、むくみ、感冒、花粉症　など
真武湯《しんぶとう》	茯苓《ぶくりょう》、芍薬《しゃくやく》、蒼朮《そうじゅつ》、生姜《しょうきょう》、附《ぶ》子《し》	下痢、急・慢性胃腸炎、胃腸虚弱、疲労倦怠感、めまい、動悸《どうき》、むくみ、湿疹・皮膚炎、皮膚のかゆみ、四肢冷感　など
清心蓮子飲《せいしんれんしいん》	蓮肉《れんにく》、麦門冬《ばくもんどう》、茯苓《ぶくりょう》、人参《にんじん》、車前子《しゃぜんし》、黄芩《おうごん》、黄耆《おうぎ》、地骨皮《じこつぴ》、甘草《かんぞう》	残尿感、頻尿、排尿痛、無菌性膀胱《むきんせいぼうこう》炎《えん》、排尿困難、おりもの、糖尿病　など

	漢方薬	構成生薬	効能・適応症
た	大黄牡丹皮湯《だいおうぼたんぴとう》	冬瓜子《とうがし》、牡丹皮《ぼたんぴ》、桃仁《とうにん》、大黄《だいおう》、芒硝《ぼうしょう》	月経不順、月経困難、月経痛、子宮・付属器炎、骨盤腹膜炎、虫垂炎《ちゅうすいえん》、痔《じ》疾《しつ》、便秘　など
	大建中湯《だいけんちゅうとう》	乾姜《かんきょう》、人参《にんじん》、山椒《さんしょう》、膠飴《こうい》	冷えによる下腹部痛、腸閉塞《ちょうへいそく》、腹部膨満症、術後イレウス、尿管結石症　など
	大柴胡湯《だいさいことう》	柴胡《さいこ》、半夏《はんげ》、黄芩《おうごん》、芍薬《しゃくやく》、大《たい》棗《そう》、枳実《きじつ》、生姜《しょうきょう》、大黄《だいおう》	胃炎、常習便秘、高血圧や肥満に伴う肩こり・頭痛、神経症、肝炎、胆石症、肥満症　など
	釣藤散《ちょうとうさん》	石膏《せっこう》、釣藤鈎《ちょうとうこう》、陳皮《ちんぴ》、半夏《はんげ》、麦門冬《ばくもんどう》、茯苓《ぶくりょう》、人参《にんじん》、防風《ぼうふう》、菊花《きっか》、甘草《かんぞう》、生姜《しょうきょう》	慢性頭痛、神経症、高血圧の傾向のあるもの、動脈硬化症　など
	猪苓湯《ちょれいとう》	猪苓《ちょれい》、茯苓《ぶくりょう》、滑石《かっせき》、沢瀉《たくしゃ》、阿《あ》膠《きょう》	排尿困難、排尿痛、残尿感、頻尿、尿道炎、膀胱炎、過敏性膀胱炎、むくみ　など
	桃核承気湯《とうかくじょうきとう》	桃仁《とうにん》、桂皮《けいひ》、甘草《かんぞう》、大黄《だいおう》、芒《ぼう》硝《しょう》	月経不順、月経困難症、月経時や産後の精神不安、腰痛、便秘、高血圧に伴う症状(頭痛・めまい・肩こり)、泌尿生殖器の炎症、痔疾《じしつ》、打撲症　など
	当帰四逆加呉茱萸《とうきしぎゃくかごしゅゆ》生姜湯《しょうきょうとう》	大棗《たいそう》、当帰《とうき》、桂皮《けいひ》、芍薬《しゃくやく》、木《もく》通《つう》、細辛《さいしん》、甘草《かんぞう》、呉茱萸《ごしゅゆ》、生《しょう》姜《きょう》	四肢の冷え、しもやけ、レイノー症、頭痛、下腹部痛、腰痛、下痢、月経痛　など
	当帰芍薬散《とうきしゃくやくさん》	芍薬《しゃくやく》、茯苓《ぶくりょう》、白朮《びゃくじゅつ》(蒼朮《そうじゅつ》)、沢《たく》瀉《しゃ》、当帰《とうき》、川芎《せんきゅう》	月経不順、月経困難症、更年期障害、不妊症、習慣性流産、産前産後の障害、貧血、疲労倦怠感、めまい・立ちくらみ、頭重《ずじゅう》、肩こり、腰痛、足腰の冷え、しもやけ、むくみ、しみ、耳鳴り　など
な	人参湯《にんじんとう》	人参《にんじん》、白朮《びゃくじゅつ》、甘草《かんぞう》、乾姜《かんきょう》	胃腸虚弱、食欲不振、下痢、おう吐、胃痛、腹痛、急・慢性胃炎　など
は	八味地黄丸《はちみじおうがん》	地黄《じおう》、山茱萸《さんしゅゆ》、山薬《さんやく》、沢瀉《たくしゃ》、茯苓《ぶくりょう》、牡丹皮《ぼたんぴ》、桂皮《けいひ》、附子《ぶし》	下肢痛、腰痛、坐骨神経痛、しびれ、高齢者のかすみ目、かゆみ、排尿困難、残尿感、前立腺肥大、夜間尿、頻尿、むくみ、軽い尿漏れ、頭重、耳鳴り、腎疾患、糖尿病、陰萎《いんい》　など

漢方薬	構成生薬	効能・適応症
半夏厚朴湯《はんげこうぼくとう》	半夏《はんげ》、茯苓《ぶくりょう》、厚朴《こうぼく》、蘇葉《そよう》、生《しょう》姜《きょう》	不安神経症、神経性胃炎、つわり、せき、しわがれ声、喉のつかえ感　など
半夏瀉心湯《はんげしゃしんとう》	半夏《はんげ》、黄芩《おうごん》、人参《にんじん》、大棗《たいそう》、甘《かん》草《ぞう》、黄連《おうれん》、乾姜《かんきょう》	急・慢性胃腸炎、下痢・軟便、消化不良、胃下垂、神経性胃炎、二日酔い、げっぷ、胸やけ、口内炎、口角炎、神経症　など
白虎加人参湯《びゃっこかにんじんとう》	石膏《せっこう》、粳米《こうべい》、知母《ちも》、人参《にんじん》、甘《かん》草《ぞう》	喉の渇き、ほてり、湿疹・皮膚炎(アトピー性皮膚炎)、糖尿病　など
防風通聖散《ぼうふうつうしょうさん》	滑石《かっせき》、石膏《せっこう》、白朮《びゃくじゅつ》、桔梗《ききょう》、甘《かん》草《ぞう》、黄芩《おうごん》、当帰《とうき》、芍薬《しゃくやく》、川芎《せんきゅう》、山梔子《さんしし》、連翹《れんぎょう》、薄荷《はっか》、荊芥《けいがい》、防風《ぼうふう》、麻黄《まおう》、生姜《しょうきょう》、大黄《だいおう》、芒《ぼう》硝《しょう》	高血圧、肥満症、動悸《どうき》・肩こり、のぼせ、むくみ、便秘、蓄膿症《ちくのうしょう》（副鼻《ふくび》腔炎《くうえん》）、湿疹、皮膚炎、にきび　など
補中益気湯《ほちゅうえっきとう》	人参《にんじん》、白朮《びゃくじゅつ》(蒼朮《そうじゅつ》)、黄耆《おうぎ》、当《とう》帰《き》、陳皮《ちんぴ》、大棗《たいそう》、柴胡《さいこ》、甘草《かんぞう》、升麻《しょうま》、生姜《しょうきょう》	虚弱体質、疲労倦怠感《ひろうけんたいかん》、病後・術後の衰弱、慢性消耗状態、食欲不振、寝汗、感冒、男性不妊　など
ま 麻黄湯《まおうとう》	麻黄《まおう》、杏仁《きょうにん》、桂皮《けいひ》、甘草《かんぞう》	インフルエンザ・風邪の初期（汗をかかないもの)、鼻づまり、気管支《きかんし》喘息発作《ぜんそくほっさ》　など
麻黄附子細辛湯《まおうぶしさいしんとう》	麻黄《まおう》、細辛《さいしん》、附子《ぶし》	悪寒・咽痛《いんつう》・関節痛などを伴う風邪、アレルギー性鼻炎、気管支喘息、神経痛、原因を特定できない慢性疼痛《とうつう》など
麻杏甘石湯《まきょうかんせきとう》	石膏《せっこう》、麻黄《まおう》、杏仁《きょうにん》、甘草《かんぞう》	せき、小児喘息《しょうにぜんそく》、気管支喘息、気管支炎、感冒、百日咳《ひゃくにちぜき》、痔《じ》の痛み、睾《こう》丸炎《がんえん》　など
や 抑肝散《よくかんさん》	蒼朮《そうじゅつ》、茯苓《ぶくりょう》、当帰《とうき》、川芎《せんきゅう》、釣《ちょう》藤鈎《とうこう》、柴胡《さいこ》、甘草《かんぞう》	神経症、不眠症、小児の夜泣き、小児のひきつけ(神経過敏)、歯ぎしり、認知症周辺症状　など
抑肝散加陳皮半夏《よくかんさんかちんぴはんげ》	蒼朮《そうじゅつ》、茯苓《ぶくりょう》、当帰《とうき》、川芎《せんきゅう》、釣《ちょう》藤鈎《とうこう》、陳皮《ちんぴ》、半夏《はんげ》、柴胡《さいこ》、甘《かん》草《ぞう》	神経症、不眠症、小児の夜泣き、小児のひきつけ（神経過敏)、更年期障害、歯ぎしり　など
ら 六君子湯《りっくんしとう》	人参《にんじん》、白朮《びゃくじゅつ》、茯苓《ぶくりょう》、半夏《はんげ》、陳《ちん》皮《ぴ》、大棗《たいそう》、甘草《かんぞう》、生姜《しょうきょう》	胃炎、胃もたれ、胃下垂、消化不良、食欲不振、胃痛、おう吐　など
苓桂朮甘湯《りょうけいじゅつかんとう》	茯苓《ぶくりょう》、桂皮《けいひ》、白朮《びゃくじゅつ》、甘草《かんぞう》	立ちくらみ、めまい、頭痛、耳鳴り、動悸、息切れ、不安神経症、神経過敏　など

その他の処方

漢方薬	効能・適応症
九味檳榔湯《くみびんろうとう》	下肢の倦怠感、息切れ、関節の腫れ、腓腹筋痛《ひふくきんつう》
荊芥連翹湯《けいがいれんぎょうとう》	蓄膿症（副鼻腔炎）、慢性鼻炎、慢性扁桃炎、にきび
桂枝加黄耆湯《けいしかおうぎとう》	寝汗、あせも、湿疹、皮膚炎
桂枝加葛根湯《けいしかかっこんとう》	身体虚弱な者の肩こり、緊張型頭痛、風邪の初期
桂枝加厚朴杏仁湯《けいしかこうぼくきょうにんとう》	身体虚弱な者のせき、気管支炎、気管支喘息
桂枝加芍薬大黄湯《けいしかしゃくやくだいおうとう》	しぶり腹、便秘、急性腸炎、過敏性腸症候群
桂枝加竜骨牡蠣湯《けいしかりゅうこつぼれいとう》	夜尿症、小児の夜泣き、神経症、不眠症、眼精疲労、陰萎
桂枝人参湯《けいしにんじんとう》	体力虚弱な者の頭痛、動悸、胃腸虚弱、下痢
桂枝茯苓丸加薏苡仁《けいしぶくりょうがんかよくいにん》	にきび、しみ、月経不順、手足の荒れ
桂芍知母湯《けいしゃくちもとう》	神経痛、関節リウマチ、関節の腫れや痛み
啓脾湯《けいひとう》	胃腸虚弱、慢性胃腸炎、消化不良、下痢
桂麻各半湯《けいまかくはんとう》	感冒、せき、かゆみ、じんましん
五虎湯《ごことう》	せき、気管支喘息、気管支炎、感冒
牛車腎気丸《ごしゃじんきがん》	下肢の痛みとしびれ、腰痛、かゆみ、排尿困難
五淋散《ごりんさん》	頻尿、排尿痛、残尿感
柴陥湯《さいかんとう》	せき、胸痛、気管支炎、気管支喘息

漢方薬	効能・適応症
胃苓湯《いれいとう》	食あたり、暑気あたり、冷え腹、急性胃腸炎、腹痛
茵蔯蒿湯《いんちんこうとう》	じんましん、口内炎、湿疹・皮膚炎、胆嚢《たんのう》炎《えん》、黄疸《おうだん》
茵蔯五苓散《いんちんごれいさん》	じんましん、おう吐、二日酔いのむかつき、むくみ
黄芩湯《おうごんとう》	下痢、胃腸炎、消化不良、おう吐
黄連湯《おうれんとう》	胃痛、急性胃炎、急性胃腸炎、二日酔い、口内炎
乙字湯《おつじとう》	いぼ痔《じ》、切れ痔《じ》、痔《じ》核《かく》、軽度の脱肛、便秘
葛根加朮附湯《かっこんかじゅつぶとう》*	神経痛、関節リウマチ、五十肩、肩こり、感冒
葛根湯加川芎辛夷《かっこんとうかせんきゅうしんい》	鼻づまり、蓄膿症（副《ふく》鼻腔炎《びくうえん》）、慢性鼻炎
加味帰脾湯《かみきひとう》	不眠症、不安神経症、うつ病、貧血
甘草湯《かんぞうとう》	激しいせき、咽喉痛《いんこうつう》、口内炎
甘麦大棗湯《かんばくたいそうとう》	夜泣き、ひきつけ、不眠症、ヒステリー
桔梗湯《ききょうとう》	喉の痛み、扁桃炎《へんとうえん》、扁桃周囲炎
桔梗石膏《ききょうせっこう》*	喉の痛み、咳嗽《がいそう》、化膿《かのう》がある場合、他の処方に加える
帰脾湯《きひとう》	不眠症、不安神経症、貧血、紫斑病
芎帰膠艾湯《きゅうききょうがいとう》	子宮出血、肛門出血、過多月経、血尿、皮下出血
芎帰調血飲《きゅうきちょうけついん》	月経不順、産後の神経症・体力低下

漢方薬	効能・適応症
消風散《しょうふうさん》	湿疹、じんましん、アトピー性皮膚炎、あせも、水虫
升麻葛根湯《しょうまかっこんとう》	感冒の初期、湿疹、皮膚炎
四苓湯《しれいとう》	暑気あたり、急性胃腸炎、むくみ
辛夷清肺湯《しんいせいはいとう》	蓄膿症《ちくのうしょう》(副鼻腔炎《ふくびくうえん》)、慢性鼻炎、鼻づまり
参蘇飲《じんそいん》	体力虚弱な者の感冒、せき
神秘湯《しんぴとう》	小児喘息《しょうにぜんそく》、気管支喘息発作、気管支炎
清上防風湯《せいじょうぼうふうとう》	にきび、顔面・頭部の湿疹・皮膚炎、酒《しゅ》さ
清暑益気湯《せいしょえっきとう》	暑気あたり、夏やせ、食欲不振・下痢、全身《ぜんしん》倦怠《けんたい》
清肺湯《せいはいとう》	痰の多く出るせき、気管支炎
川芎茶調散《せんきゅうちゃちょうさん》	風邪、熱性または充血性頭痛、鼻炎
疎経活血湯《そけいかっけつとう》	関節痛、神経痛、腰痛、筋肉痛
大黄甘草湯《だいおうかんぞうとう》	便秘症、腹部膨満感
大柴胡湯去大黄《だいさいことうきょだいおう》	胃炎、肝炎、高血圧や肥満に伴う肩こり・頭痛、神経症
大承気湯《だいじょうきとう》*	便秘、腹満、腹痛、脳症、神経症
大防風湯《だいぼうふうとう》	関節リウマチ、慢性関節炎、下肢痛、半身不随
竹茹温胆湯《ちくじょうんたんとう》	風邪や感冒でせきや痰が長引き安眠できないもの

漢方薬	効能・適応症
柴胡清肝湯《さいこせいかんとう》	虚弱児の体質改善、慢《まん》性扁桃腺炎《せいへんとうせんえん》、湿疹、神経症
三黄瀉心湯《さんおうしゃしんとう》	のぼせ、耳鳴り、頭重《ずじゅう》、鼻血、便秘、更年期障害
酸棗仁湯《さんそうにんとう》	心身疲労による不眠症、神経症
三物黄芩湯《さんもつおうごんとう》	手足のほてり、湿疹・皮膚炎、不眠
滋陰降火湯《じいんこうかとう》	喉に潤いがなく、痰《たん》の出ないせき、気管支炎
滋陰至宝湯《じいんしほうとう》	慢性のせき、痰
紫雲膏《しうんこう》(外用薬)	火傷、あかぎれ、ひび、痔核《じかく》の疼痛《とうつう》、肛門裂傷
四君子湯《しくんしとう》	胃腸虚弱、慢性胃炎、胃のもたれ、おう吐、下痢
梔子柏皮湯《ししはくひとう》	黄疸《おうだん》、皮膚掻痒《そうよう》症、充血性眼《がん》疾患
七物降下湯《しちもつこうかとう》	高血圧に伴うのぼせ、肩こり、耳鳴り、頭重
炙甘草湯《しゃかんぞうとう》	動悸《どうき》、息切れ、心臓病、不整脈、甲状腺機能亢進症《こうじょうせんきのうこうしんしょう》
芍薬甘草附子湯《しゃくやくかんぞうぶしとう》	冷えを伴うこむら返り、筋痙攣《きんけいれん》、腰痛、神経痛
十味敗毒湯《じゅうみはいどくとう》	化膿性皮膚疾患《かのうせいひふしっかん》、急性皮膚疾患、じんましん、湿疹
潤腸湯《じゅんちょうとう》	身体が虚弱な者の便秘
小柴胡湯加桔梗石膏《しょうさいことうかききょうせっこう》	喉の痛み、扁桃炎、扁桃周囲炎
小半夏加茯苓湯《しょうはんげかぶくりょうとう》	つわり、おう吐、悪《お》心《しん》、胃炎

漢方薬	効能・適応症
半夏《はんげ》白朮《びゃくじゅつ》天麻《てんま》湯《とう》	胃腸虚弱で冷えを伴うもの、立ちくらみ、頭痛、めまい
茯苓飲《ぶくりょういん》	胃腸虚弱、胃下垂、胃神経症、胸やけ
茯苓飲《ぶくりょういん》合《ごう》半夏《はんげ》厚朴湯《こうぼくとう》	不安神経症、神経性胃炎、胃炎、つわり、胸やけ
附子《ぶし》理中湯《りちゅうとう》	手足の冷えを伴う下痢、おう吐、胃痛、腹痛、胃腸虚弱
平胃散《へいいさん》	胃のもたれ、胃炎、消化不良、食欲不振、口内炎
防已《ぼうい》黄耆湯《おうぎとう》	肥満症、関節痛、むくみ、多汗症、変形性膝関節症
麻杏薏甘湯《まきょうよくかんとう》	関節痛、関節リウマチ、神経痛、筋肉痛、イボ
麻子仁丸《ましにんがん》	便が硬くて出にくい便秘、痔核
木防已湯《もくぼういとう》	むくみ、うっ血性心不全、心臓病、腎臓病
薏苡仁湯《よくいにんとう》	関節痛、筋肉痛、神経痛、関節リウマチ急性期
立効散《りっこうさん》	歯痛、抜歯後の疼痛
竜胆瀉肝湯《りゅうたんしゃかんとう》	尿道炎、膀胱炎、陰部掻痒症、おりもの、頻尿
苓甘姜味辛夏仁湯《りょうかんきょうみしんげにんとう》	気管支炎、気管支拡張症、アレルギー性鼻炎
苓姜朮甘湯《りょうきょうじゅつかんとう》	腰痛、坐骨神経痛、腰の冷え、夜尿症、おりもの
六味丸《ろくみがん》	排尿困難、残尿感、頻尿、むくみ、かゆみ、夜尿症

漢方薬	効能・適応症
治打撲一方《ぢだぼくいっぽう》	打撲や捻挫による腫れ・痛み
治頭瘡一方《ぢづそういっぽう》	顔面・頭部などの湿疹・皮膚炎、乳幼児湿疹
調胃承気湯《ちょういじょうきとう》	便秘、腹部膨満感
腸癰湯《ちょうようとう》*	虫垂炎《ちゅうすいえん》初期、慢性虫垂炎の腹痛、骨盤内炎症・感染症
猪苓湯《ちょれいとう》合《ごう》四物湯《しもつとう》	排尿困難、排尿痛、残尿感、頻尿、膀胱炎《ぼうこうえん》
通導散《つうどうさん》	月経不順、月経痛、更年期障害、腰痛、便秘
当帰飲子《とうきいんし》	乾燥した慢性湿疹・皮膚炎、老人性掻痒症、かゆみ
当帰建中湯《とうきけんちゅうとう》	月経痛、下腹部痛、腰痛、痔、脱肛の痛み、床ずれ
当帰芍薬散加附子《とうきしゃくやくさんかぶし》	冷えによる下腹部痛、月経痛、関節痛、足腰の冷え
当帰湯《とうきとう》	背中に寒冷を伴う胸背部痛、腹痛、胃炎
二朮湯《にじゅつとう》	五十肩、四十腕
二陳湯《にちんとう》	悪心、おう吐、胃部不快感、慢性胃炎、二日酔い
女神散《にょしんさん》	産前産後の神経症、神経症、月経不順、更年期障害
人参養栄湯《にんじんようえいとう》	疲労倦怠、体力低下、食欲不振、寝汗、貧血
排膿散及湯《はいのうさんきゅうとう》	皮膚の化膿症《かのうしょう》、おでき、蓄膿症、中耳炎、痔瘻《じろう》
麦門冬湯《ばくもんどうとう》	からせきを伴う気管支炎、気管支喘息、唾液分泌低下症

＊マークは医療用のみの４処方です。

一般用漢方製剤一覧

一般用漢方製剤は医師の処方箋が不要で、薬局などで購入することができますが、保険の適用がないので、患者の自己負担となります。一般用の有効成分は量が少ないため効果が薄いとされていますが、その分副作用も少ないとされています。

一般用漢方製剤は全部で294処方あり、そのうち医療用と重複する144処方を除いた150処方を、ここでは紹介します。

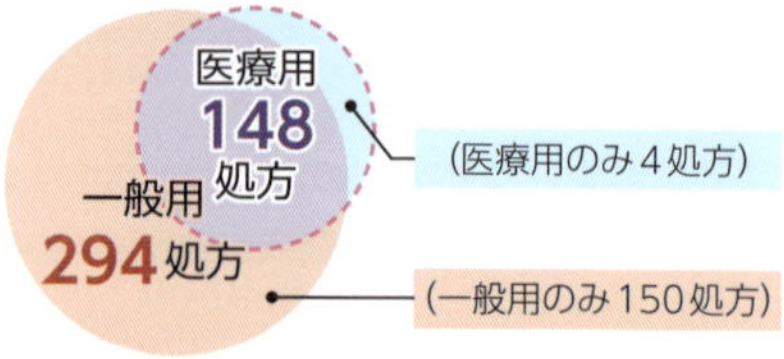
医療用
148
処方
一般用
294 処方
（医療用のみ4処方）
（一般用のみ150処方）

製剤名	製剤名	製剤名
桂枝加芍薬生姜人参湯《けいしかしゃくやくしょうきょうにんじんとう》	加味四物湯《かみしもつとう》	安中散加茯苓《あんちゅうさんかぶくりょう》
桂枝二越婢一湯《けいしにえっぴいっとう》	加味逍遙散加川芎地黄《かみしょうようさんかせんきゅうじおう》 （加味逍遙散合四物湯《かみしょうようさんごうしもつとう》）	胃風湯《いふうとう》
桂枝二越婢一湯加朮附《けいしにえっぴいっとうかじゅつぶ》		烏薬順気散《うやくじゅんきさん》
荊防敗毒散《けいぼうはいどくさん》	加味平胃散《かみへいいさん》	烏苓通気散《うれいつうきさん》
鶏鳴散加茯苓《けいめいさんかぶくりょう》	栝楼薤白湯《かろうがいはくとう》	温胆湯《うんたんとう》
外台四物湯加味《げだいしもつとうかみ》	栝楼薤白白酒湯《かろうがいはくはくしゅとう》	越婢加朮附湯《えっぴかじゅつぶとう》
堅中湯《けんちゅうとう》	乾姜人参半夏丸《かんきょうにんじんはんげがん》	延年半夏湯《えんねんはんげとう》
甲字湯《こうじとう》	甘草乾姜湯《かんぞうかんきょうとう》	黄耆桂枝五物湯《おうぎけいしごもつとう》
香砂平胃散《こうしゃへいいさん》	甘草瀉心湯《かんぞうしゃしんとう》	応鐘散《おうしょうさん》（芎黄散《きゅうおうさん》）
香砂養胃湯《こうしゃよういとう》	甘草附子湯《かんぞうぶしとう》	黄連阿膠湯《おうれんあきょうとう》
香砂六君子湯《こうしゃりっくんしとう》	甘露飲《かんろいん》	乙字湯去大黄《おつじとうきょだいおう》
厚朴生姜半夏人参甘草湯《こうぼくしょうきょうはんげにんじんかんぞうとう》	帰耆建中湯《きぎけんちゅうとう》	解急蜀椒湯《かいきゅうしょくしょうとう》
杞菊地黄丸《こぎくじおうがん》	枳縮二陳湯《きしゅくにちんとう》	解労散《かいろうさん》
牛膝散《ごしつさん》	芎帰調血飲第一加減《きゅうきちょうけついんだいいちかげん》	加減涼膈散《かげんりょうかくさん》（浅田《あさだ》）
五物解毒散《ごもつげどくさん》	響声破笛丸《きょうせいはてきがん》	加減涼膈散《かげんりょうかくさん》（龔廷賢《きょうていけん》）
柴葛解肌湯《さいかつげきとう》	杏蘇散《きょうそさん》	化食養脾湯《かしょくようひとう》
柴葛湯加川芎辛夷《さいかつとうかせんきゅうしんい》	苦参湯《くじんとう》	藿香正気散《かっこうしょうきさん》
柴梗半夏湯《さいきょうはんげとう》	駆風解毒散《くふうげどくさん》（湯《とう》）	葛根黄連黄芩湯《かっこんおうれんおうごんとう》
柴胡枳桔湯《さいこききつとう》	鶏肝丸《けいかんがん》	葛根紅花湯《かっこんこうかとう》
柴胡疎肝湯《さいこそかんとう》	桂姜草棗黄辛附湯《けいきょうそうそうおうしんぶとう》	加味温胆湯《かみうんたんとう》
柴芍六君子湯《さいしゃくりっくんしとう》	桂枝越婢湯《けいしえっぴとう》	加味解毒湯《かみげどくとう》

製剤名
半夏散及湯《はんげさんきゅうとう》
白朮附子湯《びゃくじゅつぶしとう》
白虎加桂枝湯《びゃっこかけいしとう》
白虎湯《びゃっことう》
不換金正気散《ふかんきんしょうきさん》
伏竜肝湯《ぶくりゅうかんとう》
茯苓飲加半夏《ぶくりょういんかはんげ》
茯苓杏仁甘草湯《ぶくりょうきょうにんかんぞうとう》
茯苓四逆湯《ぶくりょうしぎゃくとう》
茯苓沢瀉湯《ぶくりょうたくしゃとう》
附子粳米湯《ぶしこうべいとう》
扶脾生脈散《ふひしょうみゃくさん》
分消湯《ぶんしょうとう》
防已茯苓湯《ぼういぶくりょうとう》
補気健中湯《ほきけんちゅうとう》(補気建中湯《ほきけんちゅうとう》)
補肺湯《ほはいとう》
補陽還五湯《ほようかんごとう》
奔豚湯《ほんとんとう》(金匱要略《きんきようりゃく》)
奔豚湯《ほんとんとう》(肘後方《ちゅうごほう》)
味麦地黄丸《みばくじおうがん》
明朗飲《めいろういん》
揚柏散《ようはくさん》
薏苡附子敗醤散《よくいぶしはいしょうさん》
抑肝散加芍薬黄連《よくかんさんかしゃくやくおうれん》
苓桂甘棗湯《りょうけいかんそうとう》
苓桂味甘湯《りょうけいみかんとう》
麗沢通気湯《れいたくつうきとう》
麗沢通気湯加辛夷《れいたくつうきとうかしんい》
連珠飲《れんじゅいん》

製剤名
清熱補血湯《せいねつほけつとう》
折衝飲《せっしょういん》
洗肝明目湯《せんかんめいもくとう》
千金鶏鳴散《せんきんけいめいさん》
千金内托散《せんきんないたくさん》
喘四君子湯《ぜんしくんしとう》
銭氏白朮散《せんしびゃくじゅつさん》
続命湯《ぞくめいとう》
蘇子降気湯《そしこうきとう》
大黄附子湯《だいおうぶしとう》
大半夏湯《だいはんげとう》
沢瀉湯《たくしゃとう》
竹葉石膏湯《ちくようせっこうとう》
治頭瘡一方去大黄《ぢずそういっぽうきょだいおう》
知柏地黄丸《ちばくじおうがん》
中黄膏《ちゅうおうこう》(外用)
中建中湯《ちゅうけんちゅうとう》
丁香柿蒂湯《ちょうこうしていとう》
定悸飲《ていきいん》
当帰散《とうきさん》
当帰四逆湯《とうきしぎゃくとう》
当帰芍薬散加黄耆釣藤《とうきしゃくやくさんかおうぎちょうとう》
当帰芍薬散加人参《とうきしゃくやくさんかにんじん》
当帰貝母苦参丸料《とうきばいもくじんがんりょう》
独活葛根湯《どっかつかっこんとう》
独活湯《どっかつとう》
排膿散《はいのうさん》
排膿湯《はいのうとう》
八解散《はちげさん》
八味疝気方《はちみせんきほう》

製剤名
柴蘇飲《さいそいん》
左突膏《さとつこう》(外用)
三黄散《さんおうさん》
四逆湯《しぎゃくとう》
滋血潤腸湯《じけつじゅんちょうとう》
紫根牡蛎湯《しこんぼれいとう》
梔子豉湯《しししとう》
滋腎通耳湯《じじんつうじとう》
滋腎明目湯《じじんめいもくとう》
実脾飲《じっぴいん》
柿蒂湯《していとう》
鷓鴣菜湯《しゃこさいとう》(三味鷓鴣菜湯《さんみしゃこさいとう》)
蛇床子湯《じゃしょうしとう》
蒸眼一方《しょうがんいっぽう》
生姜瀉心湯《しょうきょうしゃしんとう》
小承気湯《しょうじょうきとう》
小青竜湯加杏仁石膏《しょうせいりゅうとうかきょうにんせっこう》 (小青竜湯合麻杏甘石湯《しょうせいりゅうとうごうまきょうかんせきとう》)
小青龍湯加石膏《しょうせいりゅうとうかせっこう》
小続命湯《しょうぞくめいとう》
椒梅湯《しょうばいとう》
逍遙散《しょうようさん》(八味逍遙散《はちみしょうようさん》)
秦艽姜活湯《じんぎょうきょうかつとう》
秦艽防風湯《じんぎょうぼうふうとう》
神仙太乙膏《しんせんたいつこう》(外用)
参苓白朮散《じんれいびゃくじゅつさん》
清肌安蛔湯《せいきあんかいとう》
清湿化痰湯《せいしつけたんとう》
清上蠲痛湯《せいじょうけんつうとう》(駆風触痛湯《くふうしょくつうとう》)
清熱補気湯《せいねつほきとう》

主な生薬《しょうやく》一覧

漢方で使われる代表的な生薬を紹介します。
植物や動物、鉱物など、自然界にあるものを
原料とする生薬は、様々な効能を持ちます。
漢方では複数の生薬を調合し、
漢方薬として用います。
漢方薬を処方されたとき、
生薬の名前をこの一覧で調べることで、
その原料と主な効能が分かります。

阿膠《あきょう》

原料 ロバなどの毛をとった皮などを煮て精製したもの

効能 血液凝固作用、出血、吐血、尿不利、月経不順など

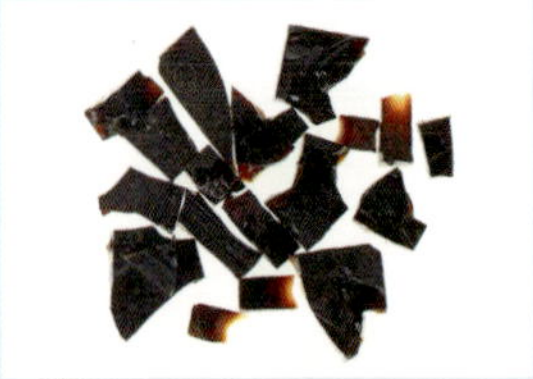

黄芩《おうごん》

原料 シソ科コガネバナの根

効能 解熱、消炎、利尿、利胆、下痢止め、抗アレルギーなど

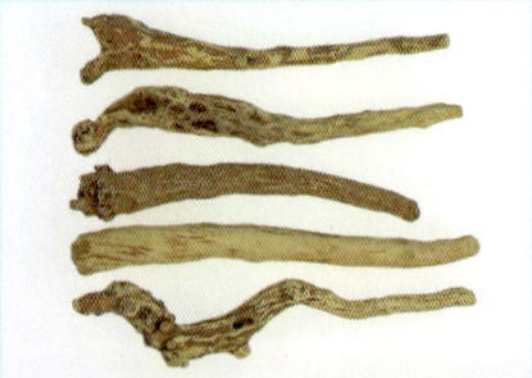

黄耆《おうぎ》

原料 マメ科キバナオウギなどの根

効能 止汗、利尿、強壮、抗アレルギーなど

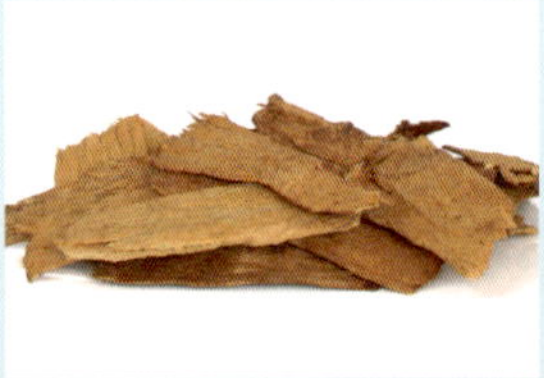

延胡索《えんごさく》

原料 ケシ科エンゴサクなどの塊茎《かいけい》

効能 鎮痛、鎮静など。頭痛、腹痛、月経痛の痛みなど

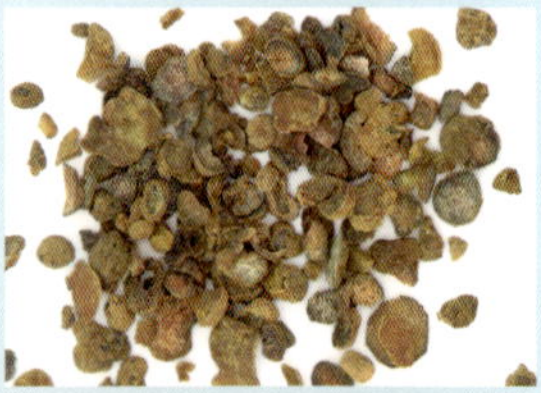

葛根《かっこん》

原料 マメ科クズの根

効能 発汗、解熱、鎮痙《ちんけい》、消化管運動亢進《こうしん》など

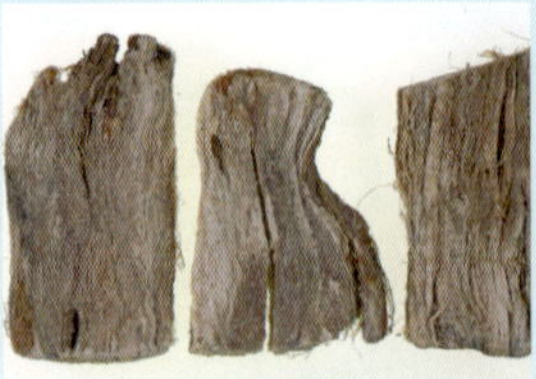

黄連《おうれん》

原料 キンポウゲ科オウレンなどの根茎《こんけい》

効能 鎮静、健胃、整腸、消炎、解毒、制菌など

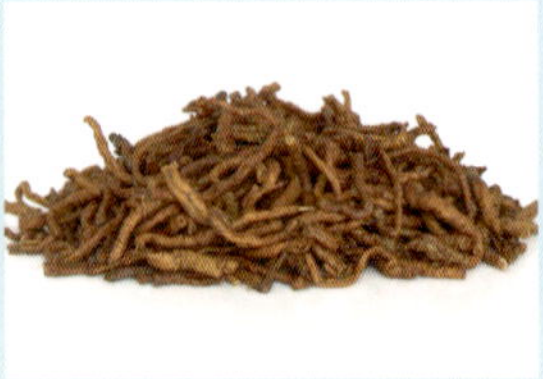

黄柏《おうばく》

原料 ミカン科キハダなどの樹皮

効能 健胃、解熱、消炎、整腸、利尿、抗菌など

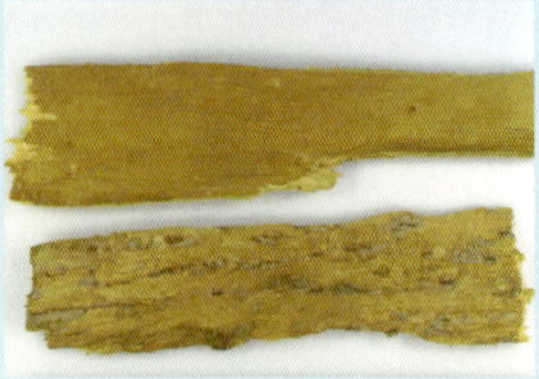

桔梗《ききょう》

原料　キキョウ科キキョウの根

効能　鎮咳、去痰《きょたん》、排膿、抗潰瘍など

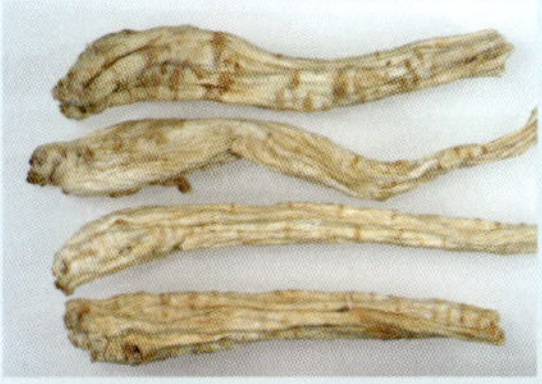

甘草《かんぞう》

原料　マメ科カンゾウなどの根

効能　鎮痙、鎮咳、抗炎症、抗アレルギー、肝障害抑制など

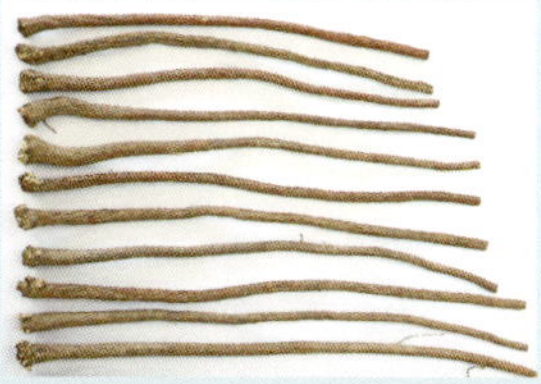

乾姜《かんきょう》

原料　ショウガの根茎の皮をとり、蒸して乾燥させたもの

効能　鎮痛、鎮痙、鎮咳《ちんがい》、鎮吐、体温上昇、下痢止めなど

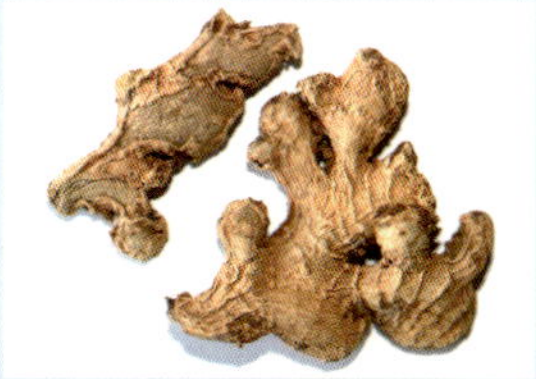

杏仁《きょうにん》

原料　バラ科アンズの種子

効能　鎮咳、去痰、呼吸困難、息切れ、利水、緩下、腹部膨満など

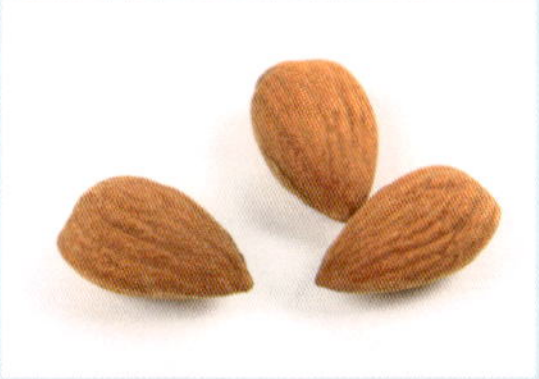

菊花《きくか》

原料　キク科キクなどの頭花《とうか》

効能　消炎、利尿、解毒、鎮痛、目の充血、目のかすみなど

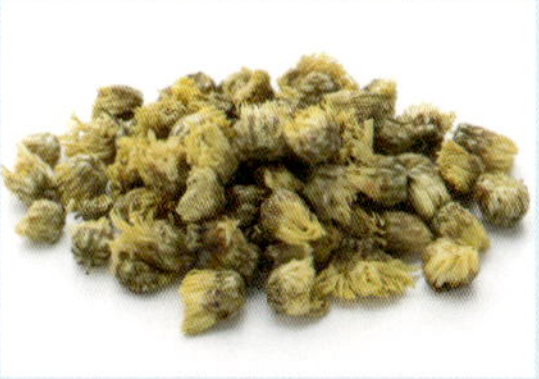

枳実《きじつ》

原料　ミカン科ダイダイなどの未熟果実

効能　腹痛、腹満、胸腹部の痛み、健胃、下痢止め、抗アレルギーなど

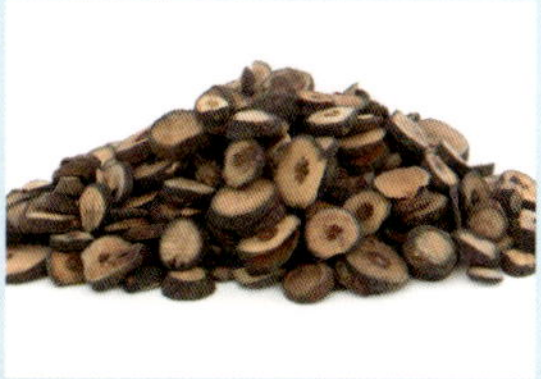

厚朴《こうぼく》

原料　モクレン科ホオノキなどの樹皮

効能　筋弛緩、抗痙攣《けいれん》、整腸、止嘔、利尿、抗アレルギー、抗消化性潰瘍、健胃など

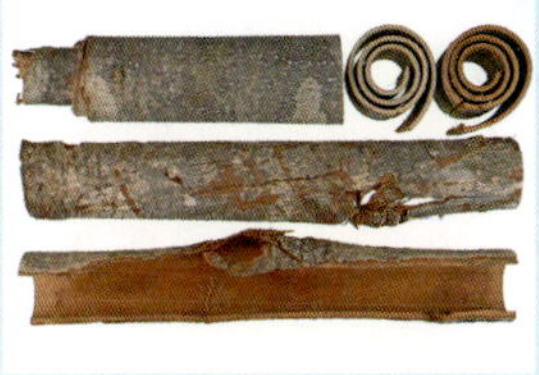

桂皮《けいひ》

原料　クスノキ科ケイなどの樹皮

効能　解熱、発汗、鎮痛、末梢《まっしょう》血管拡張、抗血栓、抗アレルギー、健胃など

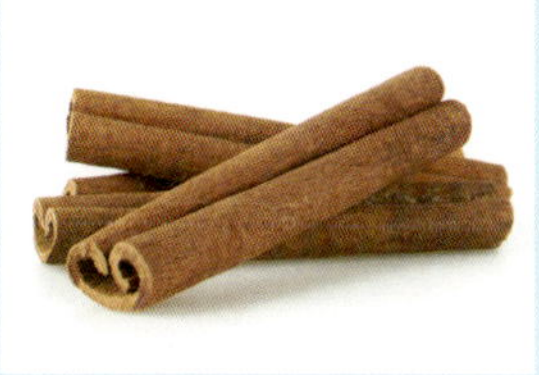

荊芥《けいがい》

原料　シソ科ケイガイの花穂《かすい》

効能　解熱、発汗、解毒、鎮痛、抗炎症、止血など

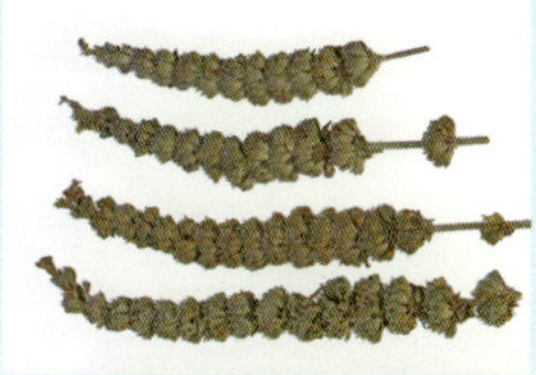

柴胡《さいこ》

原料 セリ科ミシマサイコなどの根

効能 解熱、消炎、鎮静、解毒、鎮痛、肝障害、脂質代謝改善、抗アレルギーなど

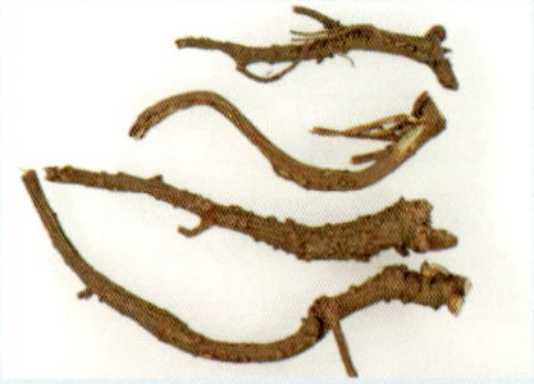

五味子《ごみし》

原料 マツブサ科チョウセンゴミシの果実

効能 鎮咳《ちんがい》、去痰《きょたん》、抗胃潰瘍、肝障害改善など

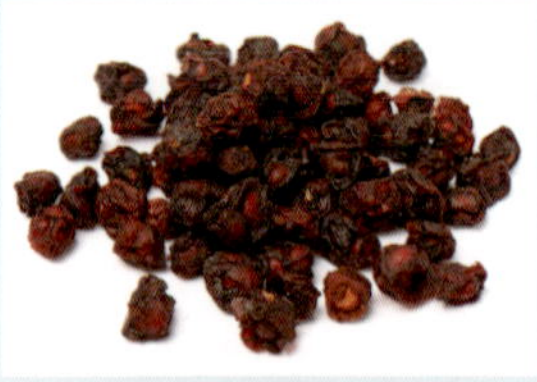

牛膝《ごしつ》

原料 ヒユ科ヒナタイノコズチなどの根

効能 駆瘀血《くおけつ》、利尿、月経不順、尿路の炎症、膝の痛み、抗アレルギーなど

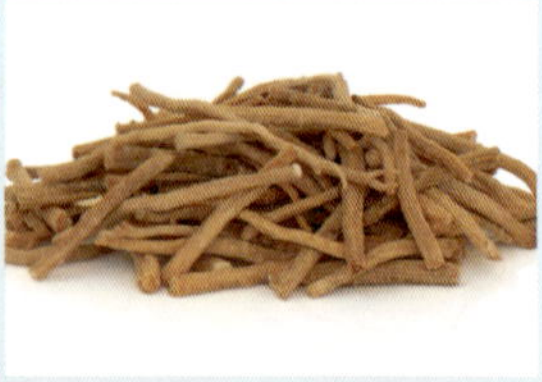

山椒《さんしょう》

原料 ミカン科サンショウなどの成熟果皮

効能 健胃、鎮痛、鎮咳、駆虫など

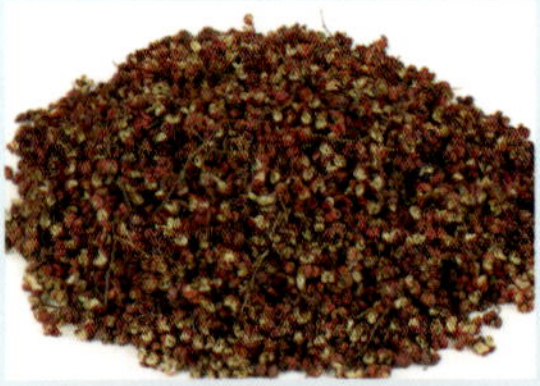

山梔子《さんしし》

原料 アカネ科クチナシなどの果実

効能 消炎、鎮静、緩下、整腸、止血、鎮痛、利胆など

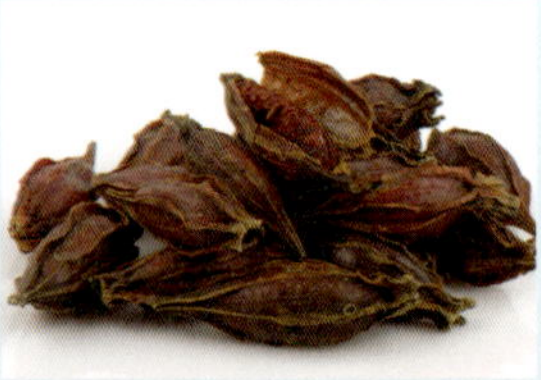

細辛《さいしん》

原料 ウマノスズクサ科ウスバサイシンなどの根

効能 鎮咳、去痰、抗菌、鎮痛、解熱、利尿、抗アレルギーなど

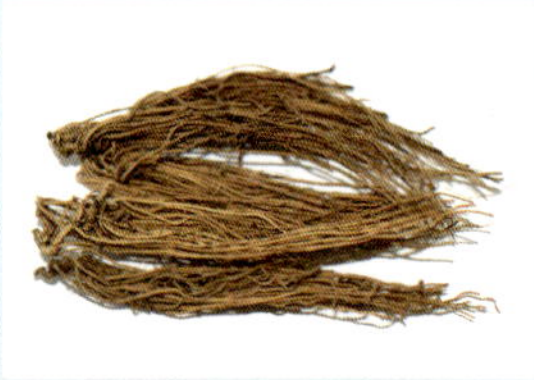

地黄《じおう》

原料 ゴマノハグサ科アカヤジオウなどの根

効能 血糖降下、血液凝固抑制、補血、強壮、鎮痛、止血など

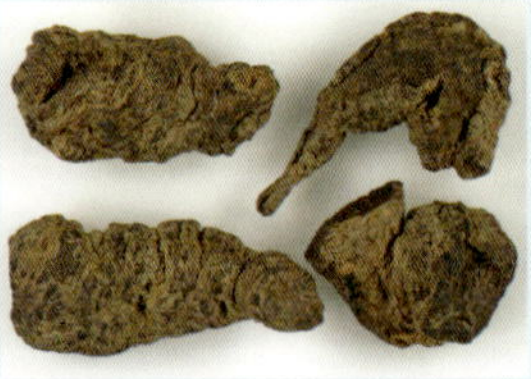

山薬《さんやく》

原料 ヤマノイモ科ヤマノイモなどの根茎《こんけい》

効能 滋養、強壮、下痢止め、鎮咳、性ホルモン増強など

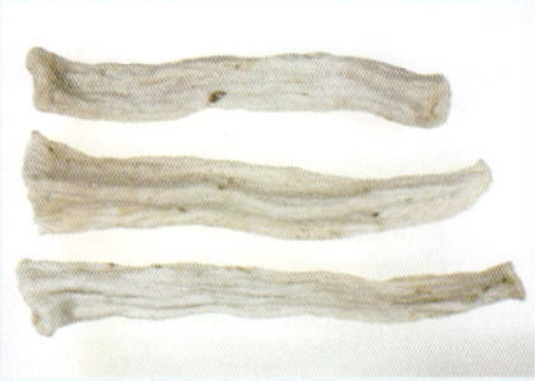

酸棗仁《さんそうにん》

原料 クロウメモドキ科サネブトナツメの種子

効能 鎮静、催眠、寝汗、抗ストレスなど

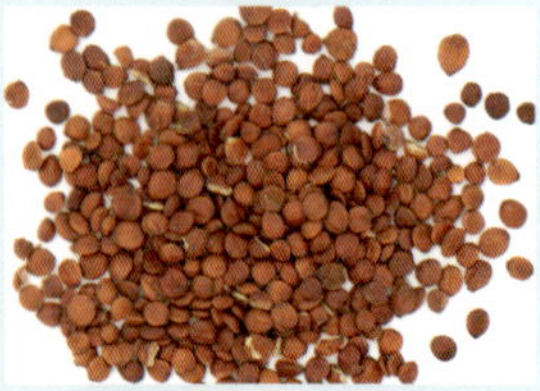

辛夷《しんい》

原料 モクレン科タムシバなどのつぼみ

効能 鎮静、鎮痛、排膿、歯痛、鼻アレルギー、副鼻腔炎《ふくびくうえん》など

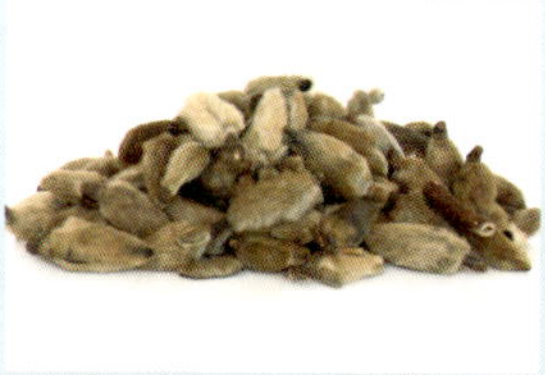

生姜《しょうきょう》

原料 ショウガ科ショウガの根茎

効能 健胃、止嘔、発汗、鎮咳、鎮痙、抗炎症など

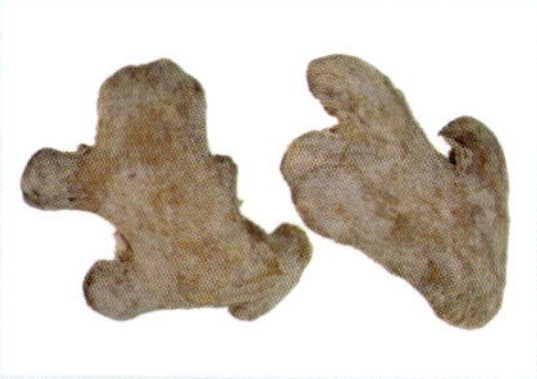

芍薬《しゃくやく》

原料 キンポウゲ科シャクヤクなどの根

効能 鎮痙《ちんけい》、鎮痛、鎮静、抗炎症、胃腸運動促進、筋弛緩（平滑筋、横紋筋）など

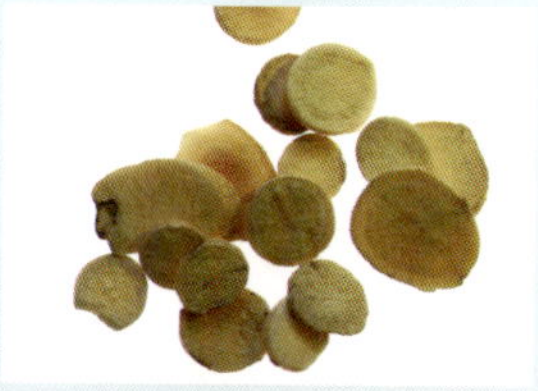

蒼朮《そうじゅつ》

原料 キク科ホソバオケラなどの根茎

効能 鎮痛、鎮静、利尿、発汗、健胃、整腸など

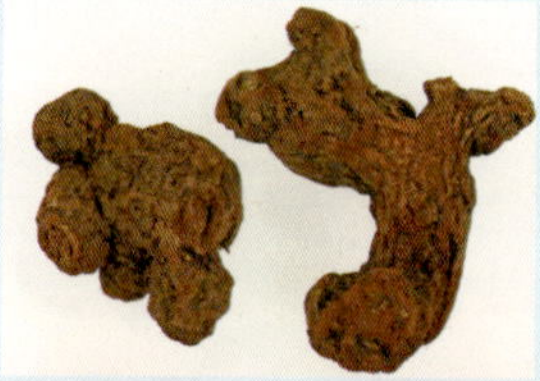

川芎《せんきゅう》

原料 セリ科センキュウの根茎

効能 鎮痛、抗血栓、鎮静、鎮痙、強壮、補血など

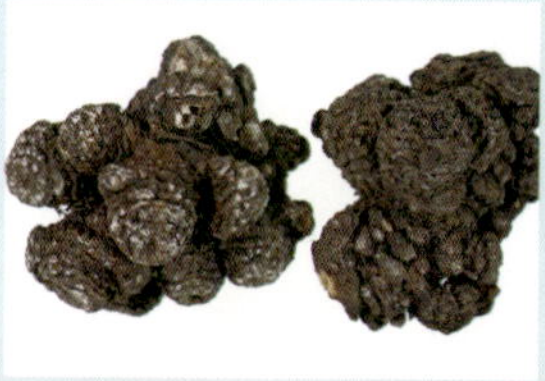

石膏《せっこう》

原料 天然の含水硫酸カルシウム

効能 解熱、消炎、鎮静、利尿、止渇、清涼など

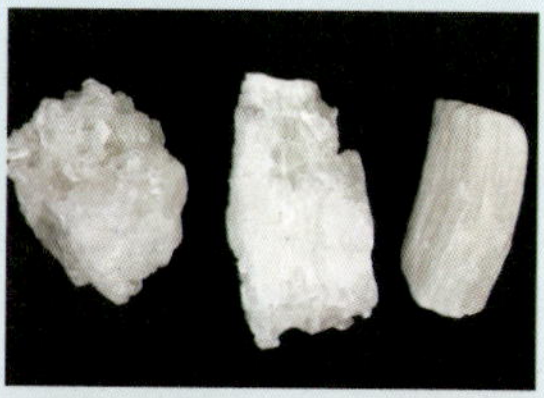

大棗《たいそう》

原料 クロウメモドキ科ナツメの果実

効能 滋養、強壮、利尿、鎮静、鎮痙、鎮痛、抗消化性潰瘍、抗ストレスなど

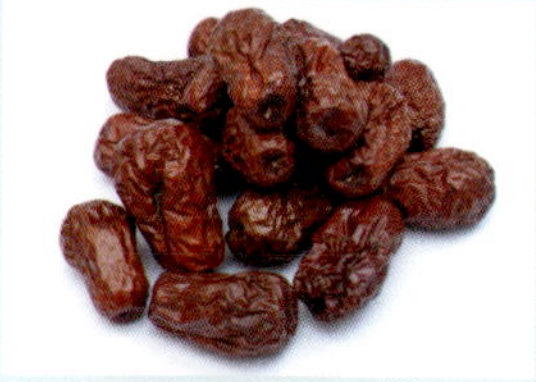

大黄《だいおう》

原料 タデ科ダイオウなどの根茎

効能 緩下、瀉下、駆瘀血、鎮静、抗炎症など

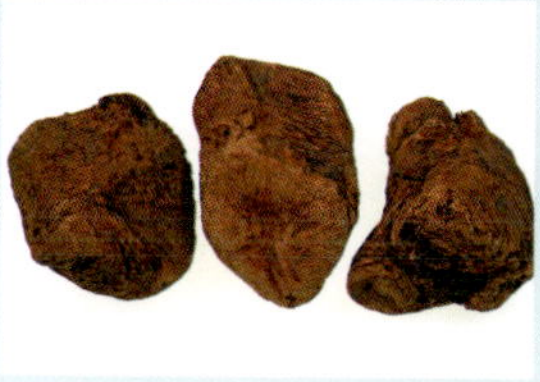

蘇葉《そよう》

原料 シソ科シソなどの葉

効能 健胃、鎮咳、解熱、鎮痛、鎮静、解毒、発汗、利尿など

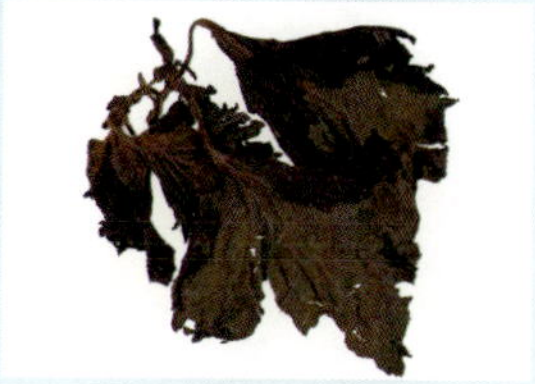

猪苓《ちょれい》

原料 サルノコシカケ科チョレイマイタケの菌核

効能 利尿、解熱、止渇、制がん、抗脂肪肝、鎮静など

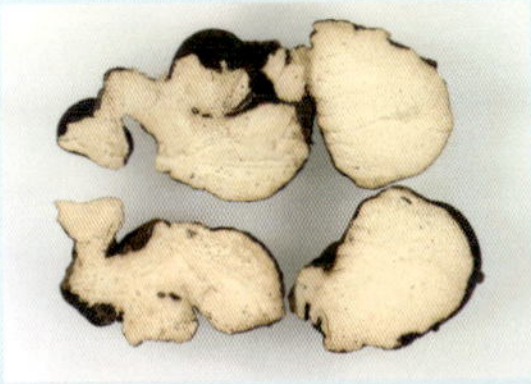

釣藤鈎《ちょうとうこう》

原料 アカネ科カギカズラのトゲのある茎と枝

効能 血圧降下、鎮痛、鎮静、鎮痙《ちんけい》など

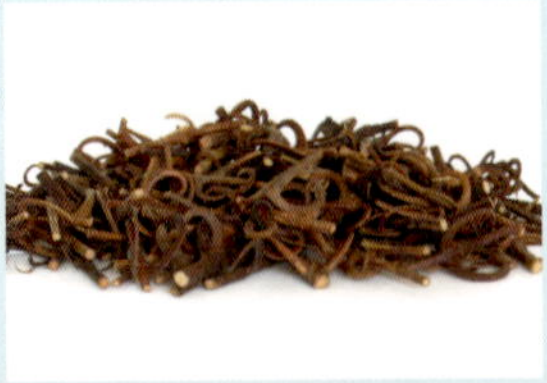

沢瀉《たくしゃ》

原料 オモダカ科サジオモダカなどの塊茎《かいけい》

効能 利尿、止渇、鎮痛、めまい止めなど

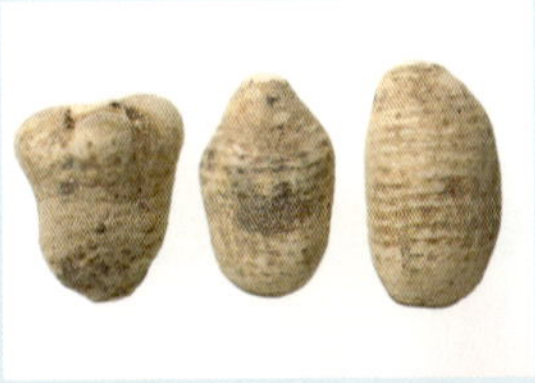

桃仁《とうにん》

原料 バラ科モモなどの種子

効能 駆瘀血、鎮痛、浄血、緩下、消炎、解毒など

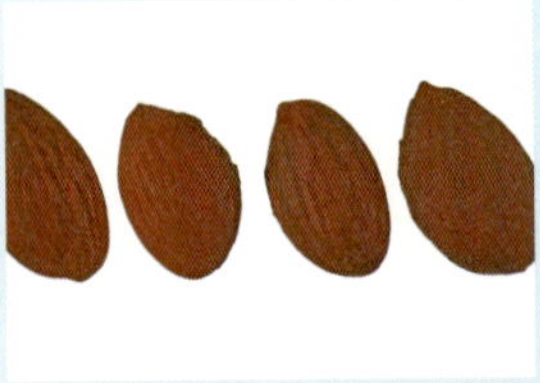

当帰《とうき》

原料 セリ科トウキの根

効能 鎮痛、鎮静、駆瘀血《くおけつ》、補血、冷え、抗アレルギーなど

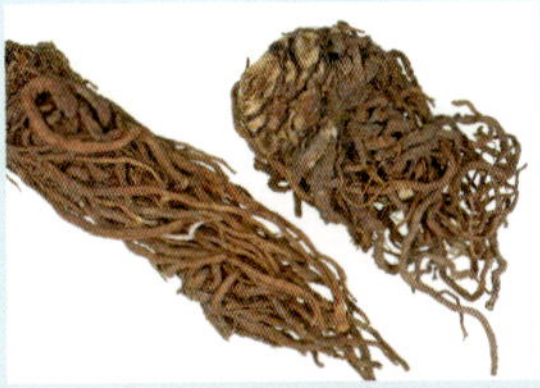

陳皮《ちんぴ》

原料 ミカン科ウンシュウミカンなどの成熟果皮

効能 鎮咳《ちんがい》、去痰《きょたん》、胃液分泌促進、胃腸運動亢進《こうしん》、抗炎症、抗アレルギーなど

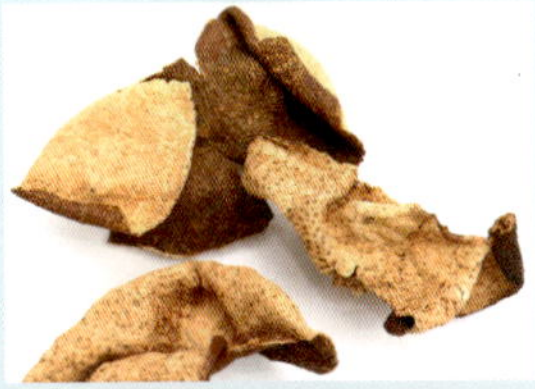

薄荷《はっか》

原料 シソ科ハッカの葉などの地上部

効能 解熱、健胃、駆風、発汗、止痒、抗菌など

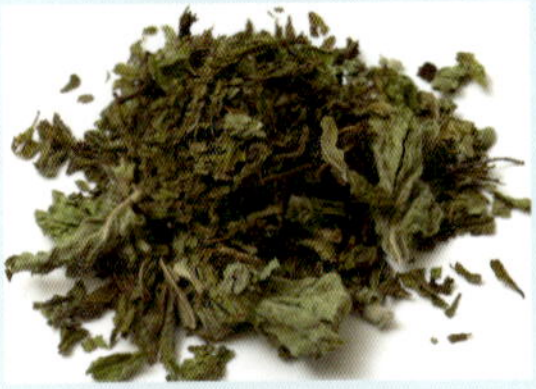

麦門冬《ばくもんどう》

原料 ユリ科ジャノヒゲなどの根

効能 鎮咳、消炎、去痰、止渇、解熱、滋養、強壮、強心、利尿など

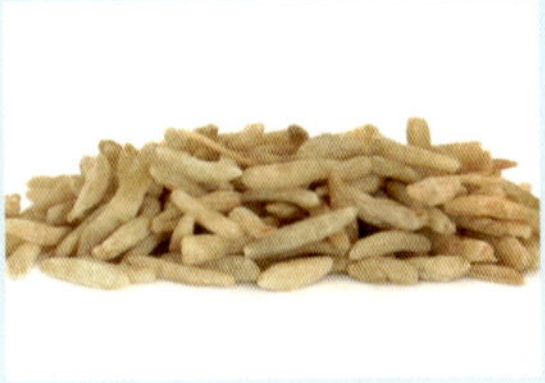

人参《にんじん》

原料 ウコギ科オタネニンジンの根

効能 強壮、強精、鎮静、抗疲労、強心、利尿、抗ストレス、血糖降下など

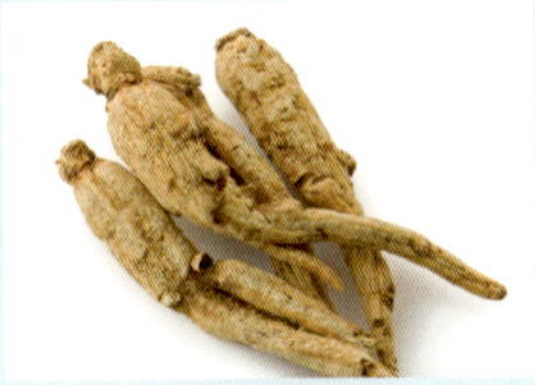

芒硝《ぼうしょう》

原料 天然の含水硫酸ナトリウム

効能 緩下、駆瘀血、利尿など

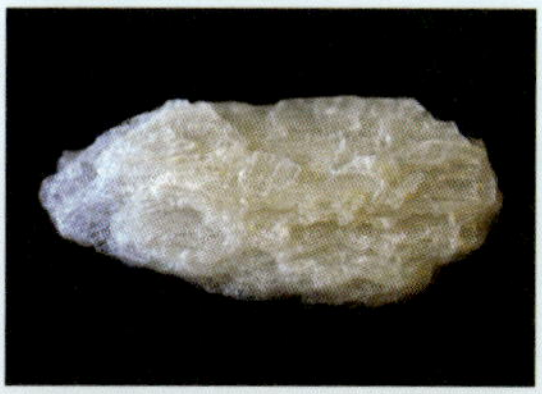

白朮《びゃくじゅつ》

原料 キク科オケラなどの根茎《こんけい》

効能 健胃、整腸、解熱、鎮痛、止汗、利尿など

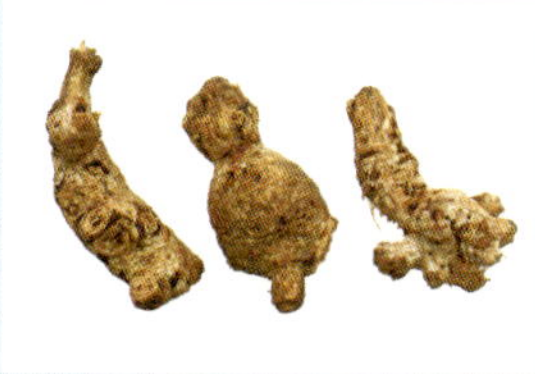

半夏《はんげ》

原料 サトイモ科カラスビシャクの塊茎

効能 鎮吐、鎮嘔、鎮痛、鎮咳、去痰、唾液分泌亢進《こうしん》など

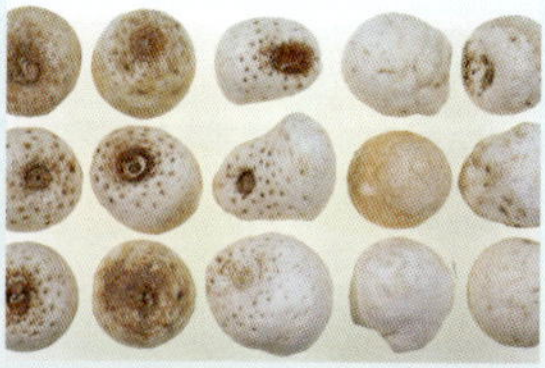

麻子仁《ましにん》

原料 クワ科アサの果実

効能 血糖降下、緩下、利尿、鎮咳、鎮痛など

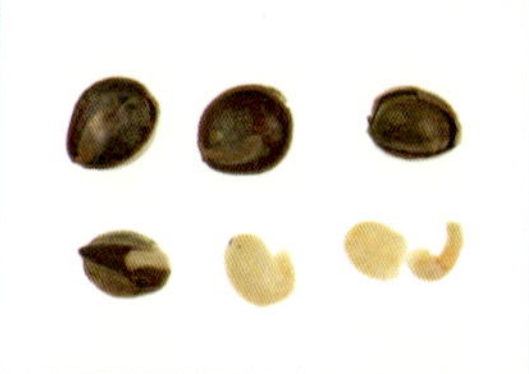

麻黄《まおう》

原料 マオウ科シナマオウなどの茎

効能 鎮咳、解熱、発汗、利尿、交感神経興奮、血圧上昇など

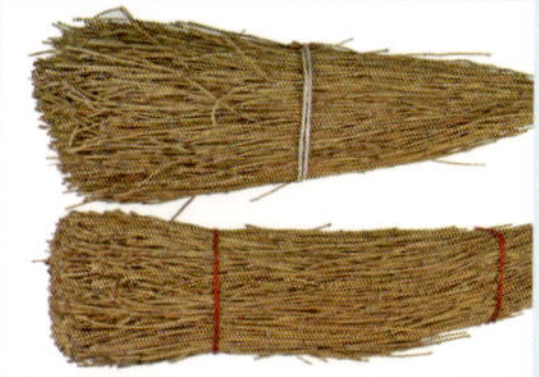

防風《ぼうふう》

原料 セリ科ボウフウの根や根茎

効能 鎮痛、解熱、発汗、鎮痙、抗炎症など

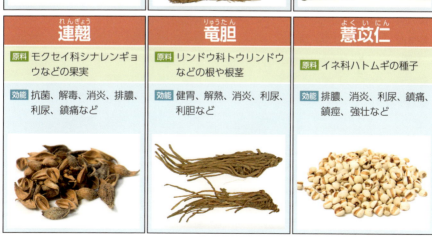

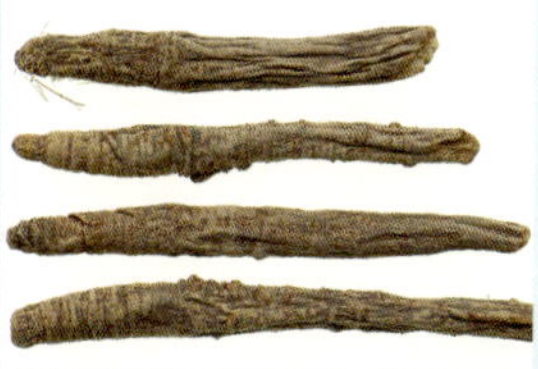

連翹《れんぎょう》

原料 モクセイ科シナレンギョウなどの果実

効能 抗菌、解毒、消炎、排膿、利尿、鎮痛など

竜胆《りゅうたん》

原料 リンドウ科トウリンドウなどの根や根茎

効能 健胃、解熱、消炎、利尿、利胆など

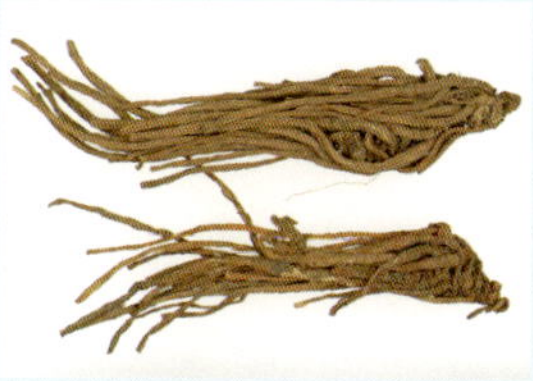

薏苡仁《よくいにん》

原料 イネ科ハトムギの種子

効能 排膿、消炎、利尿、鎮痛、鎮痙、強壮など

生薬名	原料	効能
威霊仙《いれいせん》	キンポウゲ科サキシマなどの根	鎮痛、抗菌、鎮痺など
茵陳蒿《いんちんこう》	キク科カワラヨモギの花穂《かすい》	利胆、肝機能改善、抗炎症、利尿、解熱など
茴香《ういきょう》	セリ科ウイキョウの果実	消化機能亢進《こうしん》、去痰《きょたん》など
烏薬《うやく》	クスノキ科テンダイウヤクの根	健胃、鎮痛、利尿、理気、腹痛止めなど
遠志《おんじ》	ヒメハギ科イトヒメハギの根	去痰、鎮静、精神安定、催眠など
艾葉《がいよう》	キク科ヨモギなどの葉	止血、強壮、下痢止め、吐血など
何首烏《かしゅう》	タデ科ツルドクダミの塊根《かいこん》	強壮、潤腸、解毒、瀉下など
滑石《かっせき》	天然の含水珪酸アルミニウム	利尿、消炎、止渇など
栝楼根《かろうこん》	ウリ科キカラスウリなどの根	抗消化性潰瘍、止渇、解熱、鎮咳《ちんがい》、利尿、排膿など
栝楼仁《かろうにん》	ウリ科キカラスウリなどの種子	消炎、解熱、鎮痛、去痰、抗菌など
橘皮《きっぴ》	ミカン科コウジなどの成熟果皮	健胃、鎮咳、去痰など
羌活《きょうかつ》	セリ科植物の根茎や根	鎮痛、散寒、筋肉や関節のこわばりや疼痛《とうつう》など
苦参《くじん》	マメ科クララの根	消炎、止瀉、腹痛、止痒など
膠飴《こうい》	米や小麦などに麦芽を加え、糖化させたもの	強壮、滋養、鎮咳、痛みの緩和など
香附子《こうぶし》	カヤツリグサ科ハマスゲの根茎《こんけい》	気鬱症、駆瘀血《くおけつ》、通経、鎮痙《ちんけい》、鎮痛など
粳米《こうべい》	玄米	滋養、強壮、止渇など
呉茱萸《ごしゅゆ》	ミカン科ゴシュユなどの果実	吐き気、鎮痛、健胃、利尿など
牛蒡子《ごぼうし》	キク科ゴボウの果実	排膿、解毒、消炎、解熱、去痰など
胡麻《ごま》	ゴマ科ゴマの種子	滋養、強壮、解毒、補血など
山査子《さんざし》	バラ科サンザシなどの果実	健胃、消化、整腸、駆瘀血など
山茱萸《さんしゅゆ》	ミズキ科サンシュユの果実	滋養、強壮、止血、補腎など
地骨皮《じこっぴ》	ナス科クコの根皮	解熱、消炎、強壮など
紫根《しこん》	ムラサキ科ムラサキの根	抗炎症、解熱、解毒、抗菌、活血など
蒺藜子《しつりし》	ハマビシ科ハマビシの果実	鎮痙、利尿、消炎、解毒、止痒など
車前子《しゃぜんし》	オオバコなどの種子	鎮咳、利尿、消炎、去痰、明目など
縮砂《しゅくしゃ》	ショウガ科シュクシャなどの種子	消化不良改善、下痢止め、健胃など
小麦《しょうばく》	イネ科コムギの種子	鎮静、止渇、止汗など
升麻《しょうま》	キンポウゲ科サラシナショウマなどの根茎	抗炎症、解熱、発汗、解毒、口内炎など
前胡《ぜんこ》	セリ科ノダケなどの根	鎮痛、解熱、鎮咳、去痰など
川骨《せんこつ》	スイレン科コウホネなどの根茎	強壮、止血、浄血など
蝉退《せんたい》	セミ科スジアカクマゼミなどの幼虫のぬけがら	解熱、鎮静、止発疹など

生薬名	原　料	効　能
桑白皮《そうはくひ》	クワの根皮	鎮痛、鎮咳、去痰、緩下、利尿など
蘇木《そぼく》	マメ科スオウの芯材	鎮痛、止血、緩下、駆瘀血など
竹筎《ちくじょ》	イネ科ハチクなどの上皮の下の内層部分	鎮静、消炎、解熱、止嘔、清涼など
知母《ちも》	ユリ科ハナスゲの根茎	解熱、止渇、鎮痛、鎮静、利尿など
丁子《ちょうじ》	フトモモ科チョウジの花のつぼみ	健胃、鎮静、鎮痛、整腸など
天南星《てんなんしょう》	サトイモ科テンナンショウなどの根茎	去痰、鎮痛、鎮痙、消炎など
天麻《てんま》	ラン科オニノヤガラの塊茎《かいけい》	鎮痛、鎮静、鎮痙、強壮など
天門冬《てんもんどう》	ユリ科クサスギカズラの根	解熱、利尿、強壮、鎮咳など
冬瓜子《とうがし》	ウリ科トウガなどの種子	鎮咳、去痰、排膿、抗腫瘍など
杜仲《とちゅう》	トチュウ科トチュウの樹皮	血圧降下、鎮静、強壮、強精、鎮痛など
独活《どっかつ》	ウコギ科ウドの根茎	鎮痛、発汗、鎮痙、利尿、鎮静など
忍冬《にんどう》	スイカズラ科スイカズラの葉と茎	解熱、解毒、消炎、利尿など
貝母《ばいも》	ユリ科アミガサユリなどの鱗茎《りんけい》	鎮咳、去痰、止血、催眠、排膿など
麦芽《ばくが》	オオムギの種子	健胃、消化、滋養など
浜防風《はまぼうふう》	セリ科ハマボウフウの根や根茎	解熱、発汗、鎮痙、鎮咳、去痰など
百合《びゃくごう》	ユリ科オニユリなどの鱗片《りんぺん》	鎮咳、強壮、去痰、利尿など
白芷《びゃくし》	セリ科ヨロイグサなどの根	鎮静、鎮痛、排膿、止血など
枇杷葉《びわよう》	バラ科ビワの葉	鎮咳、去痰、抗炎症、鎮吐、健胃など
檳榔子《びんろうじ》	ヤシ科ビンロウの種子	中枢・副交感神経興奮、健胃、消化、駆虫など
茯苓《ぶくりょう》	サルノコシカケ科マツホドの菌核	利尿、強心、鎮痛、鎮静など
附子《ぶし》	キンポウゲ科ハナトリカブトなどの根茎	鎮痛、新陳代謝促進、強心、抗炎症、利尿など
防已《ぼうい》	ツヅラフジ科オオツヅラフジの茎や根茎	鎮痛、利尿、抗炎症など
樸樕《ぼくそく》	ブナ科クヌギなどの樹皮	解毒、消炎、止血など
牡丹皮《ぼたんぴ》	ボタン科ボタンの根皮	駆瘀血、鎮痙、排膿、鎮痛、鎮静、抗アレルギーなど
牡蠣《ぼれい》	カキの貝殻	免疫活性化、動悸《どうき》、精神不安、鎮痛、止渇など
木通《もくつう》	アケビ科アケビなどの茎	利尿、抗炎症、排膿など
木香《もっこう》	キク科インドモッコウの根	下痢止め、鎮痛、抗菌、健胃など
竜眼肉《りゅうがんにく》	ムクロジ科リュウガンの仮種皮	滋養、強壮、鎮静、健胃など
竜骨《りゅうこつ》	ゾウやサイ、ウシなど大型哺乳類の化石化した骨	鎮痙、鎮静、去痰など
良姜《りょうきょう》	ショウガ科リョウキョウの根茎	消化不良改善、健胃、鎮痛など
蓮肉《れんにく》	スイレン科ハスの種子	下痢止め、鎮静、滋養、強壮など

症状別

全身奇穴《きけつ》MAP

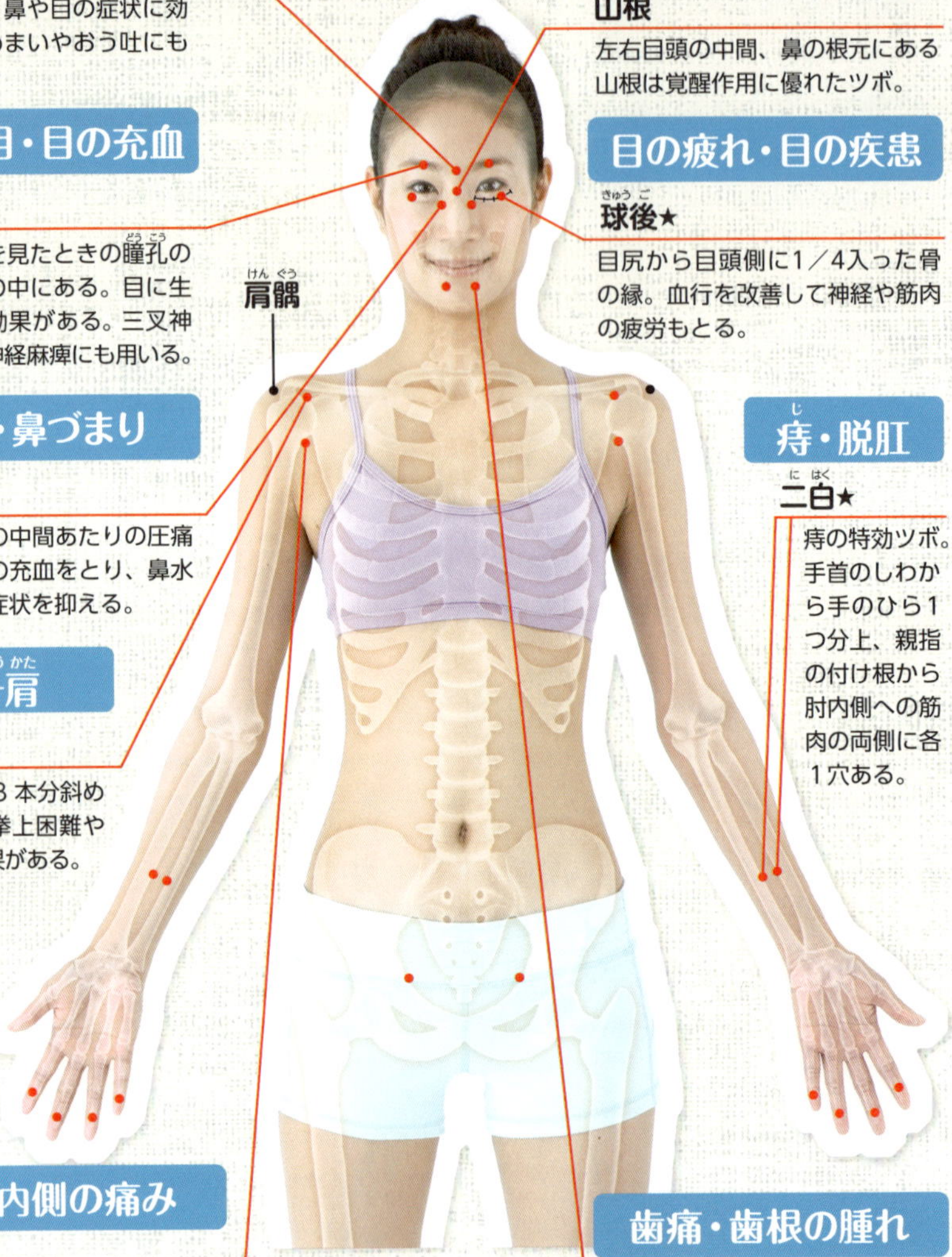

頭痛・鼻づまり・不眠

印堂《いんどう》★

眉間にあるくぼみを頭の中心に向けて押す。鼻や目の症状に効果があり、めまいやおう吐にも効く。

かすみ目・目の充血

魚腰《ぎょよう》★

まっすぐ前を見たときの瞳孔《どうこう》の直上、眉毛の中にある。目に生じる症状に効果がある。三叉神経痛や顔面神経麻痺にも用いる。

鼻水・鼻づまり

上迎香《じょうげいこう》★

眉頭と小鼻の中間あたりの圧痛点。鼻粘膜の充血をとり、鼻水など鼻炎の症状を抑える。

五十肩《ごじゅうかた》

髃前《ぐうぜん》

肩髃《けんぐう》から指３本分斜め下。上肢の挙上困難や五十肩に効果がある。

上腕内側の痛み

肩内陵《けんないりょう》

鎖骨の肩側の先端部からわきを結ぶ線の中間あたり。経絡の流れをよくし、痛みを抑える。五十肩など肩関節疾患にも有効。

眠気・集中力低下

山根《さんこん》

左右目頭の中間、鼻の根元にある山根は覚醒作用に優れたツボ。

目の疲れ・目の疾患

球後《きゅうご》★

目尻から目頭側に1／4入った骨の縁。血行を改善して神経や筋肉の疲労もとる。

痔《じ》・脱肛

二白《にはく》★

痔の特効ツボ。手首のしわから手のひら１つ分上、親指の付け根から肘内側への筋肉の両側に各１穴ある。

歯痛・歯根の腫れ

侠承漿《きょうしょうしょう》

唇の下のくぼみから口角側に左右それぞれ親指１本分。三叉神経痛《さんさしんけいつう》や口角のゆがみも改善。

奇穴は十二経脈《じゅうにけいみゃく》、任脈《にんみゃく》、督脈《とくみゃく》に属さないツボで、
長い歴史から有効性が認められているものが多くあります。
その中から、各症状を改善する奇穴を紹介します。

奇穴については、書籍の121Pでも解説しています。
★がついているものは、WHOによる奇穴の国際標準案に掲載されているツボです。

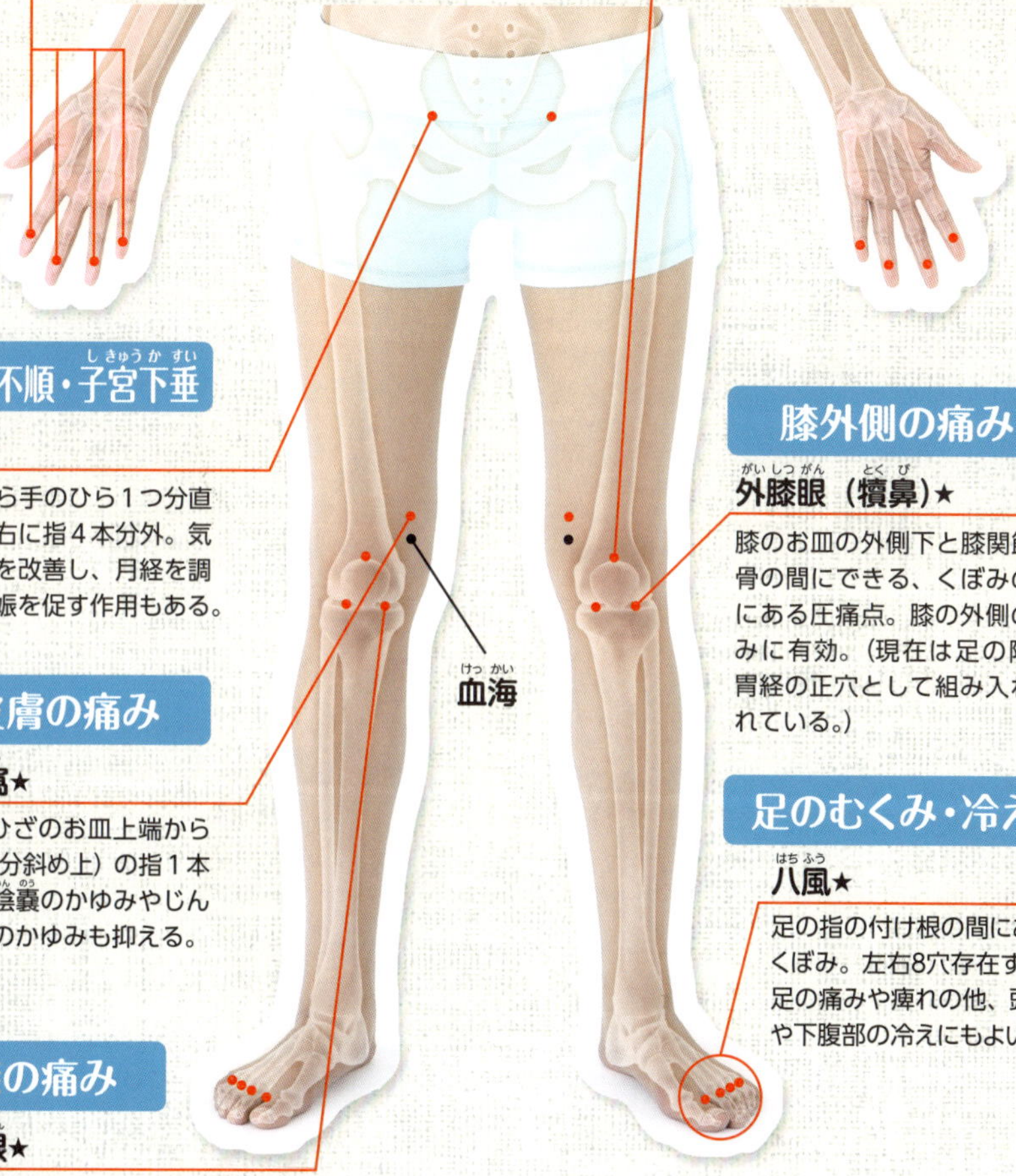

小児の消化不良

四縫《しほう》★

人差し指から小指までの第１関節内側。左右計８穴存在する。脾《ひ》の機能を高める効果がある。

月経不順・子宮下垂《しきゅうかすい》

子宮《しきゅう》★

へそから手のひら１つ分直下、左右に指４本分外。気の巡りを改善し、月経を調整。妊娠を促す作用もある。

皮膚の痛み

百中窩《ひゃくちゅうか》★

血海《けっかい》（ひざのお皿上端から指３本分斜め上）の指１本分上。陰嚢《いんのう》のかゆみやじんましんのかゆみも抑える。

膝の痛み

内膝眼《ないしつがん》★

膝の皿（膝蓋骨）の下、内側にあるくぼみ。膝を曲げて奇穴をとる。経絡の流れをよくし、痛みを抑える。

足のまひ・膝関節炎《しつかんせつえん》

鶴頂《かくちょう》★

膝の上、皿（膝蓋骨《しつがいこつ》）の上部縁にあり、膝を曲げて奇穴をとる。経絡の流れをよくし、腫れ・痛みを抑える。

膝外側の痛み

外膝眼《がいしつがん》（犢鼻《とくび》）★

膝のお皿の外側下と膝関節の骨の間にできる、くぼみの中にある圧痛点。膝の外側の痛みに有効。（現在は足の陽明胃経の正穴として組み入れられている。）

足のむくみ・冷え

八風《はちふう》★

足の指の付け根の間にあるくぼみ。左右8穴存在する。足の痛みや痺れの他、頭痛や下腹部の冷えにもよい。

せき・ぜんそく

定喘《ていぜん》★

第７頸椎棘突起から指１本半から２本分外。じんましんにもよい。

消化不良・腹痛

接骨《せっこつ》

両手の肘を結んだ線上にある背骨の突起（第12胸椎棘突起）の下のくぼみ。胃痙攣《いけいれん》にも効果がある。

腰痛・泌尿器疾患

腰眼《ようがん》★

背骨の一番下の突起の上から左右に手のひら１つ分弱。腰痛は急性・慢性を問わず、月経不順や冷え症にもよい。

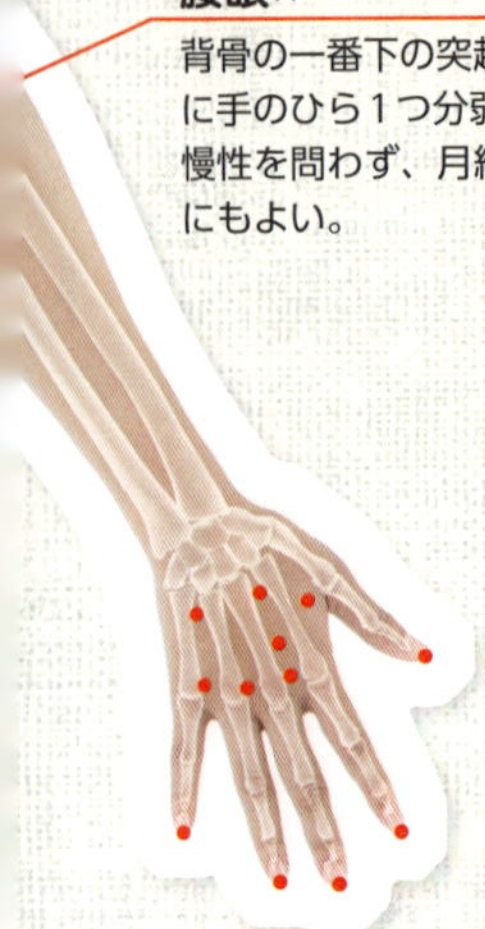

腰痛

十七椎下《じゅうしちついか》（上仙《じょうせん》）★

背骨の一番下の突起の下にあるくぼみ。腎の機能を高めるため、夜尿症や排尿障害、下肢の麻痺も改善する。

側頭部の痛み

太陽《たいよう》★

眉尻と目尻を結んだ線の中間から指２本分耳寄り、いわゆるこめかみ。片頭痛や眼の疲れにもよい。

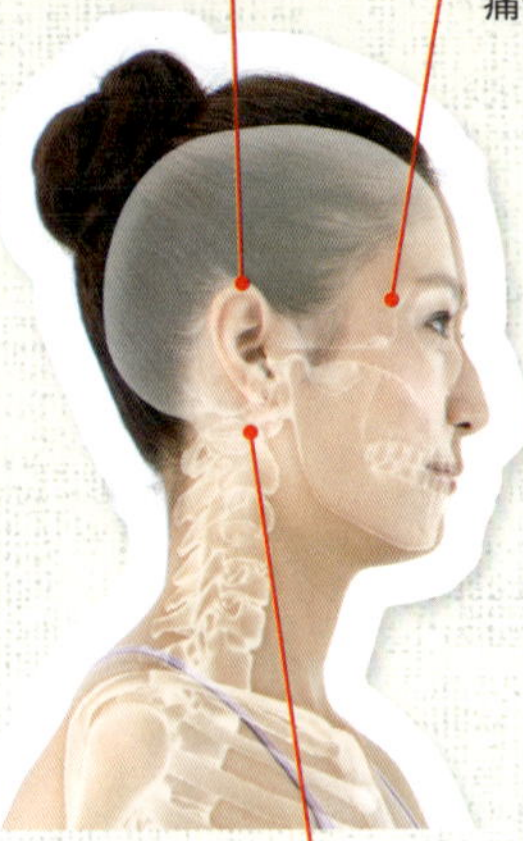

めまい・耳鳴・不眠

翳明《えいめい》★

耳たぶ裏側のくぼみから親指１本分後頭部側にある圧痛点。耳下腺《じかせん》炎《えん》や白内障にもよい。

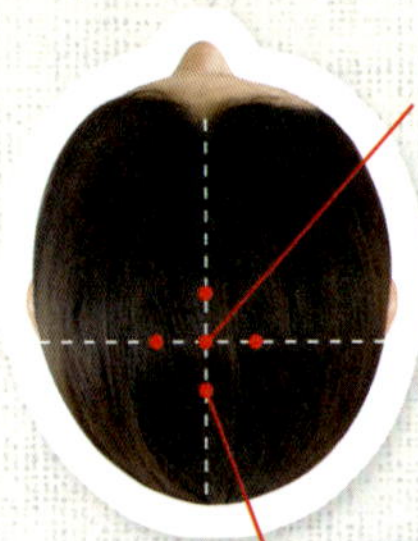

不眠・頭痛

四神聡《ししんそう》★

頭部の頂点にある百会《ひゃくえ》から指２本分外、四方向にある４つのツボ。めまいにも有効。

頭痛・眼疾患

耳尖《じせん》★

耳の張り出している部分の一番上。治りにくい眼疾患や片頭痛にもよい。

頸部痛《けいぶつう》・せき

頸百労《けいひゃくろう》★

下をむいたときに首の付け根に現れる骨（第7頸椎棘突起《けいついきょくとっき》）から指3本分上、指1本半から2本分外。首が回らない場合や、首の捻挫にも効果がある。

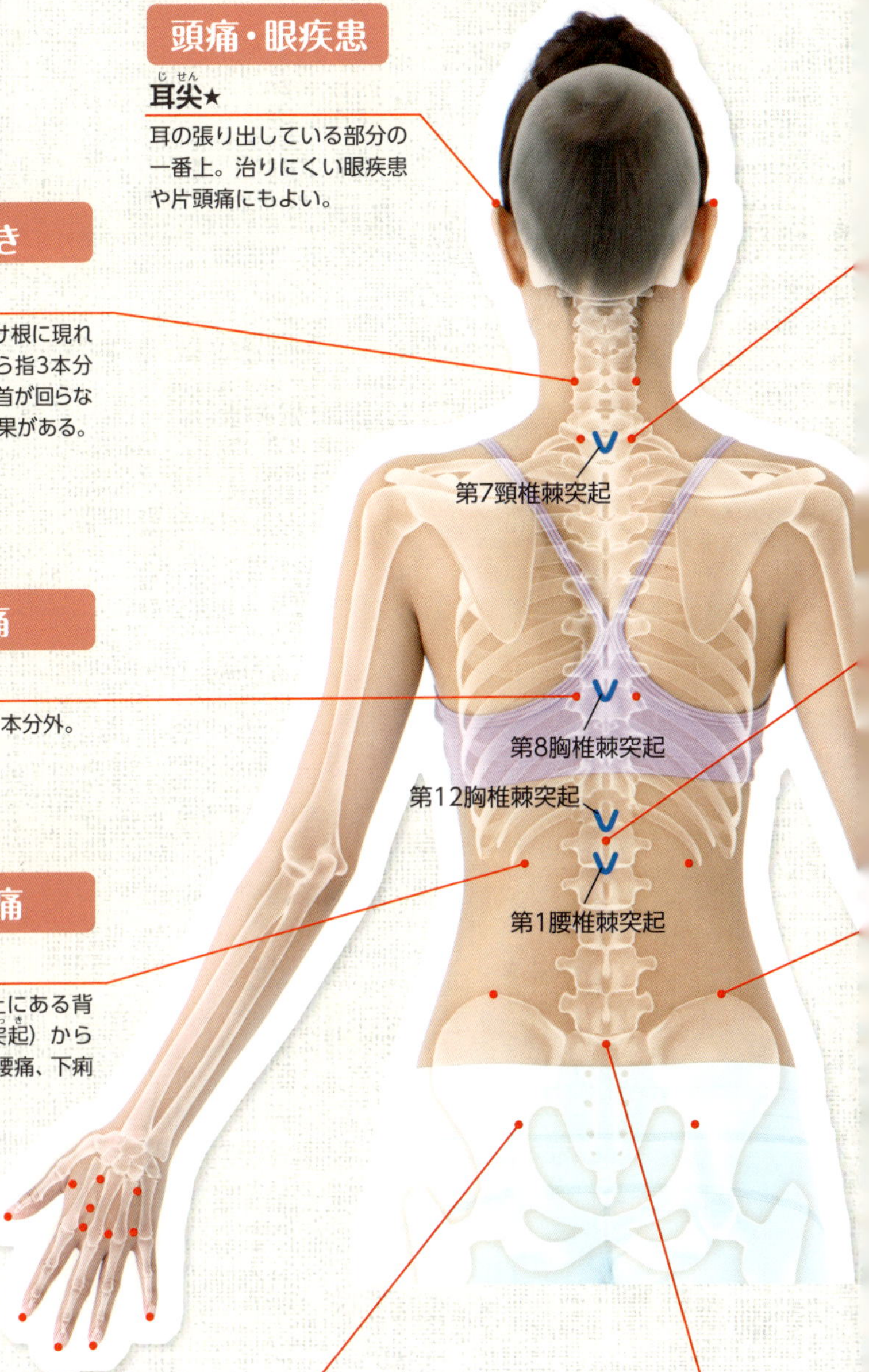

胃痛・腹痛

胃脘下兪《いかんかゆ》★

第８胸椎棘突起《きょうついきょくとっき》から指２本分外。肋間神経痛《ろっかんしんけいつう》にも有効。

おう吐・胃痛

痞根《ひこん》★

ウエストラインの少し上にある背骨の突起（第１腰椎棘突起《ようついきょくとっき》）から指4.5本分左右にある。腰痛、下痢にも有効。

坐骨神経痛《ざこつしんけいつう》・足の冷え

臀中《でんちゅう》

お尻の左右の筋肉の、くぼみにある圧痛点。

急性の腰痛・頭痛・耳鳴り

腰痛点《ようつうてん》★

人差し指と中指、薬指と小指の間。手首のしわと指の付け根関節の中間。

頭痛・歯痛

八邪《はちじゃ》★

手を握ったときに、指の付け根に飛び出している骨の間にある。左右で計８穴。手の運動まひも改善。

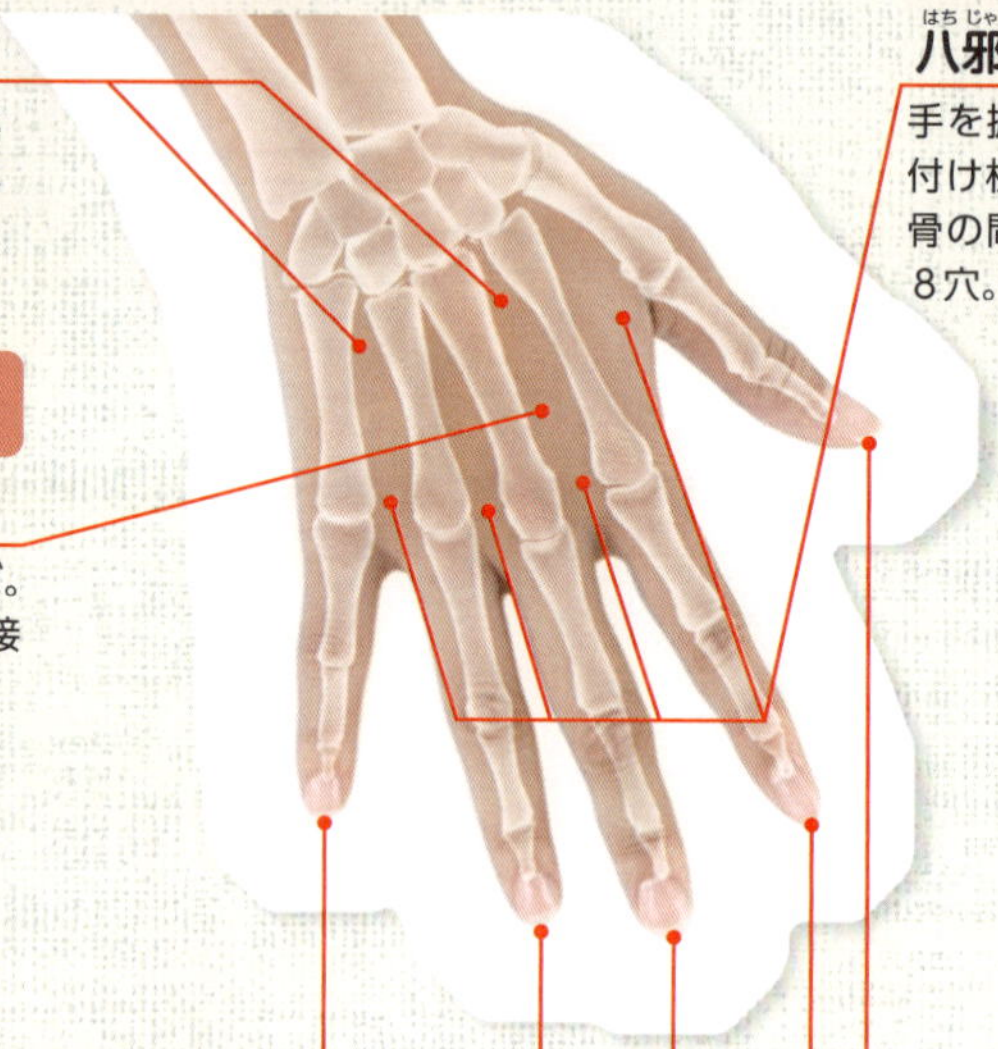

寝違え

落枕《らくちん》（外労宮《がいろうきゅう》）★

落枕は寝違えの特効ツボ。人差し指と中指の骨が接するＶ字部分。

おう吐・下痢・高血圧

十宣《じゅっせん》★

指の先端中央。それぞれの指にある。解熱や、意識をはっきりさせ脳の働きを回復するなどの効果がある。主に刺絡療法で用いる。

ツボの押し方・探し方

- 親指や人差し指の腹で、やや強めに圧をかける。
- 1回5秒間を目安に、3〜5回繰り返して押す。
- 熱を持っていたり、腫れがあるなどの部位は、ツボ押しをひかえる。
- 奇穴の位置には個人差があるので、下の特徴を目安に位置を探す。

押すと抵抗感・しこり・陥没がある

押すと痛気持ちよさがある

赤みがある、青白い

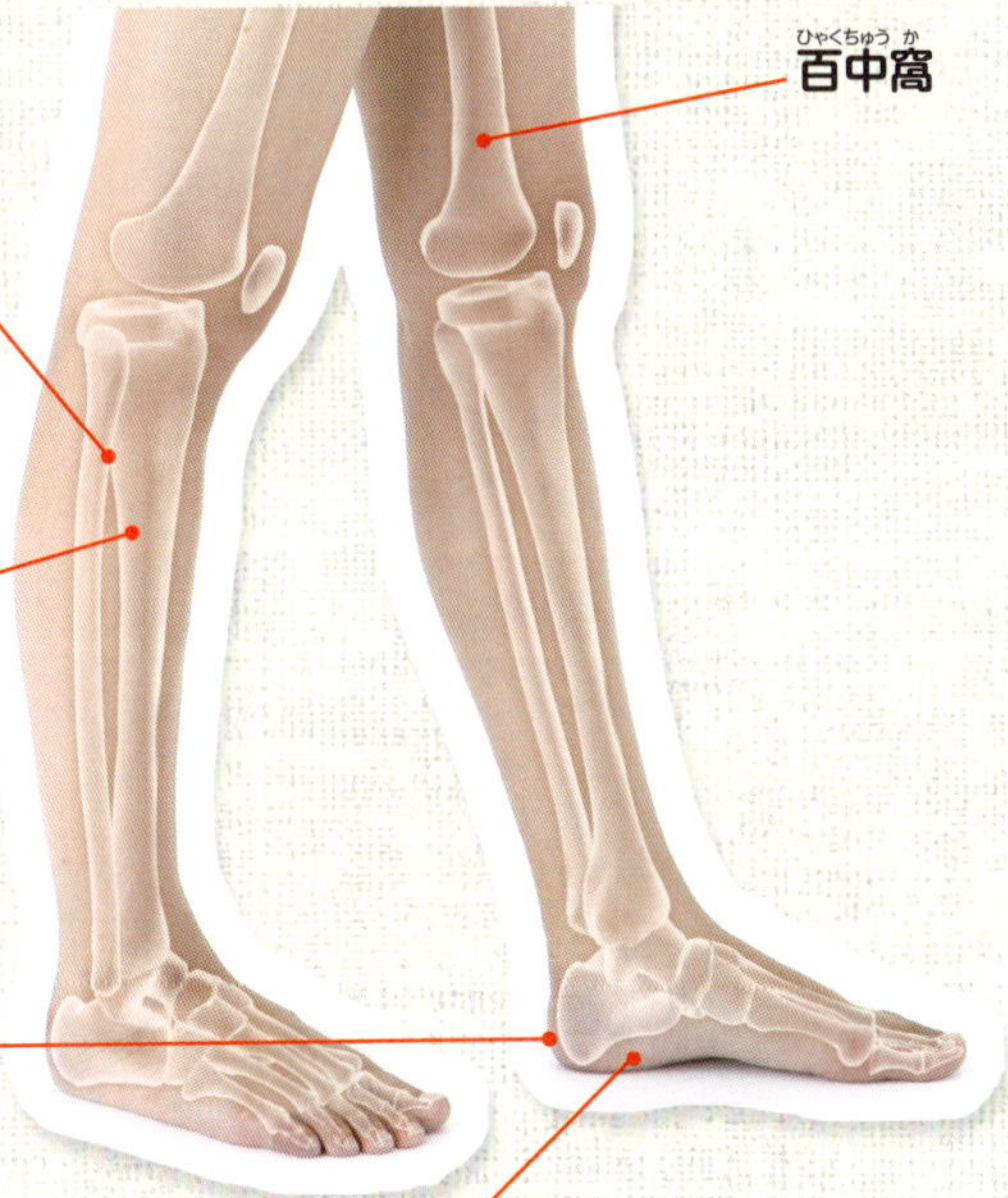

胆嚢炎《たんのうえん》

胆嚢《たんのう》（点《てん》）★

膝関節の下、外側にある出っ張った骨の下のくぼみから指１本分下方にあり、胆《たん》の機能を高める。

急性虫垂炎《きゅうせいちゅうすいえん》（盲腸）

闌尾《らんび》★

すねの骨の外側に伸びる筋肉（前《ぜん》脛骨筋《けいこつきん》）の外側、膝の皿から指７本分下。胃痛にも効果的。

歯痛・歯肉炎

女膝《じょしつ》

かかとの後ろで中央にある。失神や精神錯乱にも効果的。

顔のむくみ

踝下《かか》

内くるぶしの直下、かかと内側の少し足の裏寄りにある圧痛点。顔だけでなく、全身のむくみにも効果的。

月経不順・胸痛・下腹部痛

独陰《どくいん》

足の裏、人差し指の第１関節の中央にある。上がった気を下げ、胃の機能や月経を改善する。

足の指の痛み

裏内庭《うらないてい》

足の裏、人差し指と中指の骨が交わる部分より少し指先側のくぼみ。精神を安定させる効果もある。

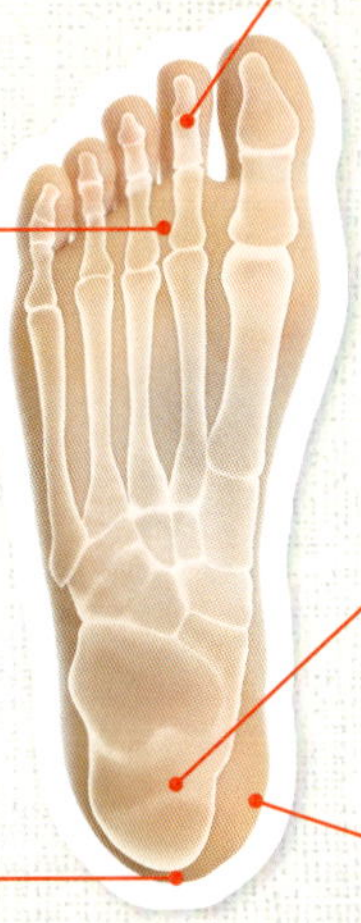

不眠症・足底痛

失眠《しつみん》

かかとの中央にあり、就寝の２〜３時間前に刺激すると効果的。精神疾患によらない不眠に効果がある。

身体の不調を
解消！

経筋《けいきん》ストレッチ

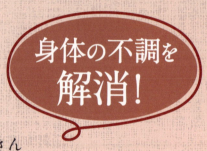

経筋とは関節や筋膜、靭帯《じんたい》を含む筋肉組織のことで、頭から手・足先まで12のルートで身体内に伸びています。経筋ストレッチは、経筋を伸ばすことで経筋上のツボ（経穴《けいけつ》）に刺激を与え､広範囲の痛みやつっぱり、こりといった症状を改善するものです。また、筋肉に疲れをためないための予防的ケアとしても用いることができます。自宅はもちろん、オフィスなどでも簡単にできるものが多いので、日常生活に取り入れて不調を改善しましょう。

経筋については、書籍の124Pでも解説しています。

足の
陽明経筋《ようめいけいきん》
ストレッチ

胸のつっぱり　足の冷え
を改善！

足から胸まで身体の前面を伸ばす

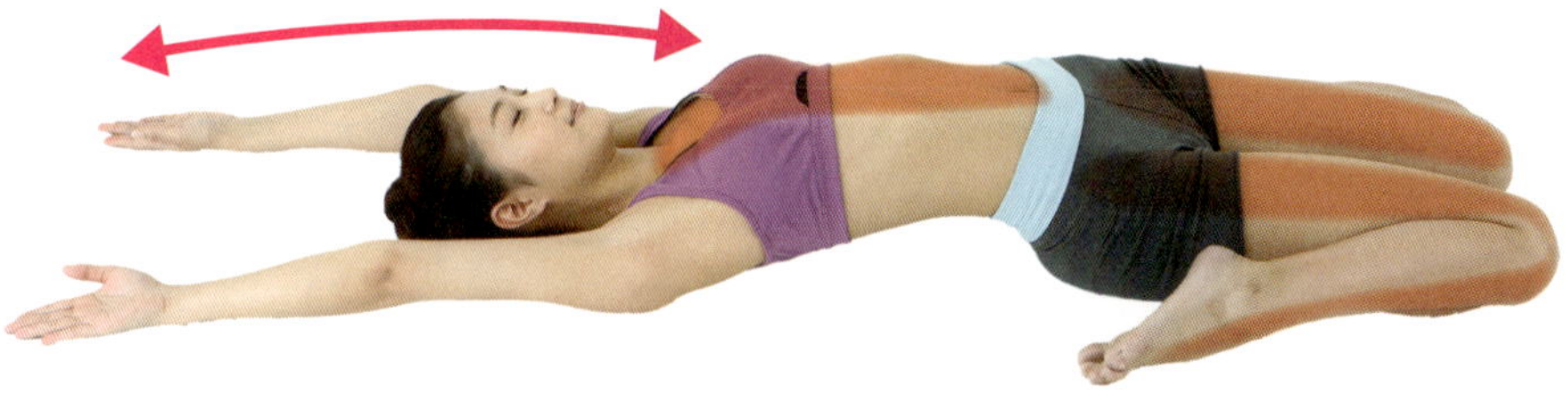

●ストレッチのやり方

1 正座した状態から、かかとをお尻の横に出してお尻を床につけ、ゆっくりと身体を後ろに倒す。

2 背中を床につけて両腕を上げ、もも、すね、胸の伸びを感じながら10秒キープする。

★不安がある場合は、寝転んでから膝を折るか、片足ずつ行う。

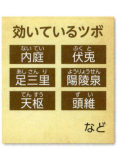

効いているツボ

内庭《ないてい》　伏兎《ふくと》
足三里《あしさんり》　陽陵泉《ようりょうせん》
天枢《てんすう》　頭維《ずい》
など

足の
太陰経筋《たいいんけいきん》
ストレッチ

足の内側を伸ばす

月経痛 お腹の冷え を改善！

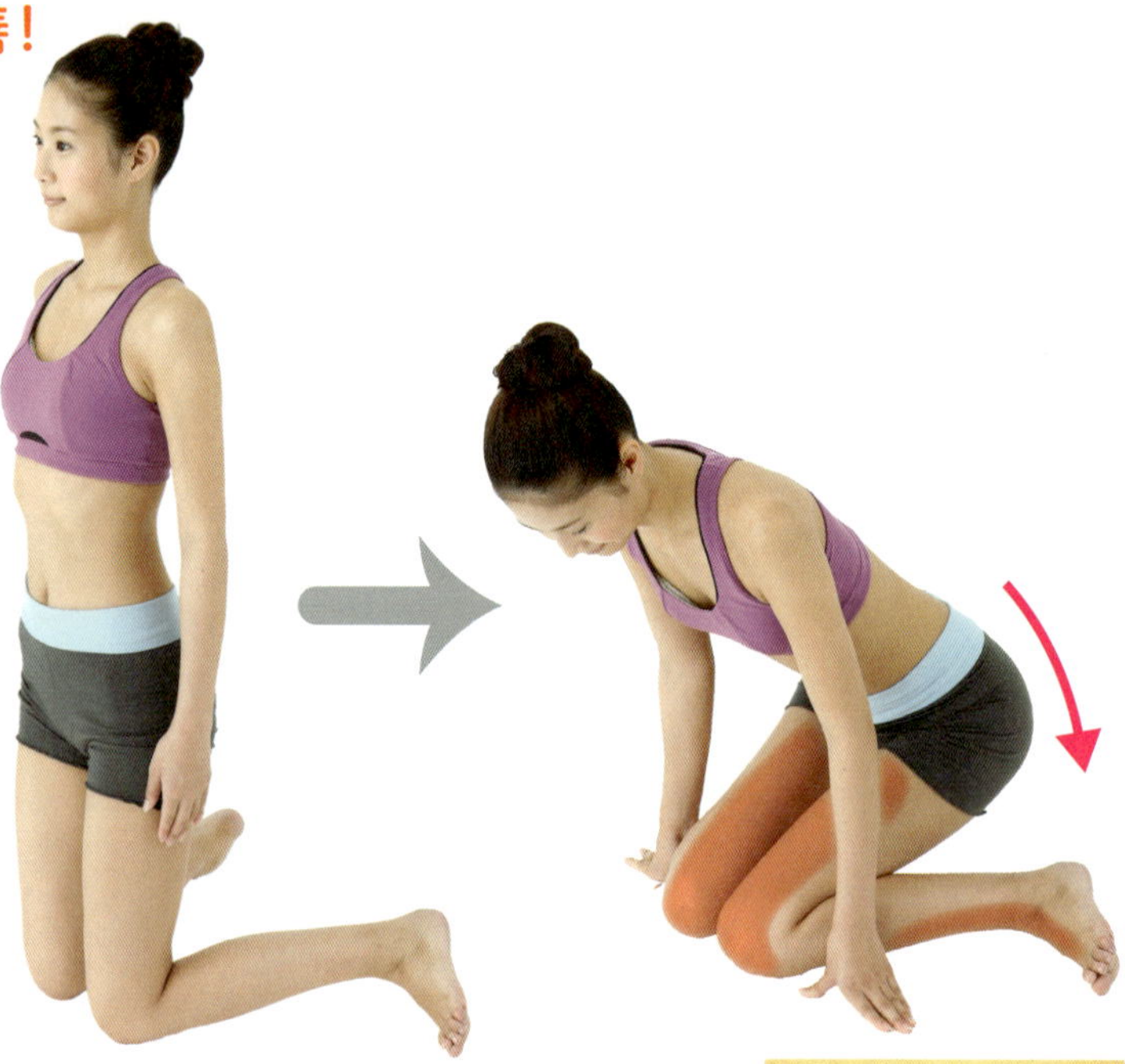

●ストレッチのやり方

1 正座をしてからお尻を上げ、つま先を身体の外側に向ける。

2 つま先を外に向けたまま、関節が痛まないところまでゆっくりとお尻を落とし、10秒キープする。

★かかとは、お尻の外側にギリギリかかるくらいの位置に。膝の横に手をついて補助しながら行う。

効いているツボ

隠白《いんぱく》
商丘《しょうきゅう》
地機《ちき》
陰陵泉《いんりょうせん》
血海《けっかい》
箕門《きもん》
など

足の
太陽経筋《たいようけいきん》
ストレッチ

足のむくみ　猫背

を改善！

身体の背面を伸ばす

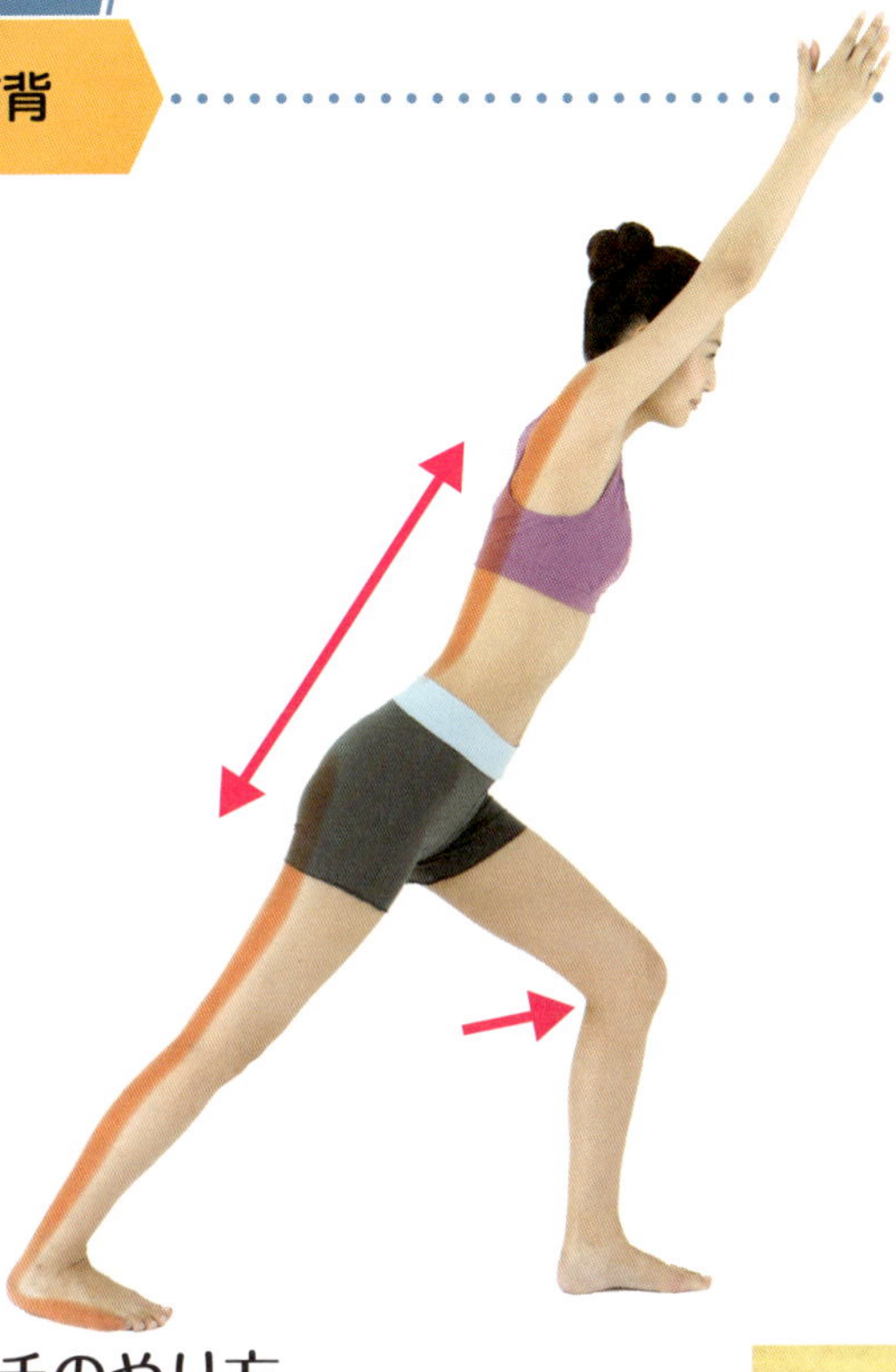

●ストレッチのやり方

1 右足を後方に引く。

2 引いた右足と一直線になるよう上体を前に倒し、手のひらを合わせた状態で両手を上げる。

3 背筋を伸ばし、ふくらはぎが伸びていることを意識して10秒キープする。左足も同様に行う。

★後ろに引いた足のかかとが浮かないようにする。

効いているツボ

崑崙《こんろん》　承山《しょうざん》
委中《いちゅう》　殷門《いんもん》
次髎《じりょう》　天柱《てんちゅう》

など

足の

少陽経筋《しょうようけいきん》ストレッチ

背中や股関節のこり　首と肩のこり

を改善！

身体と足の側面を伸ばす

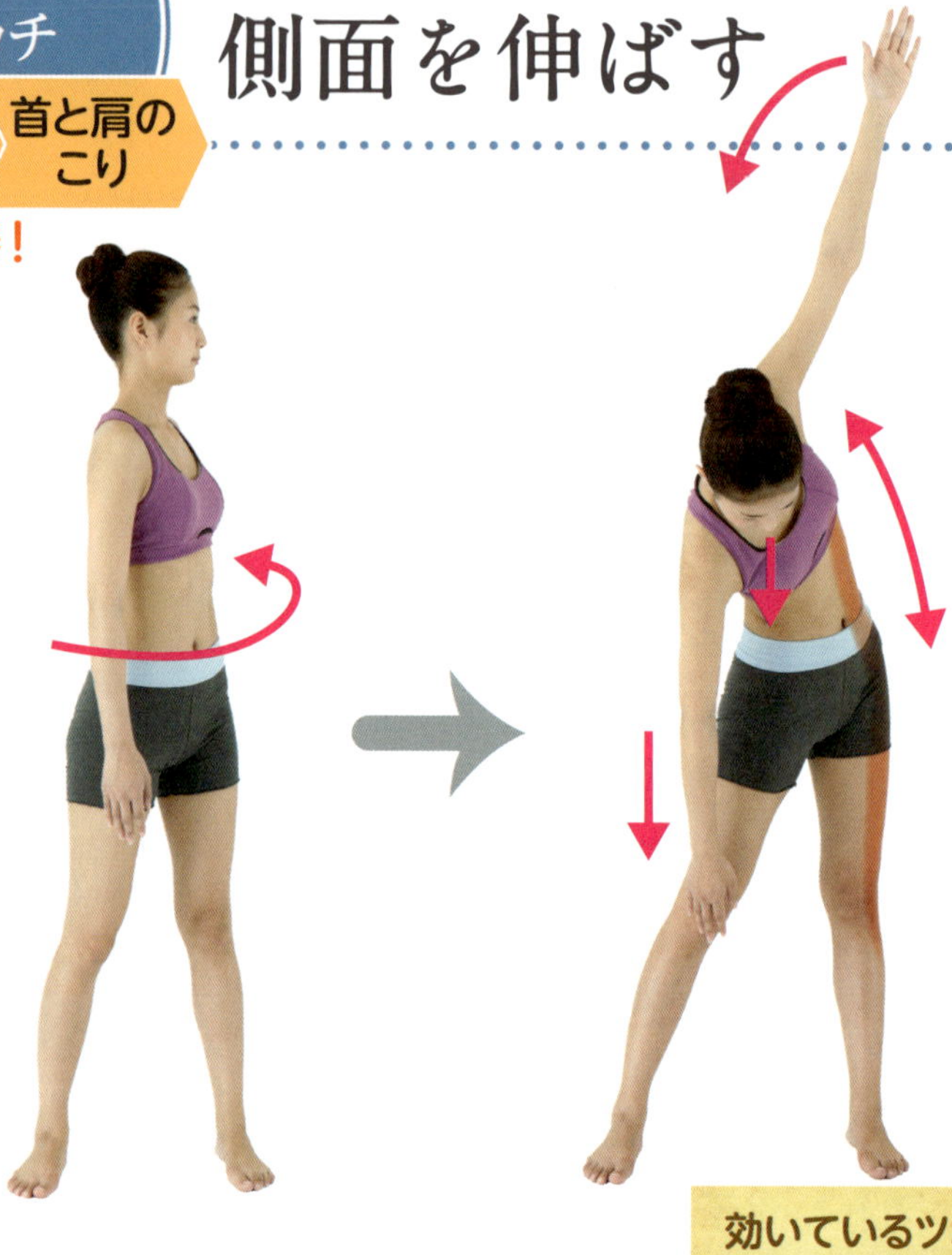

●ストレッチのやり方

1　足を肩幅よりやや広めに開いて立ち、上体を左にひねる。

2　右腕を下ろして、左腕を上げ前方に伸ばす。首は前に倒す。

3　身体の左側面が伸びていることを意識して10秒キープする。右側も同様に行う。

効いているツボ

足臨泣《あしりんきゅう》	陽陵泉《ようりょうせん》
風市《ふうし》	環跳《かんちょう》
肩井《けんせい》	風池《ふうち》

など

手の
太陽経筋《たいようけいきん》
ストレッチ

腕の小指側と首の後方を伸ばす

首のだるさ・痛み　頭痛　肩こり

を改善！

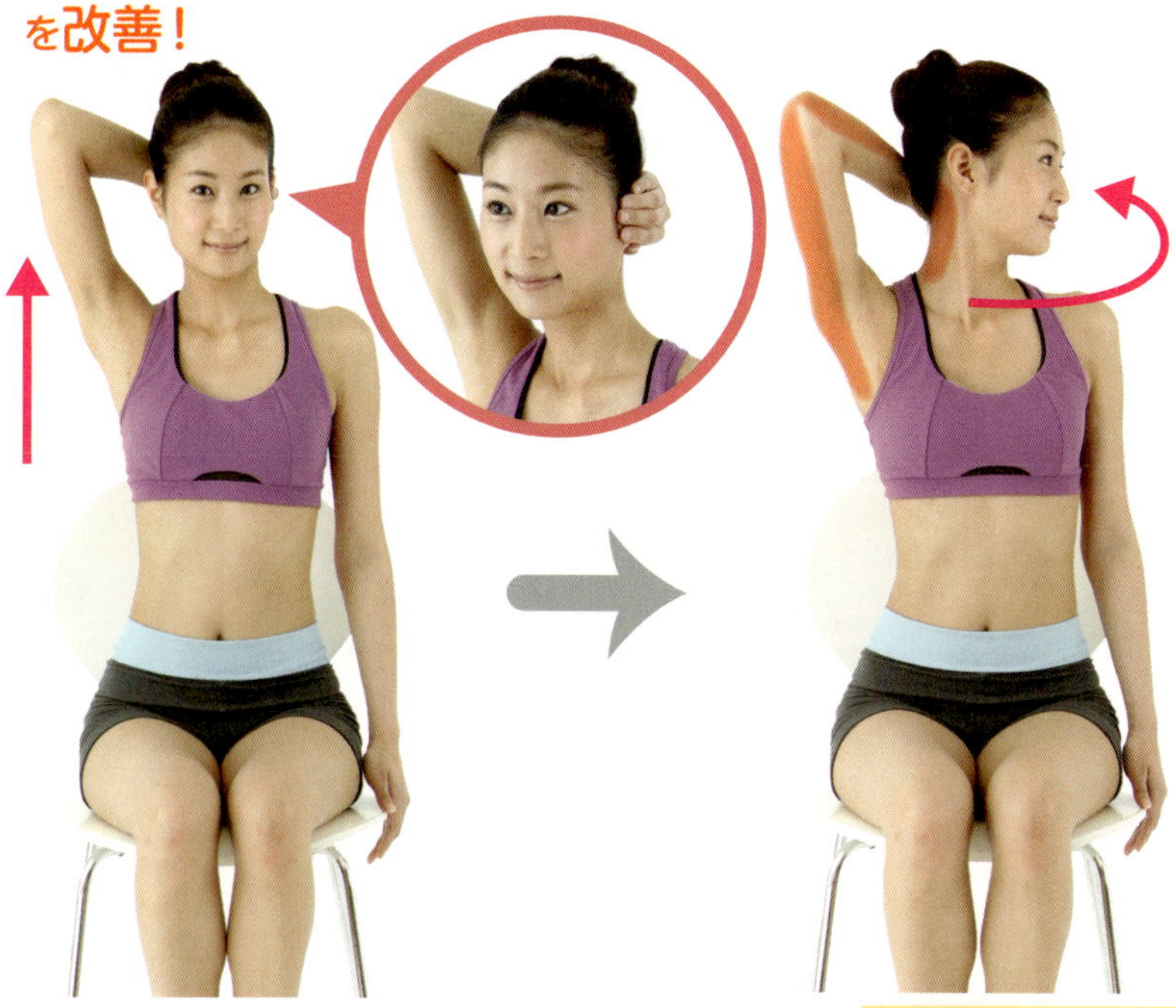

●ストレッチのやり方

1 イスに座り、右腕を頭の後ろから回して左耳を右手で包む。

2 右手で顔を引っ張るように頭をゆっくり左に回転させて10秒キープする。これを左右同様に、2回ずつ行う。

★腕は身体に対して垂直に上げ、肩の関節を引き上げるように伸ばす。

効いているツボ

天容《てんよう》　天窓《てんそう》
肩外兪《けんがいゆ》　臑兪《じゅゆ》
肩貞《けんてい》　小海《しょうかい》
など

足の
陽明経筋《ようめいけいきん》
ストレッチ

下肢を伸ばす

足先・下半身の冷えを改善！

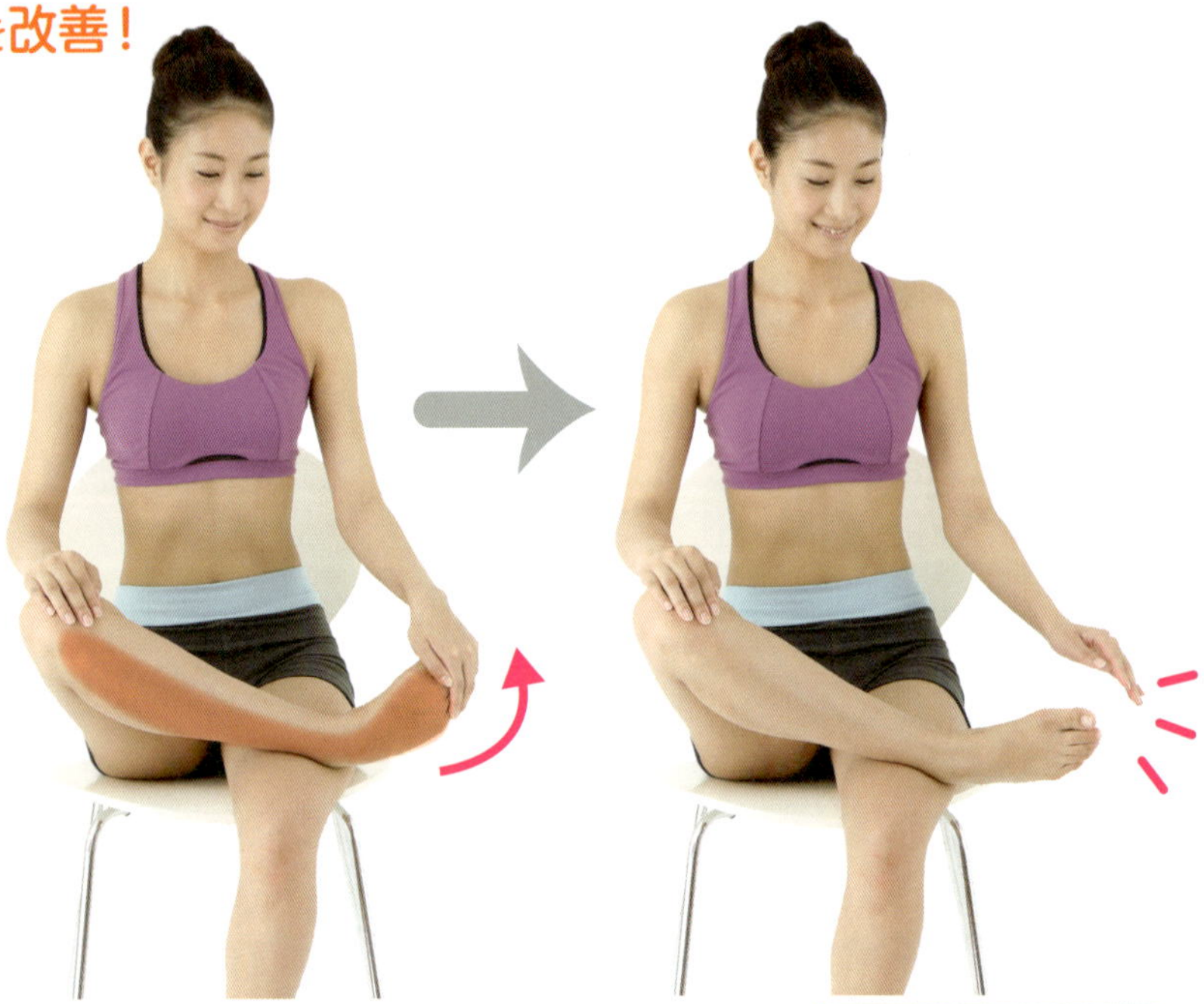

●ストレッチのやり方

1 イスに座り、右足を左足の太ももにのせる。
2 右足の指先を左手で覆うようにして持ち、そのまま足の裏のほうへ指先全体を押して指と甲を伸ばす。
3 5秒キープしたら、一気に手をはなして5秒待つ。これを5回繰り返す。左足も同様に行う。

効いているツボ

八風《はちふう》　太衝《たいしょう》
内庭《ないてい》　解渓《かいけい》
豊隆《ほうりゅう》　足三里《あしさんり》
など

手の
太陰経筋《たいいんけいきん》
ストレッチ

腕のこり・だるさ　肩こり

を改善！

腕の親指側と胸を伸ばす

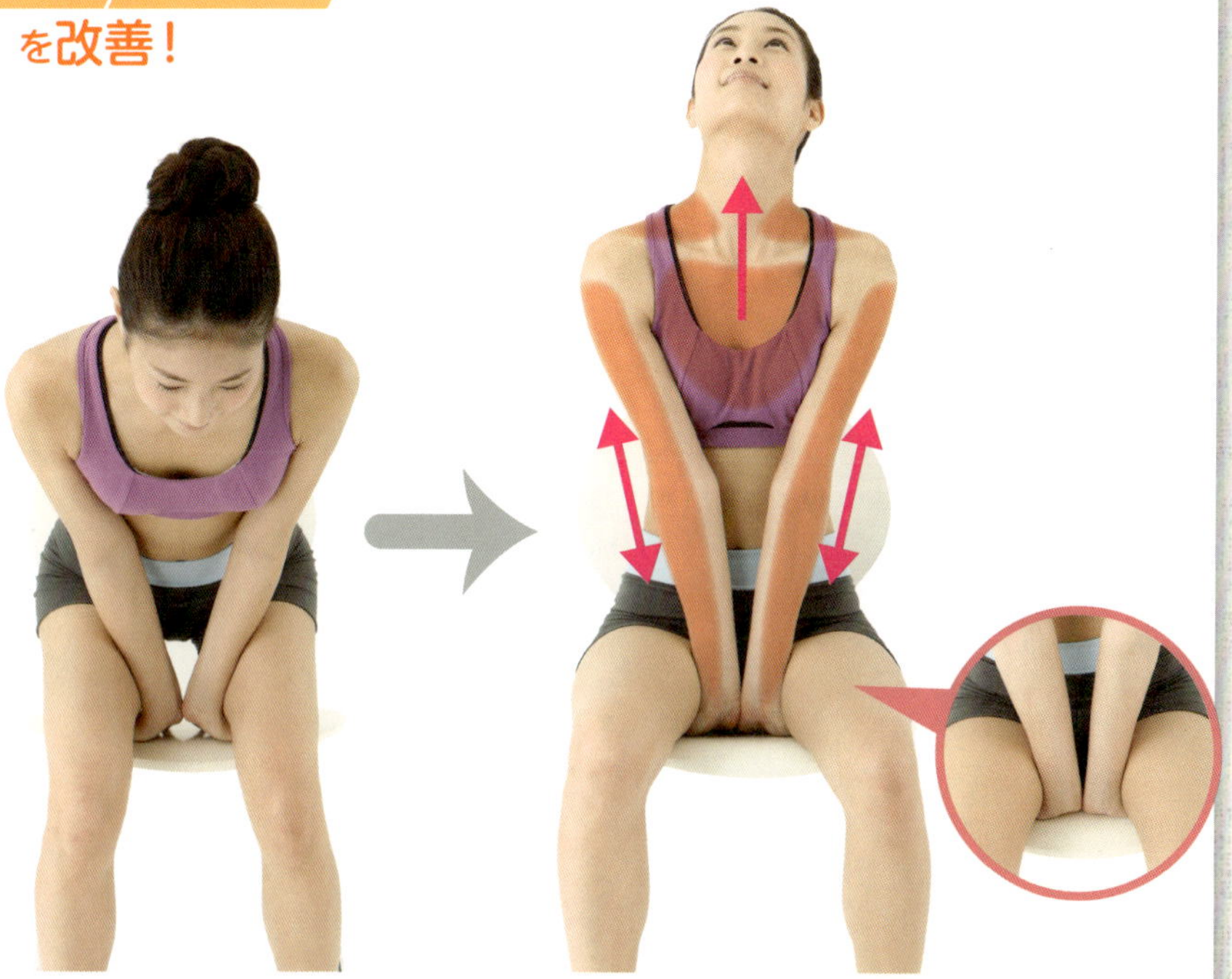

●ストレッチのやり方

1 足を肩幅くらいに広げる。両足の間に指先を後方に向けて手を入れ、イスの座面に手のひらをつける。

2 両手の親指から中指あたりを太ももの下に敷いて座り、そのまま腕の内側を伸ばすように背を反らして10秒キープする。

★あごは軽く上げ、胸を張るように意識する。

効いているツボ

魚際《ぎょさい》　太淵《たいえん》
列缺《れっけつ》　孔最《こうさい》
尺沢《しゃくたく》　天府《てんぷ》

など

手の
陽明経筋《ようめいけいきん》
ストレッチ

便秘、腰痛　首と肩のこり　を改善！

腕の外側と首を伸ばす

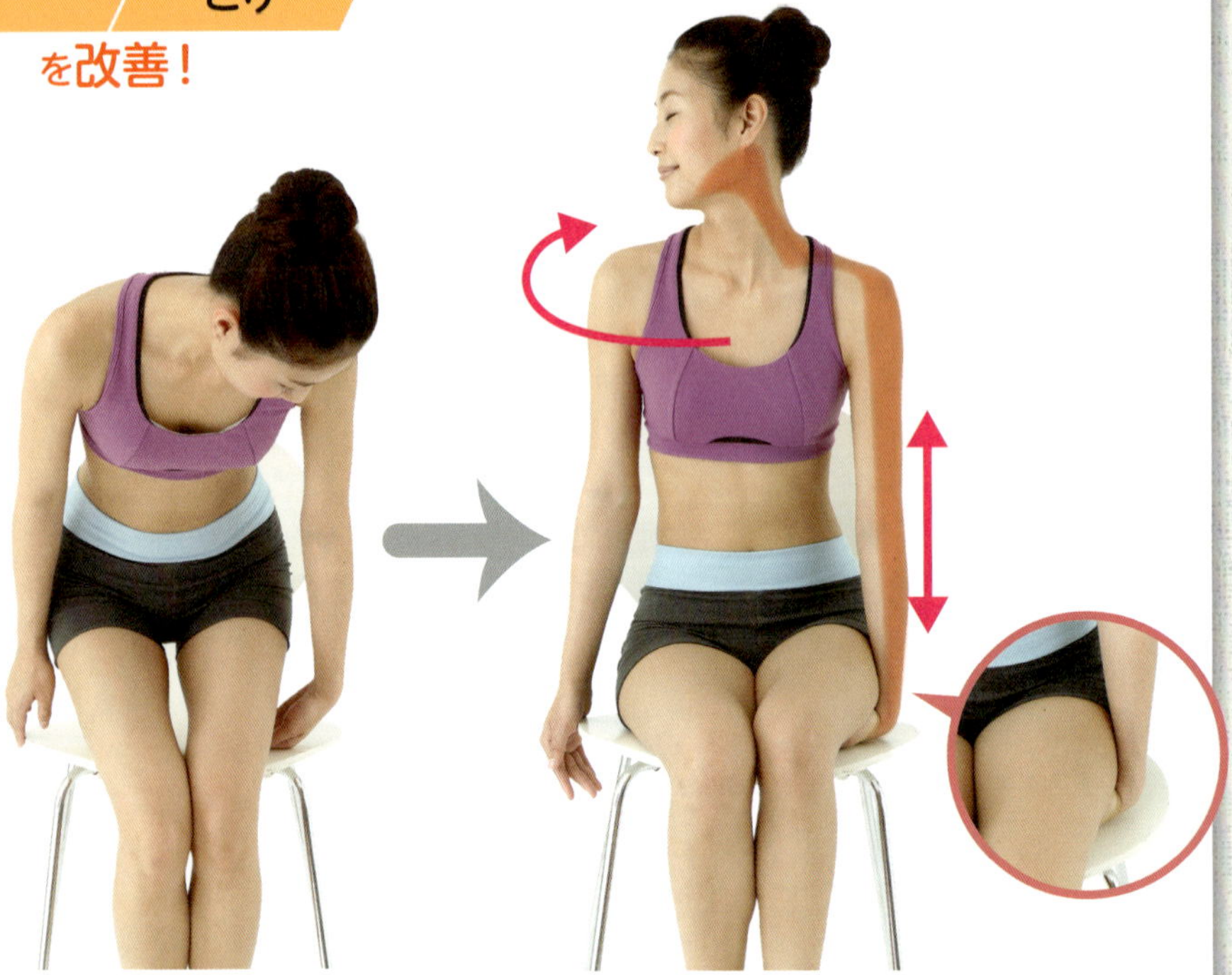

●ストレッチのやり方

1 左手の甲を下にして、足の付け根の下に敷くように座る。
2 右肩を引きながら顔を右に向け、身体を斜め右後方へ向ける。
3 腕の外側の伸びを感じながら、背筋と肘を伸ばし、10秒キープする。右腕も同様に行う。

★手を足の下に深く入れると、筋肉を伸ばしやすい。

効いているツボ

合谷《ごうこく》　手三里《てさんり》
曲池《きょくち》　肩髃《けんぐう》
巨骨《ここつ》　扶突《ふとつ》
など

効果的に行うポイント

●１つの症状でも、原因によって効くストレッチが変わってきます。気になる症状のストレッチを行うだけでなく、一通り行うとより効果的です。

●ストレッチをしてつっぱりや痛みを感じたら、そこが不調をきたしている証拠です。重点的に行いましょう。

○ 疲れているときや、症状が辛いときに行いましょう。

× 痛みが強い場合は無理をしないでください。

× 寝る直前は身体が興奮してしまうので避けましょう。

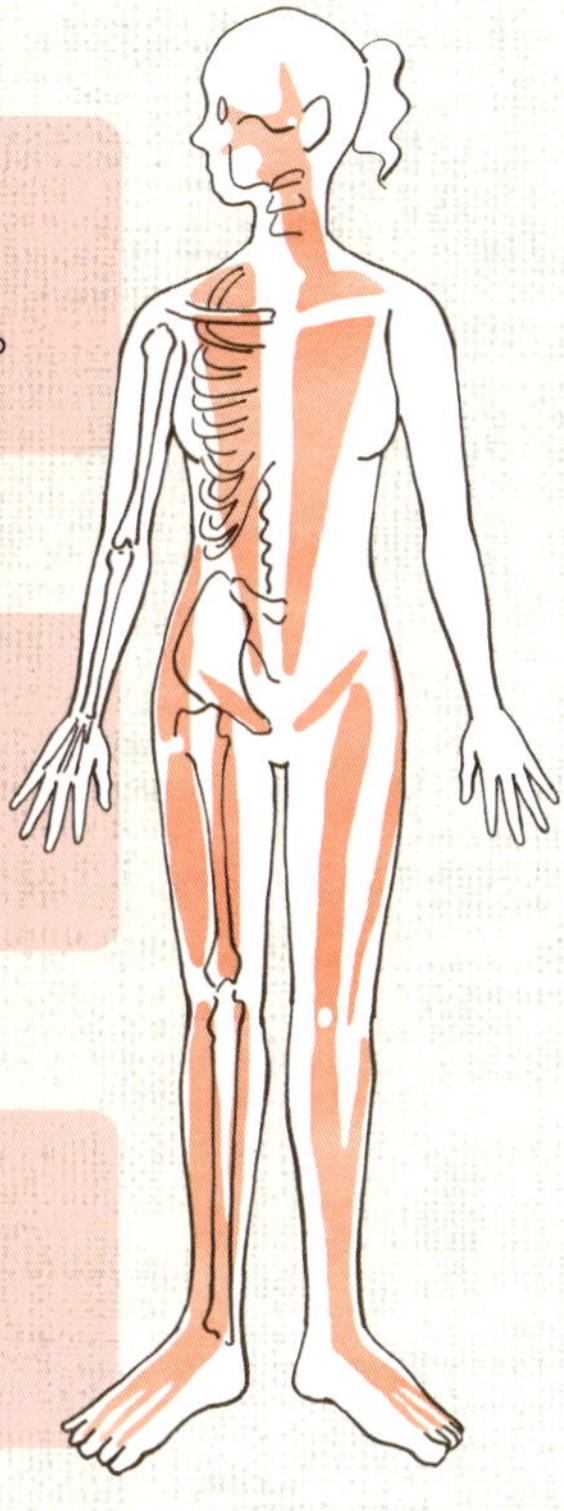

天容（てんよう）……………………… 160、162
天髎（てんりょう）……………… 161、165、167、205
瞳子髎（どうしりょう）………… 152、158、160、162
陶道（とうどう）………………………… 165
犢鼻（とくび）……………………… 168、171
督兪（とくゆ）…………………………… 165
な
内関（ないかん）……………… 157、166、209、211
内庭（ないてい）………………………… 168、170
乳根（にゅうこん）……………………… 164
乳中（にゅうちゅう）…………………… 164
然谷（ねんこく）………………………… 169、170
脳空（のうくう）………………………… 161、162
脳戸（のうこ）…………………………… 161、162
は
肺兪（はいゆ）………………… 156、161、165、207
八風（はちふう）………………………… 223
白環兪（はっかんゆ）…………………… 165、171
魄戸（はっこ）…………………………… 165
腹通谷（はらつうこく）………………… 164
髀関（ひかん）…………………………… 164、171
膝陽関（ひざようかん）………………… 168、171
臂臑（ひじゅ）…………………………… 166
眉衝（びしょう）………………………… 160、162
百会（ひゃくえ）……………………… 159、161、162
脾兪（ひゆ）…………………… 156、165、209、211
飛揚（ひよう）…………………………… 156、168
風市（ふうし）…………………………… 171
風池（ふうち）…………… 158、161、162、203、205
風府（ふうふ）…………………………… 161、162
風門（ふうもん）……………………… 161、165、207
腹哀（ふくあい）………………………… 163、164
伏兎（ふくと）…………………………… 171
復溜（ふくりゅう）…………………… 156、169、170
浮郄（ふげき）…………………………… 168、171
府舎（ふしゃ）………………………… 163、164、171
腹結（ふっけつ）………………………… 163、164
扶突（ふとつ）…………………………… 160、162
浮白（ふはく）…………………………… 161、162
附分（ふぶん）…………………………… 165
不容（ふよう）…………………………… 164
跗陽（ふよう）…………………………… 168
秉風（へいふう）……………………… 161、165、167
偏歴（へんれき）………………………… 167
胞肓（ほうこう）……………………… 165、171、221
膀胱兪（ぼうこうゆ）…………………… 165、171
豊隆（ほうりゅう）……………………… 154、168
僕参（ぼくしん）………………………… 168
歩廊（ほろう）…………………………… 164
本神（ほんしん）………………………… 160、162
ま
命門（めいもん）………………………… 159、165
目窓（もくそう）………………………… 160、162
や
湧泉（ゆうせん）……… 152、156、170、221、223、227
幽門（ゆうもん）………………………… 164
兪府（ゆふ）……………………………… 156、164
陽渓（ようけい）………………………… 167
陽交（ようこう）………………………… 168
陽綱（ようこう）………………………… 165
陽谷（ようこく）………………………… 167
膺窓（ようそう）………………………… 164
陽池（ようち）…………………………… 157、167
陽白（ようはく）……………………… 160、162、203
陽輔（ようほ）…………………………… 168
腰兪（ようゆ）…………………………… 165、171
陽陵泉（ようりょうせん）…………… 158、168、171
養老（ようろう）………………………… 155、167
ら
絡却（らっきゃく）……………………… 161、162
梁丘（りょうきゅう）………………… 154、168、171
梁門（りょうもん）……………………… 164
霊墟（れいきょ）………………………… 164
蠡溝（れいこう）………………………… 169
厲兌（れいだ）………………………… 154、168、170
霊台（れいだい）………………………… 165
霊道（れいどう）………………………… 166
列缺（れっけつ）………………………… 166
廉泉（れんせん）………………………… 160、162
労宮（ろうきゅう）……………………… 157、166
漏谷（ろうこく）………………………… 169
顱息（ろそく）…………………………… 161
わ
和髎（わりょう）………………………… 160、162
腕骨（わんこつ）………………………… 155、167

神闕(しんけつ)……164
神蔵(しんぞう)……164
身柱(しんちゅう)……165
神庭(しんてい)……160、162
神堂(しんどう)……165
神道(しんどう)……165
神封(しんぽう)……164
申脈(しんみゃく)……168
神門(しんもん)……155、166
心兪(しんゆ)……165
腎兪(じんゆ)……156、165、219
頭維(ずい)……154、160、162
水溝(すいこう)……160、162
水泉(すいせん)……156、169、170
水道(すいどう)……164、171
水突(すいとつ)……160、162、164
水分(すいぶん)……159、164
睛明(せいめい)……152、156、160、162
青霊(せいれい)……166
清冷淵(せいれいえん)……167
石関(せきかん)……164
脊中(せきちゅう)……165
石門(せきもん)……164
璇璣(せんき)……160、164
前谷(ぜんこく)……167
前頂(ぜんちょう)……160、161、162
率谷(そっこく)……161、162、203
束骨(そっこつ)……168、170
素髎(そりょう)……160、162
た
太乙(たいいつ)……164
太淵(たいえん)……153、166
大横(だいおう)……163、164
大赫(だいかく)……164、171
太渓(たいけい)……169、170
大迎(だいげい)……160、162
大巨(だいこ)……164
大杼(だいじょ)……161、165
太衝(たいしょう)……158、168、169、170
大鍾(だいしょう)……156、169、170
大腸兪(だいちょうゆ)……165、215、219
大椎(だいつい)……159、161、165
大都(だいと)……169、170
大敦(だいとん)……152、158、168、170
太白(たいはく)……169、170
大包(だいほう)……154、163、164
帯脈(たいみゃく)……163、164
太陽(たいよう)……203
大陵(だいりょう)……157、166
兌端(だたん)……160、162
膻中(だんちゅう)……164
胆兪(たんゆ)……165
地機(ちき)……169
築賓(ちくひん)……169、219、221
地五会(ちごえ)……168、170
地倉(ちそう)……160、162
秩辺(ちっぺん)……165、171
中脘(ちゅうかん)……159、164、209
中極(ちゅうきょく)……164、171
中渚(ちゅうしょ)……167
中衝(ちゅうしょう)……157、166、167
中枢(ちゅうすう)……165
中注(ちゅうちゅう)……164
中庭(ちゅうてい)……164
中都(ちゅうと)……169
中瀆(ちゅうとく)……171
中府(ちゅうふ)……152、153、166、207
中封(ちゅうほう)……169、170
中髎(ちゅうりょう)……165、171、217
肘髎(ちゅうりょう)……166、167
中膂兪(ちゅうりょゆ)……165、171
聴会(ちょうえ)……160、162
聴宮(ちょうきゅう)……155、160、162
長強(ちょうきょう)……159、165、171
輒筋(ちょうきん)……163、164
通天(つうてん)……161、162
通里(つうり)……166
手五里(てごり)……166
手三里(てさんり)……153、167
天渓(てんけい)……163、164
天衝(てんしょう)……161、162
天枢(てんすう)……154、164、213
天井(てんせい)……167
天泉(てんせん)……166
天宗(てんそう)……165、167
天窓(てんそう)……160、161、162
天池(てんち)……152、157、166
天柱(てんちゅう)……161、162、203、205
臀中(でんちゅう)……221
天鼎(てんてい)……160、162
天突(てんとつ)……160、162、164、207
天府(てんぷ)……166
天牖(てんゆう)……161、162

下廉(げれん)……167
肩外兪(けんがいゆ)……161、165、167
肩髃(けんぐう)……162、166、167
懸鍾(けんしょう)……168
懸枢(けんすう)……165
肩井(けんせい)……161、163、165、205
肩中兪(けんちゅうゆ)……161、165、167、205
肩貞(けんてい)……165、167
建里(けんり)……164
懸釐(けんり)……160、162、203
肩髎(けんりょう)……162、165、167
顴髎(けんりょう)……160、162
懸顱(けんろ)……160、162
行間(こうかん)……168、170
後渓(こうけい)……167
膏肓(こうこう)……165、207、227
合谷(ごうこく)……153、167
孔最(こうさい)……153、166
交信(こうしん)……169
公孫(こうそん)……154、169、170
光明(こうめい)……158、168
肓門(こうもん)……165
肓兪(こうゆ)……156、164
合陽(ごうよう)……168、169、171
巨闕(こけつ)……164
巨骨(ここつ)……162、166、167
五処(ごしょ)……160、162
腰陽関(こしようかん)……165
五枢(ごすう)……163、164
後頂(ごちょう)……161、162
庫房(こぼう)……164
巨髎(こりょう)……160、162
魂門(こんもん)……165
崑崙(こんろん)……156、168
さ
三陰交(さんいんこう)……154、169、170、217、225
三間(さんかん)……167
三焦兪(さんしょうゆ)……165、219
攅竹(さんちく)……160、162、203
三陽絡(さんようらく)……167
至陰(しいん)……156、168、170
二間(じかん)……167
紫宮(しきゅう)……164
支溝(しこう)……167、215
志室(ししつ)……165、219
支正(しせい)……167
絲竹空(しちくくう)……157、160、162
膝関(しつかん)……169
日月(じつげつ)……163、164
四瀆(しとく)……167
四白(しはく)……160、162
四満(しまん)……164
耳門(じもん)……160、162
尺沢(しゃくたく)……153、166
周栄(しゅうえい)……163、164
臑会(じゅえ)……167
臑兪(じゅゆ)……165、167
至陽(しよう)……165
正営(しょうえい)……160、162
小海(しょうかい)……155、167
少海(しょうかい)……155、166
照海(しょうかい)……169、170
上関(じょうかん)……160、162
上脘(じょうかん)……164
商丘(しょうきゅう)……169、170
承泣(しょうきゅう)……152、154、160、162
商曲(しょうきょく)……164
承筋(しょうきん)……168、169
承光(しょうこう)……160、162
条口(じょうこう)……168
上巨虚(じょうこきょ)……168
承山(しょうざん)……168、169
少商(しょうしょう)……153、166、167
少衝(しょうしょう)……155、167
承漿(しょうしょう)……159、160、162
上星(じょうせい)……160、162、203
少沢(しょうたく)……152、155、167
小腸兪(しょうちょうゆ)……165、213
少府(しょうふ)……155、166
承扶(しょうふ)……171
承満(しょうまん)……164
章門(しょうもん)……163、164
衝門(しょうもん)……163、164、171
商陽(しょうよう)……152、153、167
衝陽(しょうよう)……154、168、170
上髎(じょうりょう)……165
承霊(しょうれい)……160、161、162
消濼(しょうれき)……167
上廉(じょうれん)……167
食竇(しょくとく)……163、164
次髎(じりょう)……156、165、171、217、225
顖会(しんえ)……160、162
人迎(じんげい)……160、162

彧中（いくちゅう）…… 164
意舎（いしゃ）…… 165
胃倉（いそう）…… 165
委中（いちゅう）…… 156、168、169、171、219
維道（いどう）…… 163、164、171
胃兪（いゆ）…… 165、209、211
委陽（いよう）…… 168、171
陰郄（いんげき）…… 166
陰交（いんこう）…… 164
陰谷（いんこく）…… 156、169、171
陰市（いんし）…… 171
陰都（いんと）…… 164
隠白（いんぱく）…… 152、154、169、170
陰包（いんぽう）…… 171
殷門（いんもん）…… 171
陰陵泉（いんりょうせん）…… 154、169、171
陰廉（いんれん）…… 171
雲門（うんもん）…… 166
翳風（えいふう）…… 161
会陰（えいん）…… 159、164
液門（えきもん）…… 167
会宗（えそう）…… 167
会陽（えよう）…… 165、171
淵腋（えんえき）…… 163、164
横骨（おうこつ）…… 164、171
屋翳（おくえい）…… 164
温溜（おんる）…… 153、167
か
外関（がいかん）…… 157、167
外丘（がいきゅう）…… 168
解渓（かいけい）…… 168、170
外陵（がいりょう）…… 164
華蓋（かがい）…… 160、164
膈関（かくかん）…… 165
角孫（かくそん）…… 161、162
膈兪（かくゆ）…… 165
滑肉門（かつにくもん）…… 164
禾髎（かりょう）…… 160、162
頷厭（がんえん）…… 160、162
関元（かんげん）…… 159、164、171、213
関元兪（かんげんゆ）…… 165
陥谷（かんこく）…… 168、170
完骨（かんこつ）…… 161、162、203
間使（かんし）…… 166
関衝（かんしょう）…… 152、157、167
環跳（かんちょう）…… 158、163、165、171、221
関門（かんもん）…… 164
肝兪（かんゆ）…… 165
気海（きかい）…… 159、164
気海兪（きかいゆ）…… 165
気穴（きけつ）…… 164、171
気戸（きこ）…… 160、162、164、207
気舎（きしゃ）…… 160、162、164、207
気衝（きしょう）…… 164、171
期門（きもん）…… 158、163、164
箕門（きもん）…… 171
丘墟（きゅうきょ）…… 168、170
鳩尾（きゅうび）…… 164
急脈（きゅうみゃく）…… 164、171
強間（きょうかん）…… 161、162
胸郷（きょうきょう）…… 163、164
侠渓（きょうけい）…… 168、170
頬車（きょうしゃ）…… 160、162
侠白（きょうはく）…… 166
曲垣（きょくえん）…… 161、165、167
曲差（きょくさ）…… 160、162
曲泉（きょくせん）…… 158、169、171
極泉（きょくせん）…… 152、155、166
曲沢（きょくたく）…… 157、166
曲池（きょくち）…… 153、166、167
玉枕（ぎょくちん）…… 161、162
玉堂（ぎょくどう）…… 164
曲鬢（きょくびん）…… 160、162
魚際（ぎょさい）…… 166
曲骨（きょっこつ）…… 164、171
居髎（きょりょう）…… 163、164、171
帰来（きらい）…… 164、171
齦交（ぎんこう）…… 159、162
筋縮（きんしゅく）…… 165
金門（きんもん）…… 168
経渠（けいきょ）…… 166
迎香（げいこう）…… 153、160、162
京骨（けいこつ）…… 168、170
瘈脈（けいみゃく）…… 161
京門（けいもん）…… 163、165
下関（げかん）…… 160、162
下脘（げかん）…… 164
郄門（げきもん）…… 157、166
下巨虚（げこきょ）…… 168
厥陰兪（けついんゆ）…… 165
血海（けっかい）…… 154、169、171、217
缺盆（けつぼん）…… 160、162、164
下髎（げりょう）…… 165、171、217、225

川芎茶調散（せんきゅうちゃちょうさん）……… 203
疎経活血湯（そけいかっけつとう）……… 219、221
た 大黄甘草湯（だいおうかんぞうとう）…… 115、215
大黄牡丹皮湯（だいおうぼたんぴとう）… 100、109
大建中湯（だいけんちゅうとう）…………… 99、100
大柴胡湯（だいさいことう）…………… 98、99、205
大承気湯（だいじょうきとう）………………… 99、109
断痢湯（だんりとう）…………………………… 213
治肩背拘急方（ぢけんぱいこうきゅうほう）…. 205
竹茹温胆湯（ちくじょうんたんとう）…………… 207
調胃承気湯（ちょういじょうきとう）…………… 215
釣藤散（ちょうとうさん）………………………… 203
猪苓湯（ちょれいとう）…………………………… 109
通導散（つうどうさん）…………………… 109、217
通脈四逆湯（つうみゃくしぎゃくとう）…… 225、227
抵当丸（ていとうがん）………………………… 100
抵当湯（ていとうとう）……………………… 73、94
桃核承気湯（とうかくじょうきとう）
……… 73、94、98、109、115、203、215、217、219、221
当帰飲子（とうきいんし）…………………… 109、115
当帰四逆加呉茱萸生姜湯（とうきしぎゃくかごしゅゆしょうきょうとう）……………… 203、215、219、223
当帰四逆湯（とうきしぎゃくとう）… 94、223、225、227
当帰芍薬散（とうきしゃくやくさん）
………………………… 73、109、215、217、219、223
独活葛根湯（どっかつかっこんとう）…… 203、205
独活寄生湯（どっかつきせいとう）……………… 221
な 人参湯（にんじんとう）
…………… 71、94、98、100、109、209、211、213
は 麦門冬湯（ばくもんどうとう）………………… 109
八味丸・八味地黄丸（はちみがん・はちみじおうがん）
………………………… 98、100、109、115、219、221
半夏厚朴湯（はんげこうぼくとう）………… 71、99
半夏瀉心湯（はんげしゃしんとう）…… 98、209、213
半夏白朮天麻湯（はんげびゃくじゅつてんまとう）
……………………………………………………… 203
白虎湯（びゃっことう）…………………………… 109
茯苓飲（ぶくりょういん）………………… 98、99、209
茯苓補心湯（ぶくりょうほしんとう）…………… 223
附子理中湯（ぶしりちゅうとう）………………… 94
防已黄耆湯（ぼういおうぎとう）………………… 75
防風通聖散（ぼうふうつうしょうさん）………… 99
補中益気湯（ほちゅうえっきとう）…… 71、115、207
ま 麻黄湯（まおうとう）……………… 94、109、115、207
麻黄附子細辛湯（まおうぶしさいしんとう）…. 207
麻子仁丸（ましにんがん）………………… 115、215
木防已湯（もくぼういとう）…………………… 94、99
ら 六君子湯（りっくんしとう）…. 71、98、109、115、209
苓桂甘棗湯（りょうけいかんそうとう）…… 71、100
苓桂朮甘湯（りょうけいじゅつかんとう）
……………………………………… 94、98、99、100
六味地黄丸・六味丸（ろくみじおうがん・ろくみがん）
……………………………………………………… 109

経《けい》 脈《みゃく》

あ 足の厥陰肝経（あしのけついんかんけい）… 123、158
足の少陰腎経（あしのしょういんじんけい）
…………………………………………… 123、156
足の少陽胆経（あしのしょうようたんけい）
…………………………………………… 123、158
足の太陰脾経（あしのたいいんひけい）… 123、154
足の太陽膀胱経（あしのたいようぼうこうけい）
…………………………………………… 123、156
足の陽明胃経（あしのようめいいけい）… 123、154
た 手の厥陰心包経（てのけついんしんぽうけい）
…………………………………………… 123、157
手の少陰心経（てのしょういんしんけい）… 123、155
手の少陽三焦経（てのしょうようさんしょうけい）
…………………………………………… 123、157
手の太陰肺経（てのたいいんはいけい）… 123、153
手の太陽小腸経（てのたいようしょうちょうけい）
…………………………………………… 123、155
手の陽明大腸経（てのようめいだいちょうけい）
…………………………………………… 123、153
督脈（とくみゃく）………………………… 123、159
な 任脈（にんみゃく）………………………… 123、159

経《けい》 穴《けつ》

あ 足竅陰（あしきょういん）…………… 158、168、170
足五里（あしごり）……………………………… 171
足三里（あしさんり）
……………… 154、168、171、209、211、213、215、227
足通谷（あしつうこく）…………………… 168、170
足臨泣（あしりんきゅう）……………… 158、168、170
頭竅陰（あたまきょういん）……………… 161、162
頭臨泣（あたまりんきゅう）……………… 160、162
瘂門（あもん）…………………………… 161、162
譩譆（いき）……………………………………… 165

融合医療（ゆうごういりょう）…… 199
有痕灸（ゆうこんきゅう）…… 140
兪穴（ゆけつ）…… 130
陽（よう）…… 26、28
陽経（ようけい）…… 123
養生（ようじょう）…… 20、178
養生訓（ようじょうくん）…… 180
陽明病（ようめいびょう）…… 54
四元素（よんげんそ）…… 30
四体液説（よんたいえきせつ）…… 30
ら 絡脈（らくみゃく）…… 122
裏（り）…… 52
裏寒（りかん）…… 53、62
李朱医学（りしゅいがく）…… 24
利水剤（りすいざい）…… 108
裏熱（りねつ）…… 64
冷（れい）…… 62
ローラー鍼（ろーらーしん）…… 139
六淫（ろくいん）…… 46
六臓六腑（ろくぞうろっぷ）…… 126
六病位（ろくびょうい）…… 54
六部定位脈診（ろくぶじょういみゃくしん）…… 126
六脈（ろくみゃく）…… 92
わ 和漢薬（わかんやく）…… 106
和解剤（わげざい）…… 108

漢　方　薬

あ 安中散（あんちゅうさん）…… 115、209、217
茵陳蒿湯（いんちんこうとう）…… 99
温経湯（うんけいとう）…… 99、100、109、217、225
温清飲（うんせいいん）…… 217
越婢加朮湯（えっぴかじゅつとう）…… 75、115
延年半夏湯（えんねんはんげとう）…… 205
黄耆建中湯（おうぎけんちゅうとう）…… 98
黄連解毒湯（おうれんげどくとう）…… 109
か 解急蜀椒湯（かいきゅうしょくしょうとう）…… 100
葛根湯（かっこんとう）…… 94、99、109、115、131、203、205、207、213
葛根湯加桔梗石膏（かっこんとうかききょうせっこう）…… 207
加味帰脾湯（かみきひとう）…… 71
加味逍遙散（かみしょうようさん）…… 205、213、215、217、221
甘草瀉心湯（かんぞうしゃしんとう）…… 98
甘麦大棗湯（かんばくたいそうとう）…… 115
桔梗湯（ききょうとう）…… 115
芎帰膠艾湯（きゅうききょうがいとう）…… 73、217
玉屏風散（ぎょくへいふうさん）…… 223
桂枝加葛根湯（けいしかかっこんとう）… 203、205
桂枝加芍薬湯（けいしかしゃくやくとう）…… 98、99
桂枝加朮附湯（けいしかじゅつぶとう）…… 75
桂枝加附子湯（けいしかぶしとう）…… 94
桂枝加竜骨牡蠣湯（けいしかりゅうこつぼれいとう）…… 71
桂枝湯（けいしとう）…… 94、115、131、207
桂枝人参湯（けいしにんじんとう）…… 98、203、213
桂枝茯苓丸（けいしぶくりょうがん）…… 73、94、99、100、109、203、205、217、219、221
啓脾湯（けいひとう）…… 213
香砂六君子湯（こうしゃりっくんしとう）…… 213
香蘇散（こうそさん）…… 71、207
五積散（ごしゃくさん）…… 215、217、219、221
五苓散（ごれいさん）…… 98、99、109、203、207、211、213
牛車腎気丸（ごしゃじんきがん）… 98、109、219、221
呉茱萸湯（ごしゅゆとう）…… 94、203、205、209、211
さ 柴胡加竜骨牡蠣湯（さいこかりゅうこつぼれいとう）…… 98、100
柴胡桂枝湯（さいこけいしとう）…… 98、205
柴苓湯（さいれいとう）…… 213
左帰飲（さきいん）…… 109
三黄瀉心湯（さんおうしゃしんとう）…… 98、215
三物黄芩湯（さんもつおうごんとう）…… 221
四逆散（しぎゃくさん）…… 71、98、223
四逆湯（しぎゃくとう）…… 94、225、227
四君子湯（しくんしとう）…… 71、98、100、109、213
四物湯（しもつとう）…… 73、109
芍薬甘草湯（しゃくやくかんぞうとう）…… 98、115、217、219
十全大補湯（じゅうぜんたいほとう）…… 115
潤腸湯（じゅんちょうとう）…… 215
小建中湯（しょうけんちゅうとう）…… 98、99
小柴胡湯（しょうさいことう）98、115、205、207、211
小承気湯（しょうじょうきとう）…… 99
小青竜湯（しょうせいりゅうとう）…… 207
小半夏加茯苓湯（しょうはんげかぶくりょうとう）… 211
消風散（しょうふうさん）…… 109
参蘇飲（じんそいん）…… 207
真武湯（しんぶとう）…… 94、100、109、213
参苓白朮散（じんれいびゃくじゅつさん）…… 213

相剋関係（そうこくかんけい）……………… 30、33
相生関係（そうじょうかんけい）…………… 30、33
臓腑（ぞうふ）……………………… 32、126、131
た
太陰病（たいいんびょう）…………………… 54
太極（たいきょく）…………………………… 26
台座灸（だいざきゅう）……………………… 140
代替医療（だいたいいりょう）……………… 198
大腸（だいちょう）………………………… 34、41
太陽病（たいようびょう）…………………… 54
打膿灸（だのうきゅう）……………………… 140
胆（たん）………………………………… 34、41
遅脈（ちみゃく）……………………………… 92
中（ちゅう）…………………………………… 52
中医学（ちゅういがく）……………… 22、61、69、75
中焦（ちゅうしょう）………………………… 52
腸（ちょう）……………………………… 44、110
腸管粘膜（ちょうかんねんまく）…………… 111
聴診（ちょうしん）………………………… 76、86
直接灸（ちょくせつきゅう）………………… 140
沈（ちん）…………………………………… 126
沈脈（ちんみゃく）…………………………… 92
ツボ…………………………………… 120、146
天人合一説（てんじんごういつせつ）………… 28
伝統医学（でんとういがく）………………… 198
天然痘（てんねんとう）……………………… 196
導引（どういん）………………………… 20、178
湯液（とうえき）……………………… 20、24、182
統合医療（とうごういりょう）……………… 199
透熱灸（とうねつきゅう）………………… 140、142
東洋医学（とうよういがく）……… 20、190、194、196
な
内因（ないいん）……………………………… 46
内外（ないがい）……………………………… 52
難経（なんぎょう）………………… 95、101、176
熱（ねつ）……………………………………… 64
粘膜免疫（ねんまくめんえき）……………… 110
脳腸相関（のうちょうそうかん）……………… 45
は
ハーブ療法（はーぶりょうほう）…………… 198
肺（はい）……………………………… 33、34、39
背診（はいしん）………………………… 76、128
発汗剤（はっかんざい）……………………… 108
八鋼弁証（はっこうべんしょう）……………… 61
発表剤（はっぴょうざい）…………………… 108
鍼（はり）…………………………… 20、132、138
はり師（はりし）……………………………… 150
鍼治療（はりちりょう）……………… 132、134、136
半外反裏（はんがいはんり）…………………… 52
半健康状態（はんけんこうじょうたい）……… 176
汎適応症候群（はんてきおうしょうこうぐん）… 55
半表半裏（はんぴょうはんり）………………… 52
脾（ひ）…………………………………… 33、35、38
ヒッポクラテス……………………………… 194
皮内鍼（ひないしん）………………………… 138
表（ひょう）…………………………………… 52
病家須知（びょうかすち）…………………… 186
表寒（ひょうかん）…………………………… 62
病前状態（びょうぜんじょうたい）………… 176
表熱（ひょうねつ）………………………… 53、64
表熱裏寒（ひょうねつりかん）……………… 66
表裏（ひょうり）……………………………… 52
浮（ふ）……………………………………… 126
副交感神経（ふくこうかんしんけい）…… 130、134
副作用（ふくさよう）……………………… 114、148
腹証（ふくしょう）…………………………… 96
腹診（ふくしん）……………………… 76、96、101
不内外因（ふないがいいん）………………… 46
浮脈（ふみゃく）……………………………… 92
聞診（ぶんしん）………………………… 76、86
併用薬（へいようやく）……………………… 113
弁証（べんしょう）…………………………… 61
補（ほ）……………………………………… 134
補陰剤（ほいんざい）……………………… 108
棒灸（ぼうきゅう）………………………… 140
膀胱（ぼうこう）………………………… 34、41
望診（ぼうしん）………………………… 76、78
補気剤（ほきざい）………………………… 70、108
補血剤（ほけつざい）………………………… 72
補剤（ほざい）……………………………… 108
補瀉（ほしゃ）…………………………… 134、141
ホメオパシー………………………………… 198
補陽剤（ほようざい）……………………… 108
ま
マッサージ……………………………… 144、198
未病（みびょう）……………………………… 176
脈（みゃく）……………………………… 92、126
脈象（みゃくしょう）………………………… 92
脈状（みゃくじょう）………………………… 126
脈診（みゃくしん）……………… 76、92、95、126
民間薬（みんかんやく）……………………… 106
無痕灸（むこんきゅう）……………………… 140
瞑眩（めんげん）……………………………… 114
艾（もぐさ）…………………………………… 142
問診（もんしん）………………………… 76、88
や
薬食同源（やくしょくどうげん）……………… 182

広汎性侵害抑制調節（こうはんせいしんがいよくせいちょうせつ）…… 136
合法薬（ごうほうやく）…… 113
五行色体表（ごぎょうしきたいひょう）…… 33
五行説（ごぎょうせつ）…… 30、32
五禽戯（ごぎんぎ）…… 178
後世方（ごせいほう）…… 24、85
五臓（ごぞう）…… 33、34
五臓六腑（ごぞうろっぷ）…… 34
五腑（ごふ）…… 34、41
古方派（こほうは）…… 25、85、101、129
さ
数脈（さくみゃく）…… 92
三因極一病証方論（さんいんきょくいつびょうしょうほうろん）…… 49
三角鍼（さんかくしん）…… 139
三焦（さんしょう）…… 34、53
三部九候法（さんぶきゅうこうほう）…… 126
指圧（しあつ）…… 144
四診（ししん）…… 76
自然治癒力（しぜんちゆりょく）…… 194
自然免疫（しぜんめんえき）…… 110
七情（しちじょう）…… 47
実（じつ）…… 50、126、128
実熱（じつねつ）…… 64
実脈（じつみゃく）…… 92
刺入鍼（しにゅうしん）…… 138
瀉（しゃ）…… 134
邪気（じゃき）…… 50、194
尺中（尺）（しゃくちゅう）…… 92、126
瀉下剤（しゃげざい）…… 108
瀉剤（しゃざい）…… 108
自由診療（じゆうしんりょう）…… 150
十二経脈（じゅうにけいみゃく）…… 122、152
十四経脈（じゅうよんけいみゃく）…… 122、152
周礼（しゅらい）…… 48
証（しょう）…… 60
上（じょう）…… 52
少陰病（しょういんびょう）…… 54
傷寒論（しょうかんろん）…… 85、95、101
上行性疼痛抑制機構（じょうこうせいとうつうよくせいきこう）…… 136
上焦（じょうしょう）…… 52
上熱下寒（じょうねつげかん）…… 66
生薬（しょうやく）…… 106、238
焦灼灸（しょうしゃくきゅう）…… 140
小腸（しょうちょう）…… 34、41
小腹（しょうふく）…… 96
少陽病（しょうようびょう）…… 54
食養（しょくよう）…… 182
自律神経（じりつしんけい）…… 131、134
心（しん）…… 32、34、37
腎（じん）…… 33、34、40
津液（しんえき）…… 69、75
心下（しんか）…… 96
鍼管（しんかん）…… 138
鍼灸院（しんきゅういん）…… 150
鍼経（しんきょう）…… 24
神経伝達物質性疼痛抑制機構（しんけいでんたつぶっしつせいとうつうよくせいきこう）…… 137
心身一如（しんしんいちにょ）…… 42、58
心包（しんぽう）…… 34
水（すい）…… 68、74
随証治療（ずいしょうちりょう）…… 60
水滞（すいたい）…… 74
水毒（すいどく）…… 74
ストレス学説（すとれすがくせつ）…… 198
寸口（寸）（すんこう）…… 92、126
精（せい）…… 69、75
臍下（せいか）…… 96
正気（せいき）…… 50、194
正経（せいけい）…… 122、152
正穴（せいけつ）…… 120
臍上（せいじょう）…… 96
清熱剤（せいねつざい）…… 108
西洋医学（せいよういがく）…… 190、194、196
西洋薬（せいようやく）…… 104
世界保健機関（せかいほけんきかん）…… 120、172
切経（せっけい）…… 128
舌形（ぜっけい）…… 80
舌質（ぜっしつ）…… 80
舌証（ぜっしょう）…… 80
舌色（ぜっしょく）…… 80
接触鍼（せっしょくしん）…… 139
切診（せっしん）…… 76
舌診（ぜっしん）…… 76、80、85
舌苔（ぜったい）…… 80、84
舌態（ぜったい）…… 80、82
舌苔質（ぜったいしつ）…… 80、84
舌苔色（ぜったいしょく）…… 80、84
千金方（せんきんほう）…… 182
前駆状態（ぜんくじょうたい）…… 176
煎じ薬（せんじやく）…… 107、112

索 引

用　語

あ 阿是穴（あぜけつ）‥‥‥‥‥‥‥‥‥‥ 121
圧痛点（あっつうてん）‥‥‥‥‥‥‥‥ 146
アナトミートレイン‥‥‥‥‥‥‥‥‥ 124
アロマテラピー‥‥‥‥‥‥‥‥‥‥‥ 198
あん摩（あんま）‥‥‥‥‥‥‥ 20、144、150
あん摩マッサージ指圧師（あんままっさーじしあつし）
‥‥‥‥‥‥‥‥‥‥‥‥‥‥‥‥‥ 150
胃（い）‥‥‥‥‥‥‥‥‥‥‥‥‥ 34、41
医心方（いしんぼう）‥‥‥‥‥‥‥‥‥ 24
一般用医薬品（いっぱんよういやくひん）‥‥‥ 116
一般用漢方製剤（いっぱんようかんぽうせいざい）
‥‥‥‥‥‥‥‥‥‥‥‥‥‥‥ 118、236
胃内停水（いないていすい）‥‥‥‥‥‥ 97
医療用漢方製剤（いりょうようかんぽうせいざい）
‥‥‥‥‥‥‥‥‥‥‥‥‥‥‥ 118、228
陰（いん）‥‥‥‥‥‥‥‥‥‥‥‥ 26、28
陰経（いんけい）‥‥‥‥‥‥‥‥‥‥‥ 123
陰陽（いんよう）‥‥‥‥‥‥‥‥ 26、28、32
易経（えききょう）‥‥‥‥‥‥‥‥‥‥ 26
エキス剤（えきすざい）‥‥‥‥ 107、112、117、118
円皮鍼（えんぴしん）‥‥‥‥‥‥‥‥‥ 138
往来寒熱（おうらいかんねつ）‥‥‥‥‥‥ 54
瘀血（おけつ）‥‥‥‥‥‥‥‥‥‥‥‥ 72
温疫の気（おんえきのき）‥‥‥‥‥‥‥ 46
温灸（おんきゅう）‥‥‥‥‥‥‥‥‥‥ 140
温筒灸（おんとうきゅう）‥‥‥‥‥‥‥ 140
か 外因（がいいん）‥‥‥‥‥‥‥‥‥ 46、194
外寒裏熱（がいかんりねつ）‥‥‥‥‥‥ 66
艾炷（がいしゅ）‥‥‥‥‥‥‥‥‥‥‥ 142
貝原益軒（かいばらえきけん）‥‥‥‥‥ 180
獲得免疫（かくとくめんえき）‥‥‥‥‥ 110
隔物灸（かくぶつきゅう）‥‥‥‥‥‥‥ 140
下行性疼痛抑制機構（かこうせいとうつうよくせ
いきこう）‥‥‥‥‥‥‥‥‥‥‥‥ 136
肝（かん）‥‥‥‥‥‥‥‥‥‥ 33、34、36
寒（かん）‥‥‥‥‥‥‥‥‥‥‥‥‥‥ 62
看護（かんご）‥‥‥‥‥‥‥‥‥‥‥‥ 186
関上（関）（かんじょう）‥‥‥‥‥‥ 92、126
管鍼法（かんしんほう）‥‥‥‥‥‥‥‥ 25
間接灸（かんせつきゅう）‥‥‥‥‥‥‥ 140
寒熱（かんねつ）‥‥‥‥‥‥‥‥‥‥‥ 66
漢方（かんぽう）‥‥‥‥‥‥‥‥‥ 20、25
漢方医学（かんぽういがく）‥‥‥‥ 20、22、24、61
漢方専門医（かんぽうせんもんい）‥‥‥‥‥ 116

漢方相談薬局（かんぽうそうだんやっきょく）‥‥‥ 116
漢方薬（かんぽうやく）‥‥‥‥‥ 20、104、106、108
漢方薬・生薬認定薬剤師（かんぽうやく・しょうやく
にんていやくざいし）‥‥‥‥‥‥‥‥ 116
漢方薬治療（かんぽうやくちりょう）‥‥‥‥ 116
気（き）‥‥‥‥‥‥‥‥‥‥‥‥‥ 68、70
気鬱（きうつ）‥‥‥‥‥‥‥‥‥‥‥‥ 70
気逆（きぎゃく）‥‥‥‥‥‥‥‥‥‥‥ 70
気虚（ききょ）‥‥‥‥‥‥‥‥‥‥‥‥ 70
奇経八脈（きけいはちみゃく）‥‥‥‥‥ 122、152
奇穴（きけつ）‥‥‥‥‥‥‥‥‥‥‥‥ 121
気功（きこう）‥‥‥‥‥‥‥‥‥‥‥‥ 178
気滞（きたい）‥‥‥‥‥‥‥‥‥‥‥‥ 70
灸（きゅう）‥‥‥‥‥‥‥‥ 20、132、140、142
きゅう師（きゅうし）‥‥‥‥‥‥‥‥‥ 150
嗅診（きゅうしん）‥‥‥‥‥‥‥‥‥ 76、86
灸頭鍼（きゅうとうしん）‥‥‥‥‥‥‥ 140
虚実（きょじつ）‥‥‥‥‥‥‥‥‥‥‥ 50
虚（きょ）‥‥‥‥‥‥‥‥‥‥ 50、126、128
脇下（きょうか）‥‥‥‥‥‥‥‥‥‥‥ 96
胸脇（きょうきょう）‥‥‥‥‥‥‥‥‥ 96
胸脇苦満（きょうきょうくまん）‥‥‥‥‥ 97、128
虚熱（きょねつ）‥‥‥‥‥‥‥‥‥‥‥ 64
虚脈（きょみゃく）‥‥‥‥‥‥‥‥‥‥ 92
金匱要略（きんきょうようりゃく）‥‥‥‥ 85、177
筋筋膜血線（きんきんまくけいせん）‥‥‥ 124
駆瘀血剤（くおけつざい）‥‥‥‥‥‥ 72、108
下（げ）‥‥‥‥‥‥‥‥‥‥‥‥‥‥‥ 52
経筋（けいきん）‥‥‥‥‥‥‥‥‥‥‥ 124
経穴（けいけつ）‥‥‥‥‥‥‥ 120、128、152
経脈（けいみゃく）‥‥‥‥‥‥‥‥‥ 122、152
経絡（けいらく）‥‥‥‥‥‥‥‥‥‥‥ 122
経絡治療（けいらくちりょう）‥‥‥‥‥‥ 25
下焦（げしょう）‥‥‥‥‥‥‥‥‥‥‥ 52
血（けつ）‥‥‥‥‥‥‥‥‥‥‥‥ 68、72
厥陰病（けついんびょう）‥‥‥‥‥‥‥‥ 54
血虚（けっきょ）‥‥‥‥‥‥‥‥‥‥‥ 72
健康（けんこう）‥‥‥‥‥‥‥‥‥‥‥ 174
現代医学（げんだいいがく）‥‥‥‥‥‥‥ 198
兼脈（けんみゃく）‥‥‥‥‥‥‥‥‥‥ 94
交感神経（こうかんしんけい）‥‥‥‥ 130、134
行気剤（こうきざい）‥‥‥‥‥‥‥‥‥ 70
降気剤（こうきざい）‥‥‥‥‥‥‥‥‥ 70
毫鍼（ごうしん）‥‥‥‥‥‥‥‥‥‥‥ 139
腔腸動物（こうちょうどうぶつ）‥‥‥‥‥‥ 45
黄帝内経（こうていだいけい）‥‥‥‥‥ 28、49、85

参考文献

富士川游著：『日本医学史』、形成社、1942年
貝原益軒著、石川　謙校訂：『養生訓・和俗童子訓』岩波文庫、岩波書店、1961年
ヒポクラテス著、小川政恭訳：『古い医術について』岩波文庫、岩波書店、1963年
高田真治、後藤基巳訳：『易経（上・下）』岩波文庫、岩波書店、1969年
石原　明、杉田暉道、長門谷洋治著：『系統看護学講座　看護史』、医学書院、1971年
長濱善夫著：『東洋医学概説』、創元社、1975年
柳谷素霊（柳谷清逸校訂増補）編：『実地応用　簡明不問診察法』、石山鍼灸医学社、1976年
『黄帝内経　素問・霊枢』鍼灸医学典籍大系、出版科学総合研究所、1978年
Hans Selye：The stress of life, McGraw-Hill, 1978
田多井吉之介著：『新版 ストレス ―その学説と健康設計への応用―』創元医学新書、創元社、1980年
中山昭雄編：『温熱生理学』、理工学社、1981年
木田　洋、横山瑞生、平井栄三郎訳：『鍼灸奇穴辞典』、風林書房、1987年
神戸中医学研究会編著：『中医臨床のための舌診と脈診』、医師薬出版株式会社、1989年
魯 桂珍、J・ニーダム著：『中国のランセット（鍼灸の歴史と理論）』、創元社、1989年
李乃民 主編：『中国舌診大全』、学苑出版社、北京、1994年
Antonio R. Damasio：Descartes' Error: Emotion, Reason and the Human Brain, A VON Books, 1994
花輪壽彦著：『漢方診療のレッスン』、金原出版、1995年
小曽戸洋著：『中国医学古典と日本』、塙書房、1996年
川井正久編訳：『中国医学の歴史』、東洋学術出版社、1997年
Michael D. Gershon,M.D.：The Second Brain, Quill, 1998
小曽戸洋著：『漢方の歴史』、大修館書店，1999年
Sally P. Springer, Georg Deutsch：Left brain, right brain (fifth edition), W. H. Freeman and company, 2003
WHO西太平洋地域事務局著：『WHO/WPRO標準経穴部位』、医道の日本社、2009年
篠原昭二著：『誰でもできる経筋治療』、医道の日本社、2009年

長谷川愛子、伊藤　剛、松村幸子：『病家須知』・『達生図説』に見る日本の近世看護とナイチンゲール看護について、総合看護、1999年
花輪壽彦、伊藤　剛：漢方の診察法、『入門漢方医学』（日本東洋医学会学術教育委員会編）、南江堂、2002年
伊藤　剛、他（寺澤捷年・花輪壽彦編）：背診と切経のツボ『漢方診療二頁の秘訣』、金原出版、2004年
伊藤　剛、他（日本東洋医学会学術教育委員会編）：『学生のための漢方医学テキスト』、南江堂、2007年
伊藤　剛：鍼灸医療と自律神経（消化管機能と経穴・経絡）、自律神経　2009年
伊藤　剛：鍼灸医学からみた自律神経機能（特集）学際的視野で学ぶ自律神経学、神経内科　2010年
伊藤　剛：自律神経障害の理解に役立つ東洋医学・鍼灸医学の知識、神経治療学、2010年
伊藤　剛著：『東西医学の専門医がやさしく教える　即効100ツボ』、高橋書店、2012年
伊藤　剛著：『副交感神経を活かして不調を治す！』、PHP研究所、2013年
伊藤　剛著：『最新版　カラダを考える東洋医学』、朝日新聞出版、2018年
伊藤　剛：冷え性と自律神経、自律神経　2022年
伊藤　剛、他（日本東洋医学会漢方医学書籍編纂委員会編）：漢方の診察法『漢方医学大全』、静風社、2022年
など

写真協力

238～243P「主な生薬一覧」写真：漢方薬のきぐすり.com（株）栃本天海堂
107P「薬研」写真：関ケ原町歴史民俗学習館

著者
伊藤　剛（いとう　ごう）

1982年浜松医科大学卒業。1991年浜松医科大学第一内科助手。1996年より北里研究所東洋医学総合研究所。漢方鍼灸治療センター副センター長（鍼灸診療部部長・漢方診療部部長）を経て、現在、北里大学客員教授、北里大学北里研究所病院漢方鍼灸治療センター勤務。漢方専門医、消化器病専門医。日本東洋医学会指導医・代議員、日本自律神経学会功労会員、国際全人医療学会・日本疼痛心身医学会理事、他。テレビなどマスコミでも活躍。著書は『東西医学の専門医がやさしく教える即効100ツボ』（高橋書店）、『最新版　カラダを考える東洋医学』（朝日新聞出版）など多数。

編集
（株）キャデック（四方川めぐみ、藤盛裕司、及木末和、久富佳子）、阪井　薫、西川敦子

本文デザイン、DTP
川上明子、田島幸樹、吉川知明

カバー・表紙デザイン
（株）キャデック

本文イラスト
世良有里子

骨格図作成
伊藤　剛

CG制作
（株）BACKBONEWORKS

校正
杉山純子

写真撮影
山上　忠

ヘアメイク
薄葉英理

モデル
竹田麻衣（スプラッシュ）

衣装協力
プラヴィダ、イージーヨガ ジャパン

改訂版　いちばんわかる！
東洋医学のきほん帳　古典と現代医学の視点から正しく理解
2024年10月 1 日　第1刷発行

著者
伊藤　剛

発行人
土屋　徹

編集人
滝口勝弘

編集担当
酒井靖宏、古川英二

発行所
株式会社Gakken
〒141-8416
東京都品川区西五反田2-11-8

印刷所
大日本印刷株式会社

●この本に関する各種お問い合わせ先
本の内容については、下記サイトのお問い合わせフォームよりお願いします。
https://www.corp-gakken.co.jp/contact/
在庫については　Tel 03-6431-1250（販売部）
不良品（落丁、乱丁）については　Tel 0570-000577
学研業務センター　〒354-0045 埼玉県入間郡三芳町上富279-1
上記以外のお問い合わせは　Tel 0570-056-710（学研グループ総合案内）

※本書は2014年発行の書籍『図解　いちばんわかる！　東洋医学のきほん帳』の内容・デザインを修正・加筆し再編集した改訂版です。